Kohlhammer

Die Autorin

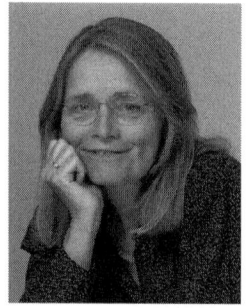

Dr. med. Bernadette Ruhwinkel, geboren und aufgewachsen in Ochtrup (NRW, Deutschland), lebt seit 1991 in Winterthur, mit Einbürgerung in die Schweiz im Jahr 2007. Studium der Medizin an der Westfälischen-Wilhelms-Universität Münster mit Dissertation (1996) bei Prof. Tölle in Münster. Fachärztin für Psychiatrie und Psychotherapie FMH seit 2002, Schwerpunkt Alterspsychiatrie und Alterspsychotherapie FMH 2008, seit 2011 Master in Supervision und Coaching in Organisationen an der ZHAW in Zürich. Als Einzel-, Paar- und Familientherapeutin sowie als Coach und Supervisorin (seit 2002 zunächst in Teilzeit) seit 2018 in Vollzeit in eigener psychiatrisch-psychotherapeutischer Praxis in Winterthur tätig. Über 15 Jahre Vorstandstätigkeit und 5 Jahre Co-Präsidium des Vereins Arbeitsgemeinschaft Koevolution, der das auf psychotherapeutische Aus- und Fortbildung ausgerichtete Institut für ökologisch-systemische Therapie in Zürich leitet. Klinische Erfahrung u. a. 2001–2010 als Oberärztin Aufbau und Leitung der Psychotherapiestation für ältere Menschen (PTSA) in der Klinik Schlosstal IPW, 2010–2015 Leitende Ärztin und stv. Chefärztin der Alterspsychiatrie der integrierten Psychiatrie Winterthur (IPW) und von 2015–2018 Leitende Ärztin in der Privatklink Hohenegg in Meilen, mit Aufbau des Schwerpunkts Alterspsychotherapie in dieser Klinik. Seit über 15 Jahren vielfältige Erfahrung als Dozentin: seit 2009 am Institut für ökologisch-systemische Psychotherapie (IÖST) in Zürich, seit 2011 beim Studiengang Ärztliche Psychotherapie der Universität Zürich, von 2008–2020 an der FH-Bern (DAS und MAS-Gerontologie) sowie seit 2019 Leiterin Resilienz-Atelier, Winterthur. Autorin zahlreicher Fachzeitschriften- und Fachbuchartikel (u. a. Elsevier, Hogrefe).

Bernadette Ruhwinkel

Ökologisch-systemische Therapie

Ein Lehr- und Handbuch für Studium und klinische Praxis

Unter Mitarbeit von Lukas Scherer,
Gabriela Schief und Jan Holder

Mit einem Geleitwort von Thomas Fuchs

Verlag W. Kohlhammer

Dieses Werk einschließlich aller seiner Teile ist urheberrechtlich geschützt. Jede Verwendung außerhalb der engen Grenzen des Urheberrechts ist ohne Zustimmung des Verlags unzulässig und strafbar. Das gilt insbesondere für Vervielfältigungen, Übersetzungen, Mikroverfilmungen und für die Einspeicherung und Verarbeitung in elektronischen Systemen.

Pharmakologische Daten, d. h. u. a. Angaben von Medikamenten, ihren Dosierungen und Applikationen, verändern sich fortlaufend durch klinische Erfahrung, pharmakologische Forschung und Änderung von Produktionsverfahren. Verlag und Autoren haben große Sorgfalt darauf gelegt, dass alle in diesem Buch gemachten Angaben dem derzeitigen Wissensstand entsprechen. Da jedoch die Medizin als Wissenschaft ständig im Fluss ist, da menschliche Irrtümer und Druckfehler nie völlig auszuschließen sind, können Verlag und Autoren hierfür jedoch keine Gewähr und Haftung übernehmen. Jeder Benutzer ist daher dringend angehalten, die gemachten Angaben, insbesondere in Hinsicht auf Arzneimittelnamen, enthaltene Wirkstoffe, spezifische Anwendungsbereiche und Dosierungen anhand des Medikamentenbeipackzettels und der entsprechenden Fachinformationen zu überprüfen und in eigener Verantwortung im Bereich der Patientenversorgung zu handeln. Aufgrund der Auswahl häufig angewendeter Arzneimittel besteht kein Anspruch auf Vollständigkeit.

Die Wiedergabe von Warenbezeichnungen, Handelsnamen und sonstigen Kennzeichen in diesem Buch berechtigt nicht zu der Annahme, dass diese von jedermann frei benutzt werden dürfen. Vielmehr kann es sich auch dann um eingetragene Warenzeichen oder sonstige geschützte Kennzeichen handeln, wenn sie nicht eigens als solche gekennzeichnet sind.

Es konnten nicht alle Rechtsinhaber von Abbildungen ermittelt werden. Sollte dem Verlag gegenüber der Nachweis der Rechtsinhaberschaft geführt werden, wird das branchenübliche Honorar nachträglich gezahlt.

Dieses Werk enthält Hinweise/Links zu externen Websites Dritter, auf deren Inhalt der Verlag keinen Einfluss hat und die der Haftung der jeweiligen Seitenanbieter oder -betreiber unterliegen. Zum Zeitpunkt der Verlinkung wurden die externen Websites auf mögliche Rechtsverstöße überprüft und dabei keine Rechtsverletzung festgestellt. Ohne konkrete Hinweise auf eine solche Rechtsverletzung ist eine permanente inhaltliche Kontrolle der verlinkten Seiten nicht zumutbar. Sollten jedoch Rechtsverletzungen bekannt werden, werden die betroffenen externen Links soweit möglich unverzüglich entfernt.

Mit Illustrationen von Olivia Bösch

1. Auflage 2025

Alle Rechte vorbehalten
© W. Kohlhammer GmbH, Stuttgart
Gesamtherstellung: W. Kohlhammer GmbH, Heßbrühlstr. 69, 70565 Stuttgart
produktsicherheit@kohlhammer.de

Print:
ISBN 978-3-17-045931-1

E-Book-Formate:
pdf: ISBN 978-3-17-045932-8
epub: ISBN 978-3-17-045933-5

Widmung

Für die Zukunft

Meinen Enkelkindern
Thilo Leander und Valerie Amea

und allen angehenden PsychotherapeutInnen,
die sich der Komplexität des ganzen Menschseins widmen wollen.

Inhalt

Hinweise zum Online-Zusatzmaterial 13

Geleitwort 15
von Thomas Fuchs

Dank 17

Einleitung 19

Teil I Systemische Psychotherapie

1   Einführung in die systemische Perspektive 27
    1.1   Historischer Abriss der Entwicklung systemischer
          Therapieverfahren 28
          1.1.1   Die strukturell-strategische Perspektive: 28
          1.1.2   Mehrgenerationenperspektive 29
          1.1.3   Erlebnisaktivierende Perspektive 30
          1.1.4   Lösungsorientierte Perspektive 30
          1.1.5   Selbstorganisationsperspektive 31
          1.1.6   Narrative Perspektive 31
          1.1.7   Neuere Entwicklungen 32
    1.2   Systemtheorie als theoretische Grundlage systemischer
          Arbeit 34
          1.2.1   Autopoiese 34
          1.2.2   Kybernetik 35
          1.2.3   Sozialwissenschaftliche Theorien 38
          1.2.4   Konstruktivismus 39
          1.2.5   Klinischer Bezug zum Konstruktivismus 41
          1.2.6   Klinischer Bezug zu den Systemtheorien 43
    1.3   Kompetenzen in der therapeutischen Arbeit 45
          1.3.1   Haltungen systemischer PsychotherapeutInnen 45
          1.3.2   Umgang mit den PatientInnen 48
    1.4   Das systemische Krankheitsverständnis 50
          1.4.1   Entwicklung des Krankheitsverständnisses 51
          1.4.2   Somatisches Krankheitsverständnis 52

		1.4.3	Psychiatrisches Krankheitsverständnis	53

		1.4.3 Psychiatrisches Krankheitsverständnis	53
		1.4.4 Systemisch-konstruktivistisches Krankheitsverständnis	53
		1.4.5 Klinischer Bezug	54
	1.5	Wissenschaftliche Bezüge zur systemischen Therapie	58
	1.6	Die Situation im klinischen Alltag	59
		1.6.1 Paradoxien bewältigen.............................	61
		1.6.2 Interdisziplinäre Arbeit	61
	1.7	Systemische Kompetenzen im klinischen Alltag mit schwer kranken PatientInnen	62
		1.7.1 Umsetzung systemischer Haltungen	63
		1.7.2 Umgang mit den PatientInnen aus systemischer Sicht...	71
	1.8	Toolbox: Systemische Methoden für die Klinik	79
		1.8.1 Joining	79
		1.8.2 Mini-Max-Interventionen. Kleine Wörter, die viel verändern...	79
		1.8.3 Aktives Zuhören	80
		1.8.4 Hypothesenbildung................................	80
		1.8.5 Fragetechniken	81
		1.8.6 Wie BesucherInnen oder Klagende zu KundInnen werden	84
		1.8.7 Reframing/Umdeutung	85
		1.8.8 Paradoxe Interventionen...........................	85
		1.8.9 Genogrammarbeit	86
		1.8.10 Ressourcenaktivierung	88
		1.8.11 Metaphern	89
		1.8.12 Timeline/Lebenslinie	89
		1.8.13 Hausaufgaben	90
		1.8.14 Aufstellungsarbeit	91
		1.8.15 Skulpturarbeit	92
		1.8.16 Inneres Team	94

Teil II Ökologisch-systemische Therapie

2	Einführung in die ökologisch-systemische Therapie	**99**
	2.1 Die Grundannahmen der ökologisch-systemischen Therapie	102
	2.1.1 Ökologische Psychotherapie und ihre Ursprünge....	102
	2.1.2 Ökologisch-systemische Therapie	105
	2.2 Das beantwortete Wirken................................	107
	2.2.1 Wissenschaftliche Bezüge zum beantworteten Wirken	109
	2.2.2 Einschränkung des beantworteten Wirkens	113
	2.2.3 Grenzen des beantworteten Wirkens	114

		2.2.4	Klinischer Bezug zum beantworteten Wirken	115
	2.3	Nischenkonzept		118
		2.3.1	Nischenentwicklung bis zum Erwachsenenalter	122
		2.3.2	Toolbox Nischenarbeit	129
	2.4	Die ökologisch-supportive Therapie/stützende Therapie		131
		2.4.1	Was ist eigentlich »ökologisch« an dieser Psychotherapie?	131
		2.4.2	Ökologisch-supportive Therapie im klinischen Alltag	132
		2.4.3	Ökologisch-supportive Therapie bei Persönlichkeitsstörungen	135
	2.5	Das koevolutive Modell		139
		2.5.1	Koevolution	142
		2.5.2	Koevolution in der therapeutischen Beziehung	148
	2.6	Fokusarbeit		150
		2.6.1	Klinischer Bezug zum Fokus	152
		2.6.2	Wann wird der Fokus erarbeitet?	155
		2.6.3	Wie starte ich mit der Fokusarbeit?	156
		2.6.4	Ist der Fokus für die gesamte Therapie gültig?	157
		2.6.5	Wozu soll der Fokus gut sein?	157
		2.6.6	Nutzt man den Fokus nur im Einzelsetting?	158
		2.6.7	Mögliche Fragen zum Fokus im Einzelsetting	158
		2.6.8	Toolbox Fokusraster Einzelsetting	161
	2.7	Kollusion		161
		2.7.1	Kollusion in der Therapeutischen Arbeit	169
	2.8	Wissenschaftliche Bezüge zur Koevolution und Kollusion		172
		2.8.1	Grundlagenforschung	172
		2.8.2	Die Bindungstheorie	172
		2.8.3	Die Neurowissenschaft und Bindungstheorie	173
		2.8.4	Die integrale Kausalität des Lebendigen	173
		2.8.5	Resilienzforschung	175

Teil III Das ökologische Paradigma

3	**Eine neue Sicht auf den Menschen**			**179**
	3.1	Vorüberlegungen zum ökologischen Paradigma		180
		3.1.1	Ein neues Menschenbild	180
		3.1.2	Hirnphysiologie	181
		3.1.3	Phänomenologie in der Psychopathologie	184
	3.2	Das »ökologische Paradigma« in der Psychiatrie		186
		3.2.1	Psychiatrie als Beziehungsmedizin, Enaktivismus	190
		3.2.2	Diagnostik im Enaktivismus	196
	3.3	Toolbox Enaktivismus		202
	3.4	Systemisch – Ökologisch – Enaktivistisch – ein Integrationsversuch		203

Teil IV Ökologisch-systemische Therapie in der Lebensspanne

4 Zusammenführung in der Praxis **209**
4.1 Systemische und ökologisch-systemische Therapie in der Arbeit mit Kindern und Jugendlichen unter besonderer Berücksichtigung des ökologischen Paradigmas 210
Gabriela Schief und Lukas Scherer
    4.1.1 Besondere Aspekte der systemischen Arbeit mit Kindern und Jugendlichen 211
    4.1.2 Auftragsklärung 212
    4.1.3 Therapieplanung 214
    4.1.4 Anlagebedingte versus reaktive Störungen 214
    4.1.5 Ökologisch-systemisches Arbeiten mit Kindern und Jugendlichen im klinischen Alltag.................. 216
    4.1.6 Das ökologische Paradigma in der Kinder- und Jugendpsychotherapie 222
    4.1.7 Ökologisch-systemische Therapie und das ökologische Paradigma 226
4.2 Ökologisch-systemische Psychotherapie in der Lebensspanne der Erwachsenen 231
Jan Holder
    4.2.1 Einleitung 231
    4.2.2 Fallbeispiel: Therapeutisches Arbeiten mit Erwachsenen 231
    4.2.3 Hypothesen zu Beginn der Behandlung: 233
    4.2.4 Behandlungsverlauf................................. 233
    4.2.5 Haltung 234
    4.2.6 Auftragsklärung 234
    4.2.7 Ressourcenaktivierung.............................. 235
    4.2.8 Fragetypen als Hilfe für Diagnostik und Therapie ... 235
    4.2.9 Systemisches Fallverständnis 236
    4.2.10 Ökologisch-systemisches Fallverständnis 237
    4.2.11 Fokusorientierte Sicht 239
    4.2.12 Gemeinsamkeiten und Unterschiede des systemischen und ökologisch-systemischen Modells 242
    4.2.13 Open Dialogue – Reflecting Team 243
    4.2.14 Das ökologische Paradigma im Fall Frau H.......... 247
4.3 Ökologisch-systemische Psychotherapie in der Lebensspanne älterer Menschen 255
Bernadette Ruhwinkel
    4.3.1 Einleitung 255
    4.3.2 Praktisches Vorgehen 258
    4.3.3 Systemische Aspekte der Therapie und systemisches Fallverständnis: 259
    4.3.4 Ökologisch-systemische Therapie und Fallverständnis...................................... 262

		4.3.5 Das ökologische Paradigma in Bezug zum Fall Herr F.	268
		4.3.6 Systemisch, ökologisch-systemisch und enaktivistisch in der Alterspsychotherapie	270

Teil V Settingfragen in der klinischen Arbeit

5	**Setting ist wichtig**		**277**
	5.1	Einzelsetting	277
		5.1.1 Indikation	278
		5.1.2 Durchführung	278
		5.1.3 Besonderheiten	278
	5.2	Paargespräche im Einzelsetting/Paartherapie	279
		5.2.1 Indikation	279
		5.2.2 Durchführung	280
		5.2.3 Besonderheiten	281
		5.2.4 Toolbox Fokusraster Paar- und Familienfokus (siehe Online-Zusatzmaterial)	283
		5.2.5 Fragen zur Fokusarbeit im Paar	283
	5.3	Systemische Psychoedukation	284
		5.3.1 Indikation	285
		5.3.2 Durchführung	285
		5.3.3 Besonderheiten	286
	5.4	Gruppengespräch, Gruppentherapie	286
		5.4.1 Indikation	287
		5.4.2 Durchführung	287
		5.4.3 Besonderheiten	289
	5.5	Familiengespräche	290
		5.5.1 Indikation	290
		5.5.2 Durchführung	291
		5.5.3 Besonderheiten	293
	5.6	HelferInnenkonferenzen/Systemgespräche	294
		5.6.1 Indikation	295
		5.6.2 Durchführung	295
		5.6.3 Besonderheiten	296

Teil VI Schlussstrich

6	**Schlussstrich**		**299**
	6.1	Therapeutische Arbeit braucht den ganzen Menschen	299
	6.2	Beziehungen für TherapeutInnen	300
	6.3	Eine kleine Übung (nicht nur) für PsychotherapeutInnen	301

Verzeichnisse

Literatur **305**

AutorInnenverzeichnis **311**
    Unter Mitarbeit von 311
    Illustrationen von 312

Sachwortverzeichnis **313**

Online-Zusatzmaterial **319**

Hinweise zum Online-Zusatzmaterial

> Den Weblink, unter dem die Zusatzmaterialien zum Download verfügbar sind, finden Sie unter »Materialsammlung und Arbeitsblätter« am Ende dieses Buches.

- Diagnostik im Enaktivismus
- Fragen zur Diagnostik im Enaktivismus
- Fokusraster Einzelsetting
- Fokusraster Paar und Familie
- Fragen zur Fokusarbeit im Paar
- Fragen zum Fokus im Einzelsetting

Geleitwort

von Thomas Fuchs

Der Begriff der Ökologie leitet sich bekanntlich ab vom griechischen oíkos = »Haus« oder »Haushalt«. Wir verstehen diesen Begriff heute nicht mehr nur in einem biologischen, sondern auch in einem humanökologischen Sinn: Als Menschen sind wir Teil der natürlichen Umwelt, zugleich aber auch der sozialen und kulturellen Welt, die wir geschaffen haben, und die wird durch unsere Interaktionen fortwährend weiter erschaffen und verändern.

Das »Lehrbuch der ökologisch-systemischen Therapie« führt erstmals verschiedene Ansätze zusammen, denen es gemeinsam ist, Menschen im Kontext ihrer physischen und sozialen Umwelt zu sehen und psychische Krankheiten demgemäß als Störungen der Resonanzbeziehungen mit dieser Umwelt:

1. Der systemische Ansatz betrachtet die interaktiven Prozesse in Dyaden, Familien und anderen sozialen Systemen als eigentlichen Ort der Störung, die sich damit nicht mehr dem Individuum allein zuweisen lässt. Vielmehr gilt es, die übergeordneten Beziehungsmuster und -dynamiken zu verstehen und zu adressieren, die die jeweilige Störung entstehen lassen bzw. aufrechterhalten.
2. Der ökologische, von Jürg Willi entwickelte Ansatz, hebt die Entwicklungsdynamik dieser Prozesse hervor und fügt ihnen damit eine historisch-biografische Dimension hinzu. Sie wird vor allem in der Koevolution von nahen Beziehungen erkennbar, in deren Verlauf die Partner einander persönliche Entwicklungen ermöglichen oder aber sich gegenseitig hemmen und blockieren können. Außerdem wird nicht nur der Beziehung von Mensch zu Mensch Beachtung geschenkt, sondern, insbesondere im ökologisch-supportiven Therapiekonzept, auch den Beziehungen zur belebten und unbelebten Umwelt insgesamt.
3. Der phänomenologisch-ökologische Ansatz von Thomas Fuchs schließlich fundiert alle die genannten Prozesse im Paradigma der Verkörperung (Embodiment), wie es sich in den letzten zwei Jahrzehnten in verschiedenen Disziplinen entwickelt hat. Danach lassen sich psychische Prozesse und Störungen nicht angemessen verstehen, ohne die Rolle des Körpers miteinzubeziehen – sei es als verkörperte Subjektivität (»Leiblichkeit«) oder als verkörperte Intersubjektivität (»Zwischenleiblichkeit«). Mit der Verankerung des systemisch-ökologischen Ansatzes in der Verkörperung kommt auch das individuelle Erleben der Patienten wieder in den Blick: die primären, leiblichen Erfahrungen von Leid, Schmerz, Angst, Depression u. a., die ja zumeist den Ausgangspunkt der Therapie darstellen, und denen die Phänomenologie besondere Aufmerksamkeit zuwendet.

Bereits aus dieser Übersicht wird erkennbar, dass das Lehrbuch von Bernadette Ruhwinkel zueinander komplementäre Ansätze überzeugend zu verknüpfen vermag. Damit gelingt es ihr nicht nur, Einseitigkeiten der Ansätze auszugleichen; sie geht noch darüber hinaus, indem sie Vorschläge zu ihrer Integration macht und diese bis in die konkrete klinische Therapieplanung hinein ausarbeitet. Dem biografischen Anliegen der ökologischen Therapie Jürg Willis entsprechend, geschieht dies anhand der drei Lebensphasen von Jugend, Erwachsenalter und höherem Alter. Damit wird die Rolle der zeitlich-prozesshaften Dimension für die ökologisch-systemische Therapie noch einmal erweitert zum Blick auf die Lebensentwicklung von Patienten und Klientinnen insgesamt.

Im wörtlichen ökologischen Sinn ist es Bernadette Ruhwinkel mit diesem Lehrbuch gelungen, ein »gemeinsames Haus« von Ansätzen und Begriffen zu schaffen, die Menschen in ihrer Umwelt, in ihren Beziehungen und in ihrer Entwicklung sehen, und die zusammen dazu beitragen können, psychische Störungen in diesen Kontexten zu verstehen und zu behandeln. In diesem Haus lässt sich wahrlich gut wohnen und arbeiten.

Heidelberg, im Frühjahr 2025
Prof. Dr. med. Dr. phil. Thomas Fuchs
Karl-Jaspers-Professor für philosophische Grundlagen der Psychiatrie und Psychotherapie, Universität Heidelberg

Dank

Dieses Buch konnte nur entstehen durch die jahrelange Arbeit mit unzähligen PatientInnen, die mit ihrem Suchen und Ringen nach einem Weg aus ihren Problemen heraus oder mit ihren Schwierigkeiten ins Leben zurück, mich immer wieder zur Entwicklung herausgefordert haben. Ich habe unendlich viel von ihnen gelernt. Mein Dank gilt Prof. Willi und seinem Team und allen Mitgliedern der Arbeitsgemeinschaft Koevolution, insbesondere dem Vorstand (Sebastian Haas, Maria Kapossy, Lukas Scherer und Hanne Hutter) und dem ökologisch-systemischen Institut unter der Leitung von Barbara Ganz. Als Lernende, Lehrende und in der Führungsverantwortung wurden die Grundsteine zu diesem Buch in mir gelegt. Durch die vielen Fragen der KursteilnehmerInnen, in der Psychotherapie-, der Paartherapieausbildung und dem Lehrgang Führung und Supervision im klinischen Alltag und unzähligen Supervisions- und Selbsterfahrungssitzungen, waren wir als Team immer wieder herausgefordert, die Konzepte vom beantworteten Wirken und der Koevolution zu präzisieren und in die neuere Zeit zu übersetzen. Gabriela Schief, Jan Holder und Lukas Scherer haben Teil IV aktiv mitgestaltet und bereichert. Sie haben viel Zeit mit Gegenlesen und hilfreicher Kritik verbracht. Ebenso danke ich Cornelia Schubert, Charlotte Kläusler und Jacqueline Benzoni für ihre vielschichtigen Anregungen. Sie alle sind geschätzte Mitglieder unseres Vereins Arbeitsgemeinschaft Koevolution. Die Abbildungen und Skizzen sind von Olivia Bösch gezeichnet, die all meine Anregungen geduldig eingearbeitet hat. Insbesondere an den Grafiken zu Koevolution und Kollusion habe ich sehr viel Freude.

Ganz besonders möchte ich Robert Frei, dem Mitbegründer des ökologisch-systemischen Instituts, Ehrenmitglied unseres Vereins und Weggefährten von Jürg Willi danken. Er hat mir viel Mut gemacht, dieses Projekt zu realisieren. Die unzähligen Anregungen von Thomas Fuchs in seinen Büchern und im persönlichen Austausch haben mich zur Entwicklung herausgefordert. Dem Vorstand der Arbeitsgemeinschaft Koevolution und der Institutsleitung danke ich, dass sie mir das Vertrauen schenkten, dieses Werk zu realisieren.

Ein besonderer Dank gilt meinem Mann Michael Buchmann, der mir in praktischen Fragen von Computerproblemen, Indexierung bis hin zur Arbeitseinteilung und dem vielfältigen Support im Alltag mit viel Geduld und einigen Nachtschichten immer eine großartige Unterstützung und Begleitung war und ist.

Dem Kohlhammer Verlag, insbesondere Dr. Ruprecht Poensgen, Anita Brutler und Julia Flügel, danke ich für das in mich gesetzte Vertrauen zur Realisierung dieses Buchprojektes und die vielfältige Unterstützung.

Einleitung

Knapp 30 Jahre Tätigkeit als Psychotherapeutin und Psychiaterin im stationären und ambulanten Setting sind diesem Buch vorausgegangen. Als Ausdruck der großen Bereicherung, die das systemische und das ökologisch-systemische Denken für die praktische Arbeit mit den PatientInnen und KlientInnen bedeutet, soll dieses Buch einen Anreiz bilden, für junge PsychologInnen und ÄrztInnen und für alle, die psychotherapeutisch arbeiten, mittels der systemischen Haltungen, den passenden Techniken und dem entwicklungsorientierten, ökologischen Ansatz, die Freude an der therapeutischen Arbeit mit Menschen zu vermehren. Denn trotz komplexer Störungsbilder und Problemstellungen, die Menschen mir anvertraut haben, macht mir die Arbeit weiterhin sehr viel Freude und lässt mich mit den PatientInnen von Jahr zu Jahr weiterwachsen. Dies verdanke ich vor allem meinen PatientInnen, aber auch dem systemischen und ökologisch-systemischen Menschenbild und Therapiemodell, was in diesem Buch zur Darstellung kommen wird.

Der Anfang auf einer Akutstation für erwachsene Menschen war gar nicht einfach. Rasch wurde die Weiterbildung zur ökologisch-systemischen Therapeutin zu einer wichtigen Stütze in meinem beruflichen Wirken. Professor Willi und sein Team hatten immer ein offenes Ohr für unsere Schwierigkeiten mit den schwer kranken Menschen. Die Haltung, dass in jedem Menschen das Potenzial für Veränderung schlummert, ließ uns einen wertschätzenden Umgang mit unseren PatientInnen einüben. Die Erfahrung, dass gerade auch psychisch kranke Menschen eine hohe Kompetenz haben, ihre eigenen Lösungswege zu finden, brachte mich immer wieder zum Staunen. Nach den zwei Jahren Weiterbildung für den Facharzt Psychiatrie und Psychotherapie wollte ich mehr wissen und absolvierte mit den PsychologInnen die insgesamt vierjährige Zeit und die Graduierung. Da ich alles Gelernte als derart hilfreich für meine klinische Arbeit einsetzen konnte, entschied ich mich, als Dozentin ins Team einzusteigen. Somit haben sich in diesem Buch Erfahrungen aus der täglichen psychotherapeutischen Arbeit mit den Erfahrungen als Dozentin vermischt. Professor Fuchs, unter anderem mit seinem »ökologisches Paradigma« (Fuchs, 2023), hat in den letzten Jahren viele neue ergänzend Erkenntnisse in den ökologisch-systemischen Ansatz gebracht. Die drei Ansätze: systemisch, ökologisch-systemisch und das ökologische Paradigma mögen AnfängerInnen im Bereich Psychotherapie zunächst verwirren. Ihre wechselseitigen Bereicherungen unterstützen die Alltagsarbeit mit PatientInnen auf besondere Weise und sollten deshalb unbedingt von Anfang an vertraut gemacht werden.

Mit diesem Buch soll ein Netzwerk zwischen Theorie und Praxis geknüpft werden welches den klinischen Alltag der PsychotherapeutInnen unterstützt. Dabei werden alle drei Ansätze für das therapeutische Arbeiten dargestellt. Leser-

Innen wird in den ersten drei Teilen ein Theorieteil mit wichtigen Brücken zum klinischen Alltag zur Kenntnis gebracht, der zum eigenen Learning-by-Doing anregen soll. Fallbeispiele aus dem klinischen Kontext sind als Bezüge zur Theorie und zur Veranschaulichung gedacht. In einer Toolbox in jedem Kapitel werden wichtige Methoden aus der jeweiligen Theorie zusammengestellt. Durch Querverweise im Text wird ein Netz zwischen Theorie und Praxis gespannt. Teil IV widmet sich der Praxis in drei verschiedenen Altersbereichen (Kinder- und Jugendbereich, Erwachsenenbereich und Altersbereich) anhand von je einem Fall, der mit allen drei Ansätzen bearbeitet wird. In Teil V werden unterschiedliche Settings der klinischen Arbeit aus systemischer und ökologisch-systemischer Sicht praktisch beschrieben. In Teil VI wird, als Schlussstrich unterstrichen, ein Blick auf die Selbstfürsorge der TherapeutInnen gerichtet. Kleine Gedanken und kurze Übungen sollen anregen, den Blick auf die eigenen Kräfte und die Quellen für Energie im Rahmen von Arbeit und Freizeit zu richten.

Systemische TherapeutInnen, die ihren Horizont erweitern möchten, dürfen sich dabei ebenso angesprochen fühlen, wie PsychotherapeutInnen anderer Therapieschulen, die sich für den ökologisch-systemischen Ansatz interessieren und junge AusbildungskandidatInnen in systemischer und ökologisch-systemischer Psychotherapie, die nach einer Orientierung zwischen Theorie und klinischer Praxis suchen.

Die systemische Psychotherapie hat es nicht leicht. Erst zehn Jahre nach der wissenschaftlichen Anerkennung erfolgte 2018 die sozialrechtliche Anerkennung in Deutschland für Erwachsene. Im Kinder- und Jugendbereich sogar erst 2024, obschon systemische Therapieverfahren gerade hier unbestritten relevant und wirksam sind. Im Studium der Psychologie oder Medizin erhalten die neuen Generationen von PsychotherapeutInnen immer noch wenig Informationen darüber, dass es neben der Verhaltenstherapie und der Psychoanalyse weitere Psychotherapierichtungen gibt, von denen die systemische Ausrichtung ein wichtiges anerkanntes Verfahren ist. In den psychiatrischen Kliniken, in denen die jungen PsychologInnen und ÄrztInnen zu PsychotherapeutInnen ausgebildet werden, sind Vorgesetzte mit systemischer Weiterbildung zumeist in der Minderheit. In Deutschland wird ein Mangel an qualifizierten DozentInnen, SelbsterfahrungsleiterInnen und SupervisorInnen beklagt und die Schwierigkeit benannt, die Ermächtigung für Ausbildungsambulanzen durch den Zulassungsausschuss für Ärzte und Ärztinnen zu erhalten (von Sydow & Retzlaff, 2021). Dennoch halten sich systemische Psychotherapieschulen. Forschung und Literatur im systemischen Bereich wird vorangetrieben und junge WeiterbildungskandidatInnen von systemischen Schulen erleben, dass ihre psychotherapeutische Ausbildung eine breite Anwendbarkeit im klinischen Alltag hat. In Deutschland spricht man derzeit sogar schon von einer regelrechten »Pandemisierung« des systemischen Arbeitens, was zum Teil mit einer »Trivialisierung« der systemischen Therapie auf bestimmte Tools und Werkzeugkisten einhergeht, ohne die konzeptionellen und erkenntnistheoretischen Grundlagen zu berücksichtigen (Hanswille, 2022, S.21).

Der Vorwurf, die Psychotherapie sei im klinischen Alltag mit kurzen Aufenthaltsdauern der PatientInnen, Arbeitsüberlastung der ÄrztInnen und Psycholog-

Innen sowie schweren Erkrankungen der PatientInnen nicht durchführbar, gilt für den systemischen und ökologisch-systemischen Ansatz nicht.

Die systemischen Ansätze stammen zwar zum Teil aus der Familientherapie und dem sozialpädagogischen Kontext, immer schon wurden aber auch schwere psychische Krankheitsbilder wie Anorexie (Minuchin, 1997), Depression, Angst und Persönlichkeitsstörungen (Satir, 2015) durch den mehrdimensionalen, beziehungsbezogenen Ansatz des systemischen Arbeitens erfolgreich behandelt.

Seit den Anfängen der ökologisch-systemischen Therapie haben Jürg Willi und sein Team darauf geachtet, den Bezug zur klinischen Tätigkeit der WeiterbildungskandidatInnen in der Theorie zu gewichten. Die im akutpsychiatrischen Setting viel genutzte »Stützende Therapie« (»supportive Therapie«) wurde durch das »beantwortete Wirken« und die »Nischenarbeit« konzeptualisiert (vgl. ▶ Kap. 2.4) und für den klinischen Alltag der WeiterbildungskandidatInnen verifiziert. Der koevolutive Ansatz ergänzt und vertieft die systemische Arbeit mit einem entwicklungsorientierten, in Beziehungen denkenden Fallverständnis, welches im sogenannten »Fokus« verschriftlicht wird. Die schon in den 1990er Jahren entwickelte Theorie erweist sich somit bis in den heutigen Arbeitsalltag der Psychiatrie und Psychotherapie als relevant. Im neuen ökologischen Paradigma der Psychiatrie, welches von Th. Fuchs 2023 postuliert wurde (vgl. Teil III), gilt die ökologisch-systemische Psychotherapie als »besonders geeignet«, die sozialpsychiatrischen Ansätze seines enaktivistischen Paradigmas (Interaktivität in und mit dem Körper) in die Praxis umzusetzen. Dieser moderne Ansatz eines komplexen Interagierens zwischen Mensch und Umwelt auf verschiedenen Ebenen und einer personenzentrierten Diagnostik, die die körperliche und leibliche (Erleben im Körper) Ebene des Menschen miteinschließt, wird in diesem Buch integriert. Dabei geht es nicht darum, einem längst veralteten Schulen-Streit Auftrieb zu geben. Wirksamkeitsstudien belegen, dass Therapiemodelle nur einen kleinen Teil des Outcomes von Psychotherapie bedingen. Zentral ist die Beziehung zwischen PatientInnen und TherapeutInnen. Umso bedeutsamer, dass die therapeutischen Ansätze zu den PsychotherapeutInnen passen, die ihn nutzen. Deshalb wird in diesem Buch im Sinne des ökologischen Paradigmas der Psychiatrie (Fuchs, 2023), die systemische Haltung und Arbeitsweise, das ökologisch-systemische Therapiemodel von J. Willi und die Beziehungsmedizin von Th. Fuchs mit ihren Werten für die psychotherapeutische Arbeit im klinischen Alltag zu belegen versucht. TherapeutInnen können hier erkennen, ob diese Ansätze zu ihnen als Mensch und PsychotherapeutIn passen.

Aus der Geschichte

Prof. Dr. Jürg Willi und sein Team hinterließen der Fachwelt unter anderem die Konzepte der »Koevolution« und der »Kollusion«. Beide Begriffe rücken das »Sich-aneinander-Entwickeln in nahen Beziehungen« ins Zentrum der Therapie. Nach der Vereinsgründung der »Arbeitsgemeinschaft Koevolution« im Jahr 1996 und der Entwicklung des Fokuskonzeptes (Erarbeitung eines entwicklungsorientierten Fallverständnisses), wurden Kurse in Paar- und Familientherapie an

> der psychiatrischen Poliklinik der Universitätsklinik Zürich angeboten, nachdem bereits seit 1980 zweijährige Kurse in Paar- und Familientherapie durchgeführt worden waren. Im Oktober 1994 trat das Team um Jürg Willi am Kongress »Koevolution – Zusammenleben und persönliche Entwicklung« – mit dem koevolutiven Konzept für die Einzeltherapie an die Öffentlichkeit. Es dauerte noch weitere 5 Jahre, bis das nunmehr seit mehr als 25 Jahren bestehende Institut für Ökologisch-systemische Therapie (IÖST) von J. Willi und seinem Team 1999 in Zürich gegründet wurde. Von Beginn an widmete sich dieses Institut der Fort- und Weiterbildung von PsychotherapeutInnen (PsychologInnen und ÄrztInnen) in Einzel-, Paar- und Familientherapie im Sinne des ökologisch-systemischen Ansatzes. Die Anforderungen an diese Berufsgruppen haben sich über die Jahre stark verändert, das ökologisch-systemische Modell hat aber seine Wirksamkeit und Nützlichkeit im klinischen Alltag immer wieder bewiesen.

Dieses Buch ist von PraktikerInnen für die klinische Praxis geschrieben. In Teil I werden die theoretischen Grundlagen des systemisch-familientherapeutischen und des systemisch-konstruktivistischen Denkens vorgestellt und auf ihre Tauglichkeit für den klinischen Alltag hin untersucht. Der ökologisch-systemische Ansatz wird in Teil II bearbeitet: Sein Nutzen für die psychiatrische, psychosoziale und psychotherapeutische Arbeit wird verdeutlicht und durch Bezüge zu aktuellen Forschungsrichtungen bestätigt. In Teil III wird das neue ökologische Paradigma (Fuchs, 2023) auf seine klinische Relevanz und Umsetzbarkeit hin untersucht. Teil IV zeigt die Integration des systemischen und des ökologisch-systemischen Ansatzes auf dem Fundament des ökologischen Paradigmas von Fuchs über die Lebensspanne von Kindern und Jugendlichen über Erwachsene bis hin zu älteren Menschen in der klinischen Praxis auf. In Teil V werden verschiedenen Settings, in denen TherapeutInnen arbeiten, aus systemischer, ökologisch-systemischer und enaktivistischer Sicht zur Darstellung gebracht. In Teil VI, dem Schlussstrich des Buches, geht es um die Bedeutung der psychischen Stabilität der PsychotherapeutInnen, die als ganze Menschen in der therapeutischen Arbeit gefragt sind, eigene Lebenserfahrungen und Lebenskrisen haben und von ihren PatientInnen zu Entwicklungen herausgefordert werden. Die systemische Haltung der KlientInnenkompetenz kann entlastende Wirkung auf die TherapeutInnen haben, die viel beschworene eigene Work-Life-Balance ist im Arbeitskontext von PsychotherapeutInnen nicht so leicht auszutarieren, die Sensibilität für den eigenen Körper darf nicht nur für PatientInnen gelten und die eigene Haltung zur Arbeit kann immer wieder kritisch reflektiert werden.

In den Teilen I–III findet sich ein Theorieteil, der mit Fallbeispielen aus dem praktischen Alltag von WeiterbildungskandidatInnen ergänzt wird, welche optisch abgesetzt sind, damit man sich beim Lesen und Bearbeiten rascher zurechtfindet (kurze Fallpassagen in kursiv, ausführliche Fallbeispiele sind eingerahmt). Am Ende jedes Kapitels werden die wichtigsten Gedanken als »Lesson to learn« zusammengefasst. Brauchbare Tools aus der systemischen und ökologisch-systemischen und enaktivistischen Werkzeugkiste, werden jeweils in eigenen Werkzeugboxen (Toolbox am Ende von Teil I bis III) kenntlich gemacht.

Im Theorieteil wird auf eine gendersensitive Schreibweise geachtet. Da es bisher leider keine Lösung gibt, die wirklich jenseits des binären Schemas allen Bedürfnissen gerecht wird, wurde aufgrund der besseren Lesbarkeit, das Binnen-I als Möglichkeit gewählt. In den Fallbeispielen werden die Personen, entsprechend den realen Begebenheiten als Mann oder Frau kenntlich gemacht.

Zumeist wird von PatientInnen gesprochen, da dies der realen Rollenzuweisung in den Kliniken entspricht. Im systemischen Umfeld wird oft der Begriff der KlientInnen genutzt, womit die Kategorisierung von »gesund« und »krank« umgangen wird. Dieser Begriff wird ebenfalls in diesem Buch gebraucht, um Menschen im Therapieprozess zu beschreiben. Mit dem Begriff PsychotherapeutIn sind die psychologischen und die ärztlichen PsychotherapeutInnen gemeint, und das sowohl aus dem Kinder-, Jugend- und Erwachsenenbereich als auch aus dem alterspsychiatrischen Kontext.

Mit dem Begriff des/der TherapeutIn sind alle interdisziplinär arbeitenden TherapeutInnen aus dem Bereich der Ergo-, Bewegungs-, Kunst-, Mal- und Musiktherapie und der Psychotherapie im engeren Sinne gemeint, sowie die milieutherapeutisch arbeitenden Pflegefachkräfte, die in der Bezugspersonenarbeit und der Gestaltung des Stationsalltags oft wichtige therapeutische Effekte erzielen.

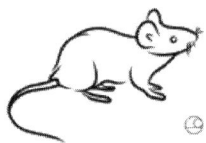

Der Perspektivenwechsel ist eine nützliche Intervention im systemischen und ökologisch-systemischen Arbeiten mit Menschen. Als junge Weiterbildungskandidatin wünschte ich mir immer, einmal »Mäuschen« sein zu dürfen im praktischen Therapiealltag meiner DozentInnen und Vorgesetzten. In diesem Buch möchte ich diese Idee aufgreifen. Eine kleine Klinikmaus wird uns durch dieses Buch begleiten und Einblicke gewähren, die man als Mäuschen im Therapieraum erkennen könnte. Diese Außenperspektive auf den Therapieprozess dient der Auflockerung und als zusätzliche Lerneinheit. Wem das zu verspielt scheint, ist gebeten, diese Sequenzen zu überspringen. Den LeserInnen wünsche ich kleine schmunzelnde Einblicke in die psychotherapeutische Welt.

Aus der Ökologie wissen wir, dass wir alle Teil der Natur sind, dass wir Menschen nicht »die Krönung der Schöpfung« bilden, sondern aus Teilsystemen bestehen. Wir sind abhängig von unzählig vielen Systemen in unserer Umwelt, die uns formen und auf die wir einwirken. Durch unser Handeln, welches von unseren Fähigkeiten und Begabungen sowie von unseren Erfahrungen in der Welt geprägt wird, lösen wir in der belebten und unbelebten Umwelt Reaktionen aus, die unser

Handeln beantworten. Wir verändern die Umwelt durch unser Tun und die Beantwortung unseres Handelns verändert uns. Somit sind wir als Menschen in einem Wechselspiel des Beantwortet-Werdens mit unserer Umwelt und insbesondere mit den Menschen um uns herum. In dieses Wechselspiel sind wir mit all unseren menschlichen Ebenen einbezogen: der Körper von der subatomaren Ebene bis zu den Organen, der Leib als das subjektive Erleben des Körpers und unsere Emotionen und Kognitionen. Mit all unseren Ebenen treten wir in Beziehung mit anderen Lebewesen und der unbelebten Umwelt. Wir gestalten und werden gestaltet, entwickeln uns dabei und werden immer neu zu Entwicklungen herausgefordert. Diese sehr dynamische Einstellung zum Menschen, der sich Zeit seines Lebens entwickeln kann und muss, weicht festgeschriebene Diagnosen und Zuschreibungen von Eigenschaften auf, ohne sie abzuschaffen. Diese Haltung hilft, Menschen etwas zuzutrauen, ihre Fähigkeiten und Ressourcen zu entdecken und trotz notwendigem Realismus bei der Arbeit, die Hoffnung und den Optimismus nicht zu verlieren, dass sich Menschen wandeln können, wenn sie dazu motiviert sind. Diese Haltung macht respektvoll, im Umgang mit anderen Sichtweisen und Meinungen, im Umgang mit der Natur und den Menschen um uns herum. Möge dieses Buch durch die vielfältigen Diskussionen, die bei der Entstehung zwischen uns AutorInnen stattgefunden haben, aber auch durch die Resonanz mit Ihnen als Leserin und Leser das ökologische Paradigma in der Psychiatrie zusammen mit systemischen und ökologisch-systemischen Ansätzen integrativ vernetzen und uns als TherapeutInnen in unserer praktischen Arbeit koevolutiv voranbringen.

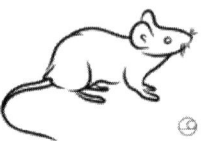

Hallo, ich bin Östi, eine von vielen Klinikmäusen. Es geht uns gut in diesen alten Gemäuern. Ich wohne in der Wand zwischen zwei Büroräumen, in denen sich immer wieder Menschen zum Gespräch zusammensetzen. Meist sitzt da ein/eine PsychologIn oder PsychiaterIn und jede Stunde kommen neue PatientInnen. Manchmal sind es auch Paare oder Familien, die kommen. Ganz schön spannend, dabei sein zu können. Ich habe in all den Mäuse-Jahren schon viele Therapiesitzungen gesehen, verstehe ja nicht alles, aber aktuell sind da zwei TherapeutInnen in den Büros, die systemisch und ökologisch-systemisch arbeiten. Wenn ihr möchtet, beschreibe ich euch mal aus der Mäuseperspektive, wie der Alltag in den Therapiestunden bei denen aussieht.

Teil I Systemische Psychotherapie

Auf die Frage »Was ist eigentlich systemisch?«, antwortet Sebastian Baumann:

> »Aus der Botanik wissen wir, wie Pilze untereinander und mit anderen Pflanzen unterirdisch verbunden sind und Stoffe austauschen. Das finde ich ein passendes Bild, wenn Einzelne sich mit ihren Schwierigkeiten an uns wenden. Die Momente, in denen diese (un-)günstigen Beziehungsfäden fühlbar werden, empfinde ich als wertvoll.« (Borke, 2025, S. 102)

Im ersten Teil dieses Buches werden die systemischen Ansätze dargestellt. Die historische Entwicklung und die wichtigsten Systemtheorien werden kurz beleuchtet. Schwerpunkt ist dabei die systemische Haltung, die praktische Umsetzung dieser Haltung im klinischen Alltag und Interventionen und Techniken, die mit Beispielen veranschaulicht werden und in einer Toolbox rasch auffindbar sind. Durch »Lessons to learn« werden wichtige Inhalte herausgegriffen und in ihrer Bedeutung kenntlich gemacht. Östi, die Klinikmaus, bringt die Außenperspektive und damit das »Wie« der Umsetzung dazu.

1 Einführung in die systemische Perspektive

Ein System ist »eine beliebige Gruppe von Elementen, die durch Beziehungen miteinander verbunden und durch Grenzen von ihren Umwelten abgrenzbar sind« (von Schlippe & Schweizer, 2016, S. 31). »Erst ein systemischer Blick einer BeobachterIn lässt ein System entstehen« (ebd.). Dies bedingt eine erkenntnistheoretische Sichtweise zum Beispiel mit der Frage: »Was ist erkennbar?« und keinen ontologischen Blick mit Fragen nach den Fakten wie: »Was ist dort wirklich?«. Es werden nichtlebende und lebende Systeme unterschieden, wobei für lebende Systeme gilt: »Alles verändert sich, es sei denn, irgendwer oder irgendwas sorgt dafür, dass es bleibt, wie es ist« (von Schlippe & Schweizer, 2016, S.91). Das lebende System einer Zelle sorgt zum Beispiel dafür, dass es, trotz aller Umwelteinflüsse, in sich soweit möglich bleibt, wie es ist. In systemischen Richtungen, wie im Mailänder Modell (Selvini, 2008), war von Beginn an wichtig, dass »das System«, um das es in der Therapie geht, primär das Informations- und Kommunikationssystem zwischen den Menschen ist, nicht der Mensch und seine Entwicklung (von Schlippe & Schweizer, 2016, S. 51). Dabei lag das Hauptaugenmerk auf Bedeutungen, Regeln und der Beobachtung, wie das System über ein Problem spricht. Familien und Beziehungen sind in erster Linie Kommunikationssysteme. Mittlerweile werden verschiedene Interaktionsprozesse in den Blick genommen, nicht nur die beobachtbare Kommunikation.

> »Systemische Therapie lässt sich definieren als ein psychotherapeutisches Verfahren, dessen Fokus auf dem sozialen Kontext psychischer Störungen liegt. Dabei werden zusätzlich zu einem oder mehreren Patienten (»Indexpatienten«) weitere Mitglieder des für den Patienten bedeutsamen sozialen Systems (direkt oder indirekt (Anmerkung der Verfasserin)) einbezogen« (von Sydow, 2015, S. 24).

Die Therapie fokussiert auf Interaktionen zwischen Mitgliedern der Familie oder des Systems und deren weiterer sozialer Umgebung. Die systemische Therapie betrachtet wechselseitige intrapsychische und biologisch-somatische Prozesse sowie interpersonelle Zusammenhänge von Individuen und Gruppen als wesentliche Aspekte von Systemen.

Im Folgenden wird in ▸ Kap. 1.1 zunächst die geschichtliche Entwicklung der systemischen Schulen kurz skizziert. Ausführlicher hierzu das Buch von Kirsten von Sydow »Systemische Therapie« (von Sydow, 2015). In ▸ Kap. 1.2 werden dann die theoretischen Grundlagen der systemischen Arbeitsweisen kurz zusammengefasst. Wer sich hier mehr vertiefen möchte, kann dies in dem Buch von Ulrike Borst »Systemische Therapie« in der Reihe »Handwerk der Psychotherapie«, Band 1, tun (Borst, 2013). In den folgenden ▸ Kap 1.3 bis ▸ Kap. 1.8 geht es um die klinische

Umsetzung und speziell um das systemische Krankheitsverständnis (▶ Kap.1.5). Hier sei insbesondere auf das ▶ Kap. 1.3 in Verbindung zum ▶ Kap. 1.7 verwiesen. In Kapitel 1.3 sind die besonderen Kompetenzen und Fertigkeiten aufgelistet, die es im systemischen Arbeiten braucht. In Kapitel 1.7 werden diese Kompetenzen auf ihre Tauglichkeit im stationären und ambulanten Arbeiten der Akutpsychiatrie hin untersucht.

1.1 Historischer Abriss der Entwicklung systemischer Therapieverfahren

In den fünfziger bis siebziger Jahren des letzten Jahrhunderts wurde die Ursache der Krankheit eines Kindes im Verhalten der Eltern gesehen (zum Beispiel der heute überholte Begriff der »schizophrenogenen Mutter«, der auf Frieda Fromm Reichmann zurückgeführt wird, eine Psychoanalytikerin, die ursächliche Wirkungen im Familiensystem sah). Die Eltern standen als die eigentlichen Kranken im Zentrum der damaligen Familientherapie, die häufig psychoanalytisch orientiert war.

Durch die Integration von systemtheoretischen und kommunikationswissenschaftlichen Theorien entwickelten sich systemische Ansätze, die versuchten, Einfluss auf die Kommunikationsmuster in Familien zu nehmen.

> »Die Störung eines Familienmitgliedes wird nicht primär als individuelles Problem, sondern als Symptom dysfunktionaler familiärer Interaktionen aufgefasst.« (von Sydow, 2015, S. 11)

Gründerpersönlichkeiten mit unterschiedlichen psychotherapeutischen Hintergründen haben die Entwicklung der systemischen Therapie beeinflusst. Primär arbeiteten die Gründerväter und Gründermütter mit Paaren und Familien und nutzten dabei unterschiedliche Perspektiven und Ansätze (Unterteilung geht auf von Sydow, 2015 und von Sydow et al., 2007 zurück und wird hier erweitert).

1.1.1 Die strukturell-strategische Perspektive:

Demnach wird ein Symptom, zum Beispiel Störungen im Essverhalten, als Ausdruck dysfunktionaler, nicht mehr entwicklungsgerechter familiärer Strukturen verstanden. Durch gezielte Interventionen wird versucht, die Struktur der Familie zu korrigieren (Sydow, 2015). In der strategischen Familientherapie (Haley, 1977) werden die Widerstände der Eltern durch Techniken wie positives Umdeuten von Symptomen oder paradoxe Interventionen (vgl. Toolbox ▶ Kap. 1.8.8), elegant umgangen. Es werden einfache Lösungen für vertrackte Probleme gesucht. *Zum Beispiel wird die Fortsetzung der Symptome verschrieben. Mutter und Tochter, die wegen Problemen miteinander in Behandlung kommen, würde zum Beispiel zunächst empfoh-*

len, jeden Tag mindestens einmal miteinander zu streiten. Die Paradoxie, die im »Streiten müssen« liegt, führt zu mehr Leichtigkeit im Umgang mit dem Streit. »Du Mama, wir müssen heute noch streiten.«

Minuchin betonte bereits ab 1974 die Bedeutung einer klaren innerfamiliären Hierarchie, die den Kindern Sicherheit und Halt bietet. Die Parentifizierung, das heißt die Rollenumkehr zwischen Eltern und Kindern, galt bei ihm als eindeutige Ursache familiärer Störungen. Durch die Technik des Joinings (vgl. Toolbox ▶ Kap. 1.8.1) versuchte er ein tragfähiges Arbeitsbündnis mit der Familie zu entwickeln. Minuchin formulierte drei Axiome, auf denen seine Therapie aufbaut: »Erstes Axiom: Das seelisch-geistige Leben des Individuums ist nicht ausschließlich ein interner Vorgang« (Minuchin, 1997, S. 22). Das Individuum beeinflusst und wird durch seine Umgebung in ständig wiederkehrenden Abfolgen beeinflusst. Das zweite Axiom besagt: »daß [sic] Veränderungen in der familiären Struktur zu Veränderungen im Verhalten und in den innerpsychischen Prozessen der Mitglieder dieses Systems beitragen« (ebd. S. 22). Mit dem dritten Axiom macht er deutlich, dass auch das TherapeutInnenverhalten in der Arbeit mit PatientInnen oder Familien, »Teil des betreffenden Kontextes« wird. TherapeutIn und Familie schließen sich einander an und bilden ein neues therapeutisches System, welches dann das Verhalten seiner Mitglieder lenkt (ebd. S.22). PsychotherapeutInnen übernehmen zunehmend die Führung im familiären System nach Minuchin.

Diese Ansätze wurden in der Mailänder Arbeitsgruppe um Mara Selvini Palazzoli (Selvini, 2008) um die zirkuläre Kausalität (Bateson, 2017) erweitert. Der Umgang mit Hypothesenbildung und paradoxen Interventionen (vgl. Toolbox ▶ Kap. 1.8.4 und ▶ Kap. 1.8.8) wurde in dieser Gruppe (weiter)entwickelt.

Die Mailänder Gruppe begann zudem damit, therapeutische Interventionen durch Videoaufnahmen oder mithilfe von Ko-TherapeutInnen, die hinter dem Einwegspiegel beobachteten und zum Teil aktiv eingriffen, zu supervidieren, um die Unabhängigkeit und Neutralität der TherapeutInnen in ihrer Arbeit mit Familien zu wahren. Das Setting mit dem Einwegspiegel wurde zur eigentlichen therapeutischen Intervention ausgearbeitet. Dabei betont die Mailänder Gruppe, dass paradoxe Interventionen kein Ventil für den Ärger der TherapeutInnen seien, oder dazu dienten, therapeutische Überlegenheit zu erringen, sondern dem System neue Perspektiven zu eröffnen.

1.1.2 Mehrgenerationenperspektive

Hier werden Symptome im Kontext ungelöster familiärer Vermächtnisse und Loyalitäten angesehen. Familiäre Delegationen (Stierlin, 1978) und unausgeglichene Schuld- und Verdienstkonten zwischen Individuen und Generationen (Boszormenyi-Nagy & Spark, 1995) werden untersucht. Boszormenvi-Nagy beschreibt die Existenz eines »Verdienst-Kontos«, bei dem »eine innere subjektive Quantifikation von Geben und Nehmen die Grundlage des Kontos bilden« (ebd. S. 234). Aus seiner Sicht ist der Menschen nicht als isoliertes Einzelwesen zu betrachten, sondern er meint:

»Unsere beziehungsorientierte Auffassung nimmt hingegen das Vorhandensein eines echten Interesses bei einem Menschen für zumindest einige wenige ihm nahestehende Personen an.« (Boszormenyi-Nagy & Spark, 1995 S. 233)

Unter anderem in der Genogrammarbeit (McGoldrick & Gerson, 2022 [1990]; Hildenbrand, 2005) ist die Mehrgenerationenperspektive eingeflossen. Im Genogramm werden über mindestens drei Generationen alle Familienmitglieder inkl. Todgeburten, Abtreibungen, uneheliche oder verheimlichte Kinder wie in einem Stammbaum aufgezeichnet. Dabei werden die Auswirkungen, welche die Vorfahren auf das aktuelle Familiensystem haben, unter verschiedenen Gesichtspunkten untersucht. Das Genogramm ist ein wichtiges Tool in der systemischen Arbeit (vgl. Toolbox ▶ Kap. 1.8.9).

1.1.3 Erlebnisaktivierende Perspektive

Diese Perspektive sieht Symptome als Ausdruck »des blockierten Emotionsaustauschs, der Selbstwert-Regulation und der Nähe- und Distanz-Wünsche voneinander nahestehenden Menschen« (von Sydow, 2015, S. 14). Eine wichtige Vertreterin war Virginia Satir. Sie postulierte, dass für ein gesundes Selbstwertgefühl einer Person kongruente Kommunikation (Person, Emotionen und Kommunikation passen zueinander) unerlässlich ist (Satir, 2020 [1975]). Ihr erlebnisorientierter Ansatz hat heute, durch Methoden wie die Familienskulptur, einen wichtigen Platz in der systemischen Arbeit (vgl. Toolbox ▶ Kap. 1.8.15).

1.1.4 Lösungsorientierte Perspektive

Symptome und Probleme interessieren aus dieser Sicht nicht, therapeutisch werden nur Ressourcen und Lösungen in den Blick genommen.

In der lösungsorientierten Kurzzeittherapie wird, vom ersten Moment der Behandlung an, der Fokus auf die Lösung gelegt und das Problem möglichst außer Acht gelassen. »Problem talk creates problems, solution talk creates solutions« ist eine grundlegende These der lösungsorientierten Therapie. Hausaufgaben, wie: Beobachten Sie bis zur nächsten Sitzung, »was in ihrer Familie so abläuft, dass Sie der Meinung sind, es soll so bleiben« (de Shazer, 1999, S. 21) und »die Suche nach Ausnahmen, die zu Unterschieden werden, die einen Unterschied machen«, (ebd. S. 23) sind wichtige Interventionen im lösungsorientierten Ansatz, die bis heute große Bedeutung haben. Therapie sollte möglichst kurz sein. Zentral ist die Frage, woran denn beide Seiten erkennen, dass das Problem gelöst ist. Das Vorhandensein von Ressourcen wird als selbstverständlich vorausgesetzt. Die von ihm entwickelte »Wunderfrage« wird sehr mit der systemischen Methode in Verbindung gesetzt. De Shazers Unterteilung der KlientInnen in »Besucher« oder »Klagende«, welche beide wenig therapiemotiviert sind und in »Kunden«, die einen Auftrag haben und zur Zusammenarbeit motiviert sind, ist im klinischen Alltag sehr nützlich, zumal er hilfreiche Strategien aufzeigt, wie man »Besucher« und »Klagende« motivieren kann, zu »Kunden« zu werden (vgl. Toolbox ▶ Kap. 1.8.6).

1.1.5 Selbstorganisationsperspektive

Normative Vorstellungen über Familie und Gesundheit werden hier weitestgehend zurückgestellt. Diese Perspektive orientiert sich an Konzepten der Selbststeuerung von Systemen, der strukturellen Autonomie (Maturana & Varela, 2024 [1984]) und der Selbstorganisation (von Sydow, 2015, S. 14). Lösungen werden im System gesucht. Symptome entstehen unter anderem, weil sich das Familiensystem mit unumstößlichen Grundüberzeugungen (»Attraktoren« vgl. von Sydow, 2015, S. 33) selbst im Weg steht. Diese Überzeugungen werden in Frage gestellt und das System durch positive Umdeutungen zu »verstören« versucht.

Den aus der Systemtheorie stammenden Begriff der »Kybernetik 2. Ordnung«, (von Förster, 1985) übertrug man auf das zu beobachtende System »Familie«, respektive auf »Klientensysteme«. Demnach verändert der/die BeobachterIn durch seine/ihre Anwesenheit das System. TherapeutInnen sind nicht die ExpertInnen, sie können das System nicht zielgerichtet verändern, sondern lediglich Beziehungsmuster verstören. Das Familiensystem ist eine »autopoetische Organisation« und organisiert sich aus sich heraus neu. Dieser Begriff stammt von Maturana und Varela, die bereits 1984 Lebewesen dadurch charakterisierten: »daß [sic] sie sich – buchstäblich – andauernd selbst erzeugen« (Maturana & Varela, 2024, [1984], S. 50) (vgl. ▶ Kap. 1.2.1). Die Lösung liegt also im System, TherapeutInnen können die Gestaltungsoptionen erweitern und bewusster machen. Sie dürfen und können dem System von außen keine Lösungen überstülpen (Nichtinstruierbarkeit von Systemen). Der Respekt gegenüber Personen bei gleichzeitiger Respektlosigkeit gegenüber Ideen, ist eine wichtige Grundhaltung im systemischen Denken. »Mit Respektlosigkeit führt der Therapeut eine Idee ein, ist aber nicht unbedingt der Meinung, dass die Menschen ihr folgen sollten« (Cecchin et al., 2021, S. 26). Sowohl in der Mailänder Schule wie auch in der Heidelberger Schule, ist diese systemische Grundhaltung begründet worden und wird bis heute als wesentlicher, systemischer Ansatz gesehen.

»Neutralität« oder »Allparteilichkeit« (Stierlin, 1978) ist die Haltung des/der TherapeutIn im Mehrpersonensetting, welches als eigenes therapeutisches Setting in Form von Paar- oder Familientherapie ausgearbeitet wurde. TherapeutInnen sollten sich dabei dafür einsetzen, alle im Raum gleich gut zu verstehen und nicht die Ansicht eines Familienmitglieds oder eines/einer PartnerIn zu übernehmen. Außerdem etablierte man dort die »Helferkonferenzen«, um die Arbeit am KlientInnensystem zu koordinieren (vgl. ▶ Kap. 5.6). Eine sorgfältige Auftragsklärung, um das Arbeitsbündnis zwischen KlientInnen und TherapeutInnen zu stärken, wird als wesentlich erachtet. Grundlegende therapeutische Methoden, wie das zirkuläre Fragen und Reframing (vgl. Toolbox ▶ Kap. 1.8.7), wurden hier ausgearbeitet.

1.1.6 Narrative Perspektive

Narrative Ansätze beziehen sich auf konstruktivistische Theorien, die im Kern davon ausgehen, dass die Realität beobachterabhängig ist und auch durch Kommunikation und Sprache konstruiert wird. Entsprechend wird therapeutisch darauf geachtet, wie ein Familiensystem über ein Problem oder eine Person spricht.

> »Erzählungen werden ›dekonstruiert‹, um den Blick auf hilfreiche Alternativgeschichten zu lenken.« (von Sydow, 2015, S. 15)

Das reflektierende Team (Anderson, 1990) und der Open Dialogue (Seikkula, 2003) sind Ansätze, die daraus erwachsen sind (vgl. ▶ Kap. 4.2).

1.1.7 Neuere Entwicklungen

Das systemische Denken hat auch in den letzten 30 Jahren viele Weiterentwicklungen erfahren. Insbesondere zu nennen wäre die affektlogische Rahmung, die durch L. Ciompi entwickelt wurde, wonach unsere Affektlogik unser Denken stark beeinflusst (Ciompi, 1982). Demnach »ist es nicht nur die Struktur des Systems, die sein Verhalten und die Wirkung von Interventionen bestimmt«, sondern auch der affektive Zustand des Menschen (Borst, 2013, S. 35). Daraus wurde in der Meilener Schule das »Fallverstehen in der Begegnung« entwickelt, ein Modell zum professionellen Handeln in der Therapie (Welter-Enderlin & Hildenbrand, 2004). Wissen und Handwerkszeug stehen demnach im Dienst der therapeutischen Beziehung, die zwischen der »individuellen Lebenspraxis« der KlientInnen und den professionellen Akteuren im persönlichen organisatorischen Kontext geschieht (Borst, 2013, S. 48).

In Heidelberg, einer Hochburg der systemischen Landschaft im deutschsprachigen Raum, hat sich neben dem Helm Stierlin Institut (Stierlin, 1978), welches aktuell unter anderem durch R. Retzlaff und die Geschwister Zwack (Zwack et al., 2023) wichtige Impulse ins systemische Denken einbringen, auch die hypnosystemische Therapie entwickelt. Sie geht auf die Hypnotherapie von Milton Erikson und systemisch-konstruktivistische Ansätze zurück und ist von Gunther Schmidt bereits 1980 entwickelt worden (Schmidt, 2005; Schmidt, 2007; Schmidt, 2017). Hier wird die Aufmerksamkeitsfokussierung stark auf das gewünschte Ziel gerichtet, aber zuvor das Problemmuster rekonstruiert »um eine tragfähige Kooperationsbeziehung« zwischen KlientIn und TherapeutIn, und eine »steuernde Metaposition in KlientInnen aufzubauen«. Dann wird durch imaginiertes Erleben von gewünschten Lösungsprozessen, in der Therapie »erlebte Wirklichkeit« erzeugt, die im realen Leben in der Folge dann besser umgesetzt werden kann. (Schmidt, 2017).

SYMPA – Systemtherapeutische Methoden psychiatrischer Akutbehandlung

Ein Rahmenkonzept zur berufsgruppenübergreifenden, systemisch orientierten Behandlung wurde in verschiedenen psychiatrischen Kliniken ab 2002 eingeführt. Mehr als die Hälfte der Mitglieder der interdisziplinären Teams wurde an 18 Tagen über 2 Jahre darin geschult, ein kontextorientiertes Krankheitsverständnis zu entwickeln, das von PatientInnen, Angehörigen und MitarbeiterInnen geteilt wurde. Eine gemeinsame Auftragsklärung und Therapieplanung wurde angestrebt. Neben der lösungs- und ressourcenorientierten Haltung zu PatientInnen und Angehörigen wurde immer hinter den Symptomen eine gute Absicht und ein Veränderungspotenzial vermutet. Genogramm- oder Netzwerkinterviews »Wer gehört zu den für Sie wichtigen Menschen, und wie sind diese mit Ihren aktuellen Problemen verbunden?«, werden erstellt (Borst & Aderhold, 2018a, S. 395). Im weiteren Verlauf werden Zwischenbilanzen, in kritischen Situationen kooperationsfördernde Verhandlungstechniken, sowie Fallsupervision in Anwesenheit des/der PatientIn durchgeführt. Arztbriefe, die PatientInnen jeweils gegenlesen können, dienen der besseren Transparenz zwischen TherapeutInnen und PatientInnen. Effekte wie eine bessere interdisziplinäre Zusammenarbeit und die Verbesserung der Behandlungsergebnisse werden festgestellt. Der Projektstart sei zumeist schwierig, die üblichen Hierarchien in psychiatrischen Diensten stünden dieser systemischen Arbeitsweise im Weg und ein ChefärztInnenwechsel könne das Projekt zum Erliegen bringen (ebd. S. 396).

Die ökologisch-systemische Psychotherapie (Willi, 1996), welche in diesem Buch in Teil II noch eingehend ausgeführt wird, bringt eine entwicklungsorientierte Perspektive in den systemischen Ansatz und konzentriert sich auf die koevolutive Entwicklung zwischen Menschen und auf die Entwicklung zwischen dem Menschen und seinem Beziehungsraum (Nische). Damit wird »Beziehung« nicht nur auf die Beziehung Mensch-Mensch bezogen, sondern auf das Wechselspiel des »Beantwortet-Werdens« zwischen dem Menschen und seiner belebten und unbelebten Umwelt (vgl. Teil II).

Ein Hauptaugenmerk in den verschiedenen systemischen Schulen gilt dem Kommunikationssystem im Jetzt der Therapie oder im aktuellen Alltag der KlientInnen.

Systemische Therapieformen nutzen verschiedene Techniken, wie zirkuläre Fragen, paradoxe Interventionen, Hausaufgaben, Symptomverschreibungen, Genogrammarbeit, Aufstellungs- und Skulpturarbeit (um nur einige zu nennen) (vgl. Toolbox ▶ Kap. 1.8) um die aktuellen Beziehungs- und Kommunikationsmuster bewusst zu machen und um das autopoetische System (Familie, Paar oder Einzelperson) zu neuem Denken und Handeln in der Kommunikation anzuregen.

Diese Ansicht wird im ökologisch-systemischen Ansatz in Teil II und im ökologischen Paradigma der Psychiatrie von Thomas Fuchs (Teil III) deutlich in Richtung auf den Menschen mit seiner Geschichte, seinem Entwicklungspotenzial und seinen verschiedenen Ebenen der Interaktion mit der belebten und unbelebten Umwelt erweitert. Damit ist der an sich schon komplexe systemische Ansatz um einige Komplexitätsgrade gewachsen.

Lesson to learn

Seit 1950 hat sich systemisches Denken aus der Familientherapie über verschiedene Gründerpersönlichkeiten heraus entwickelt.
Es gibt unterschiedliche Perspektiven im systemischen Arbeiten, die mehr oder weniger direktiv, mehr oder weniger ziel- und lösungsorientiert oder auch in mehreren Generationen denken. Dabei haben sich nicht-direktive Perspektiven

> klar durchgesetzt. Jede systemische Schule setzt, diese Perspektiven betreffend, unterschiedliche Schwerpunkte. All diese Ansätze lassen sich aber auf die systemtheoretischen Grundlagen zurückführen, die im Folgenden beschrieben werden.

1.2 Systemtheorie als theoretische Grundlage systemischer Arbeit

Das systemische Denken hat verschiedene praktische und theoretische Wurzeln, die hier nur ganz kurz umrissen werden können (vgl. Borst, 2013).

Erstmals versuchte der Biologe Ludwig von Bertalanffy (1901–1972) eine generelle Systemtheorie zu entwickeln, die er weit über seine Disziplin für relevant erachtete (Bertalanffy, 1968). Demnach entwickeln Systeme Eigengesetzlichkeiten, die sich nicht aus der Summe der Teile allein erklären lassen (Emergenz). Nach dem zweiten Weltkrieg wurde die Steuerungslehre technischer Systeme (Kybernetik) maßgeblich in Palo Alto im Silicon Valley auch zur Steuerung komplexer Prozesse in lebenden Systemen, insbesondere von Familien, angewendet. Daraus entwickelten sich die oben beschriebenen direktiven Ansätze der strukturell-strategischen Richtung (vgl. ▶ Kap. 1.1), in denen man durch gezielte Maßnahmen ein dysfunktionales Kommunikationsmuster in der Familie in ein funktionales zu überführen versuchte. Dabei gaben TherapeutInnen vor, was funktional ist und was nicht.

Durch Einfluss aus anderen Wissenschaften, unter anderem der Chaostheorie (Gleick, 1990), wurde im systemtherapeutischen Denken das Interesse stärker auf die Frage gelenkt, wie Veränderungen in einem System geschehen können.

Dazu wurden im systemischen Denken unter anderem Ansätze aus der Neurobiologie (Maturana & Varela, 2024 [1984]) aus Sozialwissenschaften (Watzlawick et al., 2001; Luhmann, 1984) genutzt, um neue systemische Haltungen und Techniken zu entwickeln.

1.2.1 Autopoiese

Anfang der 1980er Jahre kamen die erkenntnistheoretischen Überlegungen zur Autopoiese auf. Maturana und Varela, zwei chilenische Neurophysiologen, befassten sich unter anderem mit der Frage, was ein Objekt zu einem Lebewesen macht. Sie postulierten, dass »Lebewesen sich dadurch charakterisieren, dass sie sich – buchstäblich – andauernd selber erzeugen« (Maturana & Varela, 2024 [1984], S. 50). Sie zeigten auf, dass zum Beispiel der Zellstoffwechsel Bestandteile erzeugt, (Mitochondrien, Zellmembranen), die in das kontinuierliche Netzwerk von

Wechselwirkungen, oder zellulärer Metabolismus, das sie erzeugte, integriert werden (Maturana & Varela, 2024 [1984]).

Der Begriff Autopoiese bedeutet »Selbstschöpfung« oder »Selbsterzeugung« und besagt: »Ein Lebewesen erzeugt sich selbst immer wieder neu aus seinen eigenen Bestandteilen heraus, ohne dass Ordnung von außen zugeführt werden muss« (von Schlippe & Schweizer, 2016, S. 94 und S. 111). Damit geht es mehr um die autonome Selbstorganisation lebender Systeme und ihre »operationale Abgeschlossenheit«, was bedeutet, dass die externe Einflussnahme begrenzt ist und TherapeutInnen Systeme nur anstoßen, »verstören« und in Eigenschwingung versetzen können. Dies kann man mit dem Bild eines Mobiles verdeutlichen. Veränderung von außen führt zu Bewegung und Dysbalance im System und wird immer wieder in eine neue unberechenbare Struktur und Balance gebracht. Wir TherapeutInnen stoßen bei unseren PatientInnen/KlientInnen mit unseren Fragen und Hypothesen etwas an und das System KlientIn und sein/ihr Bezugssystem müssen und können diese »Störung« ausbalancieren oder in ihre Struktur aufnehmen und ein neues Gleichgewicht damit finden lernen. Dem KlientInnensystem wird zugetraut, dass es das kann (KlientInnenkompetenz). In der systemischen Literatur werden PatientInnen als »KlientInnen« oder auch als »KundInnen« bezeichnet, um die Überzeugung von der Kompetenz der Menschen im Namen auszudrücken (»Der Kunde ist kundig«, Hargens, 2004, S. 142). Die respektvolle, neugierige, fragende Grundhaltung der TherapeutInnen, aber auch verstörende Techniken wie paradoxe Interventionen oder das Reframing haben hier ihre Grundlage (vgl. Toolbox ▶ Kap. 1.8.8 und ▶ Kap. 1.8.7).

In der Autopoiese wird »Leben als eine Form von Erkennen angesehen ... Die Welt ist ohne unsere Wahrnehmung so, wie sie ist, nicht denkbar« (von Schlippe & Schweizer 2016, S. 94). Oder, um es mit einem berühmten Satz von Maturana auszudrücken: »Alles, was gesagt wird, wird von einem Beobachter gesagt ... Der Beobachter ist ein menschliches Wesen, d. h. ein lebendes System ... Jede Erklärung des kognitiven Prozesses muss den Beobachter und seine Rolle in diesem Prozess erklären« (Maturana, 1970, S. 4, zitiert nach Köck, 2015, S. 198).

Damit trifft sich Maturanas Theorie zur Autopoiese mit den Theorien zur Systemsteuerung in der Kybernetik 2. Ordnung (▶ Kap. 1.2.2) und mit den philosophischen Erkenntnistheorien zum radikalen Konstruktivismus (▶ Kap. 1.2.4).

1.2.2 Kybernetik

Wie weiter oben schon ausgeführt wurde, ist Kybernetik die Bezeichnung für ein wissenschaftliches Programm zur Beschreibung der Regelung und Steuerung von Maschinen, komplexerer lebender Systeme und sozialer Organisationen. Die Kybernetik 1. Ordnung und insbesondere die Kybernetik 2. Ordnung sind grundlegend für das Verständnis systemtherapeutischer Haltungen und Techniken.

Kybernetik 1. Ordnung (ca. 1950–1980)

Die Kybernetik 1. Ordnung bezieht sich darauf, zu beschreiben, wie ein System ist, wie man es steuern, regeln und kontrollieren kann. Die Prämisse ist, dass Systeme plan- und steuerbar sind, dass Wirkung gezielt durch einen bestimmten Input erreicht werden kann. Ob das System beobachtet wird oder nicht, ist dabei irrelevant für das System. Aus diesen Vorstellungen entwickelte sich in den sechziger und siebziger Jahren des vergangenen Jahrhunderts die strukturelle Familientherapie (Minuchin, 1997) und die strategische Familientherapie (Haley, 1977), bei denen über eingreifende Interventionen ein dysfunktionales Kommunikationsmuster in einen funktionalen Zustand überführt werden sollte.

Minuchin ließ zum Beispiel die Eltern eines anorektischen Mädchens mit der Tochter vor seinen Augen essen. Er gab ihnen Anweisungen, dass sie ihre Tochter nun gemeinsam zum Verzehr der Mahlzeit bewegen sollten. Das führte zu dramatischen Szenen. Dabei trat der Therapeut als der Wissende auf, der die hierarchische Struktur zwischen Eltern und Kind wieder etablieren wollte. Diese Intervention zeigte aber nicht das berechenbare Ergebnis, wie es die Kybernetik 1. Ordnung meinte (von Schlippe & Schweizer, 2016, S. 93).

In den 1980er Jahren beeinflussten die erkenntnistheoretischen Überlegungen zur Autopoiese (vgl. ▶ Kap. 1.2.1) auch die Kybernetik. Aus der Sicht der Autopoiese sind Systeme relativ abgeschlossene Einheiten, von außen nicht zielgerichtet determinierbar. Entsprechend zentral wurde der Begriff der Autonomie (von Schlippe & Schweizer, 2016, S. 113) für lebende Systeme gewichtet und entsprechend bescheidener, vielleicht auch vorsichtiger und sanfter wurden die Interventionen.

Kybernetik 2. Ordnung (ab 1980)

Komplexere Systeme, wie z. B. unsere menschliche Kommunikation lassen sich im Sinn der Autopoiese nicht so einfach zu Veränderungen bewegen. Input ist somit nicht mit vorhersagbarem Output gekoppelt. Das System reagiert auf die Veränderung durch TherapeutInnen nicht mit berechenbaren Reaktionen, sondern zeigt vielleicht eine Irritation, um dann wieder ein stabiles Miteinander, vielleicht in veränderter Form, zu erreichen. Dieser autopoetische Ansatz wird in der Kybernetik 2. Ordnung für die Rolle des/der BeobachterIn weitergedacht: In der Kybernetik 2. Ordnung geht es darum, dass schon die Anwesenheit von BeobachterInnen respektive eines/einer TherapeutIn und BeraterIn, der/die das KlientInnensystem behandelt, eine unvorhersagbare, aber bedeutsame Wirkung auf das System hat.

BeobachterInnen und ihre Erkenntnismöglichkeiten sind Teil des Kontextes, den sie beobachten. Kommunikationsmuster, Verhalten der KlientInnen, Symptome zeigen sich im Kontext von Therapie und Beratung anders, wenn BeobachterInnen im Raum sitzen.

Außerdem wird mit der Kybernetik 2. Ordnung deutlich, dass die TherapeutInnen BeobachterInnen sind, die kontextabhängig wahrnehmen, subjektive Erkenntnisse gewinnen, die nicht einer objektivierbaren Wahrheit entsprechen, die im KlientInnensystem ohne BeobachterInnen Gültigkeit haben.

Damit wird die Rolle der TherapeutInnen eine andere. Das Expertentum über die Situation liegt bei KlientInnen/PatientInnen, denn niemand kennt seine Wirklichkeit besser als der Mensch selbst. TherapeutInnen sind ExpertInnen für die Fragen, oder das Ingangsetzen hilfreicher Prozesse, sie ermöglichen Dialoge, lassen unterschiedliche Wirklichkeitskonstruktionen gelten und erweitern den gedanklichen Spielraum der KlientInnen oder PatientInnen. Sie haben also die Rolle den Suchprozess nach neuen Lösungen im KlientInnensystem anzuregen. Gunther Schmidt prägte das Bild vom »Realitätenkellner« (Schmidt, 2017), der verschiedene Wirklichkeiten auf dem Tablett serviert. KlientInnen, als KennerInnen für ihr Leben, wählen diejenigen Wirklichkeiten aus, welche für sie stimmen.

Zum Beispiel sagt eine Patientin (Pat.):
»Wenn der Chef ins Büro kommt und ein düsteres Gesicht macht, dann hat er etwas gegen mich.«
Therapeut: »Gäbe es noch andere Möglichkeiten, warum ihr Chef so ein düsteres Gesicht macht?«
Pat.: »Mmm, ja vielleicht, er kam vielleicht aus einer schwierigen Sitzung, oder er ist gerade mit den Gedanken bei einem schwierigen Problem.«
Therapeut: »Ich habe heute Morgen gelesen, dass die Unternehmenszahlen bei Ihnen im Unternehmen schlecht sind, könnte es auch die schlechte Presse sein, die ihm die Laune vermiest? Oder vielleicht hat er etwas Schlechtes gegessen, was ihm auf den Magen geschlagen ist?«
Pat. lacht und meint: »Es gäbe sicher viele andere Gründe, wieso er die Miene so verzieht, es müsste gar nichts mit mir zu tun haben.«
Therapeut: »Möglicherweise ist es etwas vermessen von Ihnen zu meinen, Ihr Chef sei immer nur mit Ihnen beschäftigt?«
Pat.: »Ja stimmt, aber wieso beziehe ich immer alles so auf mich?«
Therapeut: »Das ist eine sehr gute Frage, der wir gern einmal nachgehen können, wenn Sie mögen, aber wichtig scheint mir jetzt, dass Sie sich bei solchen Interpretationen ihres Chefs stoppen und an die anderen guten Gründe denken.«
Pat.: »Ja, das stimmt und ist schon schwierig genug für mich.«

Klinischer Bezug zur Kybernetik 2. Ordnung

Klinisch zeigt sich dieses Phänomen zum Beispiel, wenn man als TherapeutIn PatientInnen im Alltag in der Stadt trifft. Oft ist man verblüfft, wie »gesund und normal« sie im Alltag erscheinen, während sie in der Therapiestunde so leidend sind. Der psychotherapeutische Kontext verstärkt die Symptomatik und das Leiden in PatientInnen. Das löst bei TherapeutInnen den Eindruck aus, PatientInnen müssten schwer krank sein.

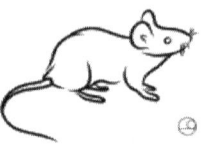

> Jetzt muss ich was loswerden: Immer, wenn die PatientInnen untereinander auf der Station reden, oder in der Stationsküche eine Aufgabe erledigen, dann sieht man, was die alles können. Wenn sie im Büro der PsychotherapeutInnen ankommen, verändern sich die Menschen zum Teil. Die einen werden ganz ängstlich und leidend, klagen nur noch, so als wären sie schwer krank. Andere bagatellisieren ihre Probleme in der Sitzung, so als wollten sie möglichst rasch wieder nach Hause und wieder andere sind gegenüber dem/der PsychotherapeutIn so widerborstig, lassen gar kein Gespräch zu. Da tun mir die TherapeutInnen schon leid, wenn sie die PatientInnen so anders erleben als sie sich auf der Abteilung zeigen.

Daraus ergibt sich die Haltung des Nichtwissens (Anderson & Goolishian, 1992) für PsychotherapeutInnen. Diese können nicht abschätzen, was im System wirklich passiert und ausgelöst wird und wie viel von dem, was sie sehen, kontextabhängig induziert wird. Anders ausgedrückt: TherapeutInnen wissen nicht, wie es daheim für PatientInnen und ihre Bezugspersonen aussieht, oder auch wie es sich in PatientInnen wirklich anfühlt. Aus der Autopoiese entstammt die Haltung der KlientInnenkompetenz. KlientInnen kennen ihre Wahrheit, ihre Sicht der Dinge, TherapeutInnen sind Fragende. Ideen und Perspektiven der PsychotherapeutInnen werden als Fragen, oder Hypothesen, den KlientInnen transparent gemacht: »Könnte es sein, dass …?« KlientInnen haben die Kompetenz zu sagen, ob das, was TherapeutInnen vermuten, stimmt oder nicht.

1.2.3 Sozialwissenschaftliche Theorien

Prägend für die systemische Therapie war außerdem, von der Autopoiese und der Kybernetik abgeleitet, die soziologische Systemtheorie von Luhmann (Luhmann, 1984) und die Kommunikationstheorie von Watzlawick (Watzlawick et al., 2017).

Nach Luhmann ist Gesellschaft ein operational geschlossenes System *sozialer Kommunikation*. Das heißt, Personen erzeugen miteinander ein Kommunikationssystem und dieses System steht im Zentrum der therapeutischen und beraterischen Arbeit. Luhmann bezieht sich in seinen Ausführungen auf die Theorie autopoetischer Systeme und postuliert, dass die menschliche Wirklichkeit in drei autopoetische, respektive operational geschlossene Systeme zu unterteilen ist: Leben (biologische Systeme), Bewusstsein (psychische Systeme) und Kommunikation (soziale Systeme). Diese Systeme operieren zwar unabhängig voneinander, sind aber ständig aneinander beteiligt und regen einander an. So sind kommunikative Muster relativ autonom gegenüber Gedanken und Gefühlen der Beteiligten. In der Therapie gehen wir nicht mit Gefühlen um, sondern systemische Therapie ist der Umgang mit Kommunikation über Gefühle und kann das biologische System nur anregen, nicht direkt beeinflussen (von Schlippe & Schweitzer, 2016, S. 117–120).

Ein Mensch wird dabei als »Konstruktion der Kommunikation« gesehen, also als eine konkrete Person, die durch die Erwartungen an sie bestimmt wird.

> »Personen entstehen also durch Teilnahme von Menschen an Kommunikation. (…) Sie leben nicht, sie denken nicht, sie sind Konstruktionen der Kommunikation für Zwecke der Kommunikation« (Luhmann, 2000, S. 90f.)

Die Musterbildung in diesem Kommunikationssystem erfolgt zirkulär. Es gibt also keinen klaren Ursache-Wirkungs-Zusammenhang (von Schlippe, 2022, S. 28). Das Problem der Kontingenz (lat. contingentia = Möglichkeit, Zufälligkeit), welche die Tatsache bezeichnet, dass wir Menschen füreinander undurchschaubar sind, macht das Kommunizieren mit dem Gegenüber unumgänglich. Durch Kommunikation erzeugen wir Wirklichkeiten miteinander (Konstruktivismus) und es können Kommunikationsmuster entstehen und sich zunehmend verfestigen. »Man kann nicht nicht kommunizieren« (1. Axiom nach Watzlawick et al., 2017, S. 60). Somit entsteht ein dauerndes zirkuläres Miteinander, ob in Gruppen, Teams oder nahen Beziehungen, wobei man sich wechselseitig beeinflusst. Ursache und Wirkung stehen demnach in zirkulären, nicht in einfachen linearen Zusammenhängen. Systemisches Denken fokussiert auf diese zirkulären Zusammenhänge, also wie Menschen und Symptome sich gegenseitig beeinflussen. Psychische Störungen werden in dieser Wechselwirkung verstanden und behandelt (von Sydow, 2015). Systemische Therapie interessiert sich für die Auswirkungen von Interaktionen innerhalb und außerhalb der Familie auf die Symptome eines Familienmitglieds als auch umgekehrt die Auswirkungen von Symptomen auf Familienmitglieder und deren Interaktionen (von Sydow, 2015). Ursachen für Probleme oder die »Störung« des »Indexpatienten« spielen für die systemische Arbeit keine Rolle, es wird im systemischen Arbeiten »nicht zwischen Diagnostik und Therapie unterschieden« (Borst, 2013, S. 49)

Zirkuläre Fragetechniken (vgl. Toolbox ▶ Kap. 1.8.5) und die Haltung, dass Probleme Lösungsversuche im KlientInnensystem darstellen, haben hier ihre Wurzeln.

In diesem zirkulären Wechselspiel gilt: Veränderung ist normal, gehört zum Leben dazu, Konstanz wird hinterfragt. So könnte man fragen: »Wie ist es ihnen gelungen als Familie so viele Jahre friedlich zusammenzuleben?« Oder »Wie ist es Ihnen als Paar gelungen, 30 Jahre Ehe zu meistern?«. Diese Fragen fördern oft Ressourcen der Menschen, würdigen Geleistetes und können helfen eine konflikthafte Situation zu entschärfen.

1.2.4 Konstruktivismus

Der Konstruktivismus ist eine für das systemische Denken zentrale Erkenntnistheorie, die besagt, dass wir Menschen unsere Wirklichkeit nicht objektiv wahrnehmen können, sondern immer durch unsere subjektive Brille von Erfahrungen, Gelerntem aber auch unseren blinden Flecken sehen und damit interpretieren. Diese Prämisse hilft uns in der Therapie und Behandlung von PatientInnen, unsere momentane Beurteilung der Situation immer wieder grundlegend zu hinterfragen. Keine Diagnose, kein Fallverständnis ist eine absolute Tatsache, sie sollten immer wieder auf mögliche andere Perspektiven und Erkenntnisse hin untersucht werden. Denn wir kommen der Wahrheit nur näher, wenn wir die Wirklichkeiten verschiedener Menschen zusammentragen. Für die Therapie spannend ist die Frage: Wie sprechen PatientInnen über ihre Probleme, ihre Beziehungen oder auch ihre Geschichte, was ist ihre Perspektive auf die Welt?

Radikaler Konstruktivismus

Im radikalen Konstruktivismus geht von Glasersfeld (von Glasersfeld,1981) weiter. Demnach ist eine Wahrnehmung niemals ein Abbild der Realität, sondern immer eine Konstruktion aus erinnerten Sinnesreizen und -bildern. Große Teile der aktuellen Hirnforschung stützen die These, dass unser Gehirn sich ein Bild von der Welt macht, welches mit der Realität gar nichts zu tun hat.

»Was, wenn ich sagen würde, dass die Welt mit ihren reichen Farben, Klängen und Gerüchen nichts als Illusion ist? Ein Film, den unser Gehirn uns zeigt? Wenn wir die Wirklichkeit so wahrnehmen könnten, wie sie ist, dann wären wir entsetzt über ihr graues, ödes, fades Schweigen. Die Welt besteht aus nichts als Energie und Materie. Aber über Jahrmillionen hinweg hat das menschliche Gehirn gelernt, aus Energie und Materie eine reichhaltige sinnliche Welterfahrung zu formen« (Eagleman, 2015, S. 43).

Im radikalen Konstruktivismus wird der Begriff des Wissens von der Wahrheit zu trennen versucht, indem man den Begriff der Nützlichkeit (Viabilität) als ein Kriterium einführt, um Wirklichkeitskonstruktionen zu überprüfen. »Viabel ist all das, was lebbar, nicht was ›wahr‹ ist« *(Kriz & Ochs, 2022, S. 37).*

Kritik am radikalen Konstruktivismus liegt in seinem logischen Widerspruch. Wenn es keine Möglichkeit für uns gibt, die Beschaffenheit der Welt realistisch wahrzunehmen, wie kann es dann Wissenschaft geben und wie kann dann der radikale Konstruktivismus Wirklichkeit sein? Somit ist der radikale Konstruktivismus auch nur als eine Viabilität, nicht als Wirklichkeit zu postulieren.

Der radikale Konstruktivismus betont die neurobiologischen Grundlagen des Menschen und reduziert den Menschen damit auf seine neuronalen Verschaltungen.

Phänomenologisch betrachtet, erlebt sich der Mensch aber als ein beseeltes Wesen mit Bewusstsein und einem zumindest in gewissem Maße freiem Willen. »Der Mensch denkt, nicht sein Gehirn« *(Fuchs, 2015, S. 802) ist ein zentraler Satz von Thomas Fuchs. Sein ökologisches Paradigma, auf das in Teil III eingehend eingegangen wird, zeigt ein deutlich menschlicheres Menschenbild auf, was mindestens im Sinne der Viabilität und nach Fuchs nachgewiesen auch als Wirklichkeit das Menschsein aufwertet und damit der Psychiatrie und Psychotherapie neue Perspektiven bringt.*

Der soziale Konstruktionismus

Der soziale Konstruktionismus geht auf den Sozialpsychologen Kenneth Gergen zurück (Gergen, 2002). Er betont, dass erst in sozialen Bezügen unser Wissen und unsere Erfahrung entstehen kann. In der Interaktion mit anderen Menschen begreift ein Kind seine Umgebung, machen Menschen sich ein Bild von der Welt. »Wahrheit gibt es dabei nur für eine bestimmte Gemeinschaft« (Borst, 2013, S. 23). Der soziale Konstruktionismus hebt dabei die Relevanz von Kommunikation und Interaktion hervor, zweifelt aber nicht an, dass lebende Systeme miteinander auch der Wahrheit näherkommen können. Der soziale Konstruktionismus gilt als Grundlage der narrativen Therapie (s. o.).

1.2.5 Klinischer Bezug zum Konstruktivismus

Die Verhältnisse der verschiedenen systemischen Schulen zum Konstruktivismus sind unterschiedlich, aber die Grundidee des Konstruktivismus im Sinne einer gemäßigten Ausprägung ist eine zentrale und wichtige Grundlage systemischen Denkens. Ein gemäßigter Konstruktivismus unterscheidet zwischen »harten«, objektiv messbaren (Vaterschaftstest, Labordaten, Einkommen) und »weichen« subjektiv geprägten Daten (Gefühle gegenüber dem sozialen Vater, subjektive Gesundheit, Bedeutung des Einkommens für die Beziehung) und verfolgt einen multiperspektivischen Ansatz (von Sydow, 2015, S. 28). Damit ist er dem sozialen Konstruktionismus von Gergen (Gergen & Gergen, 2009) sehr nahe. Menschen, die die gleiche Situation erlebt haben, haben häufig eine unterschiedliche Wahrnehmung davon und können somit nie dasselbe berichten. Das bedeutet, dass nur durch die Perspektivenvielfalt aller Anwesenden das Geschehen möglichst wirklichkeitsnah aufgezeigt werden kann.

Für BeraterInnen und TherapeutInnen ist deshalb die Haltung der Allparteilichkeit (▶ Kap. 1.3.1) wichtig, sowohl in der Kommunikation wie auch in der Interaktion mit den SozialpartnerInnen eines Systems. Dem einen oder anderen im Raum recht zu geben, heißt, dass der/die TherapeutIn diese Sichtweise verstärkt und damit die des anderen schwächt. Die Haltung: »Sie sehen es so und Ihr/Ihre PartnerIn sieht es so – Wie können Sie damit gemeinsam weiterkommen?«, wertschätzt beide Ansichten gleich, hilft den Anwesenden zu lernen, die Sicht des jeweils anderen stehen zu lassen und aus der Vergangenheitsorientierung in Richtung Zukunft zu blicken. Somit haben mit dem gemäßigten Konstruktivismus nicht die PatientInnen, nicht die TherapeutInnen und nicht die Angehörigen Recht. Nur in der Interaktion mit allen Beteiligten in einem System kann uns die Perspektivenvielfalt der »Wahrheit«/Viabilität am nächsten bringen. Diese Einstellung macht PsychotherapeutInnen zu Fragenden, nichtwissenden Fachleuten, die für den Prozess verantwortlich sind, nicht aber die Inhalte und den richtigen Weg bestimmen. PsychotherapeutInnen können als »Realitätenkellner« (Schmidt, 2017) verschiedene Sichtweisen quasi »auf dem Tablett servieren«, sind also nicht abstinent, sondern bringen verschiedene, auch eigene Sichtweisen als hypothetische Frage ein (»Könnte es auch so ... oder so ... sein?« (vgl. Toolbox ▶ Kap. 1.8.5)).

Sie sind somit mit ihrer Resonanz für die PatientInnen verfügbar, ohne diesen ihre Sicht der Dinge aufzudrängen. PatientInnen bleibt die Entscheidung, welche der angebotenen Hypothesen und Perspektiven für die eigene Wirklichkeit passend, hilfreich oder gar erhellend sein könnten.

Wenn eine Einzeltherapeutin mit einem Klienten arbeitet und dieser seine schwierige Situation mit der Frau schildert, dann entsteht zwischen Patienten und Therapeutin eine Wirklichkeit (zum Beispiel das Bild einer gereizten, wenig verständnisvollen Ehefrau), die sich überhaupt nicht mit dem decken muss, was die Psychotherapeutin erlebt, wenn sie die Frau zu einem Gespräch einlädt. Dort erfährt sie zum Beispiel, dass die Frau sich von ihrem Mann völlig unverstanden fühlt, weil er immer so viel Alkohol trinkt, wovon er nie etwas erzählt hat.

Beide Perspektiven sind wichtig. Aus der Sicht der Frau und des Mannes nehmen es beide unterschiedlich wahr, wie zwei Kameraeinstellungen auf die gleiche Szene eines Films. Jede erfasst einen Ausschnitt der Realität, niemand erfasst alles.

Die Prämisse des Konstruktivismus relativiert auch unser Diagnosesystem, als ein System, auf das wir uns in unserer Gesellschaft und international geeinigt haben, das aber keine unumstößliche Wahrheit abbildet, sondern andere Perspektiven auf das Krankheitsgeschehen weiterhin zulässt (dazu mehr in ▶ Kap. 1.4). In der Zusammenarbeit mit den PatientInnen ist somit kein/keine PsychotherapeutIn im Besitz der Wahrheit, die individuelle Perspektive der PatientInnen wird mit den Perspektiven vom Team und den TherapeutInnen stets abgeglichen und eine Zusammenarbeit auf Augenhöhe angestrebt. Stationsregeln sind dabei nicht als unumstößlich zu werten, auch wenn sie eine hohe Relevanz für das Zusammenleben auf der Abteilung haben. PatientInnen sind die Fachfrauen und Fachmänner für ihr eigenes Erleben und ihre Perspektiven, TherapeutInnen stellen ihre Perspektiven und ihre Fachkompetenz daneben. Dann suchen alle gemeinsam nach einem Weg in der Zusammenarbeit.

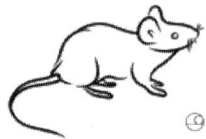

Moment mal, mir fällt gerade auf, wenn meine beiden PsychotherapeutInnen nach der Diagnose gefragt werden, von ihren PatientInnen, dann fragen sie erst mal zurück, was das Gegenüber denn bisher weiß, von seinen Diagnosen, was es für Erfahrungen mit seinen Symptomen hat, wie es dies beschreiben würde und vieles mehr. Anschließend holen die so ein Büchlein aus dem Regal und gehen mit den PatientInnen die Kriterien für bestimmte Diagnosen durch. Gemeinsam einigen sie sich dann auf die Diagnose, die für beide gerade am besten zutrifft. Sowas habe ich bei anderen PsychotherapeutInnen vorher kaum erlebt.

1.2.6 Klinischer Bezug zu den Systemtheorien

In den Grundlagen, aus denen sich die systemischen Therapien entwickelt haben, wird Wirklichkeit als nicht lösbar vom Beobachter angesehen und niemandem im System, weder den TherapeutInnen, dem Team oder den PatientInnen die Fähigkeit attestiert, Wahrheit zu erfassen oder durch gezieltes Handeln Wirkung auszulösen. TherapeutInnen sollten sich deshalb in eine allparteiliche Haltung den KlientInnen gegenüber begeben. Auch in der Einzeltherapie gilt es, nicht einseitig mit den PatientInnen über ihre Chefs oder die Kinder zu schimpfen, sondern zum Beispiel durch zirkuläres Fragen neue Perspektiven in den Raum zu holen.

»Wenn Ihr Chef jetzt hier auf dem Stuhl säße, was würde er möglicherweise sagen, warum er sich so aufgeregt hat, über Sie?« oder *»Wenn wir Ihre Tochter mal fragen würden, was sie derzeit an ihrer Beziehung zueinander am meisten belastet, was würde sie wohl sagen?«*

Durch diese zirkulären Fragen werden PatientInnen dazu angeregt, sich empathisch in ihre Bezugspersonen hineinzuversetzen und kommen dabei häufig selbst auf ganz andere Perspektiven.

Ursachenforschung ist aus systemischer Sicht weniger wichtig. Unterschiedliche Hypothesen, warum eine Situation aktuell so ist, werden gesucht, Zirkularität, als wechselseitiges Bedingt-Sein, wird besonders beachtet, der Kontext, in dem ein Symptom auftritt, ist von zentraler Bedeutung und wird immer erfragt.

Ein pensioniertes Paar sagt: »Wir streiten immer.« Der Therapeut fragt: »Gibt es Ausnahmen von dieser Regel?« Antwort des Mannes: »Ja, wenn wir schlafen«, »oder in den Ferien«, wirft die Frau ein. Anschließend kann untersucht werden, was in den Ferien und im Schlaf anders ist, sodass beide nicht zum Streiten kommen. (Die Ausnahme vom Problem, die einen Unterschied macht, nach St. de Shazer) Das Paar erkennt dabei, dass sie sich anders verhalten können und damit keinem allgemeingültigen Gesetz unterworfen sind.

Die Neugierde ist eine wichtige Eigenschaft für die therapeutische Rolle. Durch Fragen lösen wir das Denken der PatientInnen in unterschiedliche Richtungen aus. Die so einsetzende Suchbewegung bei PatientInnen fördert oft überraschende Lösungen zu Tage.

Das Paar was »immer streitet« und vom Therapeuten auf die Ausnahme in den Ferien aufmerksam gemacht wird, stellt bei der Untersuchung, warum in den Ferien nie gestritten wird, fest: »Ja dann schauen wir gemeinsam in eine Richtung, betrachten Städte, Kunstwerke und Naturschauspiele oder Menschen in anderen Kulturen. Das gibt viel zu reden und auszutauschen. Zu Hause sitzen wir uns gegenüber am Frühstückstisch und beginnen schon zu nörgeln, wenn jemand nicht gut frisiert oder gekleidet ist.« Danach wird das Paar dazu angeregt Ideen zu entwickeln, was sie im Alltag tun müssten, wenn sie auch hier weniger streiten wollten. In der Folge setzen sich beide am Morgen so an den Tisch, dass sie gemeinsam den Garten beobachten können und sich an den Vögeln und Blumen erfreuen, oder über den Gärtner schimpfen, der seine Arbeit nicht richtig macht.

Transgenerationales Denken und Handeln stellt das Leben der KlientInnen in den Kontext ihrer Vorfahren (Genogrammarbeit), aber auch in den der Kinder und Enkel (Verantwortung für die nachfolgenden Generationen, Ziele und Sinnfragen).

Systemische Arbeit bedeutet Bescheidenheit im Werten und Urteilen über Situationen und Menschen. Symptome sind kontextabhängig, wie Menschen auch, kein Ursache-Wirkungsdenken, sondern ein Denken in Wechselwirkungen und Hypothesen.

»Könnte es nicht auch anders sein?« (Cecchin et al., 2021, S. 7)

Diese Bescheidenheit hilft, der Komplexität der Realität von Menschen gerecht zu werden. Symptome und auffälliges Verhalten werden immer als sinnvoll für diesen Menschen, als sein Lösungsversuch für ein Problem angesehen, oder als Schutzmaßnahme gegen weitere Verletzungen. Das Vertrauen in die Selbstheilungskräfte der Menschen, in ihre Lösungskompetenzen ist im systemischen Denken bedeutend. Die Ziele und Aufträge der PatientInnen für die Behandlung sind zentral für die therapeutische Vorgehensweise, nicht die Überzeugungen und Meinungen der TherapeutInnen, was gut für die PatientInnen wäre.

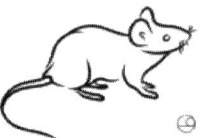

> Meine beiden PsychotherapeutInnen sind MeisterInnen im Fragen stellen. Das ist spannend anzusehen, denn die PatientInnen müssen manchmal richtig schwer nachdenken, bevor sie antworten können. Und wenn PatientInnen sagen, sie wüssten keine Antwort, dann lassen die beiden manchmal einfach nicht locker und bitten freundlich, dass ihr Gegenüber sich doch jetzt Zeit zum Überlegen nehmen könnte, oder so. Für mich wirkt es so, als müssten PatientInnen immer viel überlegen und denken, die TherapeutInnen aber lehnen sich im Sessel zurück und warten geduldig auf die Antworten. Die wirken zum Teil ganz entspannt bei ihrer Arbeit.

Lesson to learn

Autopoiese, Kybernetik 2. Ordnung, sozialwissenschaftliche Erkenntnisse und der gemäßigte Konstruktivismus sind wichtige theoretische Hintergründe für die systemische Arbeit. Daraus ergeben sich grundlegende Haltungen, die in systemischen Schulen gelehrt werden. Niemand kann Wahrheit erfassen, sodass eine Perspektivenvielfalt gewünscht und gesucht ist. Lebende Systeme lassen sich nicht so leicht verändern, folgen ihren eigenen Gesetzen. TherapeutInnen können nur neue Gedanken und Erfahrungen anstoßen und das System in Eigenschwingung bringen. Die Lösung des Problems, oder welchen Weg das System findet, um wieder in ein neues Gleichgewicht zu kommen, nach so einer

> Verstörung, ist nicht berechenbar. Dies entlastet PsychotherapeutInnen, Lösungen für die KlientInnen finden zu müssen.

1.3 Kompetenzen in der therapeutischen Arbeit

Die Empathiefähigkeit, die Fähigkeit Beziehungen zu gestalten, ein großes Maß an Geduld und Toleranz für verschiedene Lebenskonzepte und ein Interesse am Menschen brauchen alle TherapeutInnen, egal welcher Psychotherapierichtung. Systemische TherapeutInnen bringen darüber hinaus gewisse Kompetenzen in die Psychotherapie, die mit den zugrundeliegenden Theorien, ihren systemischen Haltungen, dem systemischen Denken und ihren spezifischen systemischen Techniken zu tun haben.

Hier folgt eine Auswahl der wichtigsten spezifischen Kompetenzen im systemischen Alltag. Sie werden im Folgenden unterteilt in Haltungen, die sich PsychotherapeutInnen aneignen sollten und Umgangsarten mit den PatientInnen, die sich daraus ergeben.

1.3.1 Haltungen systemischer PsychotherapeutInnen

KlientInnenkompetenz

TherapeutInnen sind Fachpersonen für den Prozess, KlientInnen für den Inhalt fachkompetent. Beide ExpertInnen begegnen sich auf Augenhöhe und treten in einen gemeinsamen Suchprozess ein.

Autonomie

Die Autonomie des KlientInnensystems wird geachtet. Es werden Angebote gemacht, die Wirklichkeit auch mal anders anzusehen, aber KlientInnen werden nicht unter Druck gesetzt, die Sicht der TherapeutInnen anzunehmen.

Wertschätzung

Die wertschätzende Haltung der TherapeutInnen allen im System gegenüber, ist wirksam. Der Blick auf die Ressourcen im KlientInnensystem, auf die Lösungsversuche, die auch im destruktiven, schwierigen Verhalten der KlientInnen stecken und die Fähigkeit problematische Verhaltensmuster zu reframen (umzudeuten), zeigt PatientInnen den Blick auf ihre Kompetenzen.

Patientin im Einzelsetting: »Jeden Abend, wenn ich von der Arbeit komme, nervt mich meine Frau damit, dass ich den Abfall runterbringen soll. Die sieht gar nicht, was ich den

ganzen Tag leiste.«
Psychotherapeutin: »Angenommen, Ihre Frau will Sie gar nicht nerven, sondern sie hätte einen ganz anderen guten Grund, warum sie jeden Abend mit dem Abfallthema kommt, was könnte das noch für ein Grund sein?«
Hier wird der Partnerin eine gute Absicht unterstellt und die Patientin, die ihre Frau viel besser kennt, muss ihr Denkmuster verlassen (meine Frau will mich ärgern), um auf die Frage antworten zu können. Vielleicht kann sie diese Arbeit mit den zwei kleinen Kindern gar nicht allein machen und ist auf Hilfe angewiesen? Vielleicht wünscht sie sich aber auch die Aufmerksamkeit der Partnerin, nachdem sie den ganzen Tag mit den Kindern alleine war?
Wenn die Patientin das zu erkennen beginnt, könnte sie statt einer schroffen Antwort auf das Anliegen, mit der Bitte reagieren: »Darf ich erst etwas trinken und essen, bevor ich dir den Abfall runterbringe?«, dies könnte die abendliche Eskalation verhindern.

Reframing – mehr Haltung als Intervention

Eine wunderschöne Technik, die sich als eine Grundhaltung des systemischen Arbeitens erweitern lässt. Getreu dem oben erwähnten Leitspruch »Könnte es nicht auch anders sein?«, (Cecchin et al., 2021, S. 7) sind systemische TherapeutInnen fortlaufend dabei, dem gesagten einen anderen Rahmen zu geben.

> »Es geht um die Bereitschaft, die im Gespräch entstehenden Inhalte und Beschreibungen immer wieder zu hinterfragen, immer wieder in einem anderen Licht wahrzunehmen.« (von Schlippe & Schweizer, 2010, S. 76)

Optimismus und Veränderungsneutralität

Optimismus und Offenheit für alle Veränderungen, die das KlientInnensystem anstrebt, aber auch der Respekt und die Akzeptanz, wenn das KlientInnensystem sich dafür entscheidet, nichts zu verändern, bedeutet Veränderungsneutralität (Weber, 2014).

Respekt und Respektlosigkeit

Respekt gegenüber dem Menschen, dem KlientInnensystem, aber respektlos gegenüber Überzeugungen, Glaubenssätzen, Krankheitstheorien der KlientInnen, der TherapeutInnen selbst und des Gesundheitssystems empfehlen Cecchin et al. also Respektlosigkeit gegen jede Gewissheit (Cecchin et al., 1993; Cecchin et al., 2021). Nach dem Leitspruch: »Man könnte es auch anders sehen«, darf man sogar systemische Überzeugungen in Frage stellen und beraterisch, psychoedukativ Empfehlungen geben, solange es reflektiert ist und nur gelegentlich geschieht. Dies führt auch zu einer Offenheit gegenüber Methoden aus anderen therapeutischen Schulen.

Mit dem Widerstand gleiten

Eine wichtige systemische Haltung zeigt sich im Umgang mit Widerständen in der Therapie. Wenn PatientInnen zum Beispiel systematisch den Fragen zur Mutter ausweichen, wenn ein Mensch mit einer Alkoholabhängigkeit nicht über den Alkohol reden will, wenn eine Angstpatientin bei dem Angstexpositionsprogramm schon beim Aufbau einer Angsthierarchie nicht mehr mitarbeitet, dann zeigen sich Widerstände in der Psychotherapie. Aus systemischer Sicht weisen PatientInnen mit Widerständen darauf hin, dass es ihnen noch zu schwer ist, dass sie sich zurzeit schützen müssen vor etwas, was aus psychotherapeutischer Sicht noch gar nicht gesehen werden kann (KlientInnenkompetenz). Systemische TherapeutInnen analysieren den Widerstand nicht oder versuchen ihn zu durchbrechen, sondern sie gleiten mit dem Widerstand, indem sie erkennen, dass das Thema jetzt noch zu schwierig ist, um zu einem späteren Zeitpunkt darauf zurückzukommen. So kann man davon ausgehen, dass ein so schambesetztes Thema wie der Kontrollverlust beim alkoholabhängigen Menschen zunächst eine tiefe Vertrauensbasis zum/zur TherapeutIn braucht. Gibt man PatientInnen den Raum, erst mal über andere Themen zu sprechen, fassen sie Vertrauen und Gespräche über schwierige Themen werden im Verlauf möglich. Dabei ist es wichtig, dass TherapeutInnen das schwierige Thema nicht aus den Augen verlieren, aber im Tempo der PatientInnen daraufhin arbeiten.

Allparteilichkeit

> »Die systemische Sicht anerkennt die Tatsache, dass Ursachenzuschreibungen unmöglich sind, Kernfrage ist das ›Wie‹ oder das ›Wozu?‹ statt das ›Warum‹, die Frage nach dem Prozess, der Dynamik.« (von Schlippe, 1995, S. 64).

Dieses Denken in zirkulären Wechselwirkungen macht es unumgänglich in der Haltung der Allparteilichkeit allen relevanten Personen (auch den Abwesenden) Respekt zu zeigen, ihnen zu unterstellen, dass sie gute Gründe für ihr Verhalten haben, die vielleicht noch nicht verständlich geworden sind. »Gehen Sie das Risiko ein, dem anderen eine gute Absicht zu unterstellen« (von Schlippe & Simon, 2014, S.164). In einer Konfliktsituation zum Beispiel bedeutet das, der/die PsychotherapeutIn darf nicht einem/einer KlientIn im System Recht geben und sich einseitig auf eine Seite ziehen lassen. Wenn man als TherapeutIn eine Person im System besser versteht als die andere, dann ist es wichtig, dort nachzufragen, wo das Unverständnis am größten ist und so lange mit dieser Person im Kontakt zu bleiben, bis man ihre Sicht und ihre Beweggründe nachvollziehen kann.

Ein wichtiges Bild, um die Haltung der Allparteilichkeit zu verinnerlichen, ist das Bild vom Segelboot nach Watzlawick (▶ Abb. 1.1).

Das Boot steht im Lot, ist aber so nicht manövrierfähig und wenig geeignet für die stürmische See. Beide PartnerInnen sind sehr angestrengt, unzufrieden und könnten beide dem andern zurufen: »Zieh du nicht so, dann kann ich auch etwas weniger ziehen.« Somit erwarten beide die Veränderung vom anderen. Thera-

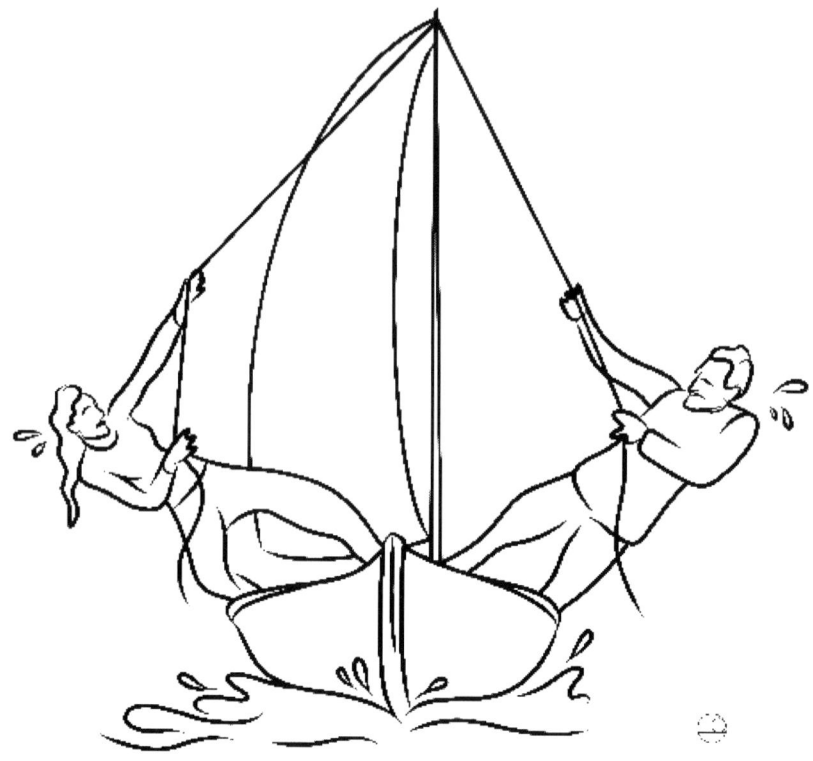

Abb. 1.1: Segelboot (nach einer Idee aus dem Buch »Lösungen« von Watzlawick et al., 2001, S. 57) (Grafik: Olivia Bösch)

peutInnen werden animiert, der eigenen Wahrnehmung zuzustimmen, dass der/die andere schuld sei, dass es so unbequem geworden ist.

Aber wie kommen zwei Menschen so miteinander in ein Boot? Niemand kann sich allein so positionieren. Beide haben sich miteinander immer stärker in diese Extremposition hineinmanövriert. Nur gemeinsam ist das entstanden, was man heute in der Therapie sieht und auch nur gemeinsam kann man sich langsam wieder in bequemere Positionen begeben, wenn beide für sich einen kleinen ersten Schritt machen.

1.3.2 Umgang mit den PatientInnen

Kommunikationsmuster

Den Blick auf die Kommunikationsmuster im Hier und Jetzt lenken. Wer redet wie über das Problem oder die Lösung? Wer übernimmt die Führung im Gespräch, wer vermittelt?

Setting

Die Fähigkeit zum bewussten Einsatz des Settings: Einzel-, Paar-, Familien-, Gruppen- und/oder Netzwerktherapie gehören zu den Arbeitsbereichen systemischer TherapeutInnen. Welches Setting gewählt wird, wie die Sitzordnung zu gestalten ist, ist gut reflektiert und Teil der Therapie, aber nicht immer ist das Mehrpersonensetting sofort das Mittel der Wahl (vgl. ▶ Kap. 5).

Fragetechniken

Mit einer neugierigen, offenen Grundhaltung können auch junge TherapeutInnen mit sehr viel älteren PatientInnen arbeiten. Durch das »beidäugige Sehen« werden sowohl Probleme erfragt wie auch Lösungen gesucht (von Sydow & Retzlaw, 2021, S. 470). Die Lösung des Problems tragen PatientInnen in sich. Durch die Fragen der TherapeutInnen werden KlientInnen, das Paar, die Familie angeregt, neu über die bisherige Situation und Kommunikation nachzudenken. Dies hilft dem KlientInnensystem seinen Lösungsweg zu finden (für Arten von Fragetechniken vgl. Toolbox ▶ Kap. 1.8.5).

Kontext- Ziel- und Auftragsklärung

Der/die PsychotherapeutIn klärt den Kontext ab, in dem Probleme, Verhaltensmuster und Symptome auftreten und in welchem Kontext nicht. (»Wann tritt das Problem besonders stark auf?«; »Wann ist das Problem nicht da?«). Da der/die KlientIn der Fachmann, die Fachfrau für sich selbst ist, braucht jede Therapie eine Ziel- und Auftragsklärung, die KlientInnen den TherapeutInnen geben und an dem sich die Therapie orientieren muss. Die Ziele der PatientInnen für ihr Leben und ihre Beziehungsgestaltung mit der Umwelt sind Richtschnur für den therapeutischen Prozess, nicht die eigenen guten Ideen, die TherapeutInnen für PatientInnen hätten. Der/die PatientIn sollte auch formulieren, was er/sie von dem/der TherapeutIn zur Zielerreichung für Unterstützung braucht. Das ist der Auftrag an die Psychotherapie und ist bindend für den therapeutischen Kontrakt. Er muss von beiden Seiten auf Machbarkeit hin untersucht werden und stärkt das Arbeitsbündnis zwischen beiden, so lange, bis der Auftrag neu verhandelt und abgeändert wird.

Ziel und Zukunftsorientierung

Die Möglichkeiten, die sein könnten, sind wichtiger als das, was ist und war. Aus systemischer Sicht ist es bedeutsamer zu begreifen, wohin PatientInnen möchten, welche Ziele in Beziehungen sie verfolgen und wie sie sich ihre Zukunft vorstellen, als die Problemanalyse und der Blick in die Vergangenheit.

Transgenerationales Denken

Nicht nur in der Arbeit mit dem Genogramm wird der Mensch im Kontext seines Familiensystems über mindestens drei Generationen gesehen. Beziehungsmuster, Familienregeln, Glaubenssätze und transgenerationale Aufträge aus dem Familiensystem werden herausgearbeitet und auf die Bedeutung im Hier und Jetzt untersucht.

1.4 Das systemische Krankheitsverständnis

»Psychische Krankheit« ist aus systemischer Sicht eine soziale Konstruktion und als solche schon ein Fortschritt im Vergleich zu alten sozialen Konstrukten wie »Verhexung«, »Besessenheit« oder »Strafe Gottes«. Es impliziert die Idee von Besserung und Heilung, motiviert zu Behandlung und Helfen. In heutiger Zeit gelten psychische Krankheiten aber zumeist als ein Problem oder Defekt eines Neurotransmitters oder im Genom eines Menschen. Diese Konstrukte bergen Gefahren.

> »Systemische Therapeuten vermeiden es, negative Systemzustände ›festzuschreiben‹, haben insofern also eher Probleme mit psychiatrischen Diagnosen.« (von Sydow, 2015, S. 63)

Wenn wir als ein Ergebnis sozialer Aushandlung bestimmte Leiden als Krankheit bezeichnen, schließen wir uns einer Denkrichtung an, die durch sprachliche Prozesse eine vermeintliche Wirklichkeit in den Mittelpunkt unserer Aufmerksamkeit rückt (Defizit bei den Neurotransmittern), ohne zum Beispiel kulturelle Einflüsse zu bedenken.

Außerdem kann die Verwendung des Krankheitsbegriffes Zusammenhänge zwischen seelischem Leiden, gesellschaftlichen und sozialen Prozessen völlig aus dem Blick verlieren. Selbsterfüllende Prophezeiungen können durch Zuschreibung von Pathologie in Gang gesetzt werden. Z. B. adoleszenteres Gebaren, was frühzeitig als Borderline-Persönlichkeitsstörung diagnostiziert wird, kann eine Identifikation des/der Jugendlichen mit diesem Krankheitsbild bewirken, womit die Symptomatik verschärft wird und es zu heftigeren Reaktionen im Umfeld kommen kann (Klinikeinweisungen), die wiederum verstärkend für die Symptomatik sein können.

Deshalb müssen wir immer wieder kritisch hinterfragen, ob im Einzelfall ein Mensch wirklich als PatientIn und das Verhalten/Leiden wirklich als Krankheit zu bezeichnen ist. Systemische TherapeutInnen nutzen deshalb lieber den Begriff des/der KlientIn (lat. cliens = der Hörige, der Anlehnung gefunden hat), was aber eigentlich eine Person beschreibt, die gegen Bezahlung Rat oder Hilfe sucht, oder die des/der KundIn (da steckt das Wort »kundig« drin), was aber jemanden beschreibt, der ein Produkt kauft, oder eine Dienstleistung in Anspruch nimmt.

Im klinischen Alltag, wenn ein Mensch stationär oder ambulant aufgenommen wird, sprechen wir von PatientInnen und weisen ihnen mit der Diagnose ein psychisches Krankheitsbild zu, nicht zuletzt, um die Erfordernisse der Kostenträger zu erfüllen.

Welche psychosozialen Folgen ein solches Vorgehen hat, muss kritisch reflektiert werden und im Zweifelsfall sollte von diesen Zuschreibungen Abstand genommen werden, um die Folgen für den Menschen und sein Beziehungsnetz zu reduzieren. Auch einmal gestellte Diagnosen müssen wieder auf ihre Stimmigkeit für diesen Menschen hin überprüft werden. Mit dem elektronischen Patientendossier werden allzu oft ganze Diagnoselisten unreflektiert kopiert und weitergeleitet. Die kritische Distanz des gemäßigten Konstruktivismus kann einen Beitrag dazu leisten, die Wirklichkeiten früherer TherapeutInnen nicht als unumstößliche Wahrheit anzunehmen. Diese in der Literatur beschriebene Sowohl-als-auch-Haltung hilft den KlientInnen, die die Vorzüge unseres Gesundheitssystems nutzen können, wenn die Diagnosen mit den PatientInnen transparent besprochen werden und wenn kritisch überprüft wird, wem die Diagnose überhaupt nützt und wo sie hinderlich sein kann (Kirstan et al., 2024).

> »Der Widerspruch zwischen defizitorientierten Krankheitsmodellen und ressourcenorientiertem Denken löst sich auf, wenn man von einer Metaebene aus beide Sichtweisen nicht als absolute Wahrheiten betrachtet, sondern als Konstrukte mit unterschiedlichen Vor- und Nachteilen.« (Ruf, 2009, S.357)

Die Respektlosigkeit gegenüber Krankheitstheorien, wie oben beschrieben, zeigt sich im systemischen Modell insbesondere beim Krankheitsverständnis.

Psychische Krankheit ist dabei kein persönliches Merkmal, das ein einzelner Mensch für sich allein hat (ich habe eine Depression) oder mit dem er total identisch ist (ich bin depressiv) oder auf die er von anderen reduziert werden kann (der depressive Neueintritt). Krankheit ist nicht monokausal auf eine Störung in einer Hirnfunktion zu reduzieren, sondern entsteht im zirkulären Interaktionsprozess zwischen mehreren Personen und erzeugt Leiden bei einer oder mehreren Personen, sodass dieser Interaktion Krankheitswert zugesprochen wird (im Rahmen der Belastung ist der Mensch depressiv geworden).

1.4.1 Entwicklung des Krankheitsverständnisses

In diesem Kapitel folgt nun eine vereinfachte Gegenüberstellung von somatischem und systemischem Krankheitsverständnis, die als Orientierungshilfe gedacht ist und keinen Anspruch auf Vollständigkeit erhebt. Es zeigt sich schon beim Krankheitsverständnis eine unterschiedliche Perspektive im systemischen Denken. Dies unterstreicht, dass systemisches Arbeiten nicht einfach »ein paar Fragen lernen« oder »ein paar Tools anwenden«, bedeutet. Systemisches Arbeiten bedeutet ebenso nicht nur »man bezieht die Familie und das Paar mit ein«, sondern systemisches Arbeiten hat wesentlich mit einer anderen Haltung und Einstellung zu tun, die wichtig ist, damit die Tools und das gewählte Setting wirken können.

Aber was bedeutet das im klinischen Alltag?

Unser Krankheitsverständnis ist geprägt von den somatischen Erkrankungen. Die Schulmedizin hat für körperliche Leiden Begrifflichkeiten und Behandlungsansätze gefunden, die das Verständnis, was eine Krankheit ist, tief geprägt haben. Außerdem gibt es für das deutsche Wort Krankheit im angloamerikanischen Sprachraum drei Übersetzungen: »disease« als biomedizinische, »illness« als erlebte und »sickness« als sozial anerkannte Krankheit. Diese Differenzierung geht in Übersetzungen wohl häufig verloren.

Die Psychiatrie hat sich lange an den somatischen Vorstellungen orientiert. Psychiatrie und Neurologie waren in Deutschland über Jahrzehnte eng miteinander verwoben. Das psychotherapeutische Verständnis nahm über Sigmund Freud nur schrittweise Einfluss auf die psychiatrische Arbeit. Andere psychotherapeutische Schulen wurden erst viel später, zumeist in der zweiten Hälfte des letzten Jahrhunderts, entwickelt. Nur langsam hatte auch dies Einfluss auf das Krankheitsverständnis.

1.4.2 Somatisches Krankheitsverständnis

Das somatische Krankheitsverständnis könnte man folgendermaßen verdeutlichen:

Es gibt irgendwo im Körper eine Dysfunktion, welche bei PatientInnen Symptome erzeugt, die Krankheitswert haben, weil die PatientInnen darunter leiden.

PatientInnen gehen damit zu ÄrztInnen, präsentieren ihre Symptome und ÄrztInnen erklären, was im Körper der PatientInnen vor sich geht und wie man die Krankheit idealerweise behandelt. ÄrztInnen sind damit die Wissenden betreffend dem, was in PatientInnen vor sich geht und wie man den symptomfreien Idealzustand wiederherstellen kann. Auch wenn wir viele somatische Krankheiten kennen, wo die Symptome sich (noch) nicht so eindeutig erklären lassen, oder die Behandlung sich nicht so einfach gestaltet, lässt sich grundsätzlich das somatische Krankheitsverständnis wie folgt darstellen: PatientInnen präsentieren Symptome. ÄrztInnen oder TherapeutInnen erkennen das Krankheitsbild dahinter, erklären es den PatientInnen und zeigen auf, wie man die Dysfunktion des Organismus/des Gehirns beseitigen kann.

Zum Beispiel: Der Pat. kommt mit Bauchschmerzen und Übelkeit zum Arzt, dieser diagnostiziert eine Magenschleimhautentzündung, gibt ihm Tabletten und Handlungsanweisungen, wie er sich in den kommenden Wochen verhalten soll. Idealerweise heilt die Magenschleimhautentzündung rasch ab (vgl. ▶ Abb.1.2).

In der Somatik wird damit dem/der BehandlerIn klar die Rolle des/der Wissenden zuteil. Er/sie hat es studiert, was im Körper eines Menschen so alles dysfunktional sein kann. Der/die PatientIn ist eindeutig in der Rolle des/der Unwissenden und das Symptom ist ein Ausdruck für die Dysfunktion.

1 Einführung in die systemische Perspektive

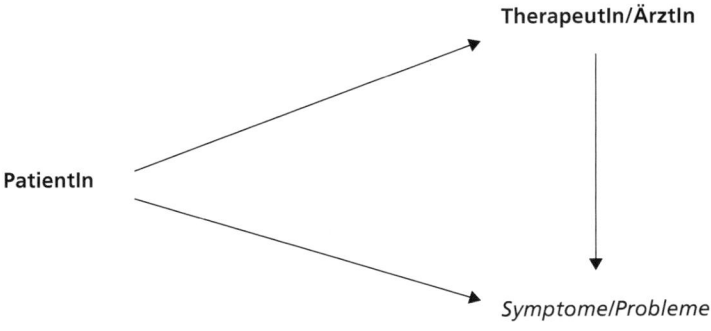

Abb. 1.2: Somatisches und psychiatrisches Krankheitsverständnis (Grafik: Olivia Bösch)

1.4.3 Psychiatrisches Krankheitsverständnis

Im psychiatrischen Krankheitsverständnis verhält es sich ähnlich:
Die PatientInnen schildern oder zeigen psychische Symptome, die PsychiaterInnen oder PsychologInnen erheben die Anamnese und den Psychostatus und generieren aus diesen Befunden eine Diagnose, die evtl. noch mit Testverfahren erhärtet werden kann. Mit dem bio-psycho-sozialen Krankheitsmodell vom amerikanischen Internisten und Psychiater G. L. Engel entwickelt (Engel, 1977) fließen auch soziale und biologische Fakten in die Diagnostik und Therapie ein.

Ein Patient kommt mit Schlafstörungen, depressiver Stimmung, Antriebslosigkeit und Angst vor der Zukunft zur Psychiaterin. Diese diagnostiziert eine erste depressive Episode bei Stress am Arbeitsplatz und Spannungen in der Ehe und verschreibt ein Antidepressivum und schreibt ihn zwei Wochen zur Entlastung krank.

Auch hier gelten, wie in ▶ Abb. 1.2 schon dargestellt, die TherapeutInnen als die Wissenden, die die Befunde und die Anamnese erheben, die Krankheit diagnostizieren und einen Behandlungsvorschlag machen. Die PatientInnen kommen in die Rolle des/der letztlich Unwissenden, auch wenn sie natürlich über die Anamnese und die Symptome vieles wissen können.

1.4.4 Systemisch-konstruktivistisches Krankheitsverständnis

Im systemischen Krankheitsverständnis zeigt sich die Rollenverteilung anders:
PatientInnen kommen mit Symptomen zu PsychotherapeutInnen und diese gehen davon aus, dass Symptome Lösungsversuche sind für ein Problem, das PatientInnen in ihrem Beziehungskontext haben. Der/die PatientIn sieht keinen anderen Weg, die Ziele bei der Bezugsperson (nahe Beziehung) zu erreichen. Die PsychotherapeutInnen interessieren deshalb die Symptome oder Probleme weniger, sie versuchen durch Fragen und die Arbeit an den Zielen und dem Auftrag gemeinsam mit den PatientInnen herauszufinden, welche Bedeutung die Symptome, oder die Probleme im Beziehungskontext der PatientInnen haben

könnten und welche anderen Wege es für die KlientInnen geben könnte, ihre Ziele zu erreichen, damit die Probleme als Lösungsversuche gar nicht mehr nötig sind.

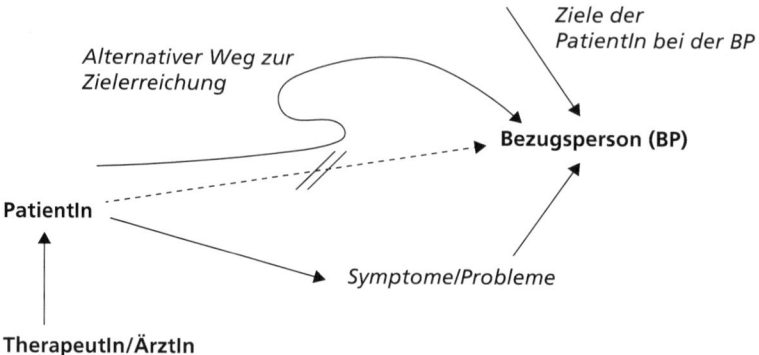

Abb. 1.3: Systemisch-konstruktivistisches Krankheitsverständnis (Grafik: Olivia Bösch)
BP = Bezugsperson

Im systemisch-konstruktivistischen Krankheitsverständnis ist damit PsychotherapeutInnen klar die Rolle des/der Unwissenden zugewiesen. Durch Fragetechniken können TherapeutInnen die Ziele und den Auftrag für die Therapie herausfinden und gemeinsam mit den PatientInnen Hypothesen bilden, welche Bedeutung die Symptome für ihr oder sein Beziehungsnetz haben könnten. PatientInnen müssen schlussendlich entscheiden, welche Hypothesen für ihn/sie am ehesten stimmig sind.

1.4.5 Klinischer Bezug

Fallbeispiel Herr B.

Das unterschiedliche Krankheitsverständnis
Ein 55-jähriger Mann (Herr B.) kommt mit einem depressiven Erschöpfungszustand in die Klinik. Seit Jahren arbeitet er viel zu viel. Er hat unendlich viele Überstunden generiert und kann am Wochenende und in den Ferien gar nicht mehr abschalten. Er hat Schlafstörungen, die Stimmung ist depressiv, er kann sich kaum noch konzentrieren, er zeigt sich aber angetrieben unruhig, versucht immer weiter zu funktionieren.

Aus psychiatrischer Sicht wäre hier ein geeignetes Antidepressivum zu verordnen, welches ihm hilft zu schlafen, ruhiger zu werden und die Stimmung wieder verbessert, da ansonsten seine Schlafstörungen immer weiter in die Erschöpfung führen könnten. Außerdem bedarf es einer Psychotherapie und Tagesstruktur, um die Depression suffizient zu behandeln.

Um die Problemanalyse zu vertiefen, könnte man ein Stimmungstagebuch verordnen, durch die Arbeitsentlastung in der Klinik könnte es gelingen, dass Herr B. zur Ruhe kommt und die Konzentration sich schrittweise bessert. Sportliche Aktivitäten, kreative therapeutische Angebote und psychotherapeutische Gespräche, in denen ihm die Burn-out-Problematik verständlich gemacht und ihm Unterstützung gegeben würde, wie er sein depressives Gedankendrehen unterbrechen kann, würden seine Depression sicher lindern und ihn zu mehr Ruhe bringen. In der psychotherapeutischen Arbeit könnte man auch über die Situation im Büro reden, wie er sich besser organisieren und Pausen einhalten kann, oder was er mit seinem Chef besprechen müsste, damit er Aufgaben abgeben könnte. Außerdem würde man wohl die Ehefrau einladen, um ihr die Depression und das Burn-out des Mannes verständlich zu machen und ihr die Möglichkeit zu geben, ihre Anliegen zu besprechen.

In den Interventionen ist die Rollenverteilung in diesem Fallbeispiel klar. Der Patient präsentiert seine Symptome und die TherapeutInnen wissen, was zu tun ist, um aus dem Tief herauszukommen. Die Hypothese, dass der Patient einfach weniger arbeiten sollte, damit er nicht mehr so erschöpft ist, steht ungeprüft im Raum. Insbesondere die Frage, warum er denn überhaupt so viel arbeitet, welche Ziele er damit verfolgt und bei wem, werden so noch nicht beleuchtet.

Im systemisch-konstruktivistischen Denken sind Symptome Lösungsversuche für ein Problem im Beziehungskontext.

Hypothesen der TherapeutInnen sind Möglichkeitsräume, die für diesen Patienten passend oder unpassend sein können. Aufgabe der TherapeutInnen ist es, durch Fragen und im Konjunktiv formulierte Angebote diese Hypothesen zu überprüfen und dem Patienten damit ein vertieftes Denken über die Hintergründe seines Handelns zu ermöglichen.

Fallbeispiel Herr B. (Fortsetzung)

Therapeutin:
»Angenommen, es gäbe einen guten Grund dafür, dass Sie so viel arbeiten, welcher könnte das am ehesten sein?«, oder zum Beispiel die sogenannte »Wunderfrage« nach de Shazer (vgl. Toolbox ▶ Kap. 1.8.5), die uns viel Aufschluss über die mögliche Bedeutung des Symptoms als Lösungsversuch bringen kann.

Therapeutin:
»Stellen Sie sich einmal vor, heute Nacht, wenn sie tief schlafen, käme eine Fee vorbei. Nicht, dass sie das glauben müssen, es gibt ja keine Feen, aber nur mal angenommen, sie käme und sie könnte zaubern und sie würde Ihnen Ihren Drang zum Arbeiten wegzaubern, was wäre dann am Morgen anders? Woran würden Sie merken, dass dieser Drang weg ist und wer würde es aus ihrem Umfeld am ehesten merken und woran?«

Es braucht für PatientInnen oft ein wenig Überwindung, sich mit solchen Fragen auseinanderzusetzen. Systemische Fragen können verstören, das ist gewollt. Denn die strukturelle Autonomie eines Systems macht eine direkte Instruierbarkeit schwierig. Immer wieder ist das System bemüht, sein Gleichgewicht zu erhalten und braucht verstörende Gedanken, um sich dann in Eigenschwingung zu versetzen und aus eigenen Gesetzen heraus auf die Verstörung zu reagieren.

> **Fallbeispiel Herr B. (Fortsetzung)**
>
> *Herr B. würde vielleicht zunächst mit »Ich weiß es nicht« oder »Kann ich mir gar nicht vorstellen«, reagieren. Dann ist es die Aufgabe der systemischen Therapeutin, sich nicht verunsichern zu lassen, sondern den Patienten erneut zu bitten, zu versuchen, sich das vorzustellen und die Frage auf sich wirken zu lassen.*
> *Vielleicht könnte Herr B. dann nach einigem Überlegen äußern, dass es möglicherweise einen guten Grund geben könnte, dass er so viel arbeitet, weil er dann nicht so viel zu Hause rumsitze. Hier könnten sich weitere Fragen der Therapeutin anschließen, z. B. was denn wäre, wenn er »zu Hause rumsitze«? Seit die Kinder aus dem Haus sind, haben sich die Eheleute miteinander nicht mehr viel zu sagen gewusst und gemeinsame Aktivitäten habe es auch nicht gegeben. Die Frau habe sich einen Hund zugetan und sei den ganzen Tag mit ihm beschäftigt. Er könne von nichts anderem mehr mit ihr reden und Aktivitäten könne sie sich auch nur noch mit dem Hund vorstellen, dazu habe er aber keine Lust. Wenn er so erschöpft von der Arbeit komme, würde sie ihm zuhören, ihm etwas zu Essen bereiten und mit ihm über die Ungerechtigkeit am Arbeitsplatz schimpfen. Außerdem tue es ihm gut, wenn sie sich um seine Gesundheit sorge. Auf die Wunderfrage reagiert Herr B. mit Angst, weil er sich nicht vorstellen kann, wie er dann seinen Tag meistern soll. »Wenn ich nicht mehr so viel arbeiten würde, dann würde ich am Morgen mit der Frau zusammen frühstücken und von ihr die Neuigkeiten der anderen ›Hündeler‹ hören.« In seiner Vorstellung säße er dann den ganzen Tag allein zu Hause oder müsse auf die Hundeveranstaltungen mit. Seine Frau würde dann auch erwarten, dass er sie bekoche und unterstütze. Auf die Frage, was denn nach dem Abklingen der Depression sein Ziel wäre, bezüglich Frau und/oder Arbeit, meint er, er wolle nie wieder in eine Depression kommen, also müsse sich wohl daheim etwas ändern, dass er sich zu Hause wohlfühlen könne. In den weiteren Therapiegesprächen wird daran gearbeitet, welche Möglichkeiten er hat, seine Freizeit so zu gestalten, dass ihm wohler ist. Aber die meisten Aktivitäten, die ihn interessieren, wären für seine Frau uninteressant. Das Ziel, was sich dann herausarbeiten ließ, war: »Wie kann ich für meine Frau interessanter werden, damit wir wieder bezogener miteinander durch den Alltag gehen?«. Im Rahmen eines Paargespräches wurde an dieser Frage gemeinsam mit der Ehefrau gearbeitet. Sie freute sich über sein gezeigtes Interesse an mehr gemeinsamen Aktivitäten, denn sie hatte sein »Zu-viel-Arbeiten« als Ablehnung von sich verstanden. Gemeinsam teilten sie noch das Interesse an einem alten Hobby aus den Anfängen ihrer Beziehung und sie entschieden sich, zusammen einen Tanzkurs zu starten. Die Frau sah kein Problem darin, den Hund in dieser Zeit allein zu lassen.*

Das beste therapeutische Fachwissen kann nichts nützen, um diese Lösung vom Problem zu finden. Nur der Patient weiß um die Zusammenhänge mit seiner Frau und dem Hund. Die offen-neugierige Haltung der Therapeutin macht eine Suchbewegung beim Patienten möglich, die erst diese Zusammenhänge wirklich bewusst werden lässt und damit ein Denken über neue Lösungswege möglich macht. Die Wirklichkeit des Mannes »meine Frau will nur was mit Hund machen«, erweist sich als sein subjektives Konstrukt, welches sich aus Sicht der Frau rasch wandelt in ein »Ich würde gern mehr mit meinem Mann machen, wenn er nicht so viel arbeiten würde und mich nicht ablehnen würde«.

Nur schon das Aufdecken eines derartigen Missverständnisses im Kommunikationssystem des Ehepaares kann sehr viel Bewegung ins System bringen und eine Neuausrichtung bewirken.

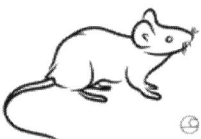

Wenn ich die PatientInnen so beobachte, dann habe ich immer wieder den Eindruck, dass sie gestärkter aus den Sitzungen rausgehen, als sie gekommen sind. Die vielen Fragen meiner PsychotherapeutInnen machen, dass die PatientInnen sich neue Gedanken über sich und ihre Beziehungen machen. Dabei verstehen sie mehr von den Zusammenhängen und gehen mit dem Gefühl raus: »Ich bin nicht allein für die Probleme verantwortlich.«

Lesson to learn

Systemische Psychotherapie geht von der Haltung der KlientInnenkompetenz und dem Nichtwissen der TherapeutInnen aus. Das bedeutet nicht, dass TherapeutInnen im systemischen Denken alles ihren PatientInnen überlassen und ganz passiv wären. Systemische TherapeutInnen sind für den Prozess und die Fragen verantwortlich und dabei neugierig den Menschen gegenüber, respektvoll und auf Augenhöhe. Aber den Gedanken und Ideen der KlientInnen gegenüber sind TherapeutInnen respektlos. Immer könnte alles ja auch ganz anders sein, denn es gibt keine eindeutige Wahrheit. Zurückhaltend sind TherapeutInnen darin Lösungen vorzuschlagen, denn die Überzeugung ist, dass die Lösung für das Problem der PatientInnen in den PatientInnen selbst zu finden ist.
Probleme sind Lösungsversuche der KlientInnen und deshalb weniger interessant als die Ziele, die PatientInnen bei ihren Bezugspersonen verfolgen. Es bedarf darum einer sorgfältigen Ziel- und Auftragsklärung zu Beginn der Behandlung und im Verlauf, denn Ziele und Aufträge können sich ändern. PsychotherapeutInnen und PatientInnen sollten beides immer wieder miteinander abstimmen, damit beide in eine Richtung arbeiten und ihre Erwartungen aneinander abgeglichen haben.

1.5 Wissenschaftliche Bezüge zur systemischen Therapie

Grundsätzlich kann Psychotherapie definiert werden als »bewusster und geplanter interaktioneller Prozess zur Verbesserung von psychosozialen Leidenszuständen oder Verhaltensstörungen auf der Basis einer definierten Theorie normalen und pathologischen Erlebens und Verhaltens« (Wagner, 2020, S.33). Es braucht eine konsistente Theorie normalen und pathologischen Verhaltens und den Nachweis der Wirksamkeit, damit die Anerkennung als Psychotherapiemethode erfolgen kann.

Die systemische Therapie hat sich lange schwer damit getan, den wissenschaftlichen Nachweis zu erbringen, der in der höchsten sog. Evidenzstufe nur durch randomisiertes Kontrollgruppen-Design (RCT) zu erreichen ist.

Diese Anforderung an den Wirksamkeitsnachweis setzt voraus, dass man ein Studiendesign gestaltet, in dem nur eine Variable sich in der Experimentalgruppe gegenüber der Kontrollgruppe verändert (isolierte Bedingungsvariation). Wenn sich dann ein statistisch signifikanter Unterschied zwischen den zwei Gruppen ergibt, geht man davon aus, dass die eine Variable ursächlich dafür verantwortlich ist. Da im systemischen Denken die Zirkularität und keine eindeutigen Ursache-Wirkungszuschreibungen grundlegend sind und die Varianz in menschlichen Systemen so breit ist, hat sich ein wissenschaftlicher Nachweis der Wirksamkeit lange Zeit als fast unmöglich erwiesen.

»Die herrschende Logik von Evaluationsstudien begünstigt den Wirksamkeitsnachweis von Therapierichtungen, die selber einer solchen Logik folgen« (von Schlippe & Schweitzer, 1996, S. 277).

Diese Aussage stimmt heute nicht mehr, wie im Folgenden deutlich wird: Mittlerweile gibt es Wirksamkeitsbelege (von Sydow et al., 2007; von Sydow, 2018a, S. 929–943).

> »Systemische Therapie/Familientherapie hat sich seit Langem für Indexpatienten aller Altersgruppen bewährt, am augenfälligsten für Jugendliche und Kinder, aber auch für Erwachsene bis hin zu betagten Menschen.« (Borst, 2013, S. 105)

Dies hat 2018 endlich dazu geführt, dass die systemische Therapie auch in Deutschland die sozialrechtliche Anerkennung erhielt und somit als verrechenbare Leistung bei den Krankenkassen anerkannt ist.

Es hat sich gezeigt, dass die Wirksamkeit der systemischen Therapie/Familientherapie gerade für schwere Störungsbilder gut belegt ist (von Sydow et al., 2007). Menschen mit psychischen Störungen können besser in Therapie gehalten werden und zeigen eine höhere Patientenzufriedenheit mit systemischer Therapie im Gegensatz zu anderen Therapieverfahren (Borst, 2013).

Für den Erwachsenenbereich heißt es: »Sofern signifikante Unterschiede vorliegen, belegen fast alle die höhere Wirksamkeit von ST. Das gilt für Depressionen, Essstörungen, genetische Störungen, körperliche Erkrankungen, Schizophrenie und (überwiegend auch) Substanzstörungen« (von Sydow & Retzlaff, 2021, S. 472). Im Kinder- und Jugendbereich: »Beim direkten Vergleich von ST und Verhaltenstherapie ergaben sich weder im Posttest noch im Follow-up signifikante Unterschiede. Beim Vergleich mit anderen Therapien (psychodynamische Therapie, Gesprächstherapie, Psychoedukation) erwies sich ST als signifikant wirksamer ... (ebd., S. 473).

1.6 Die Situation im klinischen Alltag

Junge Therapeutinnen und Therapeuten, die heute in den Kliniken als ÄrztInnen oder PsychologInnen arbeiten und sich für eine systemische Therapieausbildung entscheiden, stehen vor besonderen Herausforderungen. Gemeinsam mit allen therapeutisch tätigen Berufsgruppen in den psychiatrischen Institutionen im deutschsprachigen Raum müssen sie mit der Tatsache zurechtkommen, dass die Zeit für psychotherapeutische Gespräche kürzer wird und die administrativen Aufgaben zunehmen. Systemische TherapeutInnen sind über das hinaus zum Teil in der schwierigen Situation, dass die ihnen direkt vorgesetzten PsychotherapeutInnen noch keine systemischen Ansätze vertreten und wenig Verständnis für dieses Therapiemodell haben. Das führt dazu, dass sie betreffend Krankheitsverständnis und Umgang mit der Diagnose möglicherweise wenig ReflexionspartnerInnen in der Institution haben. Es bedarf darum einer eingehenden Betrachtung dieser beiden Punkte:

Das oben skizzierte Krankheitsmodell, was zum systemischen Denken passt, führt zu einem anderen Umgang mit den Symptomen und Problemen in der Therapie. Eine vom konstruktivistischen Denken geprägte Haltung lässt systemische TherapeutInnen auch in Fragen der Diagnostik mit einer gesunden Skepsis vorgehen. Es gibt keine einfachen Ursache-Wirkungs-Zusammenhänge und das, was scheinbar wahr ist, gilt nur in einem gewissen Gemeinschaftssystem, kann in anderen sozialen Systemen ganz andere Bedeutungen haben. Durch die Kybernetik 2. Ordnung wird deutlich, dass der Kontext des Klinikumfeldes oder des ambulanten Settings PatientInnen anders zeigt, sodass die Symptome, die man beobachten kann, möglicherweise im Alltag der PatientInnen ganz anders aussehen können und nicht feststehende Merkmale des Menschen sind, sondern ein in diesem Kontext beobachtbares Verhalten darstellen, was grundsätzlich als veränderbar anzusehen ist.

Fallbeispiel Frau A.

Zum Beispiel kommt Frau A. auf die Akutstation, weil sie in einem unruhigen, weinenden, zum Teil auch schreienden, fast theatralisch anmutenden Zustandsbild durch die Stadt gelaufen ist. Sie ist ängstlich, verzweifelt, hoffnungslos und deutlich depressiv klagend. Sie stammt aus Eritrea, spricht aber gut Deutsch und berichtet, dass vor zwei Monaten ihr Mann verstorben ist. Sie distanziert sich glaubhaft von Suizidalität und verfällt, nachdem sie kurz adäquat Auskunft gegeben hat, wieder in ihr Weinen und

> *Schreien. Die Tochter, die beim Eintritt dabei ist, erzählt, dass die drei Kinder die Mutter nun zwei Monate intensiv begleitet hätten, weil sie immer wieder in solche schreienden und weinenden Zustände verfallen sei. Jetzt müssten aber alle wieder arbeiten und zur Schule gehen und könnten nicht immer für die Mutter da sein. Bisher sind keine psychiatrischen Auffälligkeiten bekannt. Die Familie lebt schon 20 Jahre in der Schweiz, der Mann hatte eine gute Anstellung auf dem Bau, wo er vor zwei Monaten tödlich verunglückt ist.*

Diagnostisch könnte man an eine Posttraumatische Belastungsstörung, oder eine Depression mit Angst im Sinne einer Anpassungsstörung nach dem Tod des Ehemannes denken, evtl. sogar histrionische Persönlichkeitszüge attestieren. Vielleicht differenzialdiagnostisch auch an eine prolongierte Trauer nach ICD-11, wofür aber der Zeitrahmen nach dem Tod des Mannes noch zu kurz wäre.

Aus systemischer Sicht müsste der Kontext berücksichtigt werden und die Bedeutung, die der Tod des Mannes aus ihrer Sicht hat, mit in die Diagnostik und das Krankheitsverständnis einfließen.

Fallbeispiel Frau A. (Fortsetzung)

> *Somit würde eine systemische Therapeutin, neben der klassischen Anamneseerhebung, zusammen mit der Patientin und der Tochter weitergehende Fragen über die kulturellen Hintergründe der Frau und den Umgang mit Trauer, den sie in ihrem Heimatland gelernt hat, stellen.*
>
> *Dabei würde sich zeigen, dass Frau A. aus einem kleinen Dorf stammt, wo sehr stark die alten stammesgeschichtlichen Riten mit einer konservativ-christlichen Religiosität verknüpft wurden. So berichtet die Tochter, dass nach dem Tod eines nahen Angehörigen in dem Dorf über viele Monate immer wieder durch Trauerzüge, in denen alle Angehörigen weinend und schreiend durch das Dorf laufen, den Toten gedacht werden muss. Die Seele des Verstorbenen werde auf diese Art, auf dem Weg ins Jenseits begleitet.*

Somit kann man festhalten, dass die in unserem Kulturkreis sehr auffälligen Symptome der Patientin, die sie sogar in die Psychiatrie gebracht haben, vor dem Hintergrund ihrer spezifischen Religion keinen Krankheitswert haben.

Damit bleibt zu fragen, welche Diagnose man dieser Frau geben kann, damit die Krankenkasse eine mögliche psychotherapeutische Arbeit bezahlt, in der der Frau in ihrer sicherlich schweren Trauer so weit geholfen werden kann, dass sie nicht in die alten Muster aus ihrer Heimat zur Bewältigung des Schmerzes verfallen muss, sondern Wege findet, mit ihrer Trauer in unserer Gesellschaft weiterzuleben, ohne dass sie pathologisiert wird.

Damit steht eine systemische Therapeutin in der paradoxen Situation, einer Frau, die an sich, aufgrund ihres kulturellen Hintergrundes nicht »krank« ist, dennoch eine Diagnose geben zu müssen, weil ihr ansonsten in unserem Gesundheitssystem keine Hilfe und Unterstützung gewährt werden kann.

1.6.1 Paradoxien bewältigen

Grundsätzlich sind systemische TherapeutInnen immer wieder mit der Paradoxie zwischen Diagnostik aus versicherungsrechtlichen Notwendigkeiten und dem konstruktivistischen Denken konfrontiert. Auch wenn es für SystemikerInnen mehr Gegenargumente zur Vergabe von Diagnosen gibt, so gilt eine Haltung des Sowohl-als-auch als derzeit zielführendste, um die systemische Psychotherapie im Gesundheitswesen zu etablieren (Kirstan et al., 2024). Hilfreich ist dabei das Denken in verschiedenen Rollen, die man als TherapeutIn in der Institution hat.

Das Setting der TherapeutInnen in der Institution fordert, dass man einerseits in der Rolle des/der Arztes oder ÄrztIn, des/der PsychologIn auf der Abteilung den Eintritt der PatientInnen nach den Kriterien von AMDP, ICD-10 und den Anforderungen der Institution an Eintrittsuntersuchungen und Testungen durchführt und dann quasi »den Hut wechselt« und in der Rolle der EinzeltherapeutIn in die systemische Haltung geht, mit Zirkularität von Ursache und Wirkung, mit nicht wertender, offener, neugieriger, fragender Grundhaltung.

1.6.2 Interdisziplinäre Arbeit

In der Arbeit in stationären, teilstationären oder ambulanten Teams ist es eine wichtige Aufgabe der systemischen TherapeutInnen, das zirkuläre und konstruktivistische Denken und die Haltung vom Nichtwissen in die Milieutherapie, die interdisziplinäre Zusammenarbeit einfließen zu lassen.

Dabei gibt es auch hier kein Richtig oder Falsch, sondern im Sinne der Perspektivenvielfalt eine komplexere Sicht auf die Situation der PatientInnen und Teamer. Dabei ist es wichtig, bei Zustands-Festschreibungen nicht mitzumachen, wie »der Alkoholiker im Zimmer 20« oder »immer diese Bordi-Frau«, die zumeist auf Überlastungen im Team und Agieren hinweisen. Stattdessen lohnt es sich, vom Menschen, mit seinem Namen, im Zimmer 20 zu sprechen, »der zurzeit ein Problem mit dem Alkohol hat«, oder von »Frau Z., die sich derzeit wieder emotional sehr instabil zeigt.« Das führt zwar nicht umgehend zu einer Veränderung, verstört aber das etablierte Kommunikationssystem im Team und durchbricht Kommunikationsmuster, die sich somit aufweichen können (im Volksmund kennt man das unter »Steter Tropfen höhlt den Stein«).

In der Arbeit im interdisziplinären Team herrscht eine Perspektivenvielfalt auf die PatientInnen vor. Jede Berufsgruppe im Team hat eine andere Sicht, und während die einen die Ressourcen und Stärken des Menschen erkennen, bekommen andere vor allem das problematische Verhalten der PatientInnen mit. Daraus können sich heftige Konflikte im interdisziplinären Team ergeben, welche Perspektive denn nun die richtigere ist, also den PatientInnen gerechter werden kann, was bis zur Spaltung von Teams führt. Der gemäßigte Konstruktivismus zeigt auf, dass alle Perspektiven zusammen erst der Wirklichkeit der PatientInnen näherkommen. Deshalb ist das Verständnis für die Sicht- und Arbeitsweise der verschiedenen Berufsgruppen im interdisziplinären Zusammenarbeiten sehr wesentlich.

Auch wenn es zum Beispiel für die Einzeltherapeutin unsäglich lästig sein kann, wenn ihre Sicht auf eine Patientin, die in der Einzelarbeit sehr konstruktiv mitarbeitet und große Fortschritte zu machen scheint, mit der Sicht ihrer Bezugsperson, die die Patientin sieben Stunden im Dienst erlebt, kollidiert. Die Bezugsperson weiß, wie oft die Patientin Stationsregeln übertritt, dies ist genauso eine Wirklichkeit dieser Patientin, wie das konstruktive Arbeiten in der Einzeltherapie. Im Sinne der Patientin ist es, wenn beide Perspektiven in die Arbeit mit der Patientin wohlwollend einfließen, sodass ein Weg gefunden werden kann, wie sie die konstruktive Zusammenarbeit fortsetzt und sich den Bedingungen der Zusammenarbeit anpasst. Dazu dürfen sich aber die Teammitglieder nicht nur auf ihre Perspektive zurückziehen.

Es bedarf einer offenen, respektvollen Zusammenarbeit, die den Wert der Arbeit der anderen Teammitglieder bereit ist zu erkennen, auch wenn das gerade die eigenen Ideen bei der Arbeit konterkariert.

Als systemische TherapeutIn mit einer solchen Haltung kann man sich sehr allein vorkommen, wenn im interdisziplinären Team andere Überzeugungen deutlich mehr Relevanz zu haben scheinen. Wichtig ist dann ein guter Rückhalt in der Einzel- oder Gruppensupervision oder in Intervisionsgruppen und ein intensiver Austausch mit den DozentInnen und der Gruppe der WeiterbildungskandidatInnen.

1.7 Systemische Kompetenzen im klinischen Alltag mit schwer kranken PatientInnen

Im klinischen Alltag einer Akutstation oder eines Ambulatoriums sind PsychotherapeutInnen mit PatientInnen konfrontiert, die schwer depressiv sind, kaum noch eigenen Antrieb haben, sich evtl. das Leben nehmen wollten oder immer noch wollen und zum Teil gegen ihren Willen in die Klinik eingewiesen wurden. SuchtpatientInnen, die, sobald sie aus der Klinik austreten, voraussichtlich wieder anfangen werden zu trinken oder Drogen zu nehmen, können kaum wirklich stabilisiert werden, weil sie aus rechtlichen Gründen möglichst rasch wieder entlassen werden müssen. Außerdem sind da Menschen in einem psychotischen Schub, die die Realität kaum noch so wahrnehmen, wie ihr Umfeld, die phasenweise nicht mehr im Stande sind für sich zu sorgen, die sich und andere zum Teil gefährden. Dazu kommen Angehörige, die sehr besorgt bis beunruhigt sind, klare Hilfestellungen von den Spezialisten erwarten, konkrete Vorstellungen haben, wie der kranke Mensch zu behandeln ist oder Überzeugungen haben, was passieren müsste, damit dieser Mensch wieder aus der Klinik entlassen werden kann. Eingebettet sind PatientInnen, Angehörige und auch das Behandlungsteam in einen klinischen und gesellschaftlichen Kontext mit dem Bedürfnis nach Schutz und Sicherheit für das Umfeld, einem erheblichen Kostendruck, dass die Behandlung nicht zu lange gehen darf und dem Wunsch der Klink bei den Zuweisern und in der

Gesellschaft ein gutes Ansehen zu haben und vor allem fachlich gute Arbeit zu leisten.

Wie kann man als PsychotherapeutIn hier die systemische Haltung der Klient-Innenkompetenz, der Arbeit auf Augenhöhe mit den PatientInnen und die Haltung des Nichtwissens und der Allparteilichkeit einbringen? Oder ist diese Art des Arbeitens nur für die gesünderen unter den PatientInnen, die in den Praxen behandelt werden und trotz ihrer Erkrankung noch ein hohes Funktionsniveau besitzen? Sind die in ▶ Kap. 1.3 benannten Kompetenzen des systemischen Arbeitens auf der Akutstation und im Ambulatorium überhaupt nutzbar?

Diesen Fragen soll in diesem Kapitel nachgegangen werden.

Wo, mit PatientInnen im Zwangssetting (PsychKG (Psychisch-Kranken-Gesetze) oder FU-Situation (Fürsorgerische Unterbringung)), schwierigen akuten Situationen bei Suizidalität oder Sucht, sowie dem Setting von Isolation, Unruhe auf der Abteilung und Mangel an Besprechungszimmern, oder hoher Patientinnenlast pro PsychotherapeutIn, ist die systemische Herangehensweise denn überhaupt anwendbar? Im Folgenden werden die in Kap. 1.3 aufgezählten sieben Haltungen und die sechs Punkte zum Umgang mit den PatientInnen aus systemischer Sicht auf die Tauglichkeit im Akutsetting einer stationären oder ambulanten psychiatrischen Behandlung hin untersucht.

1.7.1 Umsetzung systemischer Haltungen

KlientInnenkompetenz

TherapeutInnen sind Fachpersonen für den Prozess, KlientInnen die Fachleute für den Inhalt. Beide ExpertInnen begegnen sich auf Augenhöhe und treten in einen gemeinsamen Suchprozess ein.

Wie kann ein schwer suchtkranker Mensch die Fachperson für sich selbst sein? Wie kann ein depressiver, nur klagender Mensch, der in negativen Gedankenspiralen verwickelt ist, auf Augenhöhe mit den TherapeutInnen in einen Suchprozess kommen?

Wenn TherapeutInnen die PatientInnen fragen, ob das die erste depressive Krise ist und wie er/sie aus den vergangenen Krisen wieder herausgekommen ist, dann regt es die PatientInnen an, sich mit den bisherigen eigenen Lösungskompetenzen auseinanderzusetzen, Strategien aus vergangenen Krisen, diese zu meistern, werden bewusst. Außerdem zeigen TherapeutInnen so, dass sie die aktuelle, für PatientInnen unerträgliche, hoffnungslose Situation, als Phase betrachten, die wieder vorbei gehen wird, dass sie diese Hoffnung haben und mit den PatientInnen Lösungswege »raus aus dem Loch« finden wollen. PsychotherapeutInnen machen so deutlich, dass sie das Wissen der PatientInnen über die vergangenen Krankheitsphasen brauchen, um mit ihnen einen Weg aus der Depression zu suchen.

PatientInnen reagieren gern mit dem Hinweis »Ja, Sie sind doch der/die TherapeutIn, der/die PsychiaterIn, Sie müssen das doch wissen, wie ich da wieder rauskommen kann.«

Eine solche Äußerung von PatientInnen ist selten ein Vertrauensbeweis an PsychotherapeutInnen, sondern mehr ein Beziehungstest, der unbewusst die Frage in den Raum stellt: Wie wichtig bin ich als PatientIn in dieser Zusammenarbeit überhaupt? Deshalb ist auch hier das Festhalten an der KlientInnenkompetenz von nachhaltiger Wirkung.

Zum Beispiel könnte man antworten: »Ja, ich bin die Therapeutin und Spezialistin für die Fragen, für das Wissen über Depression und Medikamente, aber ich kenne Sie erst wenige Stunden (Sitzungen) und weiß nur einen kleinen Ausschnitt von Ihnen. Der Fachmann, die Fachfrau für Ihr Leben sind Sie. Somit sind wir beide SpezialistInnen und nur, wenn wir unser Wissen zusammentun, dann kommen wir wirklich voran.«

Eine derartige Intervention führt zu mehr Vertrauen in die Zusammenarbeit zwischen PatientInnen und TherapeutInnen und aktiviert PatientInnen in der Mitarbeit im therapeutischen Prozess. Bei schwer depressiven PatientInnen muss man als TherapeutIn immer wieder solche Interventionen einbringen und darf sich nicht verführen lassen, alles für die PatientInnen zu übernehmen. Das würde PatientInnen das Gefühl geben: »Ich bin krank und schwach und kann nichts beitragen« und sie würden TherapeutInnen immer mehr die Verantwortung übernehmen lassen, dass PatientInnen wieder gesund werden. Alle Vorschläge und Empfehlungen von TherapeutInnen werden aber zumeist durch PatientInnen nicht gerne umgesetzt, zum Teil schon mit »Ja aber« vom Tisch gewischt, bevor auch nur die Umsetzung versucht worden wäre. Dies ermüdet PsychotherapeutInnen und erschwert die Beziehungsgestaltung zunehmend. Aus systemischer Sicht brauchen wir eine konstruktive Mitarbeit der PatientInnen, indem sie die Verantwortung für den Inhalt der Gespräche umso mehr übernehmen, je mehr sie aus der Depression wieder auftauchen. Mit einer neugierigen, offenen Grundhaltung können auch junge TherapeutInnen mit sehr erfahrenen PatientInnen gut zusammenarbeiten. Die Erfahrungen der Betroffenen mit der Depression sind wichtig und helfen in der aktuellen Krise. Durch die Fragen der TherapeutInnen werden KlientInnen angeregt, neu über die bisherige Situation und Kommunikation nachzudenken. Dies hilft den KlientInnen, einen Lösungsweg zu finden.

SuchtpatientInnen, die schwer alkoholisiert auf die Abteilung kommen, sind zumeist wenig gesprächsfähig, brauchen Begleitung und Behandlung, damit sie ihren Rausch ohne Komplikationen ausschlafen können. Hier ist die Kompetenz der Leber mehr gefragt als eine gescheite therapeutische Intervention.

Sind die PatientInnen aber wieder nüchtern (was viel schneller geht als das eine Depression sich bessert), dann kann man sie sehr wohl in der KlientInnenkompetenz abholen und fördern, ob im ambulanten oder stationären Setting. PatientInnen haben im Allgemeinen deutlich mehr Erfahrung mit ihrem Suchtmittel als TherapeutInnen. Sie haben, wenn sie chronisch abhängig sind, schon sehr viel Psychoedukation erhalten im Laufe der PatientInnenlaufbahn. Somit ist es nicht sinnvoll, dass TherapeutInnen allzu rasch wieder in Erklärung über die Schädlichkeit des Suchtverhaltens verfallen. Die Fragen, was genau vorgefallen ist, dass es zu der aktuellen Krise kam, welche Trigger es bei diesem Rückfall gab oder welche Bedeutung der Alkohol für diesen Menschen hat, warum er nicht auf ihn verzichten kann, sind Fragen, die PatientInnen dazu verhelfen, von ihrem eigenen Erleben zu sprechen. Ihrem scheinbar sinnlosen Verhalten wird mit den Fragen ein Sinn unterstellt, der für diesen Menschen Bedeutung hat und den TherapeutInnen verstehen lernen wollen, wenn sie so fragen. Die Selbstabwertung nach dem

Rückfall wird so reduziert. Ohne das Verständnis für die Bedeutung des Suchtmittels für diesen Menschen können weder TherapeutInnen noch PatientInnen einen Weg aus den Schwierigkeiten beschreiten. Die Frage, welche anderen Wege helfen könnten das zu erreichen, was das Suchtmittel Positives für diesen Menschen bringt, kann nur gestellt und nach Antworten gesucht werden, wenn TherapeutInnen verstehen, für was das Suchtmittel bei PatientInnen nützlich ist. Die Antworten auf diese Fragen können nur PatientInnen geben, genauso wie die Frage, was im Rahmen der Psychoedukation bereits über die Krankheit verstanden worden ist und was davon für diesen Menschen und sein Suchtmittel stimmt. So gibt man einem schwer abhängigen Menschen mit der Haltung der KlientInnenkompetenz ein Stück seiner Würde zurück, die ihm vom Suchtmittel, seiner eigenen Selbstabwertung und dem Umgang der Gesellschaft damit geraubt wurde.

Autonomie

Die Autonomie des KlientInnensystems wird geachtet. Es werden Angebote gemacht, die Wirklichkeit auch mal anders anzusehen, aber KlientInnen werden nicht unter Druck gesetzt, die Sicht der TherapeutInnen anzunehmen.

Dies ist besonders dann herausfordernd, wenn PatientInnen in eine ganz andere Richtung möchten, als es aus therapeutischer Sicht sinnvoll wäre. Eine Schmerzpatientin, die zum x-ten Mal ein MRT (Magnetresonanztomographie) vom Bauchraum fordert, obwohl die letzte Untersuchung dieser Art erst einen Monat her ist, oder ein Suchtpatient mit steigenden Leberwerten, der absolut nicht aufhören will mit dem Alkohol, machen es den PsychotherapeutInnen schwer, die Autonomie der KlientInnen zu achten.

Würde man der Schmerzpatientin zum Beispiel darlegen, warum zum jetzigen Zeitpunkt ein erneutes MRT keinen Sinn macht, dann würde man sich in endlose Diskussionen mit ihr begeben, denn ihre Überzeugung ist, dass der Schmerz eine klar somatische Ursache haben muss, während die Psychotherapeutin vermutlich psychogene Ursachen mindestens miteinbezieht. Hier könnten hypothetische Fragen möglicherweise weiterhelfen. Was vermutet die Patientin selbst, wird das Ergebnis sein, bei der Untersuchung? Wie hoch schätzt sie die Wahrscheinlichkeit, dass die vorherigen MRT-Untersuchungen in ihrem Ergebnis bestätigt werden? Angenommen, es käme wieder kein somatischer Befund heraus, was würde das bei ihr auslösen? Außerdem ist die Frage bedeutsam, wieviel MRT-Untersuchungen vom Bauch sie noch brauchen würde, damit sie glauben könnte, dass dort nichts feststellbar ist und vielleicht doch die Psyche einen Beitrag zu ihrer Problematik leistet?

All diese Fragen sind nur möglich, wenn TherapeutInnen und PatientInnen eine gute Beziehung zueinander aufbauen konnten. Regelmäßige und verlässliche Kontakte der beiden sind dabei genauso wichtig, wie das empathische Mitgehen der PsychotherapeutInnen, bei den Themen der PatientInnen. Ein solcher Einsatz im Akutsetting kostet von TherapeutInnenseite her Energie, die sich aber lohnt einzusetzen, weil die PatientInnen Vertrauen fassen und die Zusammenarbeit besser gelingt. Solche Fragen wie oben, werden von PatientInnen in einer guten therapeutischen Atmosphäre nicht als Angriff, sondern als wohlwollendes Hinterfragen von immer gleichen Mustern gesehen. Zumeist ist damit eine Beruhigung der Situation möglich, evtl. kann eine erneute kostspielige Untersuchung verhindert oder herausgezögert werden, ohne dass man das Vertrauen der PatientInnen verliert.

Eine alkoholkranke Patientin im geschützten Rahmen einer Akutaufnahmestation darf und kann nichts trinken. Das heißt, man kann in nüchternem Zustand mit ihr reden, was eine Chance darstellt, die man im ambulanten Setting kaum haben wird. Hier könnten hypothetische Fragen weiterhelfen, mindestens regen sie das Denken der Patientin über ihren Zustand an. Man kann, statt mit Gegenargumenten gegen den Alkohol zu kommen, der Patientin signalisieren, dass man verstanden hat, dass es trotz der Leberwerte mit dem Alkohol weitergehen wird. Dann bittet man die Patientin zu überlegen, was denn das kurzfristig, mittel- und langfristig bedeuten wird. Vermutlich würde die Patientin zunächst ausweichen, da die Vorstellung der Konsequenzen ihres fortgesetzten Trinkens durchaus vertraut, aber unangenehm sein dürften. Dann müsste man die Patientin bitten, diese Fragen dennoch zu beantworten, auch wenn sie unangenehm sind, weil sie als die zuständige Therapeutin sichergehen wollen, dass die Patientin gut verstanden hat, was dann mit ihr passiert. Wenn dieses Szenario von der Patientin gut aufgezeigt wird, könnte man als Therapeutin hypothetisch weiter fragen, ob die Patientin denn rein theoretisch wüsste, was zu tun wäre, wenn je der Wunsch aufkäme, dass sie jetzt genug hat vom Alkohol? Diese Fragen sollten immer verbunden sein mit der Betonung, dass aktuell das Aufhören sicher kein Thema ist. Außerdem könnten weitere therapeutischen Fragen sein, was es denn erschweren würde, oder gar die Entscheidung aufzuhören verunmöglichen würde, wenn sie mal so weit wäre?

All diese Fragen regen das Denken von PatientInnen an, werden kaum zu einer Änderung des momentanen Entschlusses führen, aber helfen zu erkennen, ob PatientInnen überhaupt wüssten, was ein möglicher Weg aus der Sucht wäre und respektieren die Autonomie des Menschen. Sie muten gleichzeitig andere Perspektiven zu, die es durchzudenken gilt, weil es die therapeutische Verantwortung ist, sicherzustellen, dass PatientInnen Möglichkeiten zur Behandlung kennen. Im Sinne der Veränderungsneutralität würden solche Behandlungssequenzen, die für PatientInnen sehr anstrengend sind, immer mit einem Hinweis darauf abgeschlossen, dass man sich jetzt ja nur hypothetisch mit diesen Fragen beschäftigt hat und es völlig klar ist, dass zurzeit eine solche Änderung nicht in Frage komme. Das gibt PatientInnen die Sicherheit, dass sie selbst entscheiden dürfen, wann und ob sie eine solche Veränderung in ihr Leben lassen.

Wertschätzung

Durch den Blick auf die Ressourcen im KlientInnensystem, auf die Lösungsversuche, die möglicherweise im destruktiven, schwierigen Verhalten der KlientInnen stecken und die Fähigkeit, problematische Verhaltensmuster zu reframen (umdeuten), kann die wertschätzende Haltung allen im System Beteiligten gegenüber gezeigt werden (vgl. ▶ Kap. 1.8.6).

Fallbeispiel Herr E.

Ein Mann mit 46 Jahren (Herr E.) kommt freiwillig auf die Akutaufnahmestation mit suizidalen Gedanken, bei beginnend depressivem Zustand, mit Gedanken, er habe alles falsch gemacht und werde die gesamte Familie in den Ruin treiben. Im Aufnahmegespräch, im Beisein der Ehefrau erkundigt sich die Psychotherapeutin, was ihn, den Patienten, denn dazu veranlasst habe, freiwillig in die Klink zu kommen? Daraufhin kann der Patient erklären, dass er gemerkt habe, wie die Depression und die Suizidgedanken immer schlimmer wurden und er gewusst habe, wie belastend all das bei den letzten depressiven Phasen für seine Frau und die Kinder war. Drum wolle er lieber in der Klinik sein, obwohl es ihm zu Hause viel besser gefalle. Die Therapeutin antwortet: »Sie kennen Ihre depressive Krankheit gut und wissen sehr genau was zu tun ist, auch wenn Ihnen in der Krankheitsphase gar nicht danach zumute ist, erkennen Sie, dass Sie die Klinik jetzt brauchen. Außerdem nehmen Sie Rücksicht auf Ihre Frau und die Kinder, die naturgemäß belastet sind, wenn ein Mitglied der Familie krank wird. Sie möchten Ihrer Frau und den Kindern helfen, obwohl Sie selbst so krank sind. Wie ist das für Sie Frau E., wenn Ihr Mann diesen Schritt in die Klinik jetzt macht, obwohl es ihm daheim wohler wäre?«

Mit einer derartigen Intervention wird der Patient auf seine Klientenkompetenz hin angesprochen und für seine Entscheidung gewürdigt. Das rücksichtsvolle Verhalten seiner Familie gegenüber wird betont, auch wenn der Klient mit der Depression seine Familie sicher sehr belastet. Die Normalisierung, dass Familien bei jeder Krankheit eines Familienmitglieds mitleiden, entlastet den Patienten zusätzlich, setzt Depression mit allen anderen Krankheiten auf eine Stufe und hilft der Frau zu unterscheiden, dass nicht ihr Mann das Problem ist, sondern die Krankheit.

Reframing – mehr Haltung als Intervention

Eine wunderschöne Technik, die sich als eine Grundhaltung des systemischen Arbeitens erweitern lässt. Getreu dem oben erwähnten Leitspruch »Könnte es nicht auch anders sein?«, (Cecchin et al., 2021, S. 7) sind systemische TherapeutInnen fortlaufend dabei, dem Gesagten einen anderen Rahmen zu geben.

> »Es geht um die Bereitschaft, die im Gespräch entstehenden Inhalte und Beschreibungen immer wieder zu hinterfragen, immer wieder in einem anderen Licht wahrzunehmen.« (von Schlippe & Schweizer, 2010, S. 76)

Es gibt in der Psychiatrie akute, schwere Krankheitszustände, in denen es darum geht, den Menschen ganz aktiv davor zu schützen, sich selbst oder andere zu schädigen und ihm zu helfen, aus der Krise herauszukommen. Schwer depressive Menschen, Menschen in einer Psychose oder Manie und auch schwer intoxikierte Personen (Vergiftungszustand mit Alkohol, Drogen oder Tabletten) brauchen dabei, wie Menschen mit einem Herzinfarkt, zunächst einmal Krisenmedikamente und aktive Hilfe von TherapeutInnen und Fachleuten, um das Überleben zu sichern und Komplikationen zu verhindern. Die Akutstation der Psychiatrie ist, wie die Intensivstation der somatischen Krankenhäuser, ein Ort, an dem man zumeist nicht gern ist, den man aber manchmal braucht, um zu überleben und schlimme Krisen möglichst ohne nachhaltige Schäden zu überstehen. Dieser Vergleich kann zum Teil PatientInnen und Angehörigen die Einstellung zur akutstationären Behandlung in einem anderen Licht erscheinen lassen (Reframing). In so akuten Behandlungssituationen sollte man aber rasch wieder auf die KlientInnenkompetenz zurückkommen.

Optimistisch und Veränderungsneutral

Optimismus und Offenheit für alle Veränderungen, die das KlientInnensystem anstrebt, aber auch der Respekt und die Akzeptanz, wenn das KlientInnensystem sich dafür entscheidet, nichts zu verändern, sind hier bedeutsam.

> **Fallbeispiel Herr D.**
>
> *Ein erwachsener Patient (Herr D.) mit einer chronischen Schizophrenie kommt immer wieder in die stationäre Behandlung, weil er die Medikamente abgesetzt hat und erneut eine Psychose ausgelöst wurde. Die berenteten Eltern kümmern sich sehr um den Sohn, sind skeptisch gegenüber Neuroleptika, können aber in der Psychose daheim nicht mehr mit ihm umgehen, weil er eine Tag-Nacht-Umkehr macht, sehr laut schreit und zum Teil aggressiv auf die Eltern reagiert.*

Hier braucht es viel Optimismus des Behandlungsteams, dass vielleicht in diesem Aufenthalt etwas mehr erreicht werden kann als bei den letzten Malen. Erneut heißt es von psychiatrischer, psychotherapeutischer Seite her, den Patienten und die Eltern in die Behandlung einzubeziehen, um jetzt eine Lösung zu finden, die vielleicht länger Bestand hat.

> **Fallbeispiel Herr D. (Fortsetzung)**
>
> *Mit einer veränderungsneutralen Haltung kann der Psychotherapeut hier zunächst mit dem Patienten allein die unterschiedlichen Erfahrungen mit Neuroleptika ansprechen. Welche konnte er besser nehmen, welche haben ihm gutgetan, welche waren für ihn kaum erträglich? Aber auch die Frage, warum es wichtig ist, die Medikamente wieder abzusetzen, welchen Unterschied der Patient erlebt, wenn er Medikamente nimmt und wenn er sie nicht nimmt. Was verändert sich in seinem Körper, seinem Denken, seiner Beziehung zur Umgebung?*

PatientInnen, die so befragt werden, spüren, dass man sie verstehen möchte und fassen vielleicht Vertrauen. Erst wenn dieses Vertrauen etwas gewachsen ist und man als TherapeutIn gut verstanden hat, wie PatientInnen die Situation sehen, kann man auch mit den Eltern und dem Patienten in einem Familiengespräch die Frage der Medikation erörtern.

Fallbeispiel Herr D. (Fortsetzung)

Vielleicht können die Eltern auf die gleichen Fragen Antworten geben und fassen ebenfalls Vertrauen, dass sie gehört werden. Zum Teil findet sich dann gemeinsam eine Möglichkeit, wie man vielleicht durch eine Dosisanpassung oder die Wahl des am ehesten tolerablen Medikaments eine längere Einnahmezeit erreichen kann, oder Patient und Angehörige sich mindestens gut verstanden fühlen und sich somit bei einem erneuten Rückfall rascher melden können.

Der Optimismus, eine gute Lösung mit dem PatientInnensystem zu finden und die Veränderungsneutralität sind Haltungen, die sich wunderbar ergänzen können, wenn sich PsychotherapeutInnen an den KlientInnen orientieren und nicht nur ihr Fachwissen zur Richtschnur ihres Handelns machen.

Respekt und Respektlosigkeit

Respekt gegenüber dem Menschen, dem KlientInnensystem, aber respektlos gegenüber Überzeugungen, Glaubenssätzen, Krankheitstheorien (»Man könnte es auch anders sehen«) sind wichtige systemische Haltungen. Die Respektlosigkeit gegenüber den bestehenden Diagnosen von PatientInnen sollte man in der Psychiatrie immer wieder nutzen. Jede Diagnose muss überprüft werden, darf nicht einfach im elektronischen Dossier ohne kritische Reflexion übernommen werden. Ist die bipolare Störung wirklich bipolar oder sind gar keine manischen Phasen in der Vergangenheit erkennbar? Fehlt in der Diagnoseliste die Benzodiazepinabhängigkeit, obwohl die Patientin seit Jahren nachweislich Diazepam nimmt? PatientInnen, die suizidale Gedanken äußern, könnte man fragen, was sich in ihrem Leben ändern müsste, damit es sich wieder lohnen würde, weiterzuleben. PatientInnen, die darauf keine Antworten mehr geben können, sind sehr eingeengt im Denken und klar suizidgefährdet. Sie brauchen Überwachung. Auch ein Glaubenssatz von PatientInnen wie: »Das kann ich nicht«, darf respektlos hinterfragt werden. »Was meinen Sie damit, dass Sie das nicht können? Woher wissen Sie das so genau? Wie könnte es evtl. dennoch möglich werden? Was würden Sie dazu brauchen, wenn Sie es schrittweise lernen wollten?« Diese Form der Respektlosigkeit erhöht sogar den Respekt gegenüber den PatientInnen, denn PsychotherapeutInnen, die so fragen, trauen ihren PatientInnen mehr zu als diese PatientInnen sich möglicherweise selbst.

Mit dem Widerstand gleiten

Im ambulanten Setting, wenn man Zeit hat und PatientInnen regelmäßig wieder zu Terminen kommen, ist es nicht so schwer mit dem Widerstand der PatientInnen mitzugehen und an einer vertrauensvollen Beziehung zu arbeiten, bis PatientInnen sich auf die kritischen Themen einlassen können. Aber im stationären Alltag ist die Zeit stark begrenzt. Das Thema Alkohol oder das Thema Angst ist vielleicht sogar der Hauptgrund, der zur Einweisung geführt hat und PatientInnen reden lieber über die Ehefrau/den Ehemann, den/die ChefIn oder Probleme auf der Abteilung, anstatt sich mit ihrem Hauptproblem zu befassen. Es ist verständlich, wenn PsychotherapeutInnen dann ungeduldig werden und das Thema zu forcieren suchen. Eine schöne Möglichkeit, mit der KlientInnenkompetenz zu arbeiten und dennoch das Hauptproblem nicht mit den PatientInnen aus den Gesprächen zu verbannen, ist das Reden über das Thema auf einer Metaebene. Man redet nicht über das Problem, sondern darüber, wie man über das Problem reden könnte und was schlimmstenfalls passieren könnte, wenn man über das Problem spräche. Auch die Frage, was denn passieren würde, wenn man weiterhin in der Therapie nie über das Problem reden würde, kann weiterhelfen. Damit wird den PatientInnen bewusst, dass sie da einem Thema ausweichen und die TherapeutInnen es merken, sie erleben aber auch, dass der/die TherapeutIn die gezogene Grenze (»darüber will/kann ich (noch) nicht reden«) respektiert, sich aber dennoch für das Thema einsetzt und damit aufzeigt, dass hier Möglichkeiten wären, die Therapie zu intensivieren oder mehr für das eigene Leben aus dem Therapieprozess herauszuholen. Vielleicht können PatientInnen auf diese Art mitteilen, warum es gerade zu schwer ist, davon zu reden, oder sie können verdeutlichen, dass ihnen das Thema Partnerschaft derzeit viel wichtiger erscheint, um weitere Rückfälle zu vermeiden, anstatt über das Suchtmittel zu reden. Somit bekommen PatientInnen den Raum, ihre Gründe für Widerstände offenzulegen, können den Therapieprozess selbst steuern und das Vertrauen in die Beziehung kann wachsen, weil PatientInnen spüren, dass ihre Grenzen eingehalten werden.

Allparteilichkeit

Im klinischen Kontext sind die Rollen scheinbar klar verteilt. Der Mensch, der in die Klinik kommt, ist PatientIn, also alle anderen wären die Gesunden? Wer in der psychiatrischen Klinik oder in einem Ambulatorium arbeitet, weiß, dass dies lange nicht immer so stimmt. PatientInnen können sich sogar sehr viel gesünder und kompetenter verhalten als ihre Angehörigen oder Vorgesetzten.

Eine psychotische Patientin mit einem Verarmungswahn, die immer meint, das Geld reiche nicht, obwohl der Mann über Jahre versicherte, dass das so nicht stimme und ihr immer wieder ein volles Bankkonto präsentieren konnte, hatte schlussendlich doch auch etwas sehr Wahres wahrgenommen, was der Mann jahrelang zu verbergen vermochte. Er hatte sich bei einem Wohnungskauf sehr viel mehr Geld aus der Pensionskasse auszahlen lassen, als er in die Wohnung investiert hatte und damit jahrelang über die Verhältnisse gelebt. Seine Frau hatte die Machenschaften nicht durchschauen können, aber gespürt, dass da etwas nicht stimmt. Dies hatte zum Bild eines Verarmungswahnes geführt, sodass ihr immer weniger Glauben geschenkt wurde.

Dieses Beispiel macht deutlich, wie wichtig es ist, allen Menschen gute Gründe für ihr Verhalten zu unterstellen und sich als TherapeutIn nicht einseitig auf eine Seite ziehen zu lassen.

Selbst eine Demenzpatientin kann mit ihrer plötzlichen Unruhe und Angst emotional auf ein Problem im System der Familie hinweisen, was sie kognitiv gar nicht mehr erfassen, geschweige denn verbal zum Ausdruck bringen kann.

Es gilt darum, im Einzel-, Paar- und Familiensetting, wie auch in Coaching und Beratung, dass die therapeutische Haltung eine allparteiliche oder ausgleichend parteiliche Haltung sein muss. Jeder Mensch darf seine Perspektive einbringen, braucht es, gehört und verstanden zu werden. Die Theorien vom Konstruktivismus und Konstruktionismus helfen den TherapeutInnen aus der Perspektivenvielfalt eine gemeinsame Wahrheit im Miteinander zu entwickeln.

1.7.2 Umgang mit den PatientInnen aus systemischer Sicht

Konzentration auf die Kommunikationsmuster im Hier und Jetzt

Die Wichtigkeit vom Hier und Jetzt ist auf einer Akutstation eine hilfreiche Perspektive. Man kann sich mit PatientInnen, die unfreiwillig eingeliefert werden, in lange und breite Diskussionen verlieren, ob die Einweisung rechtens, oder sinnvoll und nötig gewesen ist. Die PatientInnen haben ihre Perspektiven, ZuweiserInnen sicher andere. Wenn PsychotherapeutInnen zu vermitteln suchen, erklären sie, warum der/die ZuweiserIn möglicherweise so gehandelt hat. Damit distanziert man sich aber von den PatientInnen, löst ihre Abwehr aus. PatientInnen erleben so die neuen PsychotherapeutInnen auf der Abteilung genauso gegen sich gerichtet, wie sie es in der Welt da draußen erlebt haben. Als neuer/neue TherapeutIn hätte man die Chance, sich mit einer allparteilichen Haltung in dieser Diskussion zu positionieren und der Konstruktivismus kann dabei hilfreich sein. Die ZuweiserInnen haben eine Meinung, die PatientInnen dürfen ihre Überzeugungen haben. Der/die PsychotherapeutIn muss nicht entscheiden, wer Recht hat, aber kann sich aufs Hier und Jetzt der Situation in der Klinik beziehen.

Fallbeispiel Herr W.

Ein Mann (Herr W.) wurde in der Nacht per Fürsorglicher Unterbringung (FU/PsychKG) eingewiesen, weil er in alkoholisiertem Zustand und im Rahmen eines Konflikts mit Kollegen, ein Messer zog und auf einen Fremden zustach. Mit großer Kraft wurde Herr W. von Kollegen davon abgehalten, den Mann zu verletzen, die Polizei wurde von seinem besten Freund gerufen und der beigezogene Notfallpsychiater entschied, er müsse in die Klinik. Der Patient kommt am Morgen ausgenüchtert zur Psychotherapeutin ins Gespräch und beklagt sich heftig über die Frechheit, ihn zu hospitalisieren und ihn immer noch gegen seinen Willen hier zu behalten. Er fordert die sofortige Entlassung, wirkt dabei immer noch sehr bedrohlich. Wenn die Therapeutin in dieser Situation versucht zu erklären, warum und wieso ein Eintritt gestern unumgänglich war, dann wird sie die Situation eskalieren und keinen Zugang zu ihrem Patienten bekommen. Sie könnte aber ihr Verständnis für seinen Ärger, dass er gegen seinen Willen hier ist, signalisieren, seine Wut darüber, die sie spürt, verbalisieren und die damit verbundene Freiheitsberaubung anerkennen. Anschließend kann sie die Tatsache, dass der Notfallpsychiater nach der nächtlichen Eskalation mit dem Messer (neutral formulieren, nicht: »Weil sie den Mann angegriffen haben«) offensichtlich entschieden hat, dass es einer weiteren Abklärung bedarf, benennen und klären, dass es jetzt in der Klinik darum geht, herauszufinden, was Herr W. als Patient nun braucht, damit weitere Eskalationen dieser Art vermieden werden können. Wenn der Patient daraufhin fordert, er wolle umgehend entlassen werden und man solle diesen anderen Mann mal in die Klinik stecken, der ihn so gereizt habe, dann kann die Therapeutin wieder in der allparteilichen Haltung und im Hier und Jetzt bleiben und deutlich machen, dass sie ja nicht dabei war, in der Nacht und dies nicht in ihrer Verantwortung liege, dass es jetzt hier in der Klinik aber darum gehe, die notwendigen Abklärungen zu machen, die sie als Klinik machen müssen, wenn jemand wie Herr W. nach so einem Ereignis zugewiesen wird. Herr W. habe dabei zwei Möglichkeiten sich zu verhalten: Er können seiner Wut folgen und gegen die weitere Behandlung opponieren. Das würde alles aber furchtbar in die Länge ziehen und wenig nützen. Zweitens könne er kooperieren, dem Team die Möglichkeit geben, deren Aufgaben zu erledigen, um ihn so rasch wie möglich, wenn alle Abklärungen gelaufen sind, wieder entlassen zu können. Außerdem habe er rechtlich immer die Möglichkeit, die Entscheidung zur unfreiwilligen Einweisung gerichtlich überprüfen zu lassen. Das Team werde ihm beim Schreiben vom Rekurs gern behilflich sein.

Ein derartiges Vorgehen hilft bei der Beziehungsgestaltung zu PatientInnen. Viele PatientInnen beruhigen sich, wenn sie merken, die Person, die vor mir steht, kann ja gar nichts dafür, dass ich eingewiesen wurde, scheint auch nicht eindeutig dem/der ZuweiserIn zuzustimmen, sodass man durchaus die Hoffnung haben darf, dass sie auch daran arbeiten wird, ihn baldmöglichst wieder zu entlassen. Die eigene Kooperation als Mittel ansprechen, den Prozess zu beschleunigen, eröffnet PatientInnen eine Möglichkeit aus der Ohnmacht herauszukommen und die kommenden Tage aktiv mitzugestalten. Die Rechtsmittelbelehrung mit dem Hinweis, dass das Team helfen wird, diesen Weg einzuschlagen, unterstützt die Perspektive: »Wir sind nicht gegen Sie und wollen Sie nicht plagen, sondern unterstützen Sie in ihrem Wollen«.

Fallbeispiel Herr W. (Fortsetzung)

Ist der Herr W. soweit etwas beruhigt und kann sich auf Kooperation einlassen, wenn auch nur für die Zeit, bis das Gericht getagt hat, dann könnte man im Hier und Jetzt einen weiteren Möglichkeitsraum eröffnen, indem man dem Patient etwa folgendes offeriert: »Wenn Sie sich dazu entschieden haben, den Rechtsweg einzuschalten und/oder unsere Abklärungen soweit nötig mitzumachen, damit Sie so rasch wie möglich wieder entlassen werden, dann möchte ich Sie einladen, doch darüber nachzudenken, was wir denn für Sie tun können, wenn Sie schon mal hier sind. Gibt es etwas, was Sie gern mit uns ansehen möchten, wo Sie im Alltag Probleme haben, bei denen Sie evtl. Unterstützung gebrauchen können? Mir wäre es ein Anliegen, dass wenn Sie hier in der Klinik schon Zeit verbringen müssen, obwohl Sie das ja offensichtlich gar nicht wollen, dass ich die Zeit mit Ihnen nutzen könnte, um an etwas zu arbeiten, was Sie unterstützt. Sie müssen mir darauf nicht jetzt eine Antwort geben, ich komme gern morgen früh nochmals zu Ihnen und wir kommen auf diese Frage zurück.«

Mit diesem Angebot kann man verschiedenes erreichen:
Der Patient erhält ein Angebot für Unterstützung in seinen eigenen Schwierigkeiten, was mindestens das Vertrauen in die Therapeutin stärkt, weil diese signalisiert, dass sie nicht nur einen brutalen Messerstecher mit Alkoholproblem in ihm sieht, sondern den Menschen dahinter, dem sie Hilfe anbietet. Außerdem zeigt die Therapeutin erneut auf, dass sie seine Unfreiwilligkeit anerkennt und besorgt darum ist, dass er die Zeit dennoch für sich nutzen kann.

Fallbeispiel Herr W. (Fortsetzung)

Im Gespräch am Folgetag könnte die Therapeutin mit einer sehr systemischen Frage das Thema mit Herrn W. wieder aufgreifen: »Angenommen der Aufenthalt in unserer Klinik, der gegen Ihren Willen durchgeführt wird, könnte rückwirkend doch etwas Nützliches für Sie und Ihr Leben beinhalten. Was müssten wir hier tun, damit Sie nach Austritt oder vielleicht Monate später sagen könnten: ›Das in der Klinik, das hat mir doch auch etwas gebracht‹. Was könnten wir dafür tun, dass Sie nach der Klinik so denken?«

Diese hypothetische, zukunftsorientierte Frage, die eine gute Lösung fokussiert, eröffnet für die PatientInnen einen Möglichkeitsraum, der neues Denken erfordert, und die Zusammenarbeit mit dem Behandlungsteam verbessern kann. PatientInnen brauchen zum Antworten auf solche Fragen Zeit, denn diese Art zu Denken ist nicht in ihrem alltäglichen Denkmuster. Wichtig ist, dass die Fragen dann nicht untergehen, weil PatientInnen erst mal ausweichen, ablenken oder mit einem lapidaren »Ich weiß nicht«, die Frage abtun. Um für die PatientInnen wirklich nützlich sein zu können, ist es wichtig, dass er/sie sich mit diesen Fragen beschäftigt und Antworten geben kann. Den Raum dazu müssen die TherapeutInnen durch ermutigendes Nachfragen offenlassen.

Die Fähigkeit zum bewussten Einsatz des Settings

Welches Setting TherapeutInnen wählen, zum Beispiel wie die Sitzordnung gestaltet wird, sollte auch im Bereich der Akutpsychiatrie gut reflektiert sein und ist Teil der Therapie. Wie kann das gelingen im Kontext von Isolierzimmer, Kurzkontakten auf der Abteilung, wo nicht immer ein freier Raum zur Verfügung steht, oder dem engen Zeitbudget in einem Ambulatorium?
Im Isolierzimmer geht Sicherheit immer vor. PatientInnen werden im Isolierzimmer nicht allein aufgesucht. Mindestens zwei Personen des Behandlungsteams gehen zusammen in das Isolierzimmer, um sich bei Gefahr gegenseitig helfen zu können. Aggressive, gespannte, psychotische PatientInnen oder PatientInnen, die sich akut das Leben nehmen wollen, müssen in erster Linie geschützt werden, dass sie in der akuten Situation ihrer Krankheit nicht etwas tun, worunter sie oder andere nachhaltig leiden, oder woraus massive negative Konsequenzen entstehen. Wichtig ist, dass die Menschen, die einem so massiven Schutz bedürfen, regelmäßig vom Team besucht werden und sich äußern können, was sie brauchen und wie es

ihnen geht. Außerdem muss sich das Behandlungsteam immer wieder persönlich einen Eindruck verschaffen, ob die Isolation noch weiter berechtigt ist, oder der/die PatientIn sich soweit beruhigt hat, dass er/sie aus der Isolation entlassen werden kann. Die Frage, ob es weitere Maßnahmen wie eine Anpassung der Medikation braucht und ob die gegebenen Medikament Nebenwirkungen zeigen, muss unbedingt sehr regelmäßig geprüft werden. Selbst schlafende, ruhige PatientInnen werden im Isolationszimmer besucht und angesprochen, ob sie noch auf Ansprache reagieren und ihre Vitalparameter müssen überprüft werden. Dabei muss ein Personenalarm zum Schutz der Teammitglieder immer mitgeführt werden. Das ist gesetzlich vorgeschrieben und muss sorgfältig umgesetzt werden, denn Freiheitsberaubung ist nur unter ganz engen Kriterien im Notfall einer psychiatrischen Krise erlaubt und der Schutz des Personals ist wesentlich in der Arbeit mit so schwer kranken Menschen.

Wie kann in einer solchen kritischen Situation das Setting gestaltet werden? Es macht einen Unterschied, ob beide Personen, die das Isolierzimmer betreten, auf PatientInnen einreden oder dort herumhantieren, oder ob jemand den Kontakt zum/zur PatientIn gestaltet, mit ihm/ihr redet, Medikamente anbietet und für Ordnung im Isolierzimmer sorgt und die andere Person beobachtet und nur im Notfall eingreift. PatientInnen, die vorher eine halbe bis eine Stunde ganz allein waren, sind von zwei Personen deutlich mehr gefordert bis überfordert. Darum ist es sinnvoll, dass die beiden Teammitglieder, die das Isolierzimmer betreten, vorher absprechen, wer was macht und was genau beobachtet werden muss und gefragt werden sollte. Diejenige Person, die mit den isolierten PatientInnen im Austausch ist, sollte darauf achten, dass sie möglichst auf Augenhöhe zu ihnen kommt. Wenn PatientInnen auf der Matratze im Isolierzimmer liegen oder sitzen, dann ist es sinnvoll, in gebührendem Abstand zu ihnen in die Hocke zu gehen, um dadurch das Gespräch annähernd auf Augenhöhe zu ermöglichen, der Person aber auch nicht zu nahe zu treten.

Hilfreich ist es, PatientInnen zu fragen, ob man sich hier hinstellen oder -hocken darf, oder ob ihm/ihr das zu nahe ist. Wichtig ist, dass PatientInnen beide »Besucher« gut im Blick haben können, sonst wird das Misstrauen gefördert. Fragen nach den Wünschen und Bedürfnissen und Transparenz über das, was in diesem Fall im Hintergrund alles passiert ist (Anrufe des/der PartnerIn, Kontakte mit den ZuweiserInnen und den behandelnden TherapeutInnen, etc.), fördern Vertrauen, auch wenn es in so einer Situation für PatientInnen äußerst schwierig bleibt, Vertrauen ins Team aufzubauen.

Transparenz wie es nun weitergeht, wenn die Tür wieder verschlossen wird, wann man wieder kommt, oder wer als nächstes kommt und wann, ist ebenfalls wichtig.

Auf der Abteilung sollte man Einzelkontakte zu PatientInnen nach Möglichkeit immer in einem eigenen Raum durchführen (evtl. mit einem Notfallknopf für die eigene Sicherheit), weil der geschützte Raum die Unruhe der Abteilung wegfiltert, was wohltuend für PatientInnen und TherapeutInnen ist. Wenn kein Besprechungszimmer frei ist, kann man das mit den PatientInnen ansprechen und gemeinsam überlegen, ob jetzt der Rückzug in eine Ecke des Gartens, der Stations-Küche, oder ein anderer Winkel der Station als Gesprächsraum möglich ist. Alternativ kann man mit PatientInnen, die Ausgang haben, auch nach draußen auf einen Spaziergang gehen. Dabei können das gemeinsame Laufen und die frische Luft, sowie das Schauen in die gleiche Richtung auf dem Weg, die Situation für PatientInnen merklich entspannen und Offenheit fördern. Das Zimmer der PatientInnen ist seine/ihre, wenn auch nur auf ein Bett und einen Schrank beschränkte (Mehrbettzimmer), Privatsphäre. Diese sollte – wann immer möglich – respektiert werden. Die TherapeutInnen sollten sich hier nicht einfach einladen.

Im Ambulatorium oder einer Poliklinik sind die Büros zumeist eingerichtet und es bleibt den PsychotherapeutInnen wenig Möglichkeit zur Gestaltung, die sie aber nutzen sollten. Ein wenig persönliche Atmosphäre kann zur Beziehungsgestaltung über das Wohlfühlen von TherapeutIn und PatientIn beitragen. Wenn PatientInnen die Wahl haben, wo sie sitzen dürfen, kann das zur Gesprächskultur auf Augenhöhe beitragen. Außerdem gibt es den TherapeutInnen die Möglichkeit, gleich zu Beginn zu erkennen, wie entscheidungsfreudig die KlientInnen sind. Menschen mit Augenproblemen sitzen zum Teil gern mit dem Rücken zum Fenster, um nicht geblendet zu sein. Wenn sie die Wahl haben, werden sie das unbemerkt berücksichtigen. Für TherapeutInnen, die den ganzen Tag in diesem Büro arbeiten, ist ein Perspektivenwechsel durchaus etwas Angenehmes und kann die Aufmerksamkeit fördern.

Fragetechniken

Mit einer neugierigen, offenen Grundhaltung können auch unerfahrene TherapeutInnen mit sehr viel erfahreneren PatientInnen arbeiten. Die Lösung des Problems tragen PatientInnen in sich. Durch die Fragen der Therapeutinnen werden KlientInnen, Paare, Familien angeregt, neu über die bisherige Situation und Kommunikation nachzudenken. Zum Beispiel, wenn sich PsychotherapeutInnen, die noch wenig Erfahrung mit Angsterkrankungen haben, bei PatientInnen mit einer langjährigen Angsterkrankung darüber erkundigen, welche Erfahrungen sie mit Angstexposition oder anderen Therapieansätzen gemacht haben, ob es Phasen in ihrem Leben gab, wo sie längere Zeit mit weniger Angst leben konnten und was damals geholfen habe, weniger Angst zu erleben. Diese Fragen lösen eine reflexive Sicht von PatientInnen auf ihren Umgang mit Ängsten aus, die vermutlich mehr Einsicht in einen Weg im Umgang mit der Krankheit bringen als eine ausgiebige psychoedukative Sitzung über Angst.

Kontext-, Ziel- und Auftragsklärung

TherapeutInnen klären den Kontext ab, in dem Probleme, Verhaltensmuster und Symptome auftreten und in welchem Kontext nicht. Dies ist auch in schweren, akuten Krisen wichtig. Nicht nur der Schutz vor weiterer Suizidalität oder das Herausführen aus der schweren Depression ist bedeutsam. Die Frage, warum gerade jetzt der Rückfall in die Depression oder in suizidale Gedanken passiert ist (»why now?«), also die Klärung vom Kontext, in dem das Problem auftrat oder wieder aufgetreten ist, ist wichtig. Dieses Interesse der TherapeutInnen hilft den

PatientInnen zu erkennen, dass nicht nur er/sie die Ursache für die Krise ist, sondern die Umstände eine Wirkung auf das Problem haben, die TherapeutInnen erkennen wollen. Das entlastet PatientInnen vor eigenen Schuldzuweisungen und fördert das Verständnis, was passiert ist. Dabei geht man im systemischen Arbeiten weniger bis in die Kindheit zurück, sondern analysiert vor allem die aktuelle Situation, bevor die Depression wieder auftrat, die Angst wieder begann stärker zu werden, oder die Psychose oder Sucht wieder akut wurde.

Da KlientInnen Fachpersonen für sich selbst sind, braucht jede Therapie einen Auftrag, den KlientInnen den TherapeutInnen geben und an dem sich der Therapieprozess orientieren muss.

Auf einer Akutstation beträgt die Behandlungsdauer zum Teil nur wenige Tage oder Wochen. Die Zeit, die PsychotherapeutInnen mit PatientInnen verbringen, kann sehr begrenzt sein. Dies wissen PatientInnen sehr genau, und sie wollen ja gar nicht lange auf so einer Station bleiben. Auf einer Psychotherapiestation ist die Zeit der Behandlung maximal ein bis zwei Monate.

Die Frage, welche Ziele PatientInnen verfolgen, ist dabei sehr bedeutsam. Ein alkoholkranker Mensch möchte möglicherweise nicht, wie es aus medizinischer Sicht unbestritten sinnvoll wäre, abstinent leben, sondern nur seinen Alkoholkonsum so weit reduzieren, dass der Führerschein, oder die Arbeitsstelle erhalten bleibt. SchmerzpatientInnen möchten häufig endlich schmerzfrei leben oder endlich eine somatische Abklärung, welche die Ursache ihrer Schmerzen eindeutig erklären kann. Es ist wichtig, dass PsychotherapeutInnen diese Ziele ernst nehmen und sich an ihnen orientieren. Dies ist nicht so einfach, wenn man weiß, welche Schäden ein weiterer Alkoholkonsum anrichten kann bei diesem Menschen oder wenn schon unendlich viele Abklärungen betreffend dieser immer noch unklaren Schmerzproblematik erfolgt sind. Dennoch gilt es festzuhalten, dass PatientInnen dieses Ziel haben, dass es ihr Wunsch wäre. Bei SchmerzpatientInnen könnte man dann deutlich machen, dass dies (weitere somatische Abklärung) aber im Rahmen eines stationären Aufenthalts in der Psychiatrie kein Ziel ist, was man hier verfolgen kann. Somit bleibt die Frage, ob es ein Ziel gibt, welches die Patientin mit dem Aufenthalt in dieser Klinik verfolgt. »Es ist sinnvoll, eher Annäherungs- als Vermeidungsziele zu formulieren« (Borst 2018, S.122).

Mit den Zielen der PatientInnen wissen PsychotherapeutInnen aber noch nicht, was in den Therapiesitzungen getan werden soll. Wie ein Spengler, dem man sagt, man hätte gern ein schönes Badezimmer. Ohne die klaren Angaben des Kunden, was verändert werden soll, baut er möglicherweise eine neue Dusche ein, obwohl der Kunde nur das Waschbecken und WC ersetzen wollte. So wie die HandwerkerInnen brauchen auch PsychotherapeutInnen aus systemischer Sicht einen möglichst klaren Auftrag für die aktuelle Behandlungssituation. Was können Behandlungsteam oder TherapeutInnen in der jetzigen Behandlungszeit mit den gegebenen Möglichkeiten tun, um PatientInnen auf dem Weg zum Ziel nützlich zu sein? Fragen wie: »Was können wir hier auf der Abteilung oder ich als Therapeutin tun, um Sie in der Erreichung Ihres Zieles zu unterstützen?« Hier sind PatientInnen sehr kompetent. Sie wissen genau, was in einer Behandlungsphase auf einer Akutstation möglich ist, vor allem, wenn sie schon mehrfach hospitalisiert waren. Des Weiteren müssen PsychotherapeutInnen zusammen mit den PatientInnen prüfen, inwieweit der Auftrag in der aktuellen Situation überhaupt realisierbar ist. Ein Auftrag gilt dann als verbindlich für die Therapie, wenn TherapeutInnen und PatientInnen gemeinsam bestätigen, dass sie miteinander daran arbeiten wollen und können.

Aufträge wie: »Sorgen Sie dafür, dass meine Frau mich weniger nervt, dass meine Schmerzen verschwinden, oder dass ich keine Angst mehr habe« dürfen von TherapeutInnen nicht angenommen werden. Denn keine Therapie kann die LebensgefährtInnen ändern und Angst oder Schmerzen ganz wegzaubern. Das Zurückweisen eines solchen Auftrags ist extrem hilfreich und klärend für PatientInnen. Unrealistische Erwartungen können so zu Beginn der Behandlung korrigiert werden und ein miteinander erreichbarer Auftrag wird erarbeitet, der es möglich macht, überzogene Erwartungen aneinander zu bremsen, sodass PatientInnen und TherapeutInnen zufrieden mit der Zusammenarbeit sein können. Das Kohärenzgefühl bei beiden PartnerInnen wächst, die gemeinsame Arbeit auf Augenhöhe kann beginnen, die Verbindlichkeit für die therapeutische Zusammenarbeit steigt. Dies alles erhöht den Outcome jeder Psychotherapie.

Ziel- und zukunftsorientiertes Arbeiten

Die Möglichkeiten, die sein könnten, sind wichtiger als das, was ist und war.

Wenn zum Beispiel eine Patientin als Ziel ihrer Behandlung angibt, dass sie endlich wissen wolle, was in ihrer Kindheit eigentlich passiert ist, dass sie so viel Angst vor Veränderungen hat, denn schließlich müsse man ja Mal »den Keller im Haus aufräumen«, dann würde eine systemische PsychotherapeutIn gern auf diese Metapher (vgl. Toolbox ▶ Kap. 1.8.11) eingehen und fragen, was sich denn ihrer Meinung nach in ihrem Alltag verändert, wenn »der Keller aufgeräumt« wäre? Vielleicht würde die Patientin sagen, dass sie dann unbeschwerter und offener auf Veränderungen zugehen könnte. Daraufhin würde die systemische Therapeutin möglicherweise fragen, ob sie sich auch vorstellen könne zu lernen, in der Zukunft unbeschwerter und offener mit ihren Ängsten umzugehen, ohne »den Keller aufgeräumt« zu haben. Denn schließlich könne es in einem Haus doch sehr angenehm sein, wenn der Keller einige Unordnung beherberge.

Die Patientin wird also angeregt, auf die Gegenwart und vor allem in die Zukunft zu schauen. Falls die Patientin dennoch auf dem Auftrag den »Keller aufzuräumen« besteht, würden systemische PsychotherapeutInnen dies aber nicht verwehren und zum Beispiel mit Genogrammarbeit, oder der Arbeit mit der Lebenslinie/Timeline (vgl. Toolbox ▶ Kap. 1.8.12) wichtige Glaubenssätze und Haltungen aus der Familiengeschichte oder den eigenen Lebenserfahrungen herausarbeiten.

Transgenerationales Denken

Insbesondere durch die Arbeit mit dem Genogramm (vgl. Toolbox ▶ Kap. 1.8.9) wird der Mensch im Kontext seines Familiensystems über mindestens drei Generationen gesehen. Beziehungsmuster, Familienregeln, Glaubenssätze und transgenerationale Aufträge aus dem Familiensystem werden herausgearbeitet und auf die Bedeutung im Hier und Jetzt hin untersucht. Familiäre Häufung von und Umgang mit Krankheit können hier deutlich herausgearbeitet werden, die Haltung zu Problemen, wie der Altruismus, der bis zur Selbstaufgabe geht oder die unstillbare Arbeitswut werden oft transgenerational verständlicher ableitbar. Wenn PatientInnen das Genogramm selbst zeichnen oder PsychotherapeutInnen dies auf ein Flipchart-Blatt oder ein großes Blattpapier bringen, kann über mehrerer Therapiesitzungen und in wechselnden Räumen an dem Genogramm weitergearbeitet werden. Genogrammarbeit dient also nicht nur der Vervollständigung der Anamnese, sondern ist eine wichtige therapeutische Technik, die hilfreich ist, um den familiären Kontext von Symptomen besser zu erfassen, mögliche weitere Ziele, die PatientInnen in ihrem System verfolgen aber noch nicht benennen konnten, zu ergründen.

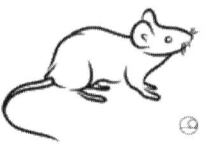

Wirkt ganz schön viel, was da so alles passiert in den Therapiesitzungen. Meine PsychotherapeutInnen sagen manchmal vor der Therapiestunde, dass sie gar nicht wissen, was sie heute mit ihren PatientInnen besprechen sollen. Jede Stunde läuft aber auch ganz anders ab als die vorherige. Mir scheint, die TherapeutInnen lassen sich einfach von dem leiten, was die KlientInnen bringen, und durch die vielen Fragen können PatientInnen viel nachdenken und sich so besser verstehen lernen. Bei anderen TherapeutInnen habe ich schon gesehen, dass die sich intensiv auf jede Sitzung vorbereiten. Das machen die beiden TherapeutInnen gar nicht. Aber am Ende vieler Sitzungen fragen die PsychotherapeutInnen nach, wie das Gespräch jetzt für ihr Gegenüber war, was er/sie aus der Sitzung an Erkenntnissen oder an neuen Gedanken mitnimmt. Und darauf können die PatientInnen zumeist eine Antwort geben.

Lesson to learn

Systemische Haltungen und Arbeitsweisen sind nicht nur für die idealen PsychotherapiepatientInnen anwendbar, sondern äußerst nützlich in der akutpsychiatrischen Versorgung. Schwer kranke Menschen bedürfen zum Teil dem Schutz und der intensiven Behandlung einer geschlossenen Akutstation, aber sie brauchen auch immer TherapeutInnen, die ihnen auf Augenhöhe begegnen, ihre KlientInnenkompetenz anerkennen und mit Optimismus und einer allparteilichen Haltung versuchen, im Hier und Jetzt gute Wege aus der Krise mit den PatientInnen zu erarbeiten. Die Ziel- und Auftragsorientierung macht auch im Akutsetting ein konstruktives Arbeitsbündnis möglich, generiert Hoffnung und Sicherheit und gestaltet damit die therapeutische Beziehung maßgeblich mit. Respekt im Umgang mit den PatientInnen aber Respektlosigkeit gegenüber Haltungen und Glaubensätzen, eine fragende Grundhaltung und verschiedene Techniken führen zu einer gemeinsamen Suchbewegung von PatientInnen und TherapeutInnen und erweitern so die Möglichkeitsräume im Denken und Handeln für PatientInnen.

1.8 Toolbox: Systemische Methoden für die Klinik

In der systemischen Therapie gibt es sehr viele Interventionen und sehr gute Bücher, die diese Tools zu einer guten Übersicht zusammenstellen. Vergleiche hierzu Radatz (Radatz, 2000), Prior (Prior, 2022) oder Schwing & Fryszer (Schwing & Fryszer, 2012). Wie bereits verdeutlicht, sind Methoden allein kein sinnvolles systemisches Werkzeug. Sie gehören eingebettet in die systemischen Haltungen (vgl. ▶ Kap. 1.3.1), damit sie ihre volle Wirkung entfalten können. An dieser Stelle wird eine kleine Auswahl von Interventionen präsentiert, die sich im klinischen Kontext, ambulant und stationär, sehr bewährt haben. Außerdem sind diese Tools für den Anfang in der systemischen Psychotherapie sehr geeignet und gehören somit zum Basiswerkzeug jedes/jeder SystemikerIn.

1.8.1 Joining

Aktives Bemühen des/der TherapeutIn, um eine Einstimmung auf die Familie, das Paar, die Einzelperson zu Beginn der Sitzung. Den KlientInnen wird etwas Zeit gegeben zum Ankommen und es wird ein positiver Kontakt zu allen TeilnehmerInnen des Gespräches hergestellt. So kann man den vielbeschäftigten Vater oder die voll berufstätige Tochter wertschätzend begrüßen, indem man anerkennt, wie gut es ist, dass sie nun doch einen Termin freimachen konnten. Auch Fragen nach dem Weg und ob man einen guten Parkplatz gefunden hat, oder das Anbieten von Wasser zeigen dem KlientInnensystem an, hier geht es nicht nur um Krankheit und Probleme, sondern ich werde als Mensch gesehen und freundlich begrüßt.

1.8.2 Mini-Max-Interventionen. Kleine Wörter, die viel verändern

Worte wie »zurzeit« oder »bis jetzt« grenzen ein Problem ein, welches von PatientInnen zum Beispiel durch das Wort »immer« ausgeweitet wurde. Mit dem Wort »sondern« kommen wir auf das Positive zu sprechen.
Patientin: »Gestern ging es mir gar nicht schlecht.« Therapeutin: »Also gestern ging es Ihnen gar nicht so schlecht, sondern wie genau ist es Ihnen gestern gegangen?« Oder wenn

ein Patient alles ablehnt, was an Therapie vorgeschlagen wird: »Ich verstehe, Sie wollen noch keine Ergo-, keine Bewegungstherapie, sondern was möchten Sie?«

Das Kleine »noch nicht« macht einen großen Unterschied. Wenn Eltern sagen: »Unsere Kinder streiten immer«, kann die Therapeutin antworten: »Ihre Kinder haben noch nicht herausgefunden, wie man auch anders als mit Streiten, eine Meinungsverschiedenheit austragen kann« (Prior, 2022).

1.8.3 Aktives Zuhören

Diese Intervention, die eigentlich auf die Gesprächstherapie nach C. G. Rogers (Tausch & Tausch, 1990) zurückgeht, eignet sich aus systemischer Sicht sehr, weil mit dieser Technik immer wieder sichergestellt wird, dass PatientInnen richtig verstanden worden sind. Hilfreich ist die Methode, zum Sortieren und Ordnen von all den verschiedenen Informationen, die im Gespräch von KlientInnen benannt wurden. Immer wieder in einer Therapiesitzung sollte man dazu mit den eigenen Worten und/oder mit den Worten der PatientInnen wiederholen, was man verstanden hat. *Zum Beispiel, wenn ein Jugendlicher berichtet, er sei schlecht in der Schule, komme gar nicht mit und habe darum auch viel Ärger mit dem Lehrer und den Eltern, könnte man einfügen: »Darf ich kurz mal prüfen, ob ich es richtig verstanden habe? Du bist bisher schlecht in der Schule und dies hat in der Vergangenheit zu großen Spannungen zwischen dir und deinem Lehrer und deinen Eltern geführt?«* Hier ist neben der Zusammenfassung des Gesagten noch eine kleine Mini-Max-Intervention eingebaut: »bisher« oder »in der Vergangenheit« sind kleine eingefügte Worte, die einen großen Unterschied machen. Sie machen implizit deutlich, dass es anders werden kann, und können Veränderungswünsche der PatientInnen bestärken (Prior, 2022).

1.8.4 Hypothesenbildung

Als TherapeutIn kommen einem immer wieder viele gute Gedanken in den Sinn, was das Problem sein könnte, welche Ursache beteiligt sein könnte, warum PatientInnen gerade dieses oder jenes sagen und was gute Wege wären, um aus dem Problem auszusteigen. Mit der Haltung des Nichtwissens sind diese Ideen nur vereinbar, wenn der/die TherapeutIn sich bewusst ist, dass es Hypothesen sind, die vielleicht stimmen, aber auch nicht stimmen können. Nur die KlientInnen können entscheiden, was davon für sie richtig ist. Darum müssen Hypothesen, wenn sie auftauchen, gut reflektiert und als solche erkannt werden. PsychotherapeutInnen müssen also ihre Gedanken über das KlientInnensystem immer wieder hinterfragen. Hypothesen der TherapeutInnen sind erst dann stimmig und hilfreich, wenn die PatientInnen diese bestätigt haben.

Zum Beispiel, wenn der Therapeut die Hypothese hat, der Patientin sei schon in der Kindheit vom Vater nichts zugetraut worden, dann könnte er offen fragen: »Wenn ich Ihnen so zuhöre, kommt in mir die Frage auf, ob Sie so etwas in Ihrer Vergangenheit schonmal erlebt haben, dass man Ihnen gar nichts zutraut?«

Damit lässt er auch Raum für ganz Anderes, prüft aber die Hypothese. Nur wenn die Patientin dann wirklich vom Vater erzählt, ist die Hypothese stimmig.

1.8.5 Fragetechniken

Fragen sind ein wichtiges Instrument in der systemischen Psychotherapie. Die Art zu Fragen ist eine Kunst, die gelernt sein will.

Man kann grob zwischen zwei Fragenarten unterscheiden. Die eine Art zielt auf das Erfassen der Wirklichkeit der PatientInnen, die andere auf das Erfragen von Möglichkeitsräumen.

Fragen zur Erfassung der Wirklichkeitskonstruktion

- Direkte Fragen zur Wirklichkeitskonstruktion: »Woher genau wissen Sie, dass Sie das nicht können?« oder »Woher wissen Sie, dass Ihre Frau wütend ist?«
- Offene Fragen: Es macht einen großen Unterschied, ob ein/eine TherapeutIn fragt: »Ich möchte gerne wissen, ob Sie Angst haben, wenn Sie in Ihr Auto steigen?« oder wenn er/sie fragt: »Mit welchem Gefühl steigen Sie derzeit in Ihr Auto?« Ängstliche und unsichere PatientInnen wagen es, mit der ersten Art zu fragen, kaum zu widersprechen. Ihnen werden mit solchen geschlossenen Fragen, auf die man nur mit Ja oder Nein antworten kann, ganze Krankheitsbilder und Problemstellungen angehängt, die sie aber gar nicht haben. Sie lassen sich von solchen Fragen stark beeinflussen. »Wenn es also in Beratung und Therapie gar nicht so sehr um das ›ob‹, sondern mehr um das ›wie‹, ›was‹ und ›welche‹ geht, dann kann man das auch in der Frage so zum Ausdruck bringen« (Prior, 2022, S. 21). Offene Fragen die mit einem W-Wort (Wie, Warum, Welche, Wo) viele Antworten ermöglichen, geben den PatientInnen den Raum, so zu antworten, wie es für sie gerade jetzt stimmig ist. PsychotherapeutInnen können mit W-Fragen ihre Hypothesen überprüfen, ohne sie schon bekannt zu machen und damit die KlientInnen zu beeinflussen. Wenn der/die PsychotherapeutIn die Hypothese hat, dass der/die KlientIn sehr wütend auf den/die PartnerIn ist, dieser/diese das aber noch gar nie thematisiert hat, dann könnte sie fragen: »Welche verschiedenen Gefühle erleben Sie im Umgang mit Ihrem/Ihrer PartnerIn bei sich selbst?« PatientInnen haben so den Raum, die Frage so weit zu beantworten, wie sie es zum jetzigen Zeitpunkt für sich für stimmig erleben. Falls der/die PatientIn gar nicht von Wut redet, sind jetzt andere Emotionen im Vordergrund, ob dahinter Wut ist, über die er/sie noch nicht reden kann, bleibt offen. Zum Teil kommen PatientInnen später auf diese Fragen zurück, wenn sie offener sind, auch über schwierige Themen zu sprechen, oder die TherapeutInnen können später nochmals eine Frage in die Richtung versuchen.
- Skalierungsfragen: »Wenn Sie ihre Wut auf einer Skala von null bis zehn darstellen müssten, wobei null gar keine Wut wäre, zehn die maximal vorstellbare Wut, wie stark war Ihre Wut gestern, als Ihr Mann zur Tür reinkam?« Skalierungsfragen helfen besonders Emotionen und Schmerzen aus Sicht der Pati-

entInnen besser zu erfassen und erste Unterschiede im Erleben von Emotionen oder Schmerz zu registrieren.
- Problemorientierte Fragen: Fragen nach Schmerzen, Symptomen oder was genau die Krise ausgelöst hat. »Was ist passiert, dass Sie so verzweifelt sind?«
- Fragen nach Ausnahmen vom Problem: »Wann streiten Sie nicht mit Ihrer Tochter?«, »Wann haben Sie kaum Schmerzen oder weniger?«, »Wie ist es Ihnen gelungen, so lange abstinent zu bleiben?«
- Ressourcenorientierte Fragen: Das Erfragen von Fähigkeiten und Begabungen, aber auch Fragen, nach früheren Krisen: »Was haben *Sie* in früheren Depressionen gemacht, um aus dem Tief wieder herauszukommen?« Um Ressourcen herauszubekommen, braucht es nicht nur Fragen, sondern vor allem auch einen permanenten suchenden Blick von TherapeutInnen, wo in den Berichten von PatientInnen Ressourcen versteckt sein könnten. Diese können dann gezielt angesprochen werden und stellen oft eine Möglichkeit der Würdigung und Wertschätzung von PatientInnen im Gespräch dar.
- Vergleichsfragen: Vergleiche mit anderen, aber auch mit vorhergehenden Situationen werden erfragt: »Wer hat mehr Angst, Sie oder Ihre Frau?« oder »Wann hatten Sie mehr Angst, gestern bei der Prüfung, oder heute, als Sie ihre Note dem Vater mitteilen mussten?« Damit kann das Erleben der PatientInnen deutlicher nachvollziehbar werden.
- Zirkuläre Fragen: Zirkuläre Fragen dienen dazu, die gegenseitige Wechselwirkung der Beziehungen der Mitglieder eines Systems zu ergründen, Unterschiede ihrer Beziehungen untereinander, Unterschiede ihrer Reaktionen aufeinander oder auf das Problem und die Unterschiede ihrer Sichtweisen. Dabei ist es das Ziel dieser Fragen, das System mit der Kontextualisierung des Problems zu konfrontieren und damit zu verstören. Man kann die zirkulären Fragen auch als »Tratsch über Anwesende« (Schwing & Fryszer, 2012) bezeichnen. Wenn das Problem untersucht werden soll:
»Sarah ist aggressiv«, so kann man Fragen: »Sarah, wann bist du besonders aggressiv, was macht dich so wütend, was möchtest du deinen Eltern mit diesen Wutausbrüchen sagen?« Diese Fragen wären direkt an Sarah gerichtet, würden implizit darauf hinweisen, dass die Wut von Sarah allein ihr Problem ist. Man könnte auch zirkuläre Fragen nutzen: An die Mutter: »Was nehmen Sie wahr, wie reagiert Ihr Mann auf die Wut Ihrer Tochter?« An den Vater gerichtet: »Was müsste Ihre Frau tun, wenn Sie Sarah so richtig wütend machen wollte?«, (hier fragt man nach Möglichkeitsräumen). An Sarah gerichtet: »Wer in deiner Familie regt sich am meisten auf, wenn du wütend wirst und wer kaum oder gar nicht?«
Mit dieser Art Fragen bricht man mit dem Tabu, dass man nicht im Beisein der betreffenden Person sich äußert über das, was man denkt, dass sie denkt. Außerdem erfahren alle etwas Neues über die Situation und lernen implizit, dass das Problem kontextabhängig ist und damit von allen im System beeinflusst wird. Zirkuläres Fragen ist aber auch im Einzelsetting möglich. Etwa so:
»Angenommen, Ihre Partnerin wäre jetzt hier, was würde sie zu Ihrem momentanen Essverhalten sagen?« oder »Was könnte Ihre Partnerin tun, damit Sie mehr oder weniger essen?« (Möglichkeitsraum) oder »Was hat Ihre Partnerin davon, dass Sie weniger essen?«

Die Kontextabhängigkeit des Problems wird somit eingebracht, das Einfühlungsvermögen von PatientInnen in ihre PartnerInnen wird sichtbar und eine Variabilität der Symptomausprägung wird vorausgesetzt. Zum Teil sind zirkuläre Fragen auch Fragen, die den Möglichkeitsraum betreffen, zumeist aber erfassen sie Wirklichkeitskonstruktionen über das Denken vom Denken und Fühlen der anderen.

Fragen zu Erfassung der Möglichkeitskonstruktionen

Fragen, die direkt in den Möglichkeitsraum zielen, verlangen PatientInnen viel ab, weil sie sich aus ihren Gedanken ums Problem, der »Problemtrance«, einer Aufmerksamkeitsfokussierung auf das Problem (Schmidt, 2005, S. 112), lösen müssen, um antworten zu können. Dies hilft damit PatientInnen, sich mindestens in Gedanken auch wieder handlungsfähiger und mit mehr Gestaltungsmöglichkeiten erleben. Diese Fragen generieren Hoffnung bei KlientInnen und helfen den TherapeutInnen und PatientInnen im Gespräch aus der Problemtrance wieder herauszufinden.

- Lösungsorientierte Fragen: »Was wäre ein gutes Ergebnis der Behandlung?«, »Was könnten Sie tun, damit Ihre Frau zu Ihnen zurückkommt?« oder auch: »Was wäre eine gute Lösung für Sie?«
- Hypothetische Fragen: »Angenommen, Sie würden sich entscheiden, dass Sie heute einmal nicht mit Ihrer Tochter streiten wollen, was müssten Sie dann tun?« oder »Angenommen Ihre jetzige Krise hätte einen Auslöser gehabt in Ihrer Beziehung? Was könnte das am ehesten gewesen sein?« Mit hypothetischen Fragen können TherapeutInnen eigene Hypothesen zur Situation ihrer PatientInnen gut überprüfen.
- Wunderfrage ist eine sehr berühmt gewordene Intervention der systemischen Therapie, die, gut eingebettet in die systemische Haltung, ein sehr wirksames Tool sein kann. Ursprünglich entwickelt wurde diese Frage, die eigentlich ein Fragenkatalog ist, in der lösungsorientierten Kurzzeittherapie nach St. de Shazer. »Wir laden die Klienten durch diese Fragen in die Vorstellung ein, das Problem sei nicht mehr vorhanden. Durch unterstützende Fragen vom Berater entwickeln die Klienten eine sehr konkrete und detaillierte Vorstellung dazu, wie das wäre« (Schwing & Fryszer, 2012, S. 230).
»Angenommen heute Nacht geschieht ein Wunder (eine Fee kommt, oder es passiert etwas ganz Unerklärliches) und Ihre Angst, (Ihre Sucht, Ihr Problem) wäre weg, woran würden Sie das nach dem Aufwachen als erstes merken? Wie würde sich das anfühlen, wie wäre das im Körper anders, was würde sich in Ihrem Denken ändern? Wer würde das als erstes bemerken, dass Ihr Problem weg ist? Wer als zweites? Wer wäre stärker und wer weniger stark davon betroffen? Angenommen, Sie würden auch etwas vermissen, wenn das Problem weg wäre, was wäre das wohl?« Diese Fragen sollte man nicht alle auf einmal stellen, sondern ganz langsam nacheinander, man sollte darauf achten, dass jede Frage wirklich beantwortet wird. Für PatientInnen ist es schwierig, sich in diese Welt

ohne Problem einzudenken. Deshalb braucht diese Arbeit mit der Wunderfrage viel Zeit (vgl. Fallbeispiel Herr B., S. 56).
Es ist wichtig, mit den verschiedenen Fragen zum »Wunder« ausgiebig mit den KlientInnen in die Lösungsvorstellung einzutauschen. Dabei wird die Bedeutung des Problems (Probleme sind Lösungsversuche, vgl. ▶ Kap. 1.4.4) für die Beziehung der KlientInnen zu nahen Bezugspersonen oft sehr verständlich.

- Paradoxe Fragen: Diese Fragen, auch als Verschlimmerungsfragen bekannt, werden von PatientInnen nur dann gut angenommen und sorgfältig beantwortet, wenn das Vertrauensverhältnis zum/zur PsychotherapeutIn gut ist. Fragen wie: »Angenommen Sie wollten morgen einen heftigen Streit mit Ihrem Sohn auslösen, was müssten Sie tun?«, sind für PatientInnen nicht einfach. Sie können das Gefühl auslösen, nicht ernst genommen zu werden, was nicht zielführend in der Therapie wäre. Wenn man die Fragen etwas abfangen will, kann man sie folgendermaßen einbetten: »Angenommen Sie wollten morgen einen heftigen Streit mit Ihrem Sohn auslösen, nicht dass Sie das wollen würden, aber für unser Verständnis der Zusammenhänge wäre es wichtig zu wissen, was müssten Sie dann tun?«

1.8.6 Wie BesucherInnen oder Klagende zu KundInnen werden

Diese Einteilung von KlientInnen geht auf de Shazer (de Shazer, 1999) zurück.

BesucherInnen sind PatientInnen, die ohne explizite Beschwerden oder klaren Veränderungsauftrag zumeist von anderen geschickt werden oder mitgehen »um mal zu schauen«. Kinder und Jugendliche, die von den Eltern oder LehrerInnen geschickt wurden, oder ParterInnen, die mal mitkommen und schauen, aber eigentlich keine Paartherapie oder Familientherapie möchten. Wenn sie für diesen Einsatz, oder eine Leistung, die sie im System erbringen, gewürdigt werden, ohne dass man Veränderungen von ihnen fordert, können sie sich eher bereitfinden wiederzukommen und weitere Gespräche zuzulassen. Man kann die »BesucherInnen« auch fragen, warum sie denn meinen, dass die Eltern, LehrerInnen oder PartnerInnen wollten, dass sie mitkommen (zirkuläre Frage) und was von diesen Anliegen der Bezugspersonen könnte möglicherweise etwas sein, wo sie (die BesucherInnen) etwas erfahren möchten?

Klagende kommen in Therapie, um sich über eine andere Person oder einen Sachverhalt zu beklagen, nicht weil sie an sich arbeiten wollen. Sie erwarten Veränderung von anderen (PartnerIn, Kind oder TherapeutIn). Den Klagenden kann man Verhaltensbeobachtungen und Denkaufgaben geben. Wenn sie sich damit beschäftigen, kann dies schon eine erste Veränderung darstellen und Wirkung auslösen.

KundInnen sind die PatientInnen, nach St. de Shazer, die mit Beschwerden kommen und eine aktive Veränderungsmotivation mitbringen. Mit ihnen kann man therapeutische Aufträge erarbeiten und dann lösungsorientiert vorgehen.

1.8.7 Reframing/Umdeutung

Reframing ist eigentlich mehr eine Haltung als eine Intervention (vgl. ▶ Kap. 1.3.1), aber auch als Intervention immer wieder sehr wirksam, darum wird sie hier aufgeführt: Ein Symptom oder Verhalten wird in einen ganz anderen Rahmen gestellt und dadurch positiver/anders gesehen.

Wenn sich eine Frau mit massiven Eheproblemen über ihren Mann beklagt, der immer wieder etwas an ihr kritisiert, könnte eine Therapeutin sagen: »Ihr Mann scheint ein großes Interesse an Ihnen zu haben und einen großen Wunsch nach Veränderung.« So wird eine Vermutung durch die Therapeutin in den Raum gesetzt, indem das Verhalten des Mannes eine neue Bedeutung erhält, und die Patientin kann selbst prüfen, ob die Kritik des Mannes, neben allem Schwierigen, auch anzeigt, dass er etwas ändern möchte. Oder wenn Eltern sich über ein Kind beklagen, was immer so aktiv ist, dauernd etwas will, nie Ruhe gibt, dann könnte ein Therapeut reframen, also die Perspektive wechseln, indem er von dem »aufgeweckten, lebenslustigen Kind« spricht.

1.8.8 Paradoxe Interventionen

Nicht nur Fragen können paradox sein (vgl. ▶ Kap. 1.8.5). Paradoxe Interventionen sind Interventionen, die Symptome der PatientInnen positiv interpretieren oder sogar »verschreiben«. Diese Methode hat eine starke Wirkung, kann aber auch gravierende Nebenwirkungen haben, wenn PatientInnen sich von ihren TherapeutInnen mit der Intervention nicht ernst genommen, bis ins Lächerliche gezogen fühlen. Es braucht eine tragfähige therapeutische Beziehung und viel Erfahrung als TherapeutIn, um diese Intervention wirksam nutzen zu können.

So könnte man einem jungen Mann, oder einer jungen Frau, der/die gerne eine Partnerin, einen Partner hätte, sich aber nicht traut jemanden anzusprechen, aus Angst vor einer Absage, als Aufgabe mit nach Hause geben, sich erst einmal der Angst vor Absagen zu stellen. Man macht mit der Person ab, wie oft sie bis zur folgenden Sitzung am Abend in die Diskothek geht und gibt ihr die Aufgabe, an jedem dieser Anlässe mindestens drei Absagen einzusammeln. Oder einer Patientin, die sich beklagt, dass der Mann immer wieder daheim wütende Ausbrüche habe, könnte man die Aufgabe geben, bis zum nächsten Termin jede Woche einmal zu versuchen, etwas dafür zu tun, dass der Mann einen Wutausbruch bekommt.

Derartige Verschreibungen geben KlientInnen eine Aufgabe, sodass sie etwas tun können, zeigen damit implizit, dass sie Einfluss auf die Situation nehmen können und verändern ihre vorläufige Zielrichtung vom Vermeiden hin zum Auslösen wollen. Wehrt sich ein/eine KlientIn gegen die Aufgabe, oder will er/sie wissen, wieso das nötig ist, so sollte man nicht allzu viel erklären, nur empfehlen, das zu versuchen, da man dann in der folgenden Stunde mit den Erfahrungen rascher weiterkomme.

1.8.9 Genogrammarbeit

Dies ist eine klassische systemische Intervention, die den transgenerationalen Ansatz von Boszormenyi-Nagy & Spark (Boszormenyi-Nagy & Spark, 1995) aufgreift und dazu dient, die hohe Komplexität sozialer Systeme durch Komplexitätsreduktion darstellbar und erfassbar zu machen. Es ist also ein Tool zum Ordnen, Dokumentieren und Analysieren von Familiensystemen in Form einer Art Stammbaum, der mit klaren Symbolen Wichtiges verdeutlicht.

Die Darstellungsart geht auf McGoldrick et al., 2022 [1990] zurück.

- In Patchworkfamiliensystemen ist es ratsam, mit den leiblichen Geschwistern des/der PatientIn zu beginnen. Man fängt unten im Bild an, wenn es die aktuell jüngste Generation umfasst. Die ältesten Kinder links, dann der Reihe nach mit Jahrgang und Namen
- Halbgeschwister väterlicherseits links in gleicher Weise, die mütterlicherseits rechts.
- Auf der Elternebene werden die Kinder mit gleichen Eltern wie oben beschrieben verbunden.
- Kinder der Geschwisterebene werden ebenfalls eingetragen, soweit bedeutsam
- Partnerschaften auf der Elternebene, sowie die Großelternebene werden notiert, soweit wichtig und bekannt mit Namen und Geburtsjahr.
- Die Personen, die aktuell mit dem Patienten oder der Patientin in einem Haushalt leben, werden umkreist.
- Konflikthafte Beziehungen werden mit Blitzen eingetragen, enge Bindungen mit Doppelstrich und Beziehungsabbrüche mit einem durchgestrichenen Strich. Vgl. ▶ Abb. 1.5

1 Einführung in die systemische Perspektive

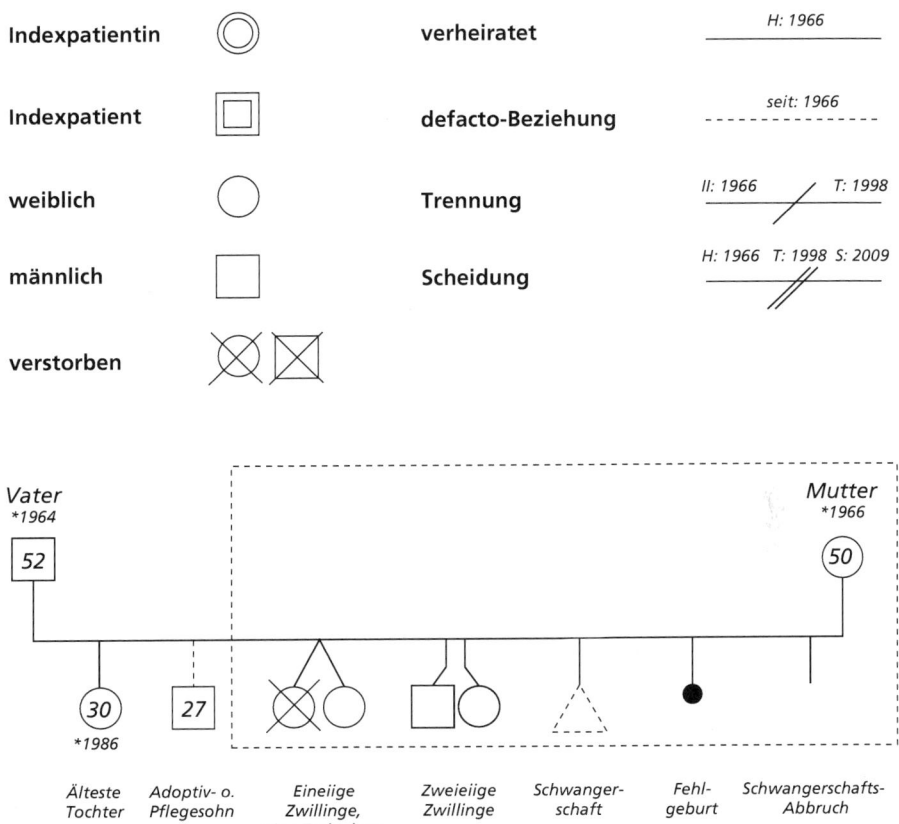

Abb. 1.4: Genogrammsymbole: Personen, die in einem gemeinsamen Haushalt leben, werden mit einer Linie eingekreist (Grafik: Olivia Bösch)

Ist das Genogramm erstellt, lässt es sich für verschiedene Fragestellungen nutzen. Welche Geschichten der Familien werden erzählt, um wen gab es Geheimnisse, was wurde transgenerational über das Leben weitergegeben an Leitsprüchen, Erfahrungen oder was wurde vorgelebt? Welche Krankheiten und welche Begabungen traten auf in den Familiensystemen? Welche Schicksalsschläge und Erfolge wurden gemeistert?

Es lohnt sich auch, das Genogramm als Ganzes zwischen TherapeutIn und PatientIn auf sich wirken zu lassen. Welche Bilder und Emotionen werden wach durch diese Darstellung des Familiensystems?

Teil I Systemische Psychotherapie

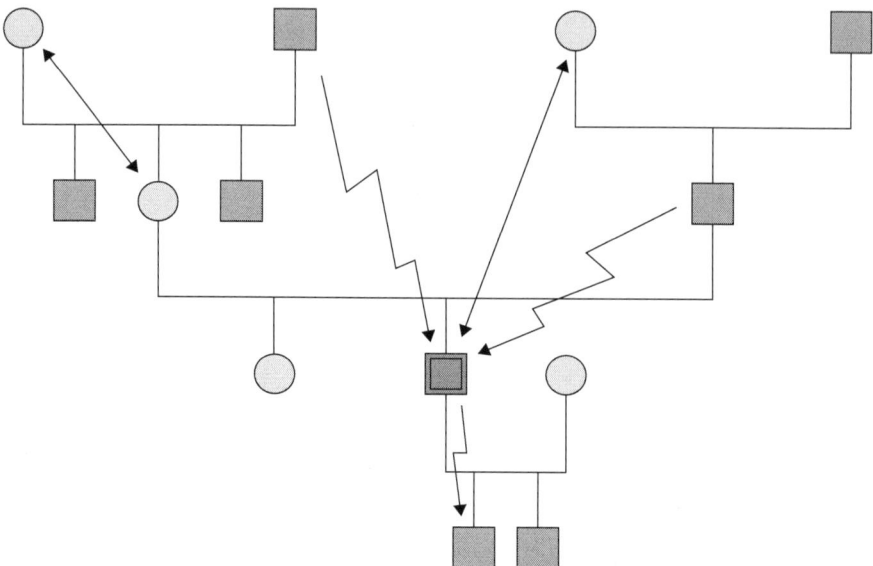

Abb. 1.5: Beziehungen im Genogramm dargestellt. Gezackte Pfeile stehen für Konflikte, Doppellinien oder Pfeile in beide Richtungen für besonders enge Bindungen (wenn konflikthaft, werden gezackte Linien auch mit Pfeilen in beide Richtungen gezeigt). Kontaktabbrüche werden mit geraden Linien und Querstrich gezeichnet (nicht im Bild) (Grafik: Olivia Bösch)

1.8.10 Ressourcenaktivierung

Grundsätzlich geht man im systemischen Denken davon aus, dass jeder Mensch Ressourcen hat, die aber durch Krankheit, Lebensereignisse oder Problemsicht verschüttet sein können. Es gehört zu den schönsten Arbeiten in der systemischen Psychotherapie die Ressourcen aufzuspüren und zu aktivieren. PatientInnen, Paare und ganze Familiensysteme können sich derart in »Problemhypnose« (Schwing & Fryzer, 2012, S. 168) oder »Problemtrance« (Schmidt, 2005) befinden, dass sie die Frage nach den Ressourcen zunächst als verstörend und irritierend empfinden. Es ist die Aufgabe von PsychotherapeutInnen, die Suche danach nie aufzugeben. Also, ob in der Anamnese, der Schilderung von Alltagsthemen, der Beschreibung von Konflikten oder Problemen, mit einem Ohr und einem Auge sollte stets nach Ressourcen Ausschau gehalten werden. Auch wenn zum Beispiel ein älterer Mann aufgrund seiner schweren Kniebeschwerden alle Outdoor-Hobbies die er so gerne macht und die Gartenarbeit aufgeben musste und deshalb in eine Depression geraten ist, so sollte die Psychotherapeutin nicht mit ihm in die Problemtrance rutschen, indem sie denkt: »Ja mit 80 Jahren kann der doch jetzt sicher nichts Neues mehr anfangen ...« Mit der Haltung: »Dieser Mensch hat sicher noch andere Ressourcen, die er jetzt im Sitzen besser ausbauen kann, vielleicht als Ersatz für die alten Hobbies, oder als Überbrückung bis nach den Knieoperationen«, kann der/die PsychotherapeutIn sich nach den Aktivitäten bei schlechterem Wetter in früheren Jahren erkundigen, oder mit ihm seine Interessen aus Jugend und Schulzeit durchgehen, die seither brach liegen. Auch im familiären Netzwerk kann man nach den besonderen Fähigkeiten, Begabungen und Interessen des Menschen fragen. So wird die Stimmung eines Familien- oder Paargespräches in der Klinik ganz anders, wenn Angehörige über das berichten dürfen, was sie an diesem Menschen so schätzen. Dabei lernen TherapeutInnen den Menschen von seinen vielen gesunden und starken Seiten kennen und Angehörige sind die Wissenden, die den Menschen so viel besser kennen als das Behandlungsteam mit der patientenorientierten Sicht.

1.8.11 Metaphern

Eine Metapher ist ein Sinnbild, das für etwas steht und oft mehr sagt als tausend Worte. Bilder nehmen einer Situation zum Teil die Schwere, sorgen für mehr Distanz zwischen der Person und der belastenden Situation.

Der Patient sagt: »Gestern habe ich mich mit meinem Mann sehr heftig gestritten.« Therapeut: »Also gestern ist ein Unwetter über Sie und Ihren Mann hereingebrochen?« Der Patient kann dieses Bild des Therapeuten aufgreifen und weiterbearbeiten: »Na das ist viel zu schwach ausgedrückt, es war mehr ein Orkan.« Nachdem der Patient den Streit geschildert hat, können sich Therapeut und Patient gemeinsam darüber unterhalten, wie man sich am besten vor einem »Orkan« schützt und welche Möglichkeiten der Patient und sein Partner haben, einen nächsten »Orkan« frühzeitig zu erkennen, um ihm auszuweichen.

TherapeutInnen können beim Zuhören der Schilderungen von PatientInnen, immer darauf achten, wo PatientInnen Metaphern brauchen. Diese sollten sie sich unbedingt merken und zur Weiterarbeit mit den PatientInnen nutzen. Spürt man als TherapeutIn in so ein Bild hinein, erahnt man viel mehr von der subjektiven Bedeutung, die das Ereignis für PatientInnen hat. Greifen TherapeutInnen diese Metaphern auf, fühlen PatientInnen sich besser gehört und verstanden.

TherapeutInnen können auch, wie im obigen Beispiel, selbst in sich hören, ob ein Bild in ihnen auftaucht, welches die Schilderungen der Patientinnen gut symbolisiert.

»Wenn ich Ihnen so zuhöre, kommt in mir ein Bild auf von ... Prüfen Sie mal, ob das auch für Sie zu der Situation passen könnte.« Mit einem solchen Satz ließe sich die Metapher gemeinsam mit PatientInnen überprüfen. PatientInnen werden so eingeladen entweder dieses Bild für sich zu nutzen oder eine eigene, bessere Metapher zu entwickeln.

1.8.12 Timeline/Lebenslinie

Zu Beginn einer Behandlung sind TherapeutInnen dazu angehalten, die Anamnese ihrer PatientInnen zu erheben. Dabei werden aber vor allem der Krankheitsverlauf über die Jahre und evtl. aufgetretene andere Krankheiten erfasst. Außerdem werden unter Umständen belastende Ereignisse erfragt. Insgesamt wird die Anamnese mit einem sehr problemorientierten Blick erhoben, auch wenn die Frage nach Ressourcen in einer guten Anamnese am Ende noch hinzugefügt wird.

Im Laufe der Therapie kann es bedeutsam sein, das gesamte Leben eines, oder im Paar auch beider PatientInnen, in den Überblick zu bekommen.

Dazu kann eine Lebenslinie (bei einem Paar zwei Lebenslinien) auf einem Flipchart aufgemalt, oder als Seil im Raum ausgelegt werden. Die Linie wird dann in bestimmte Lebensabschnitte unterteilt. Kindheit, Jugend, Schul- und Ausbildungsabschnitte werden mittels Symbolen (Steine, Karten, Gegenstände vom Schreibtisch des/der TherapeutIn oder kleine beschriftetet Klebezettel) kenntlich gemacht. Anschließend werden die verschiedenen Lebensabschnitte auf wichtige Ereignisse hin untersucht. Dabei sind schöne und prägende Ereignisse mindestens genauso wichtig wie schwere und belastende Erfahrungen. All diese Ereignisse können mit verschiedenen Symbolen (wie oben) kenntlich gemacht werden. Malt man alles auf den Flipchart, dann können PatientInnen selbst Symbole oder Begriffe für diese Ereignisse an der Stelle aufschreiben oder zeichnen. Somit entsteht im Laufe von ein oder mehreren Sitzungen ein Bild des gesamten Lebens. TherapeutInnen und PatientInnen können dann dieses Gesamtbild miteinander betrachten, wichtige Erfahrungen und Erkenntnisse herausarbeiten und darüber nachdenken, was PatientInnen gemacht haben, um aus den kritischen Lebenslagen selbst wieder herauszukommen. Diese Lösungskompetenzen sind wichtige Ressourcen der PatientInnen, die möglicherweise auch in der aktuellen Krise helfen können, Wege aus den Schwierigkeiten zu finden.

Im Anschluss an diese Arbeit kann ein Blick in die Zukunft gewagt werden. Was müsste in den kommenden Jahren passieren, damit es jetzt gut weitergeht? Welche Erfahrungen und Ressourcen der PatientInnen könnten dabei nützlich sein, diese Verbesserung in der Zukunft zu erreichen.

Wenn TherapeutInnen im Büro mit einem Seil die Timeline darstellen lassen, ist es nützlich, am Schluss der Sitzung ein Foto zu machen, um die Timeline vor der nächsten Sitzung wieder aufzubauen. Da dies im klinischen Alltag nicht immer so leicht zu realisieren ist (Zeitdruck zwischen den Sitzungen), sind Flipchart-Blätter, die man den PatientInnen auch mitgeben kann, um zwischen den Sitzungen daran weiter zu zeichnen, sehr geeignet.

1.8.13 Hausaufgaben

In der systemischen Therapie sind Hausaufgaben insbesondere dann nützlich, wenn diese in der Sitzung mit den PatientInnen gemeinsam erarbeitet wurden.

So könnte eine Psychotherapeutin eine Patientin, die soeben in der Stunde festgestellt hat, dass sie weder den Eltern noch dem Chef noch ihrem Mann gegenüber wirklich »Nein« sagen kann, bitten, sich zu überlegen, wo sie denn mit dem Üben des »Nein« beginnen möchte. Wenn die Patientin sich entscheidet, dass sie es beim Chef zuerst versuchen möchte, dann könnte die Therapeutin fragen, ob die Patientin zu einer Hausaufgabe bereit wäre und in welchem Umfang. Anschließend würden beide gemeinsam überlegen, ob ein einziges »Nein« bis zur nächsten Sitzung möglich wäre, oder mehrere. Oder ob es noch zu früh ist, schon ein »Nein« zu sagen, sondern in einem ersten Schritt wichtig wäre herauszufinden, wo im Alltag sie denn gern »Nein« sagen würde, es aber nicht tut.

So wird im Sinne der KlientInnenkompetenz die Hausaufgabe mit den PatientInnen entwickelt. Die Chance, dass PatientInnen sich mit dieser Aufgabe identifizieren und sie dann auch daheim versuchen, steigt damit.

Wichtig ist, dass verbindlich vereinbarte Hausaufgaben in der folgenden Stunde auch gemeinsam besprochen werden. Was konnte von PatientInnen realisiert werden und was nicht? Wieso ging etwas nicht? Wie waren die Erfahrungen mit diesen neuen Aufgaben? Was müsste angepasst werden, damit die Hausaufgabe bis zur folgenden Sitzung durchführbarer wäre? TherapeutInnen sollten sich nicht übermäßig mit den Hausaufgaben und ihrer Durchführung identifizieren, sondern beobachten, wie PatientInnen mit dieser Aufgabe im Alltag und in der Therapie umgehen. Im Sinne der Veränderungsneutralität sind TherapeutInnen nicht dazu aufgefordert, die Hausaufgaben auch durchzusetzen. PatientInnen entscheiden was sie wie umsetzen können. Wenn aber verbindlich abgemachte Hausaufgaben immer wieder vergessen gehen, ignoriert werden oder gar nicht versucht werden, dann zeigt das auf, dass etwas in der Zusammenarbeit zwischen PatientInnen und TherapeutInnen nicht stimmt. In solchen Fällen ist es wichtig, die Bedeutung der verbindlichen Absprache einer solchen Hausaufgabe miteinander zu beleuchten. Denn die gesamte Therapie beruht auf verbindlichen Absprachen zwischen PatientInnen und TherapeutInnen. So wie PatientInnen zurecht erwarten, dass TherapeutInnen die verbindliche Absprache für den nächsten Termin einhalten, so dürfen TherapeutInnen auch erwarten, dass verbindliche Absprachen in Form einer Hausaufgabe von PatientInnen mindestens zu realisieren versucht werden. PatientInnen sollten aber unbedingt dazu ermuntert werden, dass sie solche Absprachen über Hausaufgaben gar nicht erst annehmen, wenn diese ihnen zu schwierig und nicht umsetzbar erscheinen.

1.8.14 Aufstellungsarbeit

Die Aufstellungsarbeit mit dem Systembrett, in der Figuren die einzelnen Mitglieder der Familie, des Teams oder der Gruppe symbolisieren, ist eine Methode, die historisch aus dem Sceno-Test entstanden ist, der 1939 von Staabs als projektiver Test entwickelt wurde, um mittels Puppen unbewusste kindliche Ängste und Wünsche zu ergründen. Ludewig und Wilken haben daraus ein Instrument zur Erkennung und Veränderung von Beziehungskonstellationen entwickelt. Ziel ist, die Beziehungsstrukturen und deren Auswirkungen auf Systembeteiligte zur Darstellung zu bringen, damit Beziehungsfallen und Verstrickungen deutlicher werden und sich darüber ausgetauscht werden kann. Dabei wird das rechts-hemisphärische, bildhafte Denken angeregt und Erleben, was schwer in Worte zu fassen ist, kann zum Ausdruck gebracht werden. Aufstellungsarbeiten lassen sich sowohl im Einzel- wie auch im Mehrpersonensetting durchführen.

Vorgehen: Zunächst werden die Beteiligten von dem/der TherapeutIn zu einem anderen Vorgehen als normalerweise eingeladen. Vielleicht mit der Frage: »Wären Sie bereit, heute einmal etwas ganz anderes zu versuchen, wo wir wenig Worte brauchen, was uns aber ermöglichen könnte, mehr über Ihre Situation zu verstehen?« Dann wird ein Brett oder auch ein kleiner Tisch, oder ein Feld auf dem Tisch (ungefähr 50 × 50 cm, je nach Größe der Figuren) angeboten, als das Beziehungsfeld, in dem sich alle Familienmitglieder/Gruppenmitglieder bewegen.

Man bietet Figuren oder Gegenstände in unterschiedlichen Größen an (können Playmobil®-Figuren, Holzfiguren, Gegenstände aus dem Büro, verschiedene Steine oder auch Tierfiguren sein). KlientInnen definieren, welche Gegenstände oder Figuren wen in der Familie/Gruppe symbolisieren und stellen sie so auf, dass Nähe und Distanz auf dem Brett zur erlebten Nähe und Distanz zu den Personen passt. Die Größe der Figuren sollte dabei die Hierarchie, Einfluss und Macht darstellen. TherapeutInnen ermuntern KlientInnen zu erklären, warum sie was tun, wen sie da aufstellen und wie, greifen aber *nie* selbst ins Bild ein.

Ist der/die KlientIn der Meinung, dass das Abbild das System darstellt, wird er/sie eingeladen, das entstanden Bild zu betrachten. Man kann gemeinsam um den Tisch gehen, die Platte hin- und herdrehen, um so verschiedene Perspektiven zu ermöglichen. Was fällt KlientInnen dabei auf? TherapeutInnen fragen, wie es einzelnen Figuren an der Position wohl ergehen mag und wo Schwierigkeiten erkennbar sind, wo mögliche Verwirrungen und Verstrickungen bestehen oder entstehen könnten.

TherapeutInnen ergänzen evtl. eigene Beobachtungen, fragen gezielt nach Figuren, die besonders auffallen.

Anschließend können Ziele und Lösungsideen gestellt werden. Diese werden, wie oben beschrieben, bearbeitet.

Im Paar lässt sich diese Aufstellungsarbeit nutzen, indem ein/eine PartnerIn den Beziehungsanfang aufstellt und beide sich darüber unterhalten, warum und wieso die Person es so gestellt hat. Der/die andere PartnerIn macht Veränderungsvorschläge und beide können so lange arbeiten, bis sie ein gemeinsames Bild zum Anfang finden, es sei denn, die Bilder sind so unterschiedlich, dass zwei Bilder entstehen. Das Vorgehen wird für wichtige Zeitabschnitte in der Beziehung wiederholt. Es wird ein Bild der aktuellen Krise auf diese Weise erarbeitet und ein Zukunftsbild gestellt. TherapeutInnen haben nur die Aufgabe, das Paar zu unterstützen, bei dieser Arbeit zu bleiben und zu fragen, ob es ein gemeinsames Bild daraus geben kann, oder nicht. Anschließend wird jedes Bild ausgiebig betrachtet, so wie oben beschrieben. Wichtig bei dieser Arbeit ist Ruhe und Zeit. Für jede Aufstellung eines Zeitabschnittes kann man sich in einer Stunde Zeit nehmen, bei rascher Einigkeit im Paar können auch zwei Zeitabschnitte in einer Sitzung erarbeitet werden. Die entstehenden Bilder brauchen Zeit zu wirken.

1.8.15 Skulpturarbeit

Die eigene Familie, das Paar, das Team oder eine Gruppe, die zusammen eine Ausbildung oder eine Aufgabe macht, können sich miteinander im Raum aufstellen, um ihr Beziehungsgefüge bildlich darzustellen. Innerfamiliäre Beziehungs- und Verhaltensstrukturen werden dabei von KlientInnen selbst in einer metaphorischen Figur symbolisch dargestellt. Statt dem links-hemisphärischen, logik-lastigen Ursache-Wirkungsdenken, wird der Zugang zum rechts-hemisphärischen intuitiven bildhaften Denken angestrebt. Dies gibt Menschen eine Chance etwas zur

Darstellung zu bringen, die sich mit Worten weniger gut ausdrücken können. Es entsteht eine Skulptur, die als Bild allen Beteiligten sehr viel mehr sagt als Worte und die in Erinnerung bleibt.

Vorgehen:
Der/die »BildhauerIn« ist ein Familienmitglied (waches Kind, Jugendliche/Jugendlicher, nicht im Konfliktzentrum stehender/stehende Erwachsener/Erwachsene) oder im Paar zunächst ein/eine PartnerIn, dann wechseln. Es wird schweigend aufgestellt.

1. Aufgabe: Alle TeilnehmerInnen so im Raum aufstellen, dass der räumliche Abstand die zwischen ihnen bestehende emotionale Nähe u./o. Distanz darstellt.
2. Aufgabe: Die Familie/das Paar in der Vertikalen so zu stufen, dass die momentane hierarchische Struktur sichtbar wird. (stark = oben, schwach = am Boden).
3. Aufgabe: Jedem der TeilnehmerInnen eine für sein Verhalten in der Familie/im Paar typische Gestik, Mimik oder Körperhaltung zu geben (anfassen/modellieren).
4. Aufgabe: Der/die »BildhauerIn« wird ermutigt auszuprobieren und zu korrigieren, anschließend stellt er/sie sich auf den eigenen Platz, nimmt eine für ihn/sie passende Haltung, Gestik und Mimik ein.
5. Aufgabe: Alle TeilnehmerInnen spüren in sich hinein, wie es sich anfühlt so zu stehen. Die/der TherapeutIn fragt jeden wie es ihr/ihm geht. Wenn ein/eine TeilnehmerIn sich ganz unwohl fühlt, wird er/sie gebeten, seine/ihre Position ein wenig zu verändern, bis er/sie sich besser fühlt.
6. Aufgabe: Alle werden gebeten, sich das Erlebte gut einzuprägen, bevor die Skulptur wieder aufgelöst wird und alle an ihre Plätze zurückgehen.

Der/die BildhauerIn wird gewürdigt für seinen/ihren Mut das für die Gruppe in die Hand zu nehmen und sich so zu zeigen. Dann tauschen alle Beteiligten ihre gemachten Erfahrungen und Erkenntnisse aus und sprechen über die möglichen Konsequenzen.

Im Paar kann dann der andere sein Bild der Situation aufstellen, wenn er es ganz anders sieht.

In der Skulpturarbeit sind alle aktiv beteiligt, können sich, wenn sie gefragt werden, aktiv mit einer Veränderung der eigenen Position einbringen.

Im Paar kann auch der Anfang der Beziehung, die Zeiten mit Kindern oder anderen Aufgaben und die aktuelle problematische Zeit aufgestellt werden. Anschließend kann dann die Zeit aufgestellt werden, wie es in zwei Jahren ist, wenn es für beide gut weitergeht. Hier zeigt sich rasch, ob sich ein Paar auf ein gemeinsames Bild für die verschiedenen Zeiten einigen kann und vor allem, ob ein gemeinsames Bild für die Zukunft möglich ist. TherapeutInnen sollten aber bei dieser Arbeit nur das Erleben abfragen, nie werten und kommentieren.

Kontraindikation für eine Skulpturarbeit sind emotional hoch aufgeladene Situationen, insbesondere wenn psychotische Menschen unter den TeilnehmerInnen sind. Diese Übung kann sehr viele Emotionen aktivieren, sie kann auch schlagartig deutlich machen, wie es um die Position einzelner in der Gruppe steht oder wie wenig Gemeinsamkeiten das Paar hat. Die Person, die aufstellt, also der/die

»BildhauerIn«, exponiert sich mit ihrer Aufgabe, zeigt ihre Perspektive. Drum ist es wichtig eine Person aus den TeilnehmerInnen zu wählen, die eher ruhiger ist, nicht am Konflikt beteiligt und somit auch sonst eine beobachtende Position hat. Außerdem sollte sie gewürdigt werden für ihren Mut und die anderen sollten eingeladen werden, wenn sie befragt werden, wie es ihnen in der Position geht, etwas für sich zu tun, damit es ihnen wohler wird. So entsteht dann ein Bild, das schlussendlich alle im Raum stimmig finden können.

1.8.16 Inneres Team

Systemische Therapie sieht die Ursache für Probleme und Störungen im Kontext, im zirkulären Miteinander zwischen der Person und ihrem Umfeld. PatientInnen kommen zum Teil aber mit intrapsychischen Problemen, wie Ambivalenz, mangelndem Selbstwert, negativen inneren Stimmen oder dem Gefühl, innerlich von bestimmten Antreibern einseitig in eine Richtung gelenkt zu werden. Gibt es von KlientInnen Aufträge, die in diese Richtungen gehen, kann die Arbeit mit den eigenen Anteilen im inneren Team sinnvoll sein.

G. Schmidt spricht vom inneren Parlament, oder der inneren Familie und sagt: »die verschiedenen Seiten lassen sich als Personen, als Mitglieder eines inneren Teams imaginieren. Je differenzierter man dies tut, desto konkreter und erlebniswirksamer kann man diese Aspekte machen« (Schmidt, 2007, S.195). Wir kennen diese Anteile auch bei Ego-States, wo sie als »organisiertes Verhaltens- und Erfahrungssystem, dessen Elemente durch ein gemeinsames Prinzip zusammengehalten werden und das von anderen Ich-Zuständen durch eine mehr oder weniger durchlässige Grenze getrennt ist« (Watkins & Watkins, 2012, S. 45) beschrieben werden.

Dabei ist aus systemischer Sicht wesentlich, dass wir diese Ich-Anteile nicht als vorgefertigte Schablonen (Schematherapie) ansehen oder in Kategorien wie Kind-Ich, Eltern-Ich und Erwachsenen-Ich (Transaktionsanalyse) einteilen, sondern sie als individuelle »Komponenten einer inneren Ansammlung von Energie, die in einem dynamischen Zusammenspiel existieren«, würdigen (Peichl, 2011, S. 46).

Außerdem ist es zentral, alle Mitglieder des inneren Teams zu erfassen, also »das gesamte innere System zu begreifen« (Schwartz, 2018, S.63).

Vorgehen:

Wenn KlientInnen ein wie oben skizziertes Problem in der Therapie einbringen möchten, dann können PsychotherapeutInnen vorschlagen, dies mit dem Modell des inneren Teams zu bearbeiten. Viele KlientInnen kennen den Begriff evtl. durch das gleichnamige Buch von Schulz von Thun (Schulz von Thun, 2017). Auf einem Flipchart-Blatt wird ein Kreis gemalt, der den »Tisch« symbolisiert, den der Mensch imaginiert »in sich trägt«, an dem seine inneren Teammitglieder Platz nehmen.

Wichtig ist ganz allgemein zu fragen, welche Stimmen KlientInnen hören, wenn sie so in sich hineinhören. Zunächst werden alle Stimmen, die im Alltag auftauchen, einzeln wie folgt bearbeitet.

Wenn KlientInnen beispielsweise eine Stimme hören, die immer wieder sagt: »Geh in den Wald«, dann wird diese Stimme daraufhin untersucht, welches Ziel sie verfolgt. Will dieser Anteil, dass man sich bewegt, oder die Natur erfährt, oder einfach allein ist und zur Ruhe kommen kann? KlientInnen müssen sich einen Moment in diesen Anteil einfühlen, um das Ziel zu finden, welches diese Seite verfolgt. Am Ziel wird dann von KlientInnen, mit therapeutischer Unterstützung der Name des Anteils festgelegt. Sagen KlientInnen auf die Frage nach dem Ziel, dass der Teil sich bewegen wolle, so könnte er der »Bewegungsanteil«, oder »LäuferIn« genannt werden. Geben KlientInnen an, sie suchen Ruhe mit diesem Anteil, dann könnte er als der/die »Ruhesuchende« oder ein »kontemplativer Teil« an den Tisch gesetzt werden. Möglichst am Wording der PatientInnen wird der Name des Anteils benannt und an den »Tisch gesetzt« (an den Kreis geschrieben).

So werden mehrere Anteile benannt und am »Tisch« verteilt. (▶ Abb. 1.6)

Nachdem so drei bis vier Anteile gefunden und benannt wurden, fragt man KlientInnen, wie denn aus verschiedenen Personen, die alle in unterschiedliche Richtungen wollen, ein Team werden könnte? Dies führt zumeist zu der Überlegung, dass es eine gute Kommunikation untereinander braucht, einen fairen Umgang und schließlich eine Teamleitung, einen/eine ChefIn am Tisch braucht.

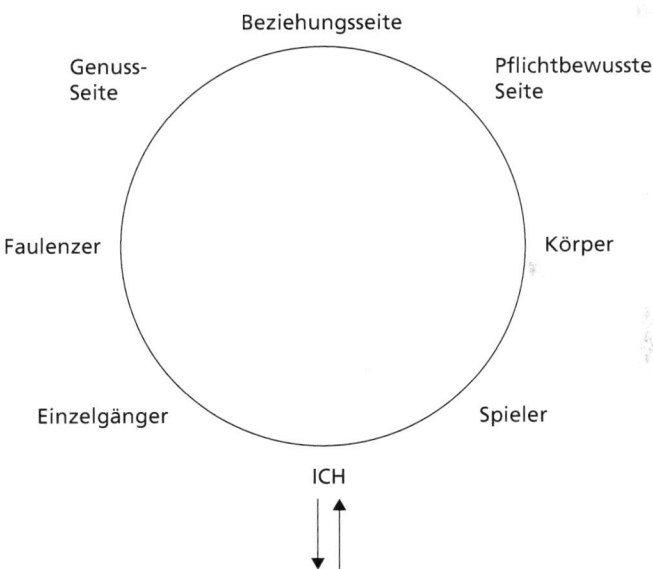

Abb. 1.6: Inneres Team: Das Ich hat die Aufgabe nach außen wahrzunehmen und zu handeln (Pfeile) und muss die Leitung des inneren Teams übernehmen (Grafik: Olivia Bösch)

Mit der Frage, wer denn ChefIn im Team des/der KlientIn ist, kommt zumeist rasch die Antwort, dass das wohl »Ich« machen muss, wenn jemand etwas Ich-Stärke in sich hat. Bei Menschen, die eine gewisse Schwäche ihres »Ich« haben, ist es oft einer der lauten Anteile der sich als ChefIn aufspielt und damit den ganzen Menschen einseitig in eine Richtung lenkt. Menschen, die mit einem Burn-out in die Psychotherapie kommen, haben häufig einen Anteil in sich, der das Ziel hat, dass erst die Arbeit erledigt werden muss, bevor man sich zur Ruhe begibt, also einen gewissenhaften Anteil zum Beispiel. Hier kann es vorkommen, dass der Anteil so stark und laut ist, dass er alles dominiert und zum/zur ChefIn im Team wird. Es ist die Aufgabe der Psychotherapie in der Arbeit mit dem inneren Team das »Ich« in der Rolle der Sitzungsleitung wieder zu stärken und mit den KlientInnen zu erarbeiten, wie sie mit ihrem »Ich« das Team wieder führen können.

Eine laute und dominante Seite ist nicht von Grund auf schlecht, sondern jede Seite darf am Tisch sitzen und mitreden, aber das »Ich« muss alle Seiten gut kennen und allen gut zuhören, dann werden die lauten Anteile wieder leiser.

Erste Aufgabe für zu Hause mit diesem Modell wäre es, dass das »Ich« beobachtet, welche Stimmen es im Verlauf des Tages hört, welche davon kann es schon benannten Anteilen zuordnen und welches sind neue Stimmen, die über das Ziel, was sie verfolgen, zu ihrem Namen kommen.

Somit kann über mehrere Sitzungen das komplette innere Team mit allen Anteilen am runden Tisch erarbeitet werden.

Eine Anleitung zur Disidentifikation zwischen dem »Ich« und seinen Anteilen könnte als Hausaufgabe in den folgenden Wochen etwa wie folgt gegeben werden:

1. Setzen Sie sich mit Ihrem Ich täglich zehn Minuten vor Ihr inneres Team.
2. Hören Sie, welche Stimmen Sie wahrnehmen.
3. Ordnen Sie die Stimmen einem Teammitglied zu.
4. Achten Sie auf Stimmen, die leise sind, die Sie noch nie gehört haben, seien Sie neugierig auf Anteile, die sich unter dem Tisch hervorwagen, lassen Sie alle Teammitglieder am Tisch Platz nehmen. Alle gehören dazu.
5. Welche Ziele haben die neu entdeckten Teamer? Welchen Namen erhalten diese?
6. Ziel: Ihr »Ich« ist TeamchefIn für alle Teammitglieder.
7. Gute ChefInnen kennen ihr ganzes Team.

Damit unterstützt der/die TherapeutIn das »Ich« in seiner Leitungsfunktion. Diese Arbeit mit dem inneren Team wirkt Ich-stärkend.

Zusätzlich kann man, wenn das Team komplett bekannt ist und das »Ich« einen guten Kontakt zu allen Teammitgliedern hat, in Fragen, bei denen die PatientInnen Ambivalenz verspüren, alle Teammitglieder zu der Frage befragen, sodass nicht nur zwei oder drei laute Stimmen das Team hin- und herreißen. Das »Ich« kann sogar eine Abstimmung im Team veranlassen, wer sich für den einen oder anderen Weg entscheidet. Eine mit allen Mitgliedern im Team gefällte Mehrheitsentscheidung stärkt dem »Ich« den Rücken und hilft, dass nicht nur die lauten Stimmen bestimmen.

Teil II Ökologisch-systemische Therapie

»Was wärst du Wind,
wenn Du nicht Bäume hättest zu durchbrausen;
was wärst du Geist,
wenn du nicht Leiber hättest,
darin zu hausen!
All Leben will Widerstand.
All Licht will Trübe.
All Wehen will Stamm und Wand,
dass es sich daran übe.«
    (von Christian Morgenstern, 1871–1914,
aus: Gesammelte Werke, 1996, S. 517)

Im zweiten Teil dieses Buches wird die ökologisch-systemische Therapie zur Darstellung gebracht. Sie hat sich aus der ökologischen Psychotherapie in über 25 Jahren entwickelt und ist heute als Erweiterung der systemischen Haltung und der systemischen Psychotherapie zu verstehen.

2 Einführung in die ökologisch-systemische Therapie

Auf der Basis der systemischen Grundhaltungen und Techniken, die in Teil I beschrieben wurden, werden die ökologisch-koevolutiven Thesen zur ökologisch-systemischen Therapie ergänzt. Dabei wird das Wechselspiel zwischen Mensch und Umwelt vertieft untersucht. Wie in der Ökologie, geht man davon aus, dass der Mensch seine Umwelt mit seinen Möglichkeiten gestaltet und von der Umwelt gestaltet wird. Dieses wechselseitige Gestalten löst Entwicklung aus. Wird diese Entwicklung, also der Gestaltungsprozess blockiert, zum Beispiel indem der Mensch sein Gestalten einschränkt, weil er schlechte Erfahrungen gemacht hat, dann können zahlreiche Symptome entstehen und zur Entwicklung von Krankheiten führen. Wir Menschen brauchen für unsere Entfaltung also ein Gegenüber, die Antworten des anderen, wobei »das andere« ein Teil der belebten oder auch der unbelebten Umwelt sein kann. So kann eine Person sowohl durch die Reaktion eines anderen Menschen beantwortet werden als auch bspw. durch Pflanzen, die diese Person pflegt, oder ein Tier, welches sie als Haustier betreut. Sie kann aber auch durch ein Blatt Papier und die Farbstifte beantwortet werden, indem sie ein Bild zu malen versucht und über den Widerstand des Materials und das Entstehen des Bildes eine Antwort erhält, die sie zufrieden macht, oder sie eventuell verzweifeln lässt, ihr aber gleichzeitig die Möglichkeit bietet, an der Auseinandersetzung mit dem Prozess zu reifen. Dies meint das Konzept des beantworteten Wirkens:

> »Über das beantwortete Wirken ist die Person laufend daran, psychische Gesundheit herzustellen und ihre Fähigkeiten und psychischen Strukturen zu entwickeln, insbesondere ihre Ich-Funktionen, ihre Realitätsprüfung, ihr Selbstwertgefühl und ihre Identität.« (Willi, 1996, S. 49)

Mit und an diesen Antworten geschieht Entwicklung. Die Entwicklungsgeschichte jedes Menschen und was diese sich in Beziehungen zur Umwelt und ganz besonders zu anderen Menschen ermöglicht haben, ist bedeutsam in der heutigen ökologisch-systemischen Therapie. Dabei wird der Begriff der Beziehung in der Psychotherapie aus ökologischer Sicht viel weiter gefasst. Die Beziehung von Mensch zu Mensch wird erweitert durch den Blick auf die Beziehungen, die der Mensch zu seiner gesamten belebten und unbelebten nahen Umwelt eingeht. Dies ist insbesondere für Menschen wichtig, die in den Beziehungen zu anderen Menschen Enttäuschungen erlebt haben und sich daher aus dem Kontakt zu anderen Menschen fast vollständig zurückgezogen haben. Somit wird auch die Beziehungsgestaltung mit Tieren, Pflanzen oder mit unbelebten Objekten aus ihrer Umwelt genau untersucht. Indem TherapeutInnen sich für diese Form der Beziehungsgestaltung eines Menschen zu seiner Umwelt interessieren, werten sie diesen Menschen und seine Art des In-Beziehung-Seins, als Fähigkeit, seine Nische zu gestalten, auf. (vgl. dazu ▶ Kap. 2.3). Symptome werden aus systemischer Sicht als Versuch zur Lösung eines Problems gesehen. Diese Haltung unterstützt die ökologisch-systemische Psychotherapie. Der Mensch möchte durch seine Umgebung und insbesondere durch andere Menschen beantwortet werden. Gelingt dies mit seinem Verhalten, so wird er dieses Verhalten weiter ausbauen. Kann er dieses Ziel durch sein ursprüngliches Verhalten nicht, oder nicht mehr erreichen, erzielt er also keine oder nicht die gewünschte Antwort im Gegenüber, dann kann er unbewusst versuchen, über ein Symptom zu der gewünschten Beantwortung zu kommen (mit einem auffälligen Essverhalten die Aufmerksamkeit der Eltern erhalten oder durch ängstliches Verhalten einen/eine PartnerIn an sich binden). Je nach der Reaktion der Bezugsperson kann das Ziel des Beantwortet-Werdens mit verschiedenen Verhaltensweisen leichter oder schwieriger erreicht werden. Wird die Person mit ihrem auffälligen Verhalten stärker beantwortet als ohne dieses Verhalten, dann wird sie ihr Verhalten sehr wahrscheinlich in diese Richtung ausbauen. So entsteht aus dem Wechselspiel des Beantwortet-Werdens eine Entwicklung, die den Menschen entweder weiterbringt und sich entfalten lässt (Koevolution), oder es entsteht ein festes, einseitiges Rollenmuster, was die gesunde Entfaltung des Menschen behindert (kollusive Entwicklung) und in ein Krankheitsbild münden kann.

Der Mensch und seine Ziele in den Beziehungen zur nahen Umwelt, also in seiner Beziehungsnische, steht im Mittelpunkt einer ökologisch-systemischen Therapie. Das soziale System mit Strukturen, Regeln und Spielen ist in der ökologisch-systemischen Psychotherapie nur eine der zentralen Beobachtungseinheiten. Die Personen, die mit ihren Motivationen, Wünschen, Fantasien und Ängsten diese Systeme organisieren und ihren Beziehungsraum aktiv gestalten und davon gestaltet werden, weil sie miteinander Ziele erreichen wollen, die sie alleine nicht erreichen können, stellen heute in der ökologisch-systemischen Therapie die zusätzlich bedeutsame Beobachtungseinheit dar.

Im Unterschied zu den Anfängen, in denen die ökologische Psychotherapie sich als eigenständige Psychotherapieschule zu verstehen suchte, steht die ökologisch-systemische Therapie, nach 30 Jahren der klinischen Praxis und Ausbildung von Einzel-, Paar- und FamilientherapeutInnen heute klar eingebettet in die systemischen Grundhaltungen und ist offen für Techniken aus anderen Therapieschulen, die integrativ in die Haltungen von KlientInnenenkompetenz, Allparteilichkeit und vom fragenden, nichtwissenden gemeinsamen Erarbeiten von Lösungen eingebettet werden können. Dabei ist die Grundhaltung des gemäßigten Konstruktivismus und des sozialen Konstruktionismus (vgl. ▶ Kap. 1.2.4), mit der Überzeugung, dass es keine eindeutige Wahrheit gibt, besonders wichtig. Wir konstruieren Wirklichkeit, indem wir uns mit anderen darüber austauschen und handeln, einen »Prozess, durch den wir Wirklichkeit zuerst ›erschaffen‹ und von der wir dann ›vergessen‹, dass sie unsere eigene Schöpfung ist und sie als völlig unabhängig von uns erleben …« (Watzlawick et al., 2001, S. 120). In der Therapie können PsychotherapeutInnen neue Perspektiven auf die Situation anbieten, aber sie bleiben schlussendlich in der »Expertise des Nichtwissens« (Schlippe & Schweizer, 2016, S. 54). Der/die KlientIn mit seiner/ihrer individuellen KlientInnenkompetenz (vgl.

▶ Kap. 1.2.2) entscheidet, was für ihn derzeit stimmig ist. Er/sie ist AuftraggeberIn und wird mit seiner/ihrer aktuellen Sicht der Dinge respektiert. Das Nicht-Erkennen von anderen Sichtweisen und Realitäten wird nicht als Abwehr, sondern als Schutz verstanden, der zu respektieren ist, bis TherapeutIn und KlientIn verstanden haben, wozu der Schutz dient. Die Gedanken zur zirkulären Kausalität und das Denken in Prozessen, sowie die Kontextabhängigkeit von Verhalten und der funktionale Charakter von Symptombildungen und Störungen werden im ökologisch-systemischen Ansatz gelehrt, sowohl die Theorien und die Praxis der Ressourcen- und Lösungsorientierung als auch hypnosystemische Ansätze. Integrierbar sind humanistische, verhaltenstherapeutische und analytische Techniken, soweit sie mit den systemischen Grundhaltungen vereinbar sind. Wird das ökologisch-koevolutive Arbeiten in die systemischen Grundhaltungen eingebettet, fördert dies ein umfassendes Fallverständnis und erweitert den Begriff der Beziehung hin zur gesamten belebten und unbelebten Umgebung.

Am Kongress Koevolution wurde 1994 bereits die These vertreten, dass »Psychotherapeuten dann am wirksamsten sind, wenn anstehende Entwicklungen des Klienten noch offene Entwicklungen des Therapeuten ansprechen« (Programmheft Koevolution, 1994, S. 11). Die Beziehungsgestaltung zwischen den KlientInnen und TherapeutInnen war bereits damals ein wichtiger Teil des Therapiemodells. Das »Sich-aneinander-Entwickeln« gilt bis heute auch als wesentlicher Bestandteil der therapeutischen Beziehung.

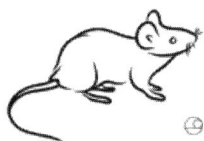

Moment mal, das heißt, meine beiden PsychotherapeutInnen in den beiden Räumen, die ich immer wieder beobachte, sind sich in vielem einig, aber haben auch Unterschiede? Da muss ich aber mal genauer aufpassen. Wenn ich es mir richtig überlege, dann erkenne ich einen Unterschied auf Anhieb: Im Therapiezimmer, in dem systemisch gearbeitet wird, geht es eigentlich immer um PatientInnen und ihre Beziehungen zu Menschen. In dem Therapiezimmer der ökologisch-systemischen PsychotherapeutInnen, da reden sie zusätzlich noch über die Beziehung der PatientInnen zu ihrem Hund oder der Katze, sogar um die Beziehung zum Auto des/der PatientIn ging es schon. Und diese Psychotherapeutinnen fragen immer wieder genau nach, wie die PatientInnen ihren Alltag gestalten. Beim Zuhören lerne ich da eine Menge, was Menschen so alles anstellen, um psychisch wieder stabil zu werden.

2.1 Die Grundannahmen der ökologisch-systemischen Therapie

In diesem Kapitel werden zunächst die Kernbotschaften der »ökologischen Psychotherapie« beschrieben und die Herleitung des Ansatzes wird skizziert. Anschließend wird die heutige Einbettung des ökologischen Ansatzes in das systemische Denken als »ökologisch-systemische Therapie« verdeutlicht.

2.1.1 Ökologische Psychotherapie und ihre Ursprünge

Die »Ökologische Psychotherapie«, wie sie Jürg Willi in seinem gleichnamigen Werk 1996 beschrieben hat, basiert auf der Überzeugung, dass der Mensch sich »in den Spannungsfeldern seiner Beziehungen entwickelt, die seine Entfaltungen herausfordern, begrenzen und unterstützen« (Willi, 1996, S. 6). Ziel der ökologischen Psychotherapie ist es, anstehende Entwicklungen in Beziehungen zu fördern und die wechselseitigen Entwicklungsbereitschaften von Bezugspersonen für die eigene Entwicklung der KlientInnen zu nutzen.

Die Motivation, die eigenen Fähigkeiten in die Nische (den Beziehungsraum) einzugeben und Beantwortung zu erfahren, steht dabei im Zentrum. Den eigenen Beziehungsraum so für sich zu nutzen, dass man sich entfalten kann, respektive psychisch stabil bleiben kann, ist aus ökologischer Sicht, Ziel des Menschen und kann in und durch Krankheiten massiv eingeschränkt sein. Die persönliche Nische und der Mensch darin entwickeln sich dabei fortwährend weiter. Der Mensch sucht durch sein Wirken nach Beantwortung aus der Nische, verändert sie dadurch und ist durch die Beantwortung auch fortwährend selbst in Veränderung. Jedem Menschen wird Entwicklungsfähigkeit zugesprochen. Aber wir brauchen das »Du« oder ein belebtes oder unbelebtes Gegenüber, um uns zu entfalten.

In der ökologischen Nische bleiben Spuren des früheren Lebens enthalten, wie schöne Erinnerungen an gelingendes Zusammenleben, aber auch traumatische Erfahrungen und Misserfolge. Die Nische enthält Zeugnisse der eigenen Geschichte, wie Erinnerungen an verstorbene Menschen oder an wichtige Weichenstellungen. Grundsätzlich schenkt die ökologisch-systemische Therapie jedoch dem Hier und Jetzt, der Gegenwart, sowie den relevanten Entwicklungen aus der nahen Vergangenheit mehr Beachtung. Nicht die frühkindliche Entwicklung ist entscheidend für die Frage, wie der Mensch seine aktuelle Beziehungssituation gestaltet, sondern die Beziehungserfahrungen aus der Zeit direkt vor dem Auftreten der Probleme sind relevant für den eingeschlagenen Entwicklungsweg. Insbesondere mit der Frage »why now?«, versucht das ökologisch-systemische Modell nachzuvollziehen, was sich im Beziehungskontext des Menschen zu seiner belebten und unbelebten Umgebung gewandelt hat, bevor die Symptome und Probleme auftraten (Willi, 1996, S. 190).

Die Grundannahmen des ökologischen Ansatzes lassen sich aus unterschiedlichen Wissenschaftsbereichen herleiten: Sowohl philosophische, soziologische als auch psychologische Erkenntnisse haben diese Theorie befruchtet.

Abgeleitet aus der dialektischen Entwicklungslehre vom griechischen Philosophen Heraklit (6. Jh. v. Chr.), wonach Entwicklung im Zusammenspiel gegensätzlicher Kräfte geschieht und die Einheit der Gegensätze das große Gesetz ist, hat Hegel (1770–1831) zwei Jahrtausende später festgehalten, dass die Entwicklung des »Ichs« und der Völker sich nur an einem Widerstand ereignen kann. Das Hegel'sche Wirkprinzip von »These über die Antithese zur Synthese« führte Feuerbach weiter hin zum Prinzip des »Ich-Du-Wir«-Ansatzes. Nach Feuerbach braucht es zwei Menschen, um physisch wie auch geistig einen Menschen zu erzeugen. Was der Mensch allein sieht und erkennt, wird erst zur Gewissheit, wenn es auch der andere Mensch so sieht. Daraus wurde die Erkenntnis: »Der Mensch ist Mensch dadurch, dass er dem Menschen Mensch ist« (Willi, 2007, S. 52). Feuerbach sieht die Einheit der PartnerInnen nicht in der Verschmelzung, sondern in der Realisierung des Unterschiedes. »Wo kein Du ist, ist kein Ich« (Willi, 1991, S. 66). Diese Gedanken wurden von Begegnungsphilosophen wie M. Buber oder L. Binswanger ausgearbeitet. Laut Martin Buber (1878–1965), Philosoph und Religionswissenschaftler, ist alles wirkliche Leben Begegnung. Entscheidend ist das Dazwischen, die Teilhabe an mitmenschlichen Prozessen. Aus dem Satz: »Ich werde am Du; Ich werdend spreche ich Du. Alles wirkliche Leben ist Begegnung« (Buber, 2024 [1962], S.17), wie Buber diese Erkenntnisse aus der Begegnungsphilosophie auf den Punkt gebracht hat, wurde die Grundannahme des »*Aneinander-Wachsens in Beziehungen*« im ökologischen Denken entwickelt und später im ökologisch-systemischen Modell integriert.

»Beziehungen sind das Medium, in welchem sich die psychischen Kräfte verwirklichen.« (Willi, 1996, S. 5)

Dies war in der damaligen Zeit durchaus eine neue Perspektive in der systemischen und therapeutischen Gedankenwelt und eine Gegenbewegung zur Selbstverwirklichungstendenz in der humanistischen Strömung, zur Vernachlässigung der äußeren Realität in tiefenpsychologischen Schulen und zu Autonomie- und Unabhängigkeitsbestrebungen im Umgang mit der Natur.

Selbstverwirklichung ist aus ökologischer Sicht nicht Selbstbehauptung durch Abgrenzung von der Umwelt, sondern beinhaltet die Fähigkeit, die Umwelt hinreichend effizient zu nutzen und für seine Ziele zu gewinnen. Die anderen sind keine störende Konkurrenz, sie sind wichtig, fordern das Individuum zur Entwicklung heraus. Alle Menschen tragen immer ein Entwicklungspotenzial in sich.

Die Theorie zur »Ökologie der menschlichen Entwicklung« von Urie Bronfenbrenner hatte einen wichtigen Einfluss auf die Entstehung der ökologischen Psychotherapie. Sein Mikrosystem, bestehend aus einer Vielzahl von Tätigkeiten, Rollen und zwischenmenschlichen Beziehungen, die eine Person in einem Lebensbereich erlebt, ist eine Ebene der persönlichen Beziehungen. Durch diese Interaktion mit den Bezugspersonen gestalten Menschen ihre eigenen Entwicklungsbedingungen mit (Bronfenbrenner, 1979). Er betont auch die Bedeutung des Kontextes für die Interaktion bspw. von Eltern und Kindern. Nicht nur das Mikrosystem (Familie), sondern auch das Mesosystem (Beziehung der Eltern zu Nachbarn, LehrerInnen, etc.) und das Exosystem (Beziehung der Eltern zu Personen, die nicht direkt in Verbindung zu dem Kind stehen, wie ArbeitskollegInnen,

ChefIn, etc.) wären dabei zu beachten. Ökologische Übergänge, wenn Menschen durch Anstöße von außen, oder durch die normale Entwicklung ihres Körpers und ihrer Psyche angeregt werden, einen Wechsel des Beziehungssystems vorzunehmen, können Ängste auslösen und Gefahren beinhalten, aber bieten auch Chancen für die weitere Entwicklung der Person. Person und Umweltsysteme bedingen sich dabei wechselseitig. Während es Bronfenbrenner um die Rahmenbedingungen, in welchen die kindliche Entwicklung stattfindet ging, beschäftigt sich die ökologisch-systemische Psychotherapie bis heute mit den Möglichkeiten der Person, sich eine entwicklungsstimulierende Umwelt zu schaffen.

In Kurt Lewins Modell wird das komplexe Geflecht von Interaktionen zwischen den intrapersonellen Zellen des Individuums und den Bereichen der Umwelt beschrieben (Lewin, 1969). Wünsche und Bedürfnisse des Menschen treffen auf die Valenzen der Umgebung (mit Aufforderungscharakter dieser Umgebung) und bestimmen die Handlungen in diesem Geflecht. Der Mensch mit seinen Wünschen und Bedürfnissen stattet dabei seine Umwelt gemäß seinen individuellen Werten, aktiv mit Valenzen aus. Diese subjektive Bedeutungsgebung in der Umwelt bildet den Unterschied zwischen objektiver Umgebung und persönlicher Nische. Die Nische ist also der Teil unserer Umwelt, dem wir Bedeutung geben.

Auch Jean Piaget, der die »Passung von Lebewesen und Umwelt«, als einen beidseitig aktiven Prozess beschreibt, hat den koevolutiven Ansatz stark beeinflusst. Entwicklung wird demnach durch Akkommodation ausgelöst, also durch die Anpassung des Individuums an den Widerstand, den die Objekte aus der Umgebung der Person entgegensetzen (Piaget, 1989 [1959]). Dabei gilt: »Wir können die Welt nur erkennen, indem wir auf sie einwirken. Der Säugling erkennt die Mutterbrust nur saugend« (Willi, 1996, S. 38). Passung ist aus ökologisch-systemsicher Sicht also ein interaktioneller Prozess zwischen Person und Objekt, der nicht nur kognitiv, sondern vor allem handelnd vollzogen wird. Dies wird in Teil III mit dem ökologischen Paradigma noch weiter vertieft.

Das innere Konstruktsystem, also Schablonen, Leitplanken oder Muster des Denkens dienen nach G. Kelly dem Menschen dazu, Ereignisse zu antizipieren (Kelly, 1986). Diese Konstrukte werden immer wieder verändert, um neuen Fakten Rechnung zu tragen, ähnlich wie der Mensch durch das beantwortete Wirken seine persönliche Nische immer wieder verändert und durch sie verändert wird. Durch das innere Konstruktsystem angeregt, wirkt eine Person fortwährend auf die persönliche Nische ein, die ihrerseits durch das Beantworten der Person die persönlichen Konstrukte verändern, bestätigen oder verwirren kann.

Ein Junge wird in eine Bildhauerfamilie geboren und hat in sich über die Jahre der Kindheit das Konstrukt entwickelt, dass er auch ein guter Bildhauer werden wird. Dieses Konstrukt wurde von seinen nahen Bezugspersonen und dem Material (Nische) auch immer wieder bestätigt, solange er mit Ton, Knetgummi oder Sand seine Kreativität unter Beweis stellen konnte. Als das Kind zum Jugendlichen und jungen Mann wurde und die Muskeln stark genug waren, den ersten Hammer und Meißel zu führen, um den schweren Stein zu bearbeiten, wurde er durch das Material so beantwortet, dass er selbst nie zufrieden war mit den Ergebnissen. Auch an den Reaktionen seiner Familie und des Freundeskreises wurde das innere Konstrukt rasch in Frage gestellt, dass er ein Bildhauer werden könnte. Es bedurfte aber eines großen Einsatzes des jungen Mannes, sich mit seinen Fähigkeiten und Begabungen dennoch weiter in seiner Nische einzubringen und viel positive und negative Beantwortung aus der Nische, bevor das innere Konstrukt in dem jungen Mann entstand, dass er seine Kreativität lieber als Maler und Grafiker in seinen Beziehungsraum einbringen möchte.

Dieses Sich-in-die-Nische-Einbringen, um Beantwortung zu erfahren, wodurch man sich nach und nach entwickelt, ist mit dem »beantworteten Wirken« gemeint.

Während Piaget, Lewin und die systemische Theorie davon ausgehen, dass der Mensch nach Homöostase oder Entspannung strebt, bezieht sich der ökologische Ansatz auf die Erkenntnisse der TätigkeitspsychologInnen (Leontjew, 1987; Tomaszewski, 1978), welche vertreten, dass Tätigkeit das Sein von Lebewesen ist und Harmonie und Ruhezustand nie erreicht werden. Dabei sind Widersprüche zwischen Mensch und Umwelt die Grundlage des Entwicklungsfortschrittes und nicht das Erreichen von Gleichgewicht. »Die Entwicklung des Individuums vollzieht sich also immer in der Interaktion mit der sozialen und physischen Umwelt und hat auch immer Wirkung auf diese. Auch der Erwachsene bis ins hohe Alter kann nicht nicht-in-Entwicklung-sein« (Willi, 1996, S. 41).

Menschen streben dabei nicht primär danach, sich zu entwickeln, sondern wollen in ihrem Leben durch ihr Handeln Ziele erreichen und vor allem Beantwortung erfahren. Dieses Handeln verändert aber ihren Beziehungsraum und diese Veränderungen fordern zu Anpassungen im Handeln und an den Zielen heraus, was implizit Entwicklung zur Folge hat.

Den Begriff der Ko-Evolution hatte Fritjof Capra, österreichisch-amerikanischer Physiker und Systemtheoretiker, 1983 geprägt. Der Kosmos ist nach ihm als Ganzes in Evolution. Somit sind alle Phänomene – physikalische, biologische, psychische, gesellschaftliche und kulturelle – grundsätzlich miteinander verbunden und voneinander abhängig. Laut Capra gibt es in der Systemlehre kein eigenständiges Wesen, sondern nur Organisationsmuster, die ein Organismus in den Wechselwirkungen mit seiner Umwelt angenommen hat. Somit muss sich gemäß Capra unser Interesse verlagern, von der Evolution eines Organismus auf die Ko-Evolution von Organismus und Umwelt (Capra, 2015 [1983]).

2.1.2 Ökologisch-systemische Therapie

Während sich die frühe systemische Therapie auf beobachtbare Interaktionssequenzen konzentrierte, wurde in den 1980er und frühen 1990er Jahren das Augenmerk vor allem auf »die Sprache und die Geschichten, über die sinnbasierte Systeme Wirklichkeit erzeugen« gelegt (von Schlippe & Schweizer, 2016, S. 64). Später wurde, nicht zuletzt durch die Einflüsse von Virginia Satir und den BindungstheoretikerInnen, »der Blick auf die affektive Beziehungsgestaltung und das Beziehungsangebot in der jeweiligen Beratungssituation« in die systemische Praxis aufgenommen (ebd., S. 65). Im sozialen Konstruktionismus (Gergen & Gergen, 2009) wird dargelegt, dass Wissen und Erfahrung in sozialen Bezügen entsteht und Menschen ihre Vorstellung von der Welt im Miteinander konstruieren (Borst, 2013, S. 23).

»Im Konstruktivismus gilt der individuelle Geist als Ursprung der Wirklichkeitserzeugung.« (Gergen & Gergen, 2009, S. 8)

Im sozialen Konstruktionismus heißt es: »Wahrheit ist nur innerhalb von Gemeinschaft zu finden« (Gergen & Gergen, 2009, S. 21). Im ökologisch-systemischen Modell werden diese Grundlagen des systemischen Denkens gelehrt und genutzt. Die Zirkularität als ein wesentlicher Bestandteil des systemischen Denkens, also das Abrücken vom linearen Ursache-Wirkungsdenken zum Denken in Prozessen, die von unterschiedlichen Faktoren im Kontext abhängig sind, wird mit dem entwicklungsorientierten Denken in der ökologisch-systemische Psychotherapie verknüpft.

Damit ist neben der Kontextabhängigkeit von auffälligem Verhalten oder Problemen, auch die Frage der Entwicklung des Menschen an seinen nahen Bezugspersonen und in seiner Nische von hoher Relevanz. Paare und Familien werden dabei einerseits als ganzheitliches System gesehen (systemische Perspektive). Zusätzlich steht der koevolutive Prozess der Individuen in diesem Beziehungsgeflecht, im Mittelpunkt der Betrachtung (ökologisch-systemische Sicht).

Dabei geht es neben der systemischen Betrachtung um Fragen wie: »Was haben sich Menschen in ihren Beziehungen ermöglicht? Was mussten sie für die Beziehung zurückstellen? Wie haben sie sich bisher aneinander entwickelt? Was ist der jetzt anstehende Entwicklungsschritt?« Es geht also nicht nur um die aktuell beobachtbare Interaktionssequenz, sondern um die Frage, wie die Menschen dieses Beziehungssystems miteinander in eine solche Konstellation geraten sind und welcher Entwicklungsschritt ansteht und wie dieser in der unmittelbaren Zukunft in kleinen Schritten angegangen werden kann.

Im Sinne der Kybernetik 2. Ordnung (von Foerster, 1985) ist aus ökologisch-systemischer Sicht die Rolle des/der BeobachterIn für das System relevant und entsprechend, die Beziehung zwischen TherapeutIn und PatientIn, dem Paar oder der Familie.

Gemäß dem konstruktivistischen Ansatz gibt es im ökologisch-systemischen Denken keine Wahrheit und keine unumstößlichen wissenschaftlichen Fakten, sondern es wird die Konstruktion unserer Wirklichkeit mitgedacht und die eigene Perspektive hinterfragt. Ein Wandel in der Psychotherapie wird durch Veränderung der Bedeutung im Dialog erarbeitet. PsychotherapeutInnen schaffen den Raum für diesen Dialog, indem neue Bedeutungen und ein anderes Problemverständnis mit den PatientInnen ausgearbeitet werden. Dennoch müssen wir weiterhin nach Objektivierbarkeit streben, weil sie eine Voraussetzung für die Erfassung und Behandlung psychischer Störungen nach wissenschaftlichen Kriterien ist. Aber Objektivierbarkeit, nicht im Sinne von Erkenntnis von Wahrheit, sondern als Konstruktion der wissenschaftlichen Wirklichkeit, die, wenn sie nicht mehr passend ist, immer auch veränderbar sein muss.

> **Lesson to learn**
>
> Der ökologische Teil der ökologisch-systemischen Psychotherapie integriert den Entwicklungsgedanken in die systemische Arbeit mit den PatientInnen.

> Symptome entstehen, wenn ein Entwicklungsschritt blockiert ist.
> Ziel der ökologisch-systemischen Psychotherapie ist es, neben dem systemischen Vorgehen zusätzlich anstehende Entwicklungen in Beziehungen zu fördern. Dabei wird mit den PatientInnen erarbeitet, wie sie passende Entwicklungsbereitschaften von Bezugspersonen für die eigene Entwicklung nutzen können.

2.2 Das beantwortete Wirken

Im folgenden Abschnitt wird das »beantwortete Wirken« als Grundlage des ökologisch-systemischen Ansatzes genau beschrieben. Neuere wissenschaftliche Grundlagen, die diese Theorie stützen, werden skizziert und der klinische Bezug wird hergestellt.

Jeder Mensch ist bestrebt, in seiner Umwelt etwas zu bewirken und in diesem Wirken sucht er, beantwortet zu werden. Dieses aktive Gestalten der Umwelt mit Erfahrungen der eigenen Wirksamkeit nennen wir das beantwortete Wirken.

Schon ein Kind hat Freude daran, Spielzeug vom Tisch auf den Boden zu werfen, weil es Lärm erzeugt, aber noch lieber macht es dieses Spiel weiter, wenn ein Geschwisterkind oder eine Bezugsperson kommt und das Spielzeug wieder auf den Tisch zurücklegt. Mit der eigenen Handlung eine Antwort in der Welt oder beim Anderen auszulösen, erlebt das Kind auf vielfältige Weise lustvoll. Entwicklung ist dabei ein Nebenprodukt des beantworteten Wirkens. Das bedeutet, dass durch das »Beantwortet-Werden« von der Welt oder vom Gegenüber in uns Veränderungen ausgelöst werden. Wir werden selbst durch diese Antworten gestaltet und wir gestalten unsere Umwelt, indem wir uns mit unseren Fähigkeiten in die Welt einbringen. Der Hirnphysiologe Gerhard Hüther beschreibt, wie sich durch Katecholamin- und Dopaminausschüttung (Körpereigene Resonanz auf Erfolg und Anstrengung) Bahnungen und Verstärkungen der Nervenwege ergeben, bis hin zu regelrechten »Autobahnen« im Nervensystem (Hüther, 2012, S. 480). Damit ist das Ziel des Menschen nicht nur die Autopoiese, also die Wiederherstellung des inneren Gleichgewichtes, sondern das Beantwortet-Werden mit den eigenen Fähigkeiten. Das innere Gleichgewicht wird somit durch das beantwortete Wirken des Menschen aktiv ins Ungleichgewicht gebracht, nicht nur durch störende Einflüsse aus der Umwelt. Der Mensch bringt sich in die Umwelt, mit seinen Fähigkeiten und Fertigkeiten, aktiv ein. Er will dadurch in Beziehung zur Umwelt treten und von dieser beantwortet werden, auch auf die Gefahr hin, dass er damit sein inneres Gleichgewicht immer wieder stört. Mit der Autopoiese müssen die Effekte des beantworteten Wirkens immer wieder aufs Neue ausgeglichen werden.

Über das beantwortete Wirken steht die Person in dauernder Beziehungsarbeit mit der Umwelt, fügt sich laufend seelische Nahrung für ihre psychische Gesundheit zu und entwickelt ihre Ich-Funktionen, ihre Realitätsprüfung, ihr Selbstwertgefühl und ihre Identität.

Dabei wird die interpersonelle, die nichtpersonelle und die universelle Ebene des beantworteten Wirkens unterschieden.

- Die interpersonelle Ebene:
  Die Ebene zwischen den Menschen, also das Wechselspiel des Beantwortet-Werdens in nahen Beziehungen von Mensch zu Mensch.
- Die nichtpersonelle Ebene:
  Die Ebene zur ganzen übrigen belebten und unbelebten Umwelt, also ein Beantwortet-Werden durch den eigenen Körper, ein Tier, durch eine Pflanze oder durch Gegenstände in der Umwelt. Dies kann sowohl ein Werkzeug sein, Material, das der Mensch bearbeitet oder ein Instrument.
- Die universelle Ebene:
  Die Ebene, die sich auf eine spirituelle Idee oder die Beziehungen zu einer höheren Macht bzw. zu der Welt insgesamt bezieht.

Das »Du« in ▶ Abb. 2.1 bezieht sich damit auf ein interpersonelles, nichtpersonelles oder universelles Gegenüber.

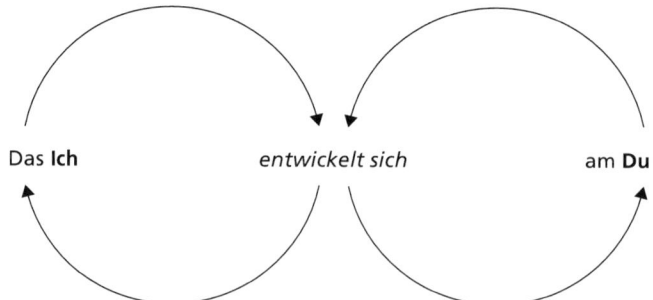

Abb. 2.1: Das Ich entwickelt sich am Du: Das beantwortete Wirken vollzieht sich in dem Wechselspiel zwischen Mensch und dem Gegenüber, dem »Du« zu dem der Mensch als »Ich« Beziehung aufnimmt. In diesem Wechselspiel des Beantwortet-Werdens passiert Entwicklung im »Ich« und im »Du« im Sinne eines interpersonellen, nichtpersonellen oder universellen Gegenübers (Grafik: Olivia Bösch)

Wie ein Mensch dieses Wechselspiel des beantworteten Wirkens in der Gestaltung seines Beziehungsraums nutzt und mehr nutzen kann, ist Inhalt der ökologisch-systemischen Psychotherapie insgesamt und wird in dem Konzept zur stützenden Psychotherapie (vgl. ▶ Kap. 2.4) spezifisch genutzt für Menschen mit großen Einschränkungen in der Beziehungsgestaltung zu anderen Menschen. Wie Menschen im Miteinander naher Beziehungen im Sinne der Koevolution ihr beantwortetes Wirken wirksamer nutzen können und den nächsten anstehenden Entwicklungsschritt gemeinsam bewältigen können, ist Inhalt der fokusorientierten, koevolutiven Psychotherapie nach ökologisch-systemischem Konzept (vgl. ▶ Kap. 2.5). Damit ist im ökologisch-systemischen Ansatz das beantwortet Wirken die Basis von zwei sich ergänzenden therapeutischen Vorgehensweisen: der stützenden oder supportiven Psychotherapie und der koevolutiven Psychotherapie.

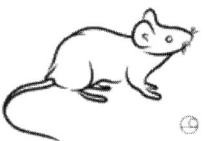

Bei den systemischen PsychotherapeutInnen ist Beziehung also die Beziehung von Mensch zu Mensch. Dort wird durch Fragen und andere Techniken das System zu stören versucht und damit werden zum Teil neue Wege gefunden. KlientInnen kommen durch die Fragen und Tools plötzlich auf andere Gedanken, sehen die Beziehungen zu anderen Menschen in einem neuen Licht und diese neue Sicht kann dann zu neuen Lösungen führen. Meine ökologisch-systemischen TherapeutInnen machen das auch, aber interessieren sich zusätzlich für die gesamte Gestaltung des Beziehungsraums zu Tieren, Pflanzen und Gegenständen. Sie erforschen den Alltag der PatientInnen, was diesen nützt, um sich zu stabilisieren. Dabei wird die Beziehung zum Motorrad oder dem Computer genauso beleuchtet, wie die Beziehung zu einem wichtigen Haustier oder einem Menschen. Außerdem beschäftigen sie sich mit Fragen, wie Menschen sich in Beziehungen entwickelt haben oder wie sie Beziehungsangebote besser für sich nutzen können.

2.2.1 Wissenschaftliche Bezüge zum beantworteten Wirken

Neuere Erkenntnisse aus verschiedenen Forschungszweigen zeigen auf, wie aktuell dieses Modell des beantworteten Wirkens ist.

Interpersonelle Neurobiologie

Aus der interpersonellen Neurobiologie wissen wir, dass das Gehirn ein anpassungsfähiges Organ ist und seine Strukturen durch die Interaktion mit anderen aufgebaut wird (Cozolino, 2006). Als Beispiel aus der Forschung führt Cozolino an, dass das Vorderhirn und das limbische System von Mutterratten eine erhöhte Aktivität von Fos-Proteinen (bei Gentranskription involviert) anzeigt. Damit wird belegt, dass das Gehirn der Mutterratten durch den Umgang mit den Jungtieren stimuliert wird, zu wachsen und zu lernen, dass das Wachstum des Gehirns durch die Interaktion mit den Jungen angeregt wird und »daß [sic] die Gehirne von Müttern und Kindern durch die Interaktion gegenseitig zum Wachstum stimuliert werden« (Cozolino, 2006, S. 107). Dieser biologische Blick in die Tierwelt macht das beantwortet Wirken von Mutter und Kind und die damit verbundenen Wachstumsschritte bereits deutlich.

Resonanzkonzept

In der Soziologie kennen wir seit 2019 von Hartmut Rosa das Konzept der Resonanz, welches dem beantworteten Wirken sehr nahekommt. Resonanz ist demnach »kein emotionaler Zustand, sondern ein Beziehungsmodus« (Rosa, 2023, S. 298). Es meint auch kein Echo, sondern eine Antwortbeziehung, wobei beide Seiten mit eigener Stimme sprechen. Wie eine zweite Stimmgabel, die mit unterschiedlicher Schwingung auf die erste Stimmgabel resoniert, wenn beide in einem resonanzförderlichen Medium sind (vgl. ▶ Abb. 2.2).

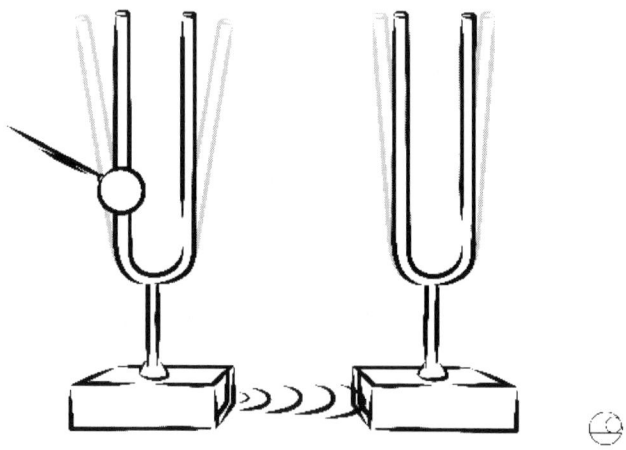

Abb. 2.2: Zwei Stimmgabeln: Durch die Schwingungen der einen Stimmgabel wird die andere auch in Schwingung versetzt und antwortet in ihrer Frequenz (Grafik: Olivia Bösch)

So wird durch das Einwirken (Affizieren) des einen Menschen ein Gegenüber psychophysisch bewegt (Emotion), was wiederum Resonanz bewirkt, die beide mit »eigener Stimme« antworten lassen« (Rosa, 2023, S. 298).

Resonanz ist nach Rosa also »eine durch Affizierung und Emotion, intrinsisches Interesse und Selbstwirksamkeitserwartung gebildete Form der Weltbeziehung, in der sich Subjekt und Welt gegenseitig berühren und zugleich transformieren« (Rosa, 2023, S. 298). Mit Rosa können wir also sagen, der Mensch strebt nach Resonanz, will beantwortet werden in seinem Einwirken in den Beziehungsraum, in welchen er sich einbringt. Das führt zu einem gegenseitigem Berührt-Werden und zu Transformation, also Entwicklung. Dabei sind nach Rosa die Spiegelneuronen »eine mögliche neuronale Basis und Verankerung für Resonanzphänomene, die sich in der sozialen Welt beobachten lassen, aber sie erzeugen und determinieren sie nicht« (Rosa, 2023, S. 255). Er unterscheidet dabei drei Dimensionen der Resonanzbeziehungen:

- *Horizontale Dimension* (vergleichbar mit der interpersonellen Ebene des beantworteten Wirkens), welche die sozialen Beziehungen zu anderen Menschen, Freundschaften, Intimbeziehungen oder auch politische Beziehungen umfasst.
- *Diagonale Dimension* (vergleichbar mit der nichtpersonellen Ebene des beantworteten Wirkens) meint die Resonanz zur Dingwelt, in der ein Werkzeug oder ein kreativ zu gestaltendes Material auf seine Art Resonanz geben kann.
- *Vertikale Dimension* (vergleichbar mit der universellen Ebene des beantworteten Wirkens), womit er die Beziehung zur Welt als eine Totalität, zum Dasein, zum Leben meint. Hier »erhält gewissermaßen die Welt selbst eine Stimme« (Rosa, 2023, S. 331).

Diese drei Dimensionen beschreiben exakt das, was im Modell des beantworteten Wirkens mit der Wirkung zur belebten und unbelebten Umgebung in der Nische gemeint ist. Die Nische (siehe ▶ Kap. 2.3) kann somit als Resonanzraum nach Rosa bezeichnet werden. Die horizontale (Mensch-Lebewesen) die diagonale (Dingwelt) und die vertikale (zum Leben als Ganzes) Dimension von Beziehungen nach Rosa können wir auf das beantwortete Wirken mit seinen drei Ebenen übertragen. Auch bei Rosa meint »Beziehung« weit mehr als die Beziehung von Mensch zu Mensch. Rosa beschreibt in den Resonanzräumen bestimmte »Resonanzachsen«, die zum Beispiel durch Rituale gestiftet werden können und durch die in der vertikalen, horizontalen und diagonalen Dimension Resonanzbeziehungen erfahrbar werden. »… während die solide Stabilität von Resonanzachsen und den dadurch ermöglichten Resonanzerfahrungen so etwas wie existenzielle Resonanzgewissheit hervorzubringen vermag, die auch außerhalb und jenseits von je aktualisierten Resonanzerfahrungen Bestand hat und es erlaubt, die Weltbeziehung einer Lebensform als ganze als resonant zu beschreiben« (Rosa, 2023, S. 297). Resonanzachsen sind also fortlaufende, ritualisierte Resonanzerfahrungen, die Sicherheit bringen in eine Umgebung, die nicht immer zuverlässig resoniert.

Auf das beantwortete Wirken übertragen, bedeutet dieser Aspekt, dass Menschen durch regelmäßige Erfahrungen von Beantwortet-Werden, zum Beispiel durch ein Instrument oder durch sportliche Aktivitäten quasi ritualisierte, stabile Erfahrungen von Beantwortet-Werden erleben, die keine oder schwierige Erfahrungen im beantworteten Wirken auf der interpersonellen Ebene kompensieren können. Ebenso kann eine regelmäßig gepflegte, positive Spiritualität ein tiefes Gefühl von Beantwortet-Werden durch die Welt und in der Welt erlebbar machen. Diese ritualisierten Erfahrungen von beantwortetem Wirken können, über Krisen und schwierige Erfahrungen, den Menschen durch sein Leben »tragen«.

Laut Rosa sind Resonanzverhältnisse »das Bindeglied zwischen leiblichen und psychischen, emotionalen und kognitiven, evaluativen und sensomotorischen Weltbeziehungen« (Rosa, 2023, S. 269). Mit diesen Erfahrungen nimmt der Mensch Verbindung zur Welt auf und lebt gleichsam in ihr. »Subjekte wollen Resonanz gleichermaßen erzeugen, wie erfahren« (Rosa, 2023, S. 270). Damit wird klar, Resonanz ist, wie das beantwortetet Wirken, ein sowohl passiv empfangender wie auch aktiv gestaltender Modus im Menschsein.

> »Resonanz können wir nun aber mittels der Spiegelneuronen- und Empathietheorie einerseits und der Selbstwirksamkeitsforschung andererseits genauer bestimmen als ein spezifisch kognitives, affektives und leibliches Weltverhältnis, bei dem Subjekte auf der einen Seite durch einen bestimmten Weltausschnitt berührt und bisweilen bis in ihre neuronale Basis ›erschüttert‹ werden, bei dem sie aber auf der anderen Seite auch selbst ›antwortend‹ handelnd und einwirkend auf die Welt bezogen sind und sich als wirksam erfahren – dies ist die Natur des Antwortverhältnisses oder des ›vibrierenden Drahtes‹ zwischen Subjekt und Welt.« (Rosa, 2023, S. 279)

Dieser »bestimmte Weltausschnitt«, wie Rosa ihn bezeichnet, wird im ökologisch-systemischen Modell als die Nische bezeichnet (▶ Kap. 2.3).

Im Resonanzmodell von Rosa wird die leibliche Ebene klar miteinbezogen, so wie es im beantworteten Wirken in der Nischenarbeit, in der der Körper als ein Teil der persönlichen Nische, also dem Beziehungsraum des Menschen gesehen wird, auch geschieht. Das Konzept des beantworteten Wirkens betont, über den »vibrierenden Draht« zur Umwelt in der Resonanztheorie hinaus, dass sich der Mensch als Nebenprodukt des beantworteten Wirkens weiterentwickelt. Somit wird die Transformation, wie Rosa es nennt, die Veränderung im Menschen, wenn er so in Resonanz mit der Umwelt tritt, im beantworteten Wirken als wichtiger Aspekt für das Werden des Menschen, für seine Entwicklung gesehen. Während es in der Soziologie und damit auch im Resonanzkonzept um das theoretische Erforschen des sozialen Verhaltens geht, ist das Konzept des beantworteten Wirkens auf die therapeutische Arbeit hin ausgerichtet. Wie können Menschen, die ihr beantwortetes Wirken in der Nische fast ganz eingestellt haben (schwer depressives Zustandsbild zum Beispiel) wieder angeregt werden, sich aktiv in den Beziehungsraum einzubringen, um neue Erfahrungen von beantwortetem Wirken zu machen? Dies wird in der Folge sowohl im Konzept zur stützenden Therapie als auch in der koevolutiven Therapie bearbeitet werden.

Gerontologie

Wir wissen aus der modernen Gerontologie, dass hochbetagte Menschen im Spannungsfeld zwischen ihrer zunehmenden Fragilität und den weiter bestehenden Entwicklungspotenzialen stehen (Kruse, 2014). Dabei sind Aspekte der Introversion (vertiefte Auseinandersetzung mit sich selbst) und das Motiv der »Generativität«, also der Bereitstellung eigener Ressourcen für nachfolgende Generationen (Erikson, 1997, S. 151), sehr bedeutsam. Wichtig ist eine »Sorgekultur«, also die Sorge für andere (andere aktiv unterstützen) und auch Sorge um andere (sich in die Lebenssituation der anderen hineinversetzen). Menschen, die die Möglichkeit für andere zu sorgen nicht mehr sehen, beschrieben in einer Studie ein Gefühl von »aus der Welt gefallen zu sein«. Der aktive Beitrag zu einer »Sorgekultur« (oder einer sorgenden Gemeinschaft) ist für das Lebensgefühl des Menschen, auch im hohen Alter, von grundlegender Bedeutung (Kruse, 2014, S. 20–21). Dieser kleine Exkurs in die Gerontologie macht deutlich, wie das In-Beziehung-

Sein (Sorge als Ausdruck eines mitverantwortlichen Lebens und als Ausdruck der Teilhabe (Kruse, 2014, S. 21)) und wirksam sein können im Beantwortet-Werden, bis ins hohe Alter an Bedeutung behält. Die Entwicklung des Menschen vollzieht sich also immer in der Interaktion mit der sozialen und physischen Umwelt und hat Wirkung auf diese. Erwachsene können »bis ins hohe Alter nicht nicht-in-Entwicklung-sein« (Willi, 1996, S. 41).

2.2.2 Einschränkung des beantworteten Wirkens

Das beantwortete Wirken kann immer wieder eingeschränkt werden, denn das Sich-Abstimmen auf die Bereitschaft anderer ist ein mühsamer Anpassungsprozess. Einschränkungen können durch vermehrten Stress entstehen. Unter hohem Stress neigen Menschen dazu, ihre psychische Energie auf sich selbst zu konzentrieren. Die Fähigkeit, sich in andere hineinzuversetzen, nimmt ab und damit werden Bereitschaften der anderen, die einem hilfreich sein könnten, verpasst.

> »Dysstress aller Art verstärkt im Sinne einer Überlebensstrategie den Egozentrismus.« (Willi, 1996, S. 53)

Andere Einschränkungen ergeben sich, wenn Menschen aufgrund ihrer charakterlichen Eigenarten oder ihrer Fähigkeiten und Begabungen keine gute Passung mit ihrer Umgebung erleben. So kann ein begabtes Kind, welches in einem wenig förderlichen Kontext aufwächst, durch Unterforderung, Unverständnis der Eltern oder Neid der Geschwister in seinem beantworteten Wirken deutlich eingeschränkt werden (vgl. hierzu Fallbeispiel Frau K., S. 136). Es können Gestaltungsversuche des Menschen in seiner Beziehungsnische fehlgedeutet und auf eine wenig förderliche Art vom Umfeld beantwortet werden. Der Mensch zieht sich dann mehr und mehr aus der wirkungsgeleiteten Arbeit mit seiner Nische zurück und nutzt seine Fähigkeiten und Begabungen immer weniger. Dieser Rückzug reduziert Konflikte und damit bewirkt er subjektiv eine angenehmere Reaktion im Umfeld. Wird der Wunsch nach Wirksamkeit im Beziehungsraum jedoch immer nur negativ beantwortet, durch Ablehnung oder keine Resonanz, ist dies besonders einschränkend für die Entwicklung des Menschen. Durch die Einschränkungen des beantworteten Wirkens in der Nische, können Entwicklungen im Menschen blockiert werden. Kinder, deren Bezugspersonen auf ihr Verhalten keine Reaktion zeigen, weil die Eltern zum Beispiel gerade mit dem Handy beschäftigt sind, müssen immer deutlichere Aktionen starten, bis hin zu Verhaltensauffälligkeiten, um beantwortet zu werden. Gelingt dies nicht, weil die nahen Bezugspersonen gar nicht auf das Kind eingehen (können), dann ist das beantwortete Wirken des Kindes deutlich eingeschränkt und das Kind geht in den resignierten Rückzug (Depression) oder entwickelt zum Beispiel ein delinquentes Verhalten, um wenigstens von der Gesellschaft Beantwortung zu erfahren. Hier wird deutlich, dass Einschränkungen im beantworteten Wirken eines Menschen zunächst zu Verhaltensweisen führen, mit denen der Mensch hofft, Beantwortung zu erfahren. Gelingt dies nicht, reduziert er sein beantwortetes Wirken durch Rückzug und Depression oder erzeugt neue Möglichkeiten des Beantwortet-Werdens durch auffälliges Verhalten (Symptom als Lösungsversuch aus systemischer Sicht).

Rosa beschreibt in seiner Resonanztheorie Entfremdung als Gegenbegriff zur Resonanzerfahrung. Wird der Mensch beispielsweise in der Familie, in nahen Beziehungen, bei der Arbeit, in Verein und Religion nicht mehr berührt (affiziert) und erfährt er dort keine Selbstwirksamkeit mehr, dann wird die Resonanzachse« stumm. Dies kann nach Rosa zu einem Zustand von Burn-out oder Depression führen.

»Entfremdung definiert damit einen Zustand, in dem die ›Weltanverwandlung‹ misslingt, so dass die Welt stets kalt, starr, abweisend und nichtresponsiv erscheint.« (Rosa, 2023, S. 316)

Diese Beschreibung der Entfremdung bei Rosa ist mit der Einschränkung des beantworteten Wirkens gleichzusetzen. Solange man in der Welt lebt, kann man nicht nicht beantwortet werden, denn keine Reaktion ist zwar schwerer erträglich als eine ablehnende Antwort, aber ist eine, wenn auch schmerzliche Form, des Beantwortet-Werdens. Durch die Einschränkung des beantworteten Wirkens kann im Sinne des ökologisch-systemischen Modells ein Entwicklungsschritt blockiert werden. Dies gilt es in der Psychotherapie herauszuarbeiten, das beantwortete Wirken wieder zu aktivieren und damit den anstehenden Entwicklungsschritt zu ermöglichen.

Selbst wenn die Wände einer Zelle in Isolationshaft die einzigen Objekte in der Nische sind, ist das beantwortete Wirken zwar beinahe unmöglich, aber die Striche an der Wand, die für die durchlebten Tage und Nächte stehen, sind möglicherweise die einzige Gestaltungsmöglichkeit, die bleibt. Es braucht eine starke universelle Ebene des beantworteten Wirkens und/oder eine Fähigkeit mit der nichtpersonellen Ebene des eigenen Körpers intensives Beantwortet-Werden zu erleben, um das überhaupt länger zu überstehen.

2.2.3 Grenzen des beantworteten Wirkens

In der Psychotherapie kann mit diesem Modell, des beantworteten Wirkens bei allen Indikationsstellungen mit PatientInnen gearbeitet werden. Auf unterschiedlichen Ebenen werden sie je nach ihren Zielen und Fähigkeiten unterstützt, ihre Wirksamkeit im Beziehungsraum zu erhalten oder auszubauen. Dies wird im Nischenkonzept (▶ Kap. 2.3) und spezifisch durch die stützende oder ökologisch-supportive Therapie (▶ Kap. 2.4) und im Konzept von Koevolution und Kollusion (▶ Kap. 2.5 und ▶ Kap. 2.7) für unterschiedliche PatientInnengruppen ausgeführt werden. Es ist ein großer Vorteil der ökologisch-systemischen Therapie, dass mit diesem Konzept alle PatientInnen mit unterschiedlichen Störungsbildern und unterschiedlichsten Schweregraden der Erkrankungen behandelt werden können.

2.2.4 Klinischer Bezug zum beantworteten Wirken

Fallbeispiel Frau L.

Frau L. kommt mit 45 Jahren wegen eines depressiven Zustandsbildes und nach einem Suizidversuch in die stationäre Behandlung einer Akutpsychiatrie.

Sie ist verheiratet, hat zwei Kinder. Die Tochter ist 21 Jahre alt und studiert, der Sohn ist 18 Jahre alt und macht gerade sein Abitur. Ihr Mann ist als CEO in einem großen Unternehmen tätig und 50 bis 60 Stunden in der Woche am Arbeitsplatz. Seit es ihr so schlecht geht (seit einem Jahr) hat er mehr Homeoffice gemacht, weil er sie nicht immer allein lassen wollte. Er ist tief betroffen vom Suizidversuch seiner Frau und kann nicht verstehen, warum sie nicht mehr leben wollte, obwohl sie doch alles habe. Nachdem Frau L. auf der Akutpsychiatrie ist, distanziert sie sich glaubhaft von Suizidalität, ist froh überlebt zu haben und will möglichst rasch nach Hause gehen. Warum war dieser Suizidversuch passiert?

Die Familie hat ein großes Haus mit Garten, lebt in einer Stadt und die Kinder sind gesund und entwickeln sich sehr gut. Die Tochter studiert internationale Beziehungen und ist vor einem Jahr in eine Wohngemeinschaft nach Genf gezogen. Der Sohn ist seit sechs Monaten in einem Auslandsjahr in den USA und plant nach dem Abitur ein Wirtschaftsstudium. Frau L. berichtet, dass es ihr immer sehr wichtig war, für die Familie da zu sein. Darum habe sie nach der Geburt der Tochter ihren Beruf im Hotelfach gern aufgegeben. Mit ihrem Mann und den Kindern habe sie sehr viele glückliche Jahre erlebt. Mit dem beruflichen Erfolg des Mannes sei er zunehmend abwesend gewesen. Das habe sie viele Jahre gar nicht gestört, denn sie hatte ja genug zu tun mit den Kindern und dem Haus. Außerdem pflege sie ein großes soziales Netz mit ihrem Mann, dem das beruflich auch sehr nütze. Sie selbst habe noch eine gute Freundin aus der Schulzeit, die aber in England lebe. Mit ihr telefoniere sie alle 14 Tage. In den Jahren der Corona-Pandemie (2020–2022) waren Mann und Kinder viel zu Hause, mit Homeoffice an den PCs, aber immer am Mittagstisch und zum Abendessen war die Familie zusammen. Das war für Frau L. eine sehr schöne Zeit. Da gab es keine Essenseinladungen aus dem Netzwerk des Mannes, sondern die Familie konnte die Abende und die Wochenenden für sich gestalten.

Nach Corona ging die Tochter bald in die WG nach Genf und kommt nun immer seltener nach Hause. Frau L. habe dann mehr Sport gemacht und mittels eines Sprachkurses ihr Spanisch versucht aufzufrischen. Seit sechs Monaten ist nun der Sohn in den USA und das habe ihr deutlich gemacht, wie es wohl in ein bis zwei Jahren werde, wenn beide Kinder ausgezogen sein werden. Ihr Mann habe diesbezüglich ihre Sorgen und Gedanken gar nicht verstehen können. Er scheine sich darauf zu freuen, wenn beide Kinder ausgezogen sind, dann gebe es am Wochenende mehr Ruhe, meinte er. Seit einem Jahr sei es ihr zunehmend schlechter gegangen. Sie wisse auch nicht warum. Das Spanisch lernen, was ihr früher so viel Freude bereitet habe, habe gar keine guten Gefühle mehr ausgelöst. Sie habe sich immer mehr zum Fitnessstudio zwingen müssen. Sie fand es sehr liebevoll und hilfreich, dass der Mann, als es ihr schlechter ging, mehr Homeoffice eingerichtet habe. Dann sei sie weniger allein gewesen. Das Alleinsein mache ihr jetzt große Mühe, dabei sei sie früher immer allein gewesen, wenn die Kinder in der Schule waren und der Mann bei der Arbeit. Letzte Woche musste der Mann für drei Tage zu einer Geschäftsreise nach Wien. An den ersten zwei Abenden habe er sich telefonisch gemeldet und sie hätten sich wenigstens eine »gute Nacht« wünschen können. Das habe ihr geholfen »den Tag durchzustehen«. Am letzten Abend sei es bei ihm wohl sehr spät geworden, da habe er nicht mehr angerufen und sie sei immer verzweifelter geworden, weil sie nicht schlafen konnte. Schlussendlich habe sie alle Schlaftabletten auf einmal genommen. Der Mann habe sie am Morgen telefonisch nicht erreicht und die Polizei alarmiert.

In jungen Jahren hatte Frau L. über den Beruf und ihren Mann viel beantwortetes Wirken erlebt. In der Familienzeit konnte sie dann auf das Beantwortet-Werden durch den Mann (der immer am Arbeiten war) verzichten, weil sie viele Resonanzerfahrungen mit den Kindern machte. In den letzten 10 bis 20 Jahren sind ihre Kinder wohl die wichtigste Resonanzachse in ihrem persönlichen Beziehungsraum (der Nische) für sie gewesen. Zu Zeiten der Corona-Pandemie wurde diese Achse zu den Kindern noch mit der neuerlich belebten Achse zum Mann verstärkt. In dieser Zeit fühlte sich Frau L. in ihrer Beziehungswelt sehr gut mit ihren Fähigkeiten und Begabungen beantwortet. Ihr beantwortetes Wirken hatte sich noch einmal verstärkt. Mit dem Umzug der Tochter nach Genf wurde ihr Beziehungsraum (Nische) kleiner. Die Tochter war immer weniger für sie und somit für beantwortetes Wirken verfügbar. Dies führte zunächst dazu, dass sich Frau L. erneut wieder mehr an den Mann wandte, der aber für ihre Empfindungen und Reaktionen wenig Verständnis zeigte. Statt dem gewünschten Beantwortet-Werden kam es zu Entfremdungsgefühlen dem Mann gegenüber. Ihre Versuche mit anderen Aktivitäten, wie Spanisch lernen, auf anderen Ebenen beantwortet zu werden, führten zu weiteren Entfremdungserfahrungen, da sie das Spanisch-Lernen nicht mehr so erfüllte, wie in ihrer Jugend. Somit wurde ihr beantwortetes Wirken zunehmend mehr frustriert und sie zog sich immer mehr zurück (Rückzug in die Depression, niedergedrückte Stimmung, Ratlosigkeit). Als dann auch noch der Sohn in die USA ging, wurde ihr beantwortetes Wirken in der Nische nochmals reduziert. Zwar zeigte der Mann auf ihre gesundheitliche Verschlechterung hin nun wieder mehr Resonanz und blieb im Homeoffice, was sie kurzfristig als Unterstützung erlebte. Seine dreitägige Abwesenheit und der fehlende Anruf am letzten Abend führten sie jedoch immer mehr in das Erleben einer Entfremdung von der Welt. Die wichtigsten Teile ihres Beziehungsraumes schienen plötzlich alle wie weggebrochen. Dies hatte ihre Verzweiflung an den Höhepunkt gebracht. Ihr einziger Ausweg, so schien es ihr in diesem Moment, war ihrem Leben ein Ende zu setzen. Die heftige emotionale Reaktion des Mannes hat ihre Resonanzgefühle wieder geweckt, und somit konnte sie sich sehr bald von Suizidalität distanzieren.

In der Psychotherapie gelingt es Frau L., bewusst zu machen, wie wichtig ihr das Beantwortet-Werden in ihrem familiären Beziehungsraum (der Nische) ist. Sie kann erkennen, dass der Rückgang des Resonanzerlebens mit ihren Kindern nicht einfach durch einen Spanischkurs ersetzt werden kann. Die Frage, wie sie sich mit ihren Fähigkeiten und Begabungen auch nach der Zeit mit den eigenen Kindern in die Welt einbringen möchte und kann, hilft ihr, Ideen zu entwickeln für die Möglichkeiten zu neuem beantwortetem Wirken, was sie wirklich anregen kann. So entscheidet sie sich für eine Ausbildung zur Yoga-Lehrerin und beginnt von einem eigenen Yogastudio zu träumen. Der Mann bietet ihr an, sie darin zu unterstützen, dieses aufzubauen. Die Bedeutung des Mannes für Frau L. und das wechselseitige Beantwortet-Werden werden im Rahmen einiger Paargespräche beiden bewusst gemacht. Durch das verstärkte Bezogen-Sein zueinander kann das Paar das »leere Nest« als eine Herausforderung begreifen, an der sie beide wachsen wollen, indem ihre Beziehung wieder lebendiger werden soll.

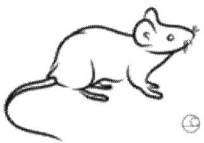

In der Therapiesitzung geben die ökologisch-systemischen PsychotherapeutInnen immer wieder passende Reaktionen auf das, was PatientInnen sagen oder machen. Wenn PatientInnen dasitzen, die wenig reden oder sogar schweigen, dann werden die PsychotherapeutInnen ganz ruhig, nehmen den Seufzer oder das Weinen, oder den besorgten Blick auf und fragen nach, ob das ein Zeichen ist, dass PatientInnen jetzt nicht reden mögen, oder dass es besonders schwer ist und die Worte fehlen. Wenn PatientInnen so beantwortet werden, in dem was sie nonverbal ausdrücken, dann fangen sie zumeist auch an, sich wieder mehr verbal zu äußern. Es ist spannend zu sehen, wie im Verlauf vom Gespräch zunehmend mehr Austausch möglich ist und PatientInnen oft gelöster und offener aus dem Gespräch herausgehen, als sie gekommen sind.

Lesson to learn

Das beantwortete Wirken meint ein aktives Sich-Einbringen mit den eigenen Fähigkeiten und Begabungen und das Erleben der eigenen Wirksamkeit durch die Reaktionen der Umwelt, die wieder Wirkung auf das eigene Erleben haben. Dieses Wechselspiel zwischen Menschen und naher Umwelt (Nische) führt als Nebenprodukt zu Entwicklung im Menschen. Aus sich heraus ist keine Entwicklung möglich. Man unterscheidet das beantwortete Wirken zwischen Mensch und Mensch (interpersonelle Ebene), zwischen Mensch und seinem Körper, Tieren oder unbelebten Anteilen der Nische (nicht-personelle Ebene) und ein beantwortetes Wirken zur Welt insgesamt, im Sinne zum Beispiel einer spirituellen Dimension (universelle Ebene).

Während Selbstwirksamkeit die Fähigkeit beschreibt, sich in die Welt einzubringen, meint beantwortetes Wirken ein zirkuläres Wechselspiel zwischen Mensch und belebter und unbelebter Umwelt, ähnlich wie der Begriff der Resonanz bei H. Rosa. Während Resonanz dieses Wechselspiel, in dem beide Seiten auch transformiert werden, beschreibt, um das Zusammenleben in einem Gesellschaftssystem zu erklären, betont das Konzept des beantworteten Wirkens das als Nebenprodukt des Beantwortet-Werdens Entwicklung passiert und dieses

> Modell stellt die Grundlage für die stützende Psychotherapie und die koevolutive, fokusorientierte Psychotherapie dar, die noch ausgeführt werden.

2.3 Nischenkonzept

Die persönliche Nische aus ökologisch-systemischer Sicht »ist der Beziehungsraum einer Person, die Gesamtheit ihrer realen Beziehungen zu unbelebten und belebten in der Umgebung konkret vorhandenen Objekten« (Willi, 1996, S. 23). Die Person gestaltet sich diesen Umweltausschnitt zu ihrer persönlichen Nische (vgl. ▶ Abb. 2.3). Sie nimmt aus der Nische die für sie notwendigen Anregungen und Herausforderungen, Aufgaben und Beantwortungen, wird also von der Nische verändert und gestaltet die Nische aktiv mit.

Dieses Konzept macht TherapeutInnen aufmerksam für Beziehungen der PatientInnen zu Menschen, Tieren oder Gegenständen im Umfeld inkl. spirituellen Beziehungen, die nützlich für die Entfaltung und Stabilisierung dieses Menschen sind.

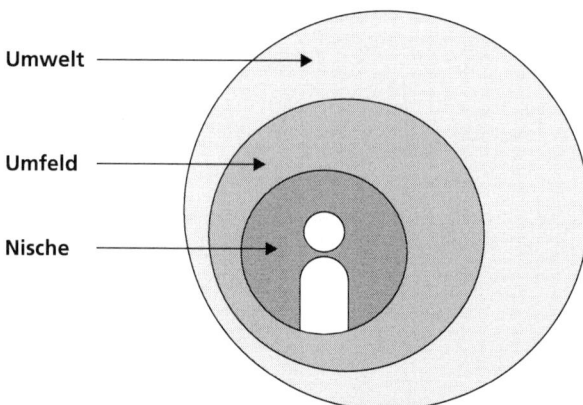

Abb. 2.3: Umwelt/Umfeld/Nische: Der persönliche Beziehungsraum des Menschen zu belebten und unbelebten Teilen aus dem Umfeld, wird Nische genannt und ist das selbstgestaltete Umfeld, von dem der Mensch auch gestaltet wird.
Umfeld: Der Rahmen oder die persönliche Welt, in der sich die Person zugehörig fühlt, ohne sie aktiv zu beeinflussen. Der Kulturraum, das gesellschaftliche System.
Umwelt: Die Gesamtheit der belebten und unbelebten Objekte, die das Individuum umgeben. (Grafik: Olivia Bösch)

Die Fähigkeit, sich eine Nische zu gestalten, ist bei psychischen Erkrankungen beeinträchtigt und ist einer der empfindlichsten Indikatoren für den Schweregrad einer Störung. Der Global Assesment of Functioning (GAF) (▶ Tab. 2.1) lässt sich als Skala für die Fähigkeit von PatientInnen zum persönlichen Gestalten einer Nische verstehen und kann zur Orientierung nützlich sein, welches therapeutische Vorgehen (stützende Therapie vgl. ▶ Kap. 2.4 oder koevolutive Therapie vgl. ▶ Kap. 2.5) angezeigt ist.

- Bei einem GAF-Score von 1–30 Punkten sind PatientInnen kaum in der Lage, psychophysische Grundfunktionen zu erfüllen. Sie zeigen Kommunikationsstörungen und brauchen den Schutz einer Akutstation, weil sie selbst- oder fremdgefährdend sind. Im stationären Setting wird mittels der Milieutherapie eine Nische für die PatientInnen gestaltet, durch die sie die Möglichkeit zur Wiederaufnahme des beantworteten Wirkens erhalten. Therapeutisch wird vor allem stützend mit den PatientInnen gearbeitet.
- Bei einem GAF-Score von 31–40 sind soziale Grundfunktionen im geschützten Umfeld einer sozialpsychiatrischen Wohneinrichtung gewährleistet. Hier wird das beantwortete Wirken für die BewohnerInnen, trotz ihrer Einschränkungen in der Nischengestaltung, durch das geschulte Umfeld aufrechterhalten. Therapeutisch wird zur Stabilisierung der PatientInnen stützend gearbeitet. Überforderung der PatientInnen wird zur Vermeidung weiterer Krisen minimiert. Die Gestaltung der persönlichen Nische der PatientInnen kann dabei in kleinen Schritten erweitert werden.
- Bei einem GAF-Score von 41–60 zeigen sich im Alltag schwere bis mittelschwere Symptome, es gibt Schwierigkeiten im sozialen Bereich und bei der Arbeit, es gibt wenige oder keine Freunde. Die ökologische Nische wird aber autonom mit Beziehungen zur belebten und unbelebten Umgebung gestaltet. Hier kann durch stützende Therapie stabilisierend gearbeitet werden, aber je nach Auftrag auch durch koevolutive Einzel-, Paar- oder Familientherapie die Entwicklung angeregt werden.
- Bei einem GAF-Score von 61–90 lebt der Mensch in persönlichen Beziehungen, welche koevolutive oder kollusive Prozesse des Aneinander-Wachsens anregen. Durch koevolutive Einzel-, Paar- und Familientherapie können diese Prozesse bei Entwicklungsblockaden unterstützt werden.
- Bei einem GAF-Score von 91–100 geht man davon aus, dass der Mensch keine Funktionseinschränkungen in seinem täglichen Leben und keine Symptomatik hat und somit auch keine Therapie braucht

Indem PsychotherapeutInnen sich dafür interessieren, wie der Mensch seine Nische gestaltet, werden die Ressourcen der PatientInnen anders gewichtet und die Arbeit mit Menschen, die schwer Beziehungen zu anderen Menschen halten können, wird für die TherapeutInnen interessanter. Unsere bis anhin implizite Wertung, dass nur die Beziehung von Mensch zu Mensch eine wertvolle, betrachtenswerte Beziehung im Rahmen von Psychotherapie ist, muss somit kritisch reflektiert werden. PsychotherapeutInnen öffnen sich mit einer ökologisch-systemischen Haltung auch für andere Formen der Beziehungsgestaltung, die für ihr Gegenüber möglicherweise eine höhere Relevanz haben als für sie selbst. Dies ermöglicht einen wertfreien Blick auf alternative oder non-konforme Lebensführungen und ist ein sehr ressourcenorientierter Ansatz in der Psychotherapie. Gemeinsam mit den PatientInnen kann im Laufe einer stützenden Therapie dann auf die schrittweise Ausgestaltung der Nische hingearbeitet werden, wenn Betroffene in diesem Sinne Ziele formulieren und dazu einen Auftrag geben. PsychotherapeutInnen würdigen die Leistungen der PatientInnen im aktiven Gestalten der Nische und sind angehalten, die Perspektive der PatientInnen möglichst gut zu verstehen. Die Bedeutungen der Handlungen in der Nische, die zur Stabilisierung der PatientInnen führen, werden untersucht und damit als wertvoll gewichtet. PatientInnen und TherapeutInnen eröffnen einen »Möglichkeitsraum« (von Schlippe & Schweizer, 2016, S. 200) für weitere Handlungsoptionen der PatientInnen. PatientInnen, die eine Nische haben, in der sich viele Beziehungen zu Menschen und zusätzlich Beziehungen zu Tieren, Pflanzen, Hobbies und Gegenständen wie Autos oder Musikinstrumenten finden, werden durch die Arbeit mit der Nische bewusst erkennen, wo sie viel Energie investieren, die ihnen vielleicht an anderer Stelle fehlt. Durch die Nischenarbeit im therapeutischen Kontext können PatientInnen lernen, ihre Beziehungsräume bewusster mit den eigenen Fähigkeiten zu gestalten, wie zum Beispiel auch die Beziehung zum eigenen Körper. Damit können sie aus der Opferrolle (ich bin das Produkt der äußeren Umstände) herausgeführt werden. Ziel ist, dass sie sich wieder als wirksam im Gestalten der eigenen Nische erkennen und erleben können.

Tab. 2.1: GAF-Score und Therapiemaßnahmen (vgl. Text)

Funktionsfähigkeit im Alltag	GAF-Score	Therapeutischer Indikationsbereich
Persönlichkeitsentwicklung in koevolutiven Prozessen möglich	91–100	Kein Therapiebedarf
Persönlichkeitsentwicklung in koevolutiven Prozessen erschwert	61–90	Koevolutive Einzel-, Paar- und Familientherapie indiziert
Autonomes Gestalten einer persönlichen Nische möglich	41–60	Ökologische supportive Therapie indiziert, evtl. auch koevolutive Therapie
Gewährleistung sozialer Grundfunktionen notwendig	31–40	Sozialpsychiatrische Übergangs-Einrichtung und Rehabilitations-programm mit supportiver Therapie
Gewährleistung psychophysischer Grundfunktionen fehlt, Schutz vor Selbst- und Fremdgefährdung notwendig	1–30	Psychiatrisches Spital und somatisches Spital mit supportiver Therapie und therapeutischer Nischengestaltung

Eine Möglichkeit, die Beziehungsnische mit PatientInnen zur Darstellung zu bringen, zeigt ▶ Abb. 2.4:

Die Größe der »Tortenstücke« zeigt in diesem Kreismodell der Nische an, wie viel Energie der Mensch in diese Beziehungsarbeit investiert, nicht die Zeit, die man damit verbringt. So kann ein intensives Hobby, oder die Beziehung zu einem/einer PartnerIn mit einem größeren »Tortenstück« gezeigt werden als der Vollzeitjob, bei dem man zwar viel Zeit verbringt, der aber weniger Energie braucht.

2 Einführung in die ökologisch-systemische Therapie

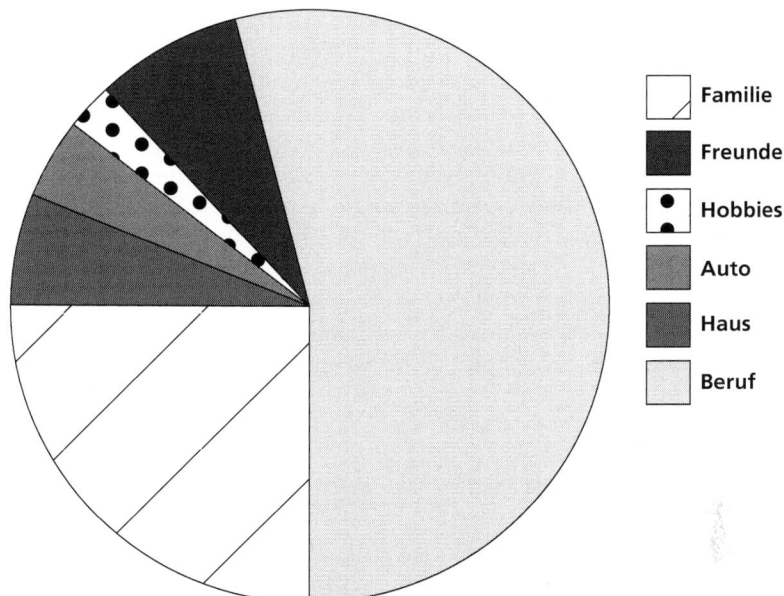

Abb. 2.4: Kreismodell der Nische: Der Kreis zeigt die gesamte Beziehungsenergie auf, die einem Menschen zur Verfügung steht. Die einzelnen »Tortenstückchen« stehen für Teilaspekte der persönlichen Nische, in die der Mensch seine Beziehungsenergie investiert und von denen er beantwortet wird. (Grafik: Olivia Bösch)

Diese einfache Darstellung hilft PatientInnen und TherapeutInnen, einen Überblick zu gewinnen über den Ist-Zustand in der Beziehungsnische dieses Menschen. PatientInnen werden sich bewusst, wie viel Energie sie in Handy, Gamen oder in das eigene Äußere stecken. Den eigenen Körper als einen Bestandteil der Beziehungsnische zu betrachten, muss von PsychotherapeutInnen in der Nischenarbeit oftmals aktiv eingebracht werden. PatientInnen können dann die Energie, die sie in Körperpflege, Aussehen, Ernährung, Schlaf und Fitness investieren, diesem Teilaspekt ihrer Nische zurechnen. Der Körper als wichtigster Partner im Leben jedes Menschen erhält somit bewusst als Beziehungsobjekt Relevanz (vgl. Toolbox ► Kap. 2.3.2).

Äußern PatientInnen den Wunsch, etwas in ihrer Nische ändern zu wollen, kann auch die Wunsch-Nische in zwei oder fünf Jahren aufgezeichnet werden. Diese Arbeit zeigt auf, dass der Energieraum nicht unbegrenzt erweitert werden kann. Investiert man mehr in den einen Teil der Nische, geht dies zwangsläufig zulasten der anderen Teile, sprich der anderen Beziehungsmöglichkeiten in dem Beziehungsraum.

> »Das persönliche Konstruktsystem kann als innere, die persönliche Nische als äußere Struktur gesehen werden, die das Denken, Fühlen und Handeln der Person in gewissen Bahnen lenken und einen vertrauten Rahmen für ihre Entwicklung bieten.« (Limacher & Willi, 1998, S.133)

Dieses Nischenkonzept findet seinen Einsatz in der stützenden Psychotherapie sowie in koevolutiver einzel- paar- und familientherapeutischer Arbeit. So kann zum Beispiel in der koevolutiven Therapie die Situation unter den Geschwistern eines Menschen genauer untersucht werden. Geschwister müssen sich für ihr beantwortetes Wirken die begrenzten Ressourcen ihrer Eltern und Bezugspersonen teilen (vgl. ▶ Kap. 2.4.3). Das Nischenkonzept zeigt auf, warum sich in einer Geschwisterreihe jedes Kind einen unterschiedlichen Platz bei den Eltern oder Erziehungsverantwortlichen sucht und die Beziehungsnische der Familie oder Patchwork-Familie aktiv mitgestaltet. Diese aktive Mitgestaltung wird untersucht, das Wechselspiel zwischen auffälligem Verhalten und dessen Einfluss und Bedeutung für die anderen Menschen in der gesamten familiären Nische wird beleuchtet und die Bedeutung des Einzelnen für die Stabilität in der Familie als Ganzes gewürdigt.

2.3.1 Nischenentwicklung bis zum Erwachsenenalter

Verfolgt man die Entwicklung der Beziehungsräume eines Menschen bis zum Erwachsenwerden, dann lassen sich vier unterschiedliche Nischen differenzieren, die im Laufe der Entwicklung eines Menschen in verschiedenen Zeitabschnitten besondere Relevanz haben. Der Übergang zwischen den einzelnen Nischen ist dabei fließend (▶ Abb. 2.5). Erfahrungen aus der einen Nische wirken sich auf die Gestaltung der anderen Nischen aus. Fehlende Erfahrungen in einer Nische, können aber mit den anderen Nischenerfahrungen mindestens teilweise kompensiert werden.

Im zeitlichen Verlauf hat die primäre Nische, vor allem in den ersten Lebensjahren, große Bedeutung. Über die Jahre nimmt dann die Bedeutung der anderen Nischen zu. Die Nischen unterscheiden sich im Radius, den das Kind von Nische zu Nische hat, und die Wählbarkeit für sein beantwortetes Wirken wird von Nische zu Nische ausgeweitet. In der quartären Nische kommen dann neue, ganz nahe Beziehungen zu PartnerInnen dazu, die dem Leben eine andere Ausrichtung geben können. Im Folgenden werden die Nischen im Einzelnen skizziert:

Die primäre Nische (▶ Abb. 2.6) ist der Beziehungsraum, in den das Kind bereits intrauterin hineinwächst und dann hineingeboren wird und in dem die eigenen Impulse immer mehr zur Gestaltung der Nische beitragen. Dabei kommt es zunächst darauf an, dass das Kind überhaupt Beantwortung erfährt. Sein Schreien und seine Laute, seine Mimik und andere Bewegungsimpulse führen zu einer Veränderung in der Umwelt. Langsam lernt das Kind zwischen angenehmer Beantwortung (Lachen, neues interessantes Spielzeug, Nahrung, Wärme und Nähe) und unangenehmer Resonanz (Schimpfen, Hunger, Kälte, veränderte Umgebung, andere Formen von Nähe durch verschiedene Menschen) zu unterscheiden. Neben den nahen Bezugspersonen findet sich in dieser Nische bspw. die räumliche Situation, die dem Kind zur Verfügung steht, das Angebot an Spielsachen und Stofftieren, an Haustieren, an Ruhemöglichkeiten, und auch der Umgang mit dem Essen. Wie abwechslungsreich wurde die Umgebung gestaltet, welche wichtigen Beziehungen zu Stofftieren oder Haustieren mag der Mensch noch erinnern? Wie

2 Einführung in die ökologisch-systemische Therapie

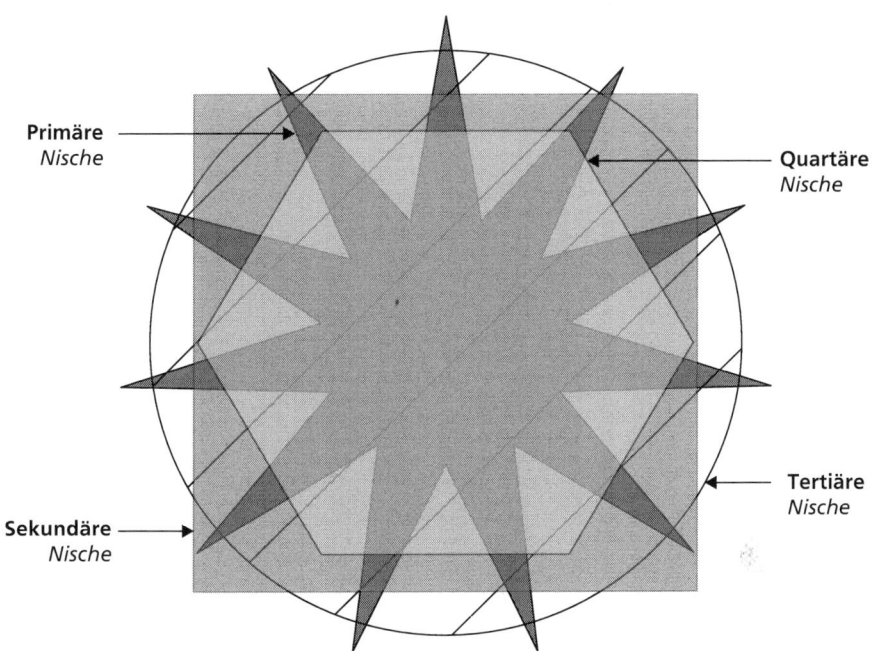

Abb. 2.5: Nischenentwicklung: Die primäre Nischenerfahrung (Stern) beeinflusst und durchdringt alle weiteren Nischenerfahrungen. Auch die weiteren Nischenerfahrungen haben eine wechselseitige Wirkung aufeinander (Grafik: Olivia Bösch)

wurde das Kind von seinen Eltern bzw. den primären Bezugspersonen beantwortet? Hat es Resonanz auf seine Aktivitäten erhalten, oder wurde es in einen Rhythmus eingefügt, der für die Betreuung nötig schien und eigenes Gestalten kaum erlaubte? Welche Erfahrungen durfte das Kind mit seinen ersten eigenen Wünschen und Ideen machen? Welche Nischenplätze bei den Bezugspersonen waren bereits durch Geschwisterkinder besetzt? Wenn zum Beispiel das Erstgeborene sich durch ein draufgängerisches, mutiges Verhalten in der Nische zeigt, so sind die Eltern oder Betreuungspersonen damit sehr absorbiert und zum Teil überfordert. Dann wird das Zweitgeborene unbewusst rasch begreifen, dass dieser Platz schon besetzt ist. Es wird mehr Beantwortung erfahren, wenn es sich beispielsweise als brav und angepasst, oder gar schüchtern und vorsichtig zeigt, oder wenn es sich primär mehr mit den Stofftieren und Spielsachen beschäftigt und wenig von den Erwachsenen fordert. Ist aber das Erstgeborene eher kränklich, vorsichtig und braucht viel Hilfe von den Eltern, dann wird das Zweitgeborene rasch lernen, dass es mit viel Selbstständigkeit und eigenem autonomen Handeln deutlich mehr positives Beantwortet-Werden erfährt. Es wird selbstständig auf andere Menschen zugehen oder für das ältere Geschwisterkind mitsorgen, um so die Eltern zu entlasten. Damit geht auch die Parentifizierung eines Kindes nicht nur von den Eltern aus, sondern kann mitbegründet sein in dem Bestreben eines Geschwisterkindes, neben dem kranken Kind oder der belasteten Situation der Erwachsenen noch gesehen und

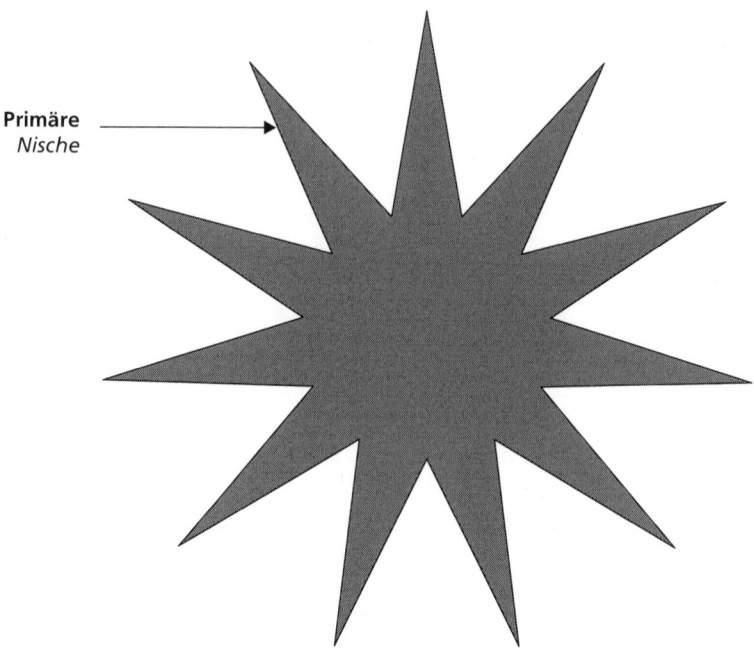

Abb. 2.6: Primäre Nische (Grafik: Olivia Bösch)

beantwortet zu werden. Hier zeigt sich die Zirkularität im beantworteten Wirken in der Nische sehr deutlich. Das Zweitgeborene sucht sich einen Beziehungsraum sowohl mit den primären Bezugspersonen wie auch dem älteren Geschwisterkind, sodass es als Zweitgeborenes gesehen und beantwortet werden kann. Ein drittes oder viertes Kind muss sich zwischen all diesen besetzten Nischen bei den Eltern und nahen Bezugspersonen einen eigenen Platz suchen, an dem es einerseits die eigenen Fähigkeiten nutzen kann und andererseits beantwortet wird. Dabei ist ein negatives Beantwortet-Werden durch nahe Bezugspersonen immer noch besser, als gar keine Resonanz zu erleben. Darum ist die Rolle des »schwarzen Schafes« eine häufig besetzte Nische in einem Familiensystem, wenn die Aufmerksamkeit der Bezugspersonen schon fast erschöpft ist.

In der primären Nische entwickelt das Kind Urvertrauen, macht also seine primären Erfahrungen mit der Umgebung. Es lernt, ob es stimmig beantwortet wird, ob die Nische berechenbar und interessant zu erforschen ist, oder ob der Beziehungsraum, in den es hineingeboren wurde, eher bedrohlich, beängstigend und wenig berechenbar auf die Fähigkeiten des Kindes resoniert, sobald es sich einzubringen versucht und mitgestalten will.

Es kann je nach Auftrag in der Psychotherapie wichtig sein, das Wechselspiel des beantworteten Wirkens in der primären Nische zu untersuchen und nicht einseitig nur die Bezugspersonen im Blick zu haben. Der gesamte Kontext des Kindes, die belebte und unbelebte Umgebung, kann in einer Therapie rückblickend ergründet werden, damit der Mensch zu erkennen lernt, wo es ihm schon damals gelungen ist, Resonanz zu erleben und sich aktiv in die Gestaltung seiner Umgebung einzubringen (also ressourcenorientierter Rückblick, mit der Idee, die damals gezeigten Fähigkeiten der aktiven Nischengestaltung auch im aktuellen Leben wieder nutzbar machen zu können). Dabei kann unter anderem das Verstehen von Glaubenssätzen, die damals geprägt wurden, die der Mensch Zeit seines Lebens nicht mehr verändert hat und die zu inneren Konstrukten geworden sind, mit denen er sein Leben gestaltet hat, helfen, diese heute kritisch zu hinterfragen und gegebenenfalls bei entsprechendem Auftrag auch anzupassen. In der Psychotherapie können PatientInnen bewusst lernen, wie sie im Hier und Jetzt bestimmte Nischenkonstellationen fördern und andere nicht mehr wiederholen müssen.

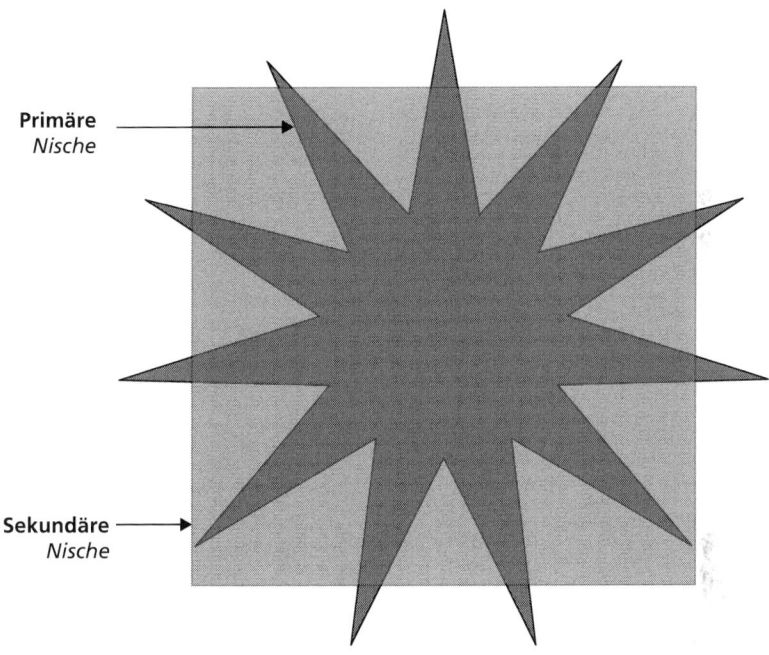

Abb. 2.7: Primäre und sekundäre Nische (Grafik: Olivia Bösch)

Mit dem Lernen von Motorik und Sprache entwickelt das Kind zunehmend die Möglichkeit, eigenständig auf Dinge und Menschen zuzugehen. Dabei gestaltet es die primäre Nische immer stärker selbst mit und wird weiter von dieser beeinflusst (▶ Abb. 2.7). Das Kind kann seine Nische darüber hinaus zunehmend selbst ausbauen. Ob im Garten, im Sandkasten, mit Tieren und Pflanzen, in der Welt der Kita, des Kindergartens oder bei Großeltern und fremden Betreuungspersonen, das Kind weitet seinen Radius aus oder wird von den Erwachsenen zu einer Ausweitung seines Beziehungsraumes herausgefordert. Das Wechselspiel des beantworteten Wirkens kann sich weiter entfalten. Es werden jetzt auch Fähigkeiten und Interessen des Kindes von anderen Teilen der Nische gesehen und beantwortet, die von den Eltern keine Resonanz erbrachten und daher bislang unbeantwortet geblieben sind. Das Kind erhält neue Resonanzerfahrungen durch Großeltern, eine Kita-Betreuerin, durch ein Haustier oder im Umgang mit dem Ball auf der Wiese.

Die Möglichkeit des aktiven Gestaltens der Nische wird in der sekundären Nische erweitert. Resonanzerfahrungen im beantworteten Wirken sind in der sekundären Nische wesentlich für die Weiterentwicklung von Urvertrauen zu Bezugspersonen, zu Natur und Umwelt und zur Welt. Wie verbunden sich ein Mensch mit der Natur fühlen kann, wie viel Vertrauen in sein Handeln in der Welt sich die Person aneignet, all dies hängt wesentlich von den grundlegenden Erfahrungen in der primären und sekundären Nische ab. So kann ein Kind, das in der primären Nische wenig Beantwortung erhalten konnte, da seine Eltern oder Bezugspersonen durch heftige eigene Konflikte absorbiert waren, in der sekundären Nische nachreifen. Es kann beispielsweise Selbstvertrauen und auch Urvertrauen in die Welt entwickeln, wenn es durch Bezugspersonen viel in der Natur sein und dort wichtige Resonanzerfahrungen machen kann (klettern, Gartenarbeit, Baumhaus bauen). Oder wenn es von einer Nachbarsfamilie mit zum Fußballspielen genommen wird, sich dort wirksam erleben kann und dadurch Beantwortung erfährt. Das Kind wird seine Aktivität fürs Beantwortet-Werden immer dort ausbauen, wo es auch Resonanzerfahrungen machen kann.

Die sekundäre Nische kann mit erwachsenen PatientInnen untersucht werden. Dabei können Beziehungserfahrungen mit der belebten und unbelebten Umgebung bewusst betrachtet werden. Dies erweitert den Blick auf den Möglichkeitsraum, den ein Mensch in der Vergangenheit gehabt hat und zeigt auf, welche Erfahrungen ihn, trotz möglicher negativer Erfahrungen in der primären Nische, positiv geprägt haben. Es wird das besondere Augenmerk darauf gerichtet, wo in der Nischenarbeit dieser Mensch beantwortet wurde, wo er/sie sich mit Fähigkeiten und Begabungen eingebracht hat und wie die Resonanz war, die sie/ihn wirklich weitergebracht hat. Dabei kann auch negatives Beantwortet-Werden zur Entwicklung herausfordern und den Menschen weiterbringen. Durch diese Nischenarbeit wird das Augenmerk von PatientInnen und PsychotherapeutInnen auf Ressourcen und Resonanzerfahrungen in der Geschichte der KlientInnen gerichtet.

Die tertiäre Nische (▶ Abb. 2.8) ist der Beziehungsraum, der sich zunehmend mehr individuell gestalten lässt, aber auch gestaltet werden muss. Ob im Kindergarten, in der Schule, oder der Berufswelt, der Mensch wird immer freier, selbstbestimmt auf andere Menschen und auf Dinge zuzugehen, oder nicht. Wie nutzt der Mensch seine Beziehungsräume, die Möglichkeiten im Klassenverband, mit den LehrerInnen oder Betreuungspersonen, aber auch die Beziehungsgestaltung zu einem Instrument, der Natur, dem Ball im Sport oder die Beziehung zu Werkzeugen, wie Hammer, Spatel oder Pinseln und Farben? Enttäuschungen und Verletzungen, fehlende oder negative Erfahrungen im beantworteten Wirken sind zumeist in der tertiären Nische bewusst erlebt worden und der Rückzug aus Teilen der Nische kann zu einer Möglichkeit werden, die der Mensch erstmals bewusst wählen kann.

Was genau hat ihn/sie in der Berufswelt als Beziehungsangebot angesprochen, wo hat es Resonanzerfahrungen gegeben, die zu einer Weiterentwicklung angeregt haben? Wenn wir TherapeutInnen uns so ausführlich für die Nische, den belebten und unbelebten Beziehungsraum des Gegenübers interessieren, wird der einseitige Blick auf die Eltern und nahen Bezugspersonen erweitert. Nicht die Einstellung: »Durch die Situation in meinem Elternhaus wurde ich zu dem oder der, die ich

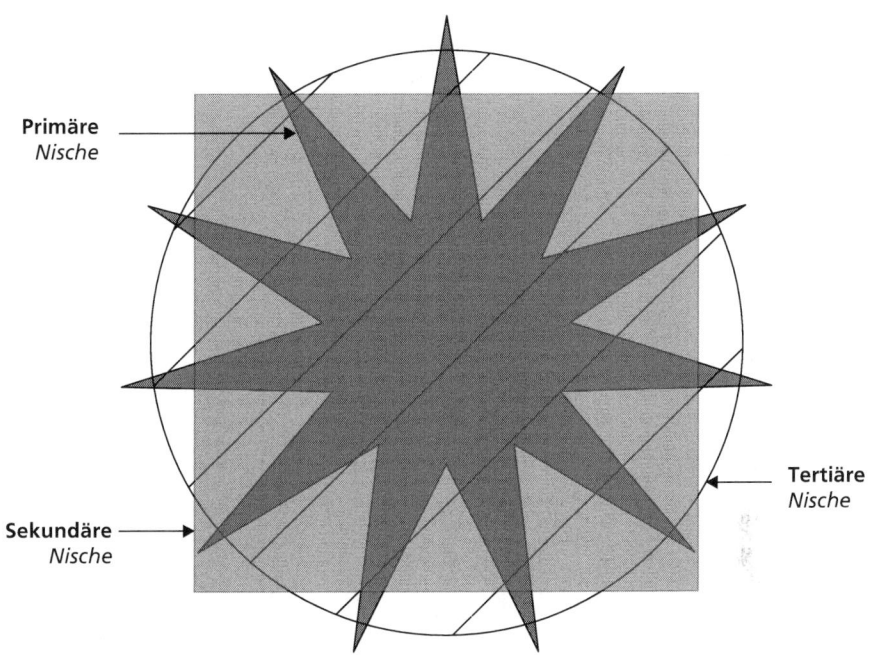

Abb. 2.8: Primäre bis tertiäre Nische (Grafik: Olivia Bösch)

heute bin«, sondern die Haltung: »Trotz vielleicht widriger Startbedingungen ist es mir gelungen, in folgenden Situationen Resonanz zu erfahren und beantwortet zu werden«, wird therapeutisch durch die Nischenarbeit gefördert.

Im Jugend- und Erwachsenenalter wird der Beziehungsraum, die Nische, in der man beantwortet wird oder von der man beantwortet werden will, immer komplexer. Die eigenen Konstrukte, wie Beziehungen zur Welt funktionieren können, treffen zunehmend auf die Konstrukte von anderen Menschen, mit denen versucht wird, eine nahe Beziehung zu gestalten (▶ Abb. 2.9). Die dabei gemachten Erfahrungen (nahe Freundschaften, erste Liebesbeziehungen) sind prägend für die weitere Entwicklung jedes Menschen. Innere Konstrukte über die eigene (sexuelle) Identität, über Resonanzerfahrungen in den verschiedenen Ebenen des beantworteten Wirkens (interpersonelle, nichtpersonelle, universelle Ebene) treffen auf innere Konstrukte anderer Menschen und werden durch beantwortetes Wirken wechselseitig weiter beeinflusst. Wie sehr gelingt es dabei, aus dem eigenen inneren Konstruktsystem, den eigenen Gedanken und Überzeugungen gemeinsam mit einem nahestehenden Menschen ein dyadisches Konstruktsystem aufzubauen? Können beide ihre Vorstellungen, die sich aus den eigenen Erfahrungen entwickelt haben, aufeinander abstimmen? Übernimmt eine Person komplett das Weltbild der anderen? Oder fühlt sich der eine Mensch zu wenig vom anderen beantwortet und ist nicht bereit, seine Sicht auf die Welt mit der Sicht des anderen abzugleichen? In diesem Fall wird sich die Person vielleicht lieber aus der nahen Beziehung vorzeitig zurückziehen und die eigene Nischengestaltung mehr auf den Umgang mit einem anderen Menschen, oder aber mit Tieren und Pflanzen verlegen. Oder sie wird sich

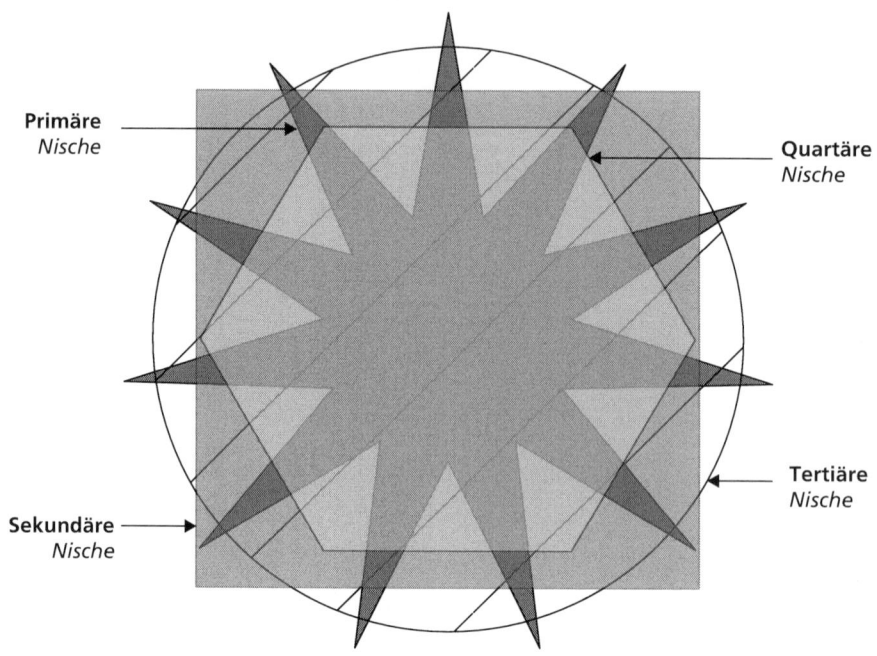

Abb. 2.9: Primäre bis quartäre Nische (Grafik: Olivia Bösch)

intensiver mit dem Computer und der virtuellen Welt in Beziehung setzen. Die quartäre Nische verändert sich durch Erfahrungen von Krankheit und Altern. Die Beziehung zum eigenen Körper gewinnt an Bedeutung, ob im Umgang mit der eigenen Sexualität oder mit der Erfahrung von Fragilität und Wichtigkeit des Körpers, für die eigenen möglichen Lebenspläne.

Werden die Erfahrungen aus der Kindheit, Jugend und dem Erwachsenenalter derart auf die eigenen Gestaltungsmöglichkeiten hin untersucht, kann das auf doppelte Weise den jetzigen Blick auf die gegenwärtigen Handlungsräume erweitern. Wenn der Mensch erkennt, dass es ihm damals unter schwierigen Bedingungen gelungen ist, Resonanz zu erfahren, kann auch jetzt die Hoffnung auf eine Möglichkeit aufkommen, dass das Beantwortet-Werden wieder gelingen kann. Außerdem kann mit dieser Betrachtungsweise der eigenen Lebensgeschichte, das Erleben des Selbst als selbstbewusste und aktive LebensgestalterIn gestärkt werden.

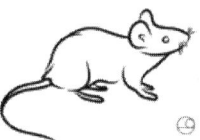

Manchmal kommen PatientInnen zu den ökologisch-systemisch arbeitenden TherapeutInnen und beklagen sich, wie schlecht ihre Kindheit war und dass die Eltern sie nie wirklich unterstützt haben und sie furchtbar viel Schlimmes erlebt haben mit dem alkoholkranken Vater oder der neuen Partnerin des Vaters, die nur Zeit für ihre zwei Kinder hatte. Dann hören sich meine TherapeutInnen das eine Zeit an und zeigen, dass sie verstehen, wie schwer das gewesen sein muss. Dann aber fragen sie nach, wie denn die Person das alles so lange überstanden hat, wer oder was ihr denn geholfen habe, dennoch nicht selbst auf »die schiefe Bahn« zu kommen? Das bringt die PatientInnen sehr ins Überlegen und dann erzählen sie von schönen Erlebnissen in der Natur oder in der Jugendgruppe oder in der Familie der Nachbarin oder mit einer Lehrerin, die an die Person geglaubt hat. Irgendwie ist die Stimmung dann plötzlich ganz anders im Raum und es macht wieder Freude zuzuhören.

2.3.2 Toolbox Nischenarbeit

Arbeit mit der Beziehungsnische (▶ Abb. 2.10)

Durchführung der Nischenarbeit mit dem Tortenmodell:

- PatientInnen wird ein leerer Kreis vorgelegt, mit der Bitte, ihre Energie, die sie in Beziehungen zu Menschen, aber auch zu Tieren, Pflanzen und Dingen stecken, als Tortenstücke zur Darstellung zu bringen (evtl. ▶ Abb. 2.10 als Beispiel zeigen).
- Die Größe der »Tortenstücke« zeigt dabei an, wie viel *Energie* der Mensch in diese Beziehungsarbeit investiert, nicht die Zeit, die man damit verbringt.
- Wichtig ist, dass PatientInnen an Handy, Auto, Fernseher und Computer als Objekte erinnert werden, zu denen man auch Beziehung haben kann. Der Körper, den man pflegt und dem man bewusst Ruhe oder Bewegung gibt, gehört auch in die Nische.
- Reflexion mit PatientInnen, ob die Nische so ihren Vorstellungen entspricht, wo sie für sie stimmt und wo sie etwas ändern möchten. Dabei führt eine Vergrößerung eines Nischenanteils automatisch zu Verkleinerungen an anderer Stelle.
- Bei Bedarf wird die Nische in zwei bis fünf Jahren dargestellt. Wie soll die Verteilung dann aussehen? Welche Schritte müssten unternommen werden, um da langsam hinzukommen?

Teil II Ökologisch-systemische Therapie

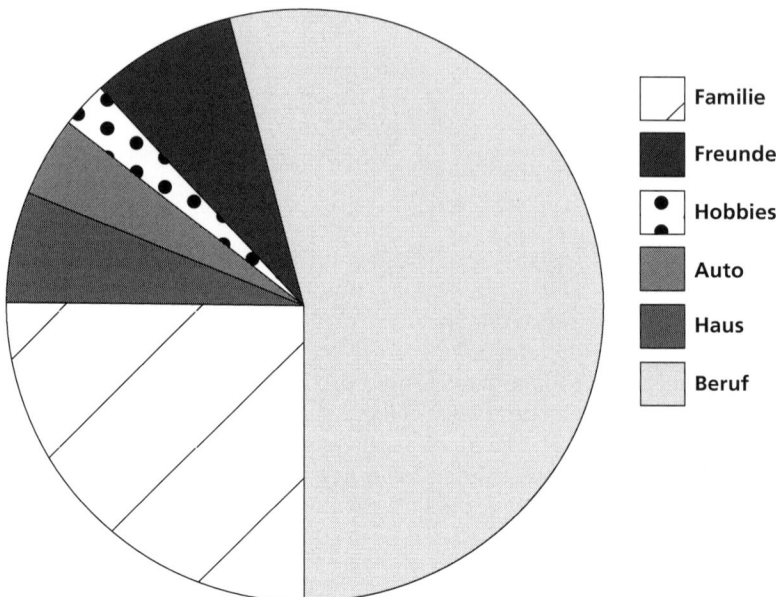

Abb. 2.10: Kreismodell der Nische (wie ▶ Abb. 2.4): Der Kreis zeigt die gesamte Beziehungsenergie auf, die einem Menschen zur Verfügung steht. Die einzelnen »Tortenstückchen« stehen für Teilaspekte der persönlichen Nische, in die der Mensch seine Beziehungsenergie investiert und von denen er beantwortet wird (Grafik: Olivia Bösch)

Lesson to learn

Die Nische ist in der ökologisch-systemischen Therapie ein aktiv gestalteter Beziehungsraum des Menschen, von dem er auch selbst gestaltet wird. Dabei sind Beziehungen zur belebten und unbelebten Natur ebenso von Interesse wie Beziehungen von Mensch zu Mensch. Die aktive Gestaltung der Nische und damit das Wechselspiel des beantworteten Wirkens im Beziehungsraum werden in der Psychotherapie auf der interpersonellen, der nichtpersonellen und der universellen Ebene beleuchtet. Bei entsprechenden Wünschen nach Veränderung wird nach Möglichkeiten zur Verbesserung der Wirksamkeit in der eigenen Nische gesucht und PatientInnen darin unterstützt, diese Möglichkeiten für sich zu nutzen.

2.4 Die ökologisch-supportive Therapie/stützende Therapie

Unter den Begriffen der »supportiven Therapie« oder »stützenden Therapie« sind Behandlungsstrategien zusammengefasst, die Personen mit einer (chronischen) psychischen Erkrankung oder in akuten Krisensituationen bei der Bewältigung ihrer Symptome und ihrer krankheitsbedingten Alltagsprobleme zu unterstützen suchen. Bei Menschen mit chronischen Psychosen, langjährigen SuchtpatientInnen und Menschen mit schweren Persönlichkeitsstörungen, bei denen die kurativen Ziele (zurzeit) nicht realistisch sind, wird im ambulanten Setting und auf den Akutstationen mit stützender Therapie das Ziel angestrebt, im Alltag stabil bleiben zu können. Diese Aufgabe übernehmen PsychotherapeutInnen in ihrem klinischen Alltag häufig. Psychotherapeutische Konzepte zur stützenden Therapie sind aber selten.

Im Konzept des beantworteten Wirkens hat die stützende Therapie einen wichtigen Platz. In diesem Kapitel wird die stützende Therapie aus ökologisch-systemischer Sicht beschrieben und am Beispiel einer Patientin mit chronischer Alkoholabhängigkeit und einer Patientin mit schwerer Borderline-Persönlichkeitsstörung zur Anwendung gebracht.

2.4.1 Was ist eigentlich »ökologisch« an dieser Psychotherapie?

Oikos (= griechisch) heißt Haus, Behausung. Die ökologische Therapie befasst sich mit dem beziehungsökologischen Gestalten der »Behausung« des Menschen, also mit der Fähigkeit, sich eine Nische zu schaffen, einen Beziehungsraum, in dem man sich entfalten und in dem man persönlich wachsen kann.

Das Konzept der ökologischen Psychotherapie war von Anfang an ein Ansatz für PatientInnen mit ganz unterschiedlichen psychischen Krankheitsbildern, also ebenso für chronisch psychisch Kranke und Menschen mit schweren Beziehungsstörungen. Das Interesse galt nicht nur den klassischen PsychotherapiepatientInnen, sondern wurde auch denjenigen Menschen gewidmet, die scheinbar keinerlei Beziehungen pflegen, außer denen zu ihren TherapeutInnen. Orientierend an der »Verhaltensökologie« (Maturana & Varela, 2024 [1984]), die beschreibt, wie der Organismus sich entfaltet, indem er sich seine Umwelt aktiv gestaltet, wurde der ökologisch-systemische Ansatz zur stützenden Therapie, der die Gestaltung des Beziehungsraums des Menschen in den Mittelpunkt rückt, entwickelt und erforscht (Willi et al., 1999). In der ökologischen Nische steht ein Organismus in lebhafter Konkurrenz zu anderen Organismen und muss deshalb spezialisierte Strategien zur Nutzung seiner Umwelt entwickeln. Er prägt damit seine Umwelt mit und tritt in ein Wechselspiel mit der Welt, die ihn umgibt. In der Beziehungsökologie wird diese ökologische Modellvorstellung auf die Entfaltung und Entwicklung der menschlichen Psyche übertragen. Die spezialisierten Strategien eines Menschen, wie er den Beziehungsraum, die Nische, in der er lebt, zu gestalten vermag, werden ebenso herausgearbeitet, wie die Ressourcen, die dabei genutzt werden, und Einschränkungen, die im Weg stehen. Falls die Person das Ziel hat, in ihrem Beziehungsraum etwas zu verändern, werden die Möglichkeiten dazu mit ihr beleuchtet.

> »Wenn Ökologie die Wissenschaft ist, die sich mit den Wechselwirkungen zwischen Organismen und ihrer Umwelt befasst ..., können wir beim Menschen im übertragenen Sinne eine ähnliche Dynamik in der Beziehung zwischen der Person und ihrer Umwelt feststellen.« (Willi,1996, S. 7)

Dies kann die Forschung mittlerweile klar bestätigen (vgl. ▶ Kap. 2.8). Dieses Vorgehen lässt TherapeutInnen, auch in jahrelangen stützenden Therapieprozessen, das Interesse an der psychotherapeutischen Arbeit behalten und mit den PatientInnen nach Gestaltungsmöglichkeiten ihres Beziehungsraumes suchen, wo diese es wünschen. Mit einer ökologischen Orientierung wird stützende Therapie wesentlich faszinierender. PsychotherapeutInnen fragen nach den Mitteln und Wegen, die PatientInnen finden, um sich trotz ihrer Beziehungsschwierigkeiten eine persönliche Nische zu gestalten und sich den für ihr psychisches Überleben notwendigen Beziehungsraum zu schaffen. Die Symptomatik, die Medikation und die dysfunktionalen Verhaltensmuster sind von nachgeordneter Relevanz. Das therapeutische Interesse zentriert sich mehr auf das, was PatientInnen tun, weniger auf ihre Defizite. Dabei ergeben sich oft überraschende Einblicke in Lebensbereiche, über welche PatientInnen mit chronifizierten Störungen meist noch nie befragt worden sind.

2.4.2 Ökologisch-supportive Therapie im klinischen Alltag

Junge WeiterbildungskandidatInnen in den Kliniken und Ambulatorien, aber auch erfahrene PsychotherapeutInnen sind in der Arbeit mit chronisch kranken Menschen vielfach vor die Aufgabe gestellt, stützende Therapie durchzuführen, um psychische Stabilität zu erzielen, weitere Klinikeintritte zu vermeiden und um die PatientInnen in ihrer Alltagsbewältigung zu stärken.

Die Nischenarbeit, im Sinne der Frage nach der Alltagsgestaltung und wie PatientInnen ihren aktuellen Beziehungsraum nutzen können, um beantwortet zu werden, steht dabei aus ökologisch-systemischer Sicht im Zentrum der Arbeit. Sie fördert oft ungeahnte Ressourcen zutage, auch bei schwer von ihrer Krankheit gezeichneten PatientInnen. Dadurch wird bei den PsychotherapeutInnen das Interesse geweckt, neue Perspektiven auf PatientInnen einzunehmen, weg von den Defiziten hin zu Ressourcen. Die Freude an der Zusammenarbeit zwischen PsychotherapeutIn und PatientIn wird spürbar mit dieser ökologisch-supportiven Therapie.

Fallbeispiel Frau R.

Eine 65-jährige Frau (Frau R.) kam zum x-ten Mal stationär, weil sie wieder mit Alkohol schwer abgestürzt war und es »zu Hause nicht mehr ging«. Sie war mehrfach gestürzt, hatte sich aber bisher nur leicht verletzt. Sie zeigte aufgrund eines depressiven Zustandsbildes auch deutliche Versorgungsdefizite. Hygiene und Nahrung hatte sie deutlich vernachlässigt. Das Team schien wenig motiviert, Frau R. erneut aufzunehmen. Was hatte man nicht alles schon mit ihr bearbeitet, und mit wie viel Hoffnungen, dass sie nicht wieder Alkohol trinken werde, war sie jedes Mal ausgetreten? Die Abstände bis zum nächsten Eintritt wurden immer kürzer.

Bei diesem Eintritt wurde eine junge Psychologin mit einer ökologisch-systemischen Ausbildung ihre Einzeltherapeutin. Zunächst widmete sich die Therapeutin einer ersten, von der Klinik geforderten und für die Diagnostik wichtigen, anamnestischen Erhebung. Anschließend stellte sie die Frage nach den vielfältigen psychotherapeutischen Erfahrungen und was Frau R. aus deren Sicht davon bisher nützlich gewesen war. Die Frage, welche Ziele die Patientin mit dieser neuerlichen Behandlung verfolge und was die Einzeltherapie dabei unterstützend tun könne, ermöglichte ein individuelles Eingehen auf die derzeitigen, für die Patientin relevanten Aufträge an die Therapie. Dies stärkte das Arbeitsbündnis zwischen der Psychotherapeutin und der Patientin und förderte das Vertrauen. Frau R. gab an, von den bisherigen Psychotherapiegesprächen immer dann profitiert zu haben, wenn sie habe erzählen können und sich dadurch ihrer momentanen Lage bewusster geworden sei. Von der Therapeutin wünschte sie sich ein aktives Zuhören (»Ich möchte, dass Sie mir nicht nur zuhören, sondern auch nachfragen und sagen, was Sie dazu denken, sonst wird es so einseitig für mich«). Ihr Ziel war es, wieder stabil zu werden. Vom Alkohol meinte sie genug zu wissen. Lieber sei ihr, in der Therapie nach Wegen zu suchen, wie sie weniger Alkohol trinken könne. Ein abstinentes Leben könne sie sich derzeit nicht vorstellen.

Es erfordert viel Respekt für die Wirklichkeit der Patientin, sich in einer solchen Situation auf dieses Ziel und diesen Auftrag einzulassen. Einige PsychotherapeutInnen hätten vielleicht gern an der Abstinenz der Patientin gearbeitet, zumal dies aus psychosozialen und auch aus somatischen Gründen vordringlich wäre. Aber ohne Motivation der Patientin ist keine Abstinenzbehandlung erfolgreich. Also ist es sehr sinnvoll, mit der Patientin auf ihre Ziele und ihren Auftrag einzugehen, um durch eine stabile Beziehung vielleicht längerfristig auch weitere Ziele und Aufträge von der Patientin zu erhalten.

Fallbeispiel Frau R. (Fortsetzung)

Die Therapeutin begann die Arbeit mit der Beziehungsnische von Frau R., indem sie sich möglichst genau den Alltag der Patientin berichten ließ. Wie nimmt sie Beziehungen zur belebten und unbelebten Umwelt auf? Wie gestaltet sie ihre Nische und wie wird sie von ihr geprägt? Frau R. lebte allein und scheinbar ohne viel Beziehung zur Nachbarschaft und ihrer sonstigen Umgebung. Aus den Unterlagen war zu erfahren, dass sie einen schwer heroinsüchtigen Sohn hatte, der immer wieder bei ihr auftauchte und Geld von ihr forderte, was sie ihm dann gab. Durch das Interesse der Therapeutin am Alltag von Frau R. erfuhr sie jedoch, dass diese sehr wohl Beziehungen pflegte. So ging sie täglich in einem nahegelegenen Park spazieren, beobachtete die Enten im Teich und fütterte diese. Sie hatte jeder Ente einen Namen gegeben und kannte ihr Sozialverhalten sehr gut. Sie blühte sichtlich auf, als die Psychotherapeutin sich für all ihre

Beobachtungen interessierte und begann mit der Therapeutin Fragen zu diskutieren, wie man das eine oder andere Verhalten der Enten interpretieren könne. Frau R. wurde dabei angeregt, im Internet auf der Station zu recherchieren, welche Antworten auf ihre Fragen zu finden waren. So wurde die Beziehung in der Therapie vertrauensvoller und das depressive, antriebsarme Zustandsbild der Patientin besserte sich. Fragen der Therapeutin, was ihr in den Jahren der Abstinenz geholfen hatte, auf den Alkohol zu verzichten und wie sie ihren Alltag in dieser Zeit gestaltet hatte (Fragen nach den Ausnahmen vgl. Toolbox ▶ Kap. 1.8.5), führten bald zu einer bis anhin unbeachteten wichtigen Ressource von Frau R. Sie hat eine fünfjährige Phase ohne Alkohol gehabt, vom 58. bis zum 63. Lebensjahr. In dieser Zeit hatte sie mehrere Wellensittiche, denen sie das Sprechen beibrachte. Wenn einer der Wellensittiche starb, wurde dieser durch einen neuen ersetzt. Nicht alle waren gleich begabt, das Sprechen zu erlernen, aber zu allen hatte sie eine sehr herzliche Beziehung. Die Psychotherapeutin interessierte sich für die Beziehung von Frau R. zu diesen Wellensittichen und wollte wissen, welchen Einfluss diese Tiere auf ihren Alltag und ihren Umgang mit dem Alkohol hatten. Die Vögel gaben ihr Struktur, indem sie tägliche Pflege und Futter brauchten, aber auch indem Frau R. feste Zeiten hatte, in denen sie ihre Schützlinge in der Wohnung frei fliegen ließ. Außerdem beschäftigte sich die Patientin täglich mit jedem Vogel einzeln für eine bestimmte Zeit, um »das Sprechen« zu fördern. Sie gibt auch an, sich damals besser ernährt zu haben, weil sie ja bei den Vögeln bleiben und daher einen weiteren Klinikaufenthalt unbedingt vermeiden wollte. Als Frau R. 63 Jahre war, starben rasch nacheinander zwei der Vögel. Der dritte und letzte sollte wieder einen neuen Kollegen bekommen. Zu dieser Zeit kam aber der Sohn und forderte Geld von seiner Mutter, und sie gab ihm den Rest ihrer monatlichen Rente. In den zwei Wochen, in denen sie auf den neuen Betrag von der Invalidenversicherung warten musste, verstarb auch der dritte Vogel, gemäß ihren Aussagen wohl, weil er zu sehr unter dem Alleinsein litt. Frau R. hatte starke Schuldgefühle dem Vogel gegenüber. Anschließend konnte sie sich nie wieder entschließen, neue Vögel bei sich aufzunehmen. Sie sei ja immer wieder in der Klinik, da könne sie keine Haustiere betreuen.

Frau R. und die Therapeutin begannen die Unterschiede im Alltag mit und ohne Vögel und die Fähigkeit der Patientin zur Beziehungsgestaltung mit Vögeln und Enten genauer zu untersuchen. Sie fantasierten gemeinsam, wie sie zu Hause doch wieder Vögel haben könnte, bis hin zur Abklärung einer möglichen finanziellen Unterstützung durch die Sozialarbeiterin auf der Station. In Gruppengesprächen und informellen Kontakten auf der Station gelang es dem Pflegeteam, immer wieder das Thema Vögel anzubringen, sodass auch bald auf der Abteilung deutlich wurde, dass die Patientin eine »Vogel-Spezialistin« war. Dies gab ihr neue Wertschätzung, die sie zuvor nie so erlebt hatte. Es eröffneten sich der Patientin außerdem neue Möglichkeitsräume im Denken über ihren Alltag daheim. Sie erkannte den Zusammenhang zwischen der fehlenden Tagesstruktur durch die Vögel und ihrem Alkoholkonsum und ihr Wunsch, wieder so eine Aufgabe zu haben, wuchs. Die Bedenken, den Vögeln nicht gerecht zu werden, waren aber noch immer deutlich größer.

Frau R. konnte, aufgrund ihrer positiven Resonanzerfahrung in der Therapie und auf der Abteilung, nun auch am Wochenende im Belastungstraining einer Nachbarin von ihrem Interesse an Vögeln erzählen. Die Nachbarin berichtete daraufhin über ihre Tochter, welche zwei Kanarienvögel hatte, die sie dringend loswerden wollte. Die

Tochter habe ein Baby und die Arbeit mit den Vögeln sei ihr nun zu viel. Wenn nicht bald ein Platz gefunden werde, dann müssten die Vögel getötet werden, denn die Tochter habe keine Kraft mehr für deren Pflege.

Durch die Arbeit mit der Therapeutin hat die Patientin angefangen, in ihrer Beziehungsnische im Haus über ihre Fähigkeiten im Umgang mit Vögeln zu sprechen. Das hat plötzlich neue Möglichkeiten eröffnet, die die Patientin stark ansprechen. Die Sorgen und Ängste, sie könne den Tieren nicht gerecht werden, wichen der Sorge, dass die beiden Vögel getötet werden, wenn sie sie nicht nimmt.

Es bedurfte noch einiger stützender Sitzungen mit Frau R., bis diese sich traute, die zwei Vögel bei sich aufzunehmen. Die Nachbarin bot an, die Vögel bei weiteren Aufenthalten der Patientin in einem Krankenhaus selbst zu füttern und zu betreuen (Anmerkung: Die Nachbarin wusste nur von somatischen Problemen der Patientin, nicht von ihrem Alkoholproblem). Die Patientin gewann durch die sich neu auftuenden Aufgaben und Möglichkeiten an Selbstvertrauen und konnte sehr bald in die ambulanten Verhältnisse entlassen werden. Sie nahm das Angebot, bei der jungen Psychotherapeutin ambulant weiter in Therapie zu gehen, gerne an. Die abstinenten Phasen von Frau R. wurden zunehmend länger. Bei Rückfällen trat sie freiwillig und rasch wieder in die Klinik ein, um auch rasch wieder bei ihren Vögeln sein zu können. Ihr beantwortetes Wirken in der Nische wurde deutlich verbessert und die Struktur mit den Vögeln gab ihr den notwendigen Halt im Alltag.

Den PatientInnen wird in der Arbeit mit der Nische bewusst, wo und wie sie Möglichkeiten haben, positiv beantwortet zu werden. Sie lernen, dass sie auch unerwünschte Reaktionen der Bezugspersonen, oder des Umfelds sowohl verstärken als auch dämpfen können. Diese Erweiterung eines Möglichkeitsraumes gelingt aus ökologisch-systemischer Sicht auch bei schwer chronisch kranken Menschen.

PatientInnen sollen dafür gewonnen werden, trotz weiter bestehender negativer Überzeugungen, wie Misstrauen gegen andere Menschen, Angst abgelehnt zu werden, Sorgen nicht ernst genommen zu werden, zu versuchen, ein positives beantwortetes Wirken zu erzielen, in der Hoffnung, dass die positiven Erfahrungen sekundär die Überzeugungen beeinflussen.

2.4.3 Ökologisch-supportive Therapie bei Persönlichkeitsstörungen

Mit dem »Modell der doppelten Handlungsregulation« zeigt R. Sachse auf, dass Persönlichkeitsstörungen Beziehungs- und Interaktionsstörungen sind (Sachse, 2002). Aufgrund seiner früheren Beziehungserfahrungen hat der/die PatientIn mit einer Persönlichkeitsstörung neben der »Motivebene« eine »Spielebene« entwickelt. Die »Motivebene« steht für seine/ihre Bedürfnisse nach Wichtigkeit und Anerkennung, Wertschätzung und Liebe. Bedürfnisse, die ihm/ihr als handlungsregulierend zur Verfügung stehen, sind in der »Motivebene« zu finden, ebenso wie Annahmen über sein/ihr Selbst und Beziehungen, die ihn/sie zu der Überzeugung führen, dass er/sie nicht wichtig ist, keine anerkennenswerten und liebeswerten

Züge aufweist und es keinerlei Gründe gibt, ihn/sie wertzuschätzen. Durch die sich widersprechenden Bedürfnisse und Annahmen steckt die Person in einem Dilemma, welches sie dadurch löst, dass sie lernt, bestimme Verhaltensweisen zu nutzen, um dadurch die benötigte Aufmerksamkeit und Wertschätzung, Liebe oder Anerkennung zu erhalten. Somit bildet sie nach R. Sachse eine »Spieleebene« aus, in der sie Verhaltensmuster zeigt, wie besonders lustiges, sexualisiertes oder auch tüchtiges oder streitsüchtiges Verhalten, wodurch sie die Erfahrung gemacht hat, dass sie dadurch Aufmerksamkeit und Wertschätzung erhielt. Die Wiederholung dieser Verhaltensmuster geschieht in der Hoffnung, dass sie auch jetzt diese Motive der Person erfüllen werden, auch wenn die Verhaltensweisen nicht mehr in die jetzige Situation passen.

Diese aus der Verhaltenstherapie stammenden Überlegungen passen zu der systemischen Vorstellung, dass Symptome Lösungsversuche sind (vgl. ▶ Kap. 1.4.4).

In der therapeutischen Arbeit mit Menschen, die eine Persönlichkeitsstörung zeigen, ist es besonders herausfordernd, die Motive hinter dem Verhalten auf der Spielebene zu erkennen und auf diese einzugehen, ohne sich auf der Spielebene mit dem/der PatientIn in endlosen Konflikten zu verhaken.

So kann ein Mensch mit einer narzisstischen Persönlichkeitsstörung, wenn er zu wenig Wertschätzung bekommt, durch Entwertung und Kritik anderer versuchen, sich größer, stärker und wichtiger zu fühlen als das Gegenüber.

Ein Mensch mit einer Borderline-Persönlichkeitsstörung, der schon in der Kleinkindphase erleben musste, dass er nicht liebenswert an sich ist, sehnt sich nach Nähe und Liebe, misstraut aber solchen Angeboten und sucht durch wiederkehrende Beziehungstests und spaltendes Verhalten in Gruppen, Nähe zu einzelnen Mitgliedern der Gruppe herzustellen, indem andere Gruppenmitglieder schlecht gemacht werden. In der therapeutischen Arbeit wechseln sich das Bedürfnis nach Nähe und intensiven Gesprächen mit Phasen von Ablehnung und Abwertung des/der TherapeutIn bei kleinen Unsicherheiten ab. Durch Suizidversuche wird der großen emotionalen Verzweiflung wegen der fehlenden Nähe und Liebe Ausdruck verliehen, aber auch getestet, ob die therapeutische Beziehung all das aushält.

Aus ökologisch-systemischer Sicht ist die Arbeit mit der Nische ein wertvolles Vorgehen, um Menschen mit solchen Beziehungsstörungen längerfristig begleiten zu können und ihr Gefühl von Bezogenheit zur Welt zu stärken, sowie sie zu unterstützen, den eigenen Wert und die eigene Fähigkeit sich einen Beziehungsraum zu gestalten, zu entfalten.

Fallbeispiel Frau K.

Bei Frau K., 59 Jahre, wurde vor Jahren die Diagnose einer Borderline-Störung gestellt, und sie war seither mit rezidivierenden, depressiven und schwer suizidalen Krisen in unterschiedlichen Kliniken behandelt worden. Sie übergab der Therapeutin zu Beginn der stationären Behandlung ein 20-seitiges, selbst verfasstes Dossier mit dem Kommentar: »Da haben Sie meine Lebensgeschichte, ich mag sie nicht mehr berichten.« Die Therapeutin nahm die 20 Seiten entgegen und las sie. Sie war betroffen von den vielen schweren Traumata, die sich durch das gesamte Leben der Patientin zogen. In der zweiten Stunde zeigte die Therapeutin ihre Betroffenheit und dankte der Patientin für ihr großes Vertrauen. Die Patientin meinte, sie wolle über all das lieber nicht mehr reden und über ihre jetzigen Probleme schon gar nicht. Die Therapeutin zeigte ihr Verständnis, dass ihr die Arbeit an den belastenden Problemen gar nicht guttun würde. Sie bat um Erlaubnis, eine Frage stellen zu dürfen, was die Patientin interessiert zugestand. Sie interessierte sich dann dafür, wie ein Mensch, der all das erlebt hat, einen Sohn allein erziehen kann, der so lebenslustig und selbstbewusst die Mutter in die Klinik begleitet, wie das der Sohn der Patientin gemacht hatte. Diese Frage hatte die Patientin noch nie gehört, trotz langjähriger psychotherapeutischer Arbeit. Sie zeigte sich zunächst irritiert, war dann aber bereit, diesen Teilaspekt ihres Lebens näher zu untersuchen. Im Rahmen der Zusammenarbeit wurde somit die traumatische Lebensgeschichte ergänzt durch viele Details, die für die Bewältigung dieser Traumata bedeutsam gewesen waren und mitverantwortlich dafür, dass es der Patientin als alleinerziehende Mutter gelungen war, ihren 20-jährigen Sohn zu dem jungen Mann zu erziehen, der er war.

Diese Ressourcenarbeit stärkte zu Beginn das Vertrauen der Patientin in die neue Psychotherapeutin und ermöglichte beiden eine neue Sicht auf ihre Lebensgeschichte, die starke und hoffnungsvolle Momente vor allem in der Natur und im Kontakt mit Freundinnen enthielt. Dabei war es wichtig, das traumatische Erleben nicht zu leugnen und zu beschönigen, aber sich immer wieder darauf zu konzentrieren, was der Patientin geholfen hatte, trotzdem weiterzugehen.

In der Geschwisterreihe war sie, als Dritte von vier Kindern, in einem Kontext aufgewachsen, der ihre kreativen und intellektuellen Fähigkeiten entwertete und bekämpfte, weil sie die Einzige in der Familie war, die diese Fähigkeiten besaß. Sie wurde von Eltern und Geschwistern an den Rand der Familie gedrängt und nutzte diesen Raum für fleißiges Lernen und wachsames Beobachten der Umgangsformen innerhalb der Familie, besonders mit ihr. Sie verglich diese mit den Beziehungen, die andere Kinder in ihrem Umfeld zu deren Eltern hatten. Dabei wurde ihr früh klar, dass es für Eltern verschiedene Möglichkeiten gibt, ihre Kinder zu erziehen, was sie dann später bei ihrem eigenen Sohn zu nutzen wusste. Außerdem rettete sie, durch ihre Achtsamkeit als Kind, der jüngeren Schwester mehrfach das Leben (Beinahe-Ertrinken, Bergunfall). Die Mutter verbot ihr jedoch, über diese Unfälle mit dem Vater zu reden und beschimpfte sie im Anschluss. Haltgebende Menschen in dieser Zeit waren für diese Patientin die Mutter einer Freundin und eine Lehrerin, die sie beide wertschätzten und ihre Kreativität als besondere Fähigkeit erkannten. Außerdem fühlte sie sich bestätigt in der Natur, wo sie Freude an allem natürlich Gewachsenen hatte und beinahe täglich erleben durfte, dass nicht konform Gewachsenes auch eine Daseinsberechtigung hat und Schönheit hervorbringen kann. Die Würdigung ihrer Rolle, in der Nische ihrer Kindheit, welche für die Patientin erst im Alter von fast 60 Jahren im Rahmen der therapeutischen Beziehung geschah, verhalf ihr zu mehr Selbstwert und einer differenzierteren Wahrnehmung ihrer Entwicklungsgeschichte. Ihre Leistungen in den verschiedenen Nischen, wo sie unter schwierigsten Umständen groß geworden war und sogar das Abitur als Erwachsene bestanden und ein Studium begonnen hatte, wurden endlich gewürdigt. Die Tatsache, dass sie trotz all ihrer negativen Erfahrungen versucht hatte, diese nicht an den eigenen Sohn weiterzugeben, und somit einen gesunden Sohn aufziehen konnte, wurden in der Therapie erstmals gesehen und anerkannt. Ihre seit der Kindheit und Jugend heimlich genutzte kreative Fähigkeit, die sie zur Stabilisie-

rung ihres psychischen Zustandes brauchte (Malen von Bildern, Objekte aus der Natur gestalten und Skulpturen machen), wurde in der Nischenarbeit für die Therapeutin sichtbar und konnte somit von dieser gewürdigt und mit viel Interesse immer wieder beleuchtet werden. Dies führte zu einem erstmals positiven Beantwortet-Werden mit Anteilen wie der Kreativität, die vorher zumeist vom Umfeld bekämpft oder ignoriert worden waren. Alte Überzeugungen von der Wertlosigkeit ihrer Fähigkeiten und Werke, traten trotz unzähliger Rückfälle und Krisen langsam in den Hintergrund. Mit ihrem Hund, den sie aus dem Tierheim »gerettet« hatte, erlebte sie täglich positives Beantwortet-Werden, was ihr immer wieder aus Krisen half. Eine erste Ausstellung ihrer Arbeiten und ein Buch zu ihren Bildern wurde nach Jahren der therapeutischen Zusammenarbeit möglich. Die Patientin nutzt ihre Kreativität systematisch für sich, was ihr (über den Verlauf von zehn Jahren) mehr psychische Stabilität und keine erneuten Klinikeintritte gebracht hat.

Selten ist es heute möglich, dass eine stationär begonnene Psychotherapie im ambulanten Setting über Jahre fortgesetzt werden kann. Für Menschen mit schweren Beziehungsstörungen wäre diese Kontinuität aber wichtig, damit sie wirkliche neue Erfahrungen in der Beziehungsgestaltung machen können. Jeder, der die Arbeit mit Menschen kennt, die eine Borderline-Störung haben, weiß, mit welchen Krisen eine solche Therapie einhergehen kann. Diese konnten in der Kürze hier nicht annähernd skizziert werden. Generell kann man jedoch sagen, dass stützende Therapie nach ökologisch-systemischem Konzept TherapeutInnen verhilft, in solch langjährigen Settings interessiert und aktiv zu bleiben, ohne die PatientInnen zu überfordern. Der Blick auf die Ressourcen kann in Krisenzeiten wertvolles Agens zur erneuten Stabilisierung sein. Die langjährige vertrauensvolle Beziehung und die regelmäßigen Kontakte unabhängig von Krisen sind dabei besonders bedeutsam.

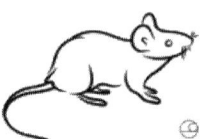

Also wenn ich die ökologisch-systemischen TherapeutInnen in meinem Büro beobachte, dann halten die sich nicht immer so lange in der Vergangenheit auf, wie das hier skizziert wurde. Meistens ist die aktuelle Situation der PatientInnen im Mittelpunkt, wie sie im Hier und Jetzt Beziehungen gestalten. Wenn dann deutlich wird, dass ein/eine PatientIn seine/ihre Fähigkeiten und Begabungen in der Nische gar nicht mehr einbringt, dann wird geschaut, seit wann denn das so ist. In dem Zusammenhang gibt es dann Ausflüge in die Vergangenheit. Dabei wird aber nicht so sehr auf die Schwierigkeiten geschaut, sondern immer, wenn PatientInnen mit den Problemen und Krisen kommen, hören die TherapeutInnen aufmerksam zu und fragen dann danach, wie die PatientInnen denn da wieder herausgekommen sind, oder wie sie es trotzdem geschafft haben ihren

Berufsabschluss zu machen, oder was ihnen geholfen hat, dass alles durchzustehen? Bei diesen Fragen wird das Gespräch gleich wieder etwas leichter und mir macht es dann wieder mehr Spaß zuzuhören.

Lesson to learn

Ökologisch-supportive oder stützende Therapie wird in akuten Krisensituationen und bei chronisch kranken Menschen mit einem niedrigen GAF-Score eingesetzt und dient der Bewältigung kritischer Krankheitsphasen, fördert die psychische Stabilität, vermeidet weitere Klinikeintritte und stärkt PatientInnen in ihrer Alltagsbewältigung.

Aus ökologisch-systemischer Sicht ist die Nischenarbeit eine wirksame Methode zur stützenden Therapie. Hierzu wird die Alltagsbewältigung der PatientInnen unter dem Gesichtspunkt der stabilisierenden und hilfreichen Handlungen erfragt, die PatientInnen aus der Erfahrung heraus selbst durchführen, da diese ihnen guttun. Dabei wird das beantwortete Wirken der PatientInnen in ihren Nischen untersucht. Wo gehen PatientInnen Beziehungen mit der belebten und unbelebten Umgebung ein, mittels derer sie beantwortet werden? Welche Formen des beantworteten Wirkens haben PatientInnen aus früheren Zeiten für sich als nützlich und stabilisierend erlebt? Wie könnten diese Strategien auch heute wieder zum Einsatz kommen?

Mit dieser Form der stützenden Therapie werden PatientInnen rasch auf ihre Kompetenzen im Umgang mit ihren Symptomen oder Problemen angesprochen, was zur Selbstwertsteigerung beiträgt. TherapeutInnen erhalten Einblicke in die Welt ihrer PatientInnen, die die Individualität dieses Menschen unterstreichen, kaum in den Krankenakten zu finden sind und die Freude an der Zusammenarbeit in langjährigen Therapieverläufen lebendig hält.

2.5 Das koevolutive Modell

Nachdem das Konzept des beantworteten Wirkens für die Nischenarbeit und in der stützenden Therapie beschrieben wurde, wird im Folgenden der koevolutive Ansatz als wichtiger Aspekt der ökologisch-systemischen Therapie bearbeitet. Ökologisch-supportive Therapie mit dem Nischenkonzept und koevolutive Therapie mit der Fokusarbeit sind damit zwei therapeutische Ansätze, die sich aus dem Modell des beantworteten Wirkens ergeben.

In der koevolutiven Arbeit geht es um dyadische Systeme von Mensch zu Mensch. Das Beantwortet-Werden im Wirken zwischen zwei Menschen oder mehreren Menschen wird untersucht. Die dyadische Gestaltung der gemeinsamen Nische und die gegenseitige Beeinflussung der Entwicklung von Menschen in nahen Beziehungen wird dabei zum wichtigsten Thema in der Psychotherapie.

Es werden Kommunikationssysteme oder Beziehungsmuster untersucht oder durch Fragen verstört wie im systemisch-konstruktivistischen Therapieansatz und zusätzlich werden Menschen in ihrer Entwicklung aneinander in den Mittelpunkt der Betrachtung gestellt.

Fragen, was Menschen sich miteinander auf ihrem gemeinsamen Beziehungsweg ermöglicht haben und was sie im Miteinander zurückstellen mussten, führen zu einem entwicklungsorientierten Denken und fordern PsychotherapeutInnen heraus, bei derzeit schwierigen Beziehungskonstellationen den Wert einer Beziehung für beide PartnerInnen zu untersuchen. Die Potenziale und Möglichkeiten, die die/der eine mit der Partnerschaft zum/zur anderen in sein Leben geholt hat, werden betrachtet. Das, was man sich miteinander ermöglichen konnte und was in dieser Beziehung jeder zurückstellen musste, um in der Beziehung bleiben zu können, wird erarbeitet. Dadurch würdigen PsychotherapeutInnen den bisherigen gemeinsamen Weg dieser Menschen und fordern die PartnerInnen auf, nicht nur kritisch auf ihre Beziehung zu schauen, sondern die guten, wie die schwierigen Aspekte zu gewichten. So können die wertvollen Anteile dieser Beziehungen in der aktuellen Krise für das Paar (oder die Geschwister, Eltern und Kinder oder MitarbeiterIn und ChefIn) wieder zugänglich gemacht werden und eine Entscheidung über den Fortbestand oder das Beenden einer Beziehung wird somit nicht nur aus der momentanen Konfliktlage und den aktuellen Spannungen heraus gefällt.

In dem Bestseller »Die Zweierbeziehung« und in »Therapie der Zweierbeziehung« wurde das ökologisch-koevolutive Modell vor allem mit dem Kollusionskonzept für Paare beschrieben (Willi, 1975; Willi, 1978). Bereits am Kongress Koevolution 1994 in Zürich (Programmheft Koevolution, 1994) wurde das koevolutive Konzept für Einzel-, Paar- und Familientherapie vorgestellt. Es lässt sich sowohl auf ganz unterschiedliche partnerschaftliche Beziehungen wie auch auf Beziehungen zu Geschwistern, Freunden und nahen Bezugspersonen, sowie auf nahe Beziehungen im beruflichen Kontext (Ruhwinkel, 2011) anwenden.

Symptome entstehen laut diesem Modell immer dann, wenn Entwicklung in nahen Beziehungen blockiert wird.

> »Der Übertritt in eine neue Lebenssituation erzeugt Angst, wird dabei doch etwas Vertrautes und Gewohntes verlassen und das Risiko des Scheiterns in einem neuen Wirkungsfeld eingegangen.« (Willi, 1996, S. 184)

Diese Angst kann ein Vermeidungsverhalten auslösen, dass den anstehenden, persönlichen Entwicklungsschritt zu verunmöglichen scheint.

Das letzte Kind eines verstrittenen Paares kann den Auszug aus der elterlichen Wohnung vermeiden, aus Angst, die Eltern könnten sich dann trennen. Der Jugendliche bleibt daheim und entwickelt ein depressives Krankheitsbild oder eine Panikstörung, was das Verbleiben im elterlichen Zuhause, auch für den Jugendlichen, zwingend notwendig erscheinen lässt. Die eigentliche Angst vor der Trennung der Eltern muss damit gar nicht mehr wahrgenommen werden, wird verdrängt und bleibt auch in der therapeutischen Arbeit verborgen, wenn nicht das dyadische Wechselspiel zwischen dem Jugendlichen und seinen Eltern im therapeutischen Vorgehen Beachtung findet.

Damit ist wichtig zu unterscheiden zwischen blockierter Entwicklung (Einschränkung des beantworteten Wirkens vgl. ▶ Kap. 2.2.2) und dem Zurückstellen von Entwicklungsmöglichkeiten zugunsten anderer Entwicklungsoptionen:

In jeder nahen Beziehung stellen PartnerInnen sich aufeinander ein, bilden eine dyadische Nische und entwickeln sich koevolutiv aneinander. Dabei müssen beide PartnerInnen aber eigene Möglichkeiten zurückstellen, die sie mit diesem Menschen an ihrer Seite nicht realisieren können.

Fallbeispiel Herr S. und Herr T.

Wenn also zwei Männer (Herr S. und Herr T.) als Paar zusammenziehen, dann können sie miteinander bestimmte Entwicklungen realisieren, zum Beispiel wenn beide gern auf dem Land leben wollen und Tiere haben möchten, können sie sich miteinander einen Bauernhof kaufen und diese dyadische Nische gemeinsam ausbauen. Sie werden sich wechselseitig beantworten und auch von den Tieren und Pflanzen beantwortet werden. Beide entwickeln sich somit koevolutiv aneinander. Wenn einer der beiden Männer (Herr S.) zusätzlich gerne andere Länder bereisen würde, viele Sprachen kann und an fremden Kulturen interessiert ist, der Partner das aber gar nicht gerne macht, dann müsste Herr S. sein interkulturelles Interesse und seine Sprachbegabung in die Beziehung einbringen und würde Herrn T. damit zu einem koevolutiven Entwicklungsschritt herausfordern, wenn er hin und wieder so eine Reise mitmachen würde, um Neues mit seinem Partner zu teilen. Der reisefreudige Partner könnte seine Wünsche auch mit anderen Freunden realisieren, mit denen er gerne diese Reisen macht, und Herr T. könnte ihm diesen Freiraum ermöglichen, indem er sich um den Hof kümmert, in diesen Zeiten. Auch dies kann ein koevolutiver Schritt in der Beziehung sein, indem sich beide mehr Autonomie in der Beziehung zugestehen. Das Zurückstellen der Reisewünsche von Herrn S., zugunsten vom Bauernhofprojekt und für die Beziehung würde bedeuten, dass beide Partner eine Entwicklungsmöglichkeit in der Partnerschaft ungenutzt lassen, zugunsten einer anderen Entwicklungsmöglichkeit, die gemeinsam realisiert werden kann. Insbesondere für den Partner, der das Reisen so gerne macht, kann dies ein schwieriger Schritt sein, der aber für die Beziehung Sinn machen kann. Bei entsprechender Würdigung durch den anderen Partner und wenn dieser sich mit anderen Wünschen ebenfalls zugunsten der Zweierbeziehung begrenzt, hätte ein solcher Verzicht keine schwierigen Nachwirkungen in der Beziehung.

Dieses Zurückstellen von Möglichkeiten eines Partners zugunsten von der Zweierbeziehung ist in jeder nahen Beziehung notwendig, weil sich zwei Menschen immer nur mit ihren eigenen Möglichkeiten in das beantwortete Wirken miteinander einbringen können. Das Aufeinander-Rücksicht-Nehmen kann durchaus entwicklungsfördernde Aspekte haben, solange es wechselseitig geschieht und beide ihre Wünsche offen aussprechen, sodass sie voneinander wissen, wo ein Verzicht zugunsten der Beziehung vollzogen wird.

> **Fallbeispiel Herr S. und Herr T. (Fortsetzung)**
>
> *Von einer Entwicklung, die blockiert ist, spricht man, wenn bei einem dieser Männer (Herr T.) ein Entwicklungsschritt ansteht (sich beruflich eine neue Herausforderung zu suchen, oder zu lernen, sich mit seiner Meinung in die Beziehung einzubringen) und dieser aufgrund von Angst nicht gemacht werden kann, weil Herr T. fürchtet, der Partner werde den weiteren Arbeitsweg nicht tolerieren oder die Kritik nicht vertragen. In diesem Fall würde Herr T. sich in seiner beruflichen Entwicklung möglicherweise ganz blockiert fühlen, oder in seiner Entwicklung in der Beziehung zu dem Mann. Dies kann zur Symptombildung führen.*

Im Fallbeispiel wird deutlich, dass ein Entwicklungsschritt dann blockiert ist, wenn ein Mensch sich zugunsten der Beziehung keine weitere Entwicklung erlaubt. Dabei geht es zumeist um die Angst dieses Menschen, die Beziehung könnte leiden, oder daran zerbrechen. Folgt der Mensch dieser Angst, wird er in der Entwicklung blockiert. Das Zurückstellen von Entwicklungsmöglichkeiten zugunsten von anderen Optionen, wie oben beschrieben, wird die Entwicklung des Menschen nicht ganz von Angst bestimmen lassen, sondern in bestimmte Richtungen lenken und ermöglichen.

2.5.1 Koevolution

Das laufende aktive Gestalten der Nische zur Erfahrung der eigenen Wirksamkeit wird als beantwortetes Wirken bezeichnet. In ▶ Kap. 2.2 wurde gezeigt, was unter dem Beantwortet-Werden zu verstehen ist. Dabei gestaltet die Person ihren Beziehungsraum, ihre Nische, und wird von ihm gestaltet. Der Mensch schafft sich quasi seine eigene äußere Welt, die Nische und seine innere Welt, sein Konstruktsystem (Kelly, 1986) und passt diese Systeme immer wieder an die neuen Realitäten und Erfahrungen an. Der Mensch entwickelt sich als Nebenprodukt des beantworteten Wirkens, durch das Wirken in seiner Nische und durch die Resonanz, die er dabei erfährt.

In nahen Beziehungen beeinflussen Menschen sich gegenseitig auf ihrem Entwicklungsweg, im Zusammenleben und Gestalten. Der gemeinsame Austausch der PartnerInnen lässt ein dyadisches Konstruktsystem zwischen ihnen entstehen, welches gemeinsame Werte und Überzeugungen und die Art, den Alltag zu gestalten, enthalten kann. Zusammen mit dem Gestalten der äußeren Beziehungsnische, durch eine gemeinsame Wohnung, einen gemeinsamen Freundeskreis, Hobbies und Aktivitäten wird das Wechselspiel des beantworteten Wirkens zwischen dem Menschen und seiner Beziehungsnische durch das beantwortete Wirken zwischen zwei Menschen ergänzt. Beide fordern sich damit wechselseitig zu Entwicklungen heraus, weil sie voneinander beantwortet werden wollen. Ein koevolutives »Sich-aneinander-Entwickeln« in Beziehung entsteht.

> »Koevolution ist die gegenseitige Beeinflussung der persönlichen Entwicklung von nahen Partnern im dauerhaften Zusammenleben oder Zusammenwirken.« (Willi, 1996, S. 75)

Damit wird deutlich, wofür Menschen Beziehungen überhaupt brauchen, welche Bedeutung Beziehungen für die persönliche Entwicklung eines Individuums haben und was Menschen sich in nahen Beziehungen ermöglichen.

> »Die Herstellung einer auf Gegenseitigkeit beruhenden Beziehung ist für beide Seiten stimulierend und befriedigend, jedoch auch anspruchsvoll und anstrengend.« (Limacher & Willi, 1998, S. 132)

Koevolution meint eine gegenseitige Herausforderung, Begrenzung und Unterstützung in dauerhaften Beziehungen und ist ein ressourcenorientiertes Konzept, was auf die Möglichkeit gemeinsamen Wachstums in dauerhaften Beziehungen eingeht. PartnerInnen werden durch die Kritik und die Wünsche des/der anderen PartnerIn zur persönlichen Entwicklung angeregt und herausgefordert.

Es ist kein harmonischer Prozess, sondern »grundsätzlich konflikthaft« (ebd. S. 134). Der Mensch kann sein Gegenüber immer nur auf seine Art und Weise verstehen und diese Art ist möglicherweise anders, als es sich das Gegenüber wünschen würde. Es braucht die Bereitschaft, mit den Begrenzungen des/der anderen zu leben. Wenn es gelingt, aus Liebe zu dem Menschen an seinen Begrenzungen persönlich zu wachsen, dann stellt einen das Nicht-Ansprechen von PartnerInnen auf die eigenen Füße zurück. Dies bedeutet, dass auch der beste Partner, die beste Partnerin einen nicht in allem, was wichtig ist, beantworten kann. Unterschiedliche Bedürfnisse und Interessen, Verschiedenartigkeit gehört in jede Beziehung. Die Schnittmenge des gemeinsamen Sich-Beantwortens im Wirken ist phasenweise größer oder kleiner in Beziehungen (vgl. ▶ Abb. 2.11)

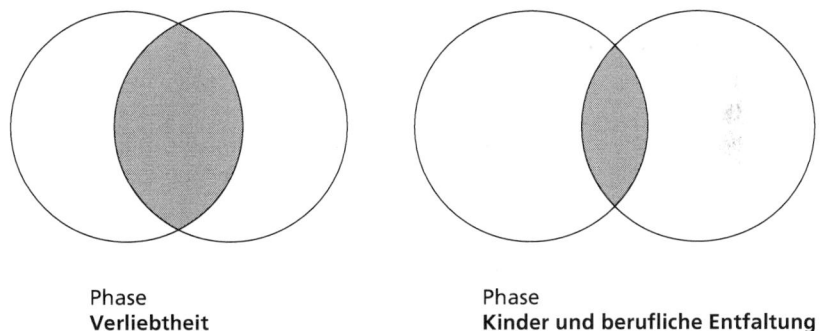

Phase
Verliebtheit

Phase
Kinder und berufliche Entfaltung

Abb. 2.11: Schnittmengen des Beantwortet-Werdens im Laufe einer Beziehung (Grafik: Olivia Bösch)

In der Phase der Verliebtheit scheint das Paar viele gemeinsame Punkte zu haben, in denen sich beide im beantworteten Wirken wechselseitig bestärken. Das kann ungeahnte Kräfte in jedem Menschen freisetzen. In der Phase von Kindern und beruflicher Entfaltung sind die Interessen beider PartnerInnen je nach Arbeitsaufteilung und beruflichem Engagement mehr oder weniger verschieden. Die Schnittmenge des gemeinsamen beantworteten Wirkens wird kleiner.

In den Bereichen außerhalb der Schnittmengen werden PartnerInnen wechselseitig in den eigenen Interessen oder Wünschen in dieser Beziehung nicht oder nicht positiv beantwortet. Hier kann sich ein/eine PartnerIn, um der Harmonie Willen, dem/der anderen anpassen. Dann wird das eigene Beantwortet-Werden im Wirken jedoch in dieser Beziehung reduziert. Beide PartnerInnen können das durch andere Kontakte unter Umständen auffangen. Oder jeder setzt sich für seine Wünsche und Bedürfnisse in der Beziehung ein und lässt sich von denen des jeweils anderen zu Entwicklung anregen und herausfordern. Das Paar muss dann um einen gemeinsamen Weg mit der Verschiedenartigkeit ringen. Das fördert nicht die Harmonie, aber die koevolutive Entwicklung.

Idealerweise kann man sich Koevolution wie einen Beziehungstanz vorstellen: Unterstützen und unterstützt werden, begrenzen und begrenzt werden, beantworten und beantwortet werden, sich gegenseitig herausfordern, sich aneinander reiben.

Dabei ist wichtig, dass Entwicklung wehtun kann. Schon beim Laufen lernen, beim Zahnen und in der Pubertät erfahren wir das alle. »Sich aneinander entwickeln in nahen Beziehungen« führt immer wieder zu schmerzlichen Prozessen, des Nicht-Verstanden-, oder Verletzt-Werdens. Durch Märchen, Film und Werbung wird ein Bild produziert von immer glücklicher Zweisamkeit – dies ist aber eine Illusion. Die Traumprinzen und Traumprinzessinnen sind ausgestorben. Die Realität einer nahen Beziehung ist ein Sich-gegenseitig-zu-Entwicklung-Herausfordern und Miteinander-Suchen-und-Ringen.

»Das Einander-Suchen ist das Eigentliche der Liebe, und nicht das Einander-Finden.« (Willi, 1996, S. 85)

Krisen sind demnach notwendig und lassen uns Menschen reifer werden, da entwickeln wir uns vor allem. Verschiedenartigkeit wird in der PartnerInnenwahl gesucht (»Gegensätze ziehen sich an« sagt der Volksmund) und zu Beginn der Beziehung als Ergänzung und Anregung am anderen geschätzt. Im Laufe der Beziehung sind aber genau diese Verschiedenheiten Auslöser für Konflikte, wenn PartnerInnen in nahen Beziehungen plötzlich den anderen sich angleichen wollen. Eine Partnerschaft kann ihre Lebendigkeit nur bewahren, wenn die PartnerInnen laufend an der Verständigungsarbeit sind und sich in ihrer Verschiedenartigkeit respektieren.

Da die persönlichen Entwicklungen beider PartnerInnen zumeist asynchron verlaufen, ist das Neugierige, sich immer wieder auf das Gegenüber einlassen, nachfragen, verstehen wollen und sich zu dem/der anderen hin öffnen, eine unumgängliche Beziehungsarbeit, die es zu leisten gilt. Die Sehnsucht von PartnerInnen wortlos verstanden zu werden, stammt aus unserer Vergangenheit, aus einer Zeit, in der unsere Bedürfnisse aus Trinken, Schlafen, frischer Windel und Körperkontakt zusammengesetzt und damit leicht zu entschlüsseln waren. Aus den Kinderschuhen entwachsen ist es das Schicksal und der Preis unserer Individualität und Autonomie, dass wir von uns sprechen dürfen und müssen und uns zeigen müssen und dürfen, damit wir verstanden werden können. Sich nur mit den besten Seiten (»Schokoladenseite«) in einer Beziehung zu zeigen, ist keine Kunst. Das wirkliche Vertrauen zum Gegenüber zeigt sich erst, wenn man sich auch mit seinen schwierigen Anteilen »zumutet« und gemeinsam nach Wegen sucht, mit diesen Hürden zu leben oder daran zu arbeiten.

Aus Angst vor Konflikten, vor dem Nicht-Verstanden-Werden und vor den Verletzungen neigen Menschen dazu, ihre Wirksamkeit in ihrer Nische zu drosseln, indem sie sich zum Beispiel nicht mehr mit ihren Fähigkeiten und Begabungen in ihre Beziehung einbringen. Damit wird der Prozess des beantworteten Wirkens eingeschränkt. Dies kann dazu führen, dass Entwicklung in diesem Menschen oder im Paar stagniert. In der ökologisch-systemischen Psychotherapie wird diese Entwicklung aneinander wieder angeregt.

Fallbeispiel Frau N.

Frau N., 67 Jahre alt, kommt in einem depressiven Zustandsbild auf die Psychotherapiestation. Sie ist sehr traurig, sieht keine Zukunft mehr für sich, hat keine Ideen mehr, fühlt sich antriebslos und selbst die Enkelkinder machen ihr keine Freude mehr. Dabei, so sagt sie, habe sie doch alles, sei glücklich verheiratet, mit zwei Kindern und zwei Enkelkindern in gutem Kontakt. In der kleinen Stadt, in der die Familie seit 30 Jahren lebt, sei sie gut vernetzt. Der depressive Zustand hält schon seit sechs Monaten an und sie und ihr Mann sind ratlos. Die Kinder melden sich besorgt auf der Station, die Mutter sei kaum wiederzuerkennen.

Für alle aus der Familie scheint die Depression aus »heiterem Himmel gefallen« zu sein. Suizidal ist Frau N. nicht, aber lebensmüde. Es sei ihr egal, wenn sie nun bald gehen müsste, meint sie. Auf der Abteilung kann sie rasch Kontakt zu den Mitpatientinnen aufnehmen und sich integrieren und zeigt sich dort viel aktiver als daheim. Erst auf Nachfrage der Psychotherapeutin, was sich denn im Umfeld von Frau N. in den Monaten vor den ersten depressiven Symptomen ereignet habe (»why now?«) wird schrittweise deutlich, dass Herr N., 68-jährig, zwar seit drei Jahren pensioniert ist, aber bis vor ungefähr einem Jahr immer noch zu 60–70% weitergearbeitet hatte. Seither sei er zu Hause und wünsche sich das Mittagessen pünktlich um 12.00 Uhr und gemeinsame Aktivitäten am Haus und im Garten für sich und die Frau. Frau N. hatte während seiner Berufstätigkeit und nach dem Auszug der Kinder sehr viele eigene Aktivitäten für sich entwickelt. Sie traf sich gern mit Freundinnen im Café und war im Turnverein aktiv. Alle ihre Versuche den Mann zu motivieren mitzukommen, hatte er aber klar abgelehnt. Wenn sie allein ging, war der Mann am Abend missmutig und nörgelte an ihr herum. Also entschied sie bald, dass sie ihre Aktivitäten außerhalb des Hauses auf ein Minimum (Enkelkinder und Kinder) reduzieren musste. Das Paar hatte somit weiterhin eine harmonische Beziehung und der Mann war zufrieden. Frau N. erwartete, dass auch sie dann zufrieden sein müsse. Einen Zusammenhang mit ihrem depressiven Zustandsbild konnte sie zunächst nicht erkennen.

In der Therapie wird mit ihr erarbeitet, wie wichtig es für den Mann war, dass er jetzt seinem Bedürfnis, im Haus und Garten sein zu können, nachgehen konnte, weil er das im Berufsalltag wohl stark vermisst hatte. Anschließend werden die Bedürfnisse von Frau N. bewusst gemacht und als gleichwertig danebengestellt. Frau N. sah es als ihre Aufgabe an, als Frau und Mutter »um des lieben Friedens willen« zu verzichten, kann aber erkennen, dass sie dieser Verzicht in ihrer Möglichkeit einschränkt, beantwortet zu werden, dass sie ihre Fähigkeiten und Begabungen, die sie mit ihren Freundinnen und im Turnverein auslebte, weiter nutzen muss, um im Gleichgewicht ihrer Stimmung zu bleiben. »Die Depression hat mich in die Klinik und damit weit weg vom Mann geführt, da ist doch ein Kaffeetrinken mit den Freundinnen und der Turnverein viel weniger schlimm«, meint sie. Im Rahmen eines Paargespräches und in einem Familiengespräch werden die Angehörigen über diese Zusammenhänge von Frau N. selbst aufgeklärt. Die Therapeutin bestätigt die Erkenntnisse von Frau N. und unterstützt sie. Herr N. ist weiterhin nicht bereit, mit in den Turnverein zu gehen, hat aber in ihrer Abwesenheit, durch das viele Alleinsein, doch den Wunsch entwickelt, sich mit seinen alten Kollegen zu treffen und einer hat ihn gebeten, beim Umbau seines Hauses mitzuhelfen. Das Paar vereinbart drei Nachmittage in der Woche, die jeder zur freien Verfügung hat. Zwei Nachmittage wollen sie weiter gemeinsam gestalten. Frau N. kann anschließend rasch nach Hause entlassen werden. Beide Kinder zeigen sich motiviert, die Mutter und den Vater zu unterstützen, auch unterschiedliche Dinge zu tun.

In diesem Beispiel wurde die Veränderung im Beziehungskontext, nachdem der Mann die Arbeit aufgegeben hatte, zum Auslöser einer depressiven Episode. Den Zusammenhang zwischen der Erkrankung und ihrem Rückzug aus dem beantworteten Wirken im Kreis ihrer Freundinnen und dem Turnverein, musste herausgearbeitet und bewusst gemacht werden.

Fallbeispiel Frau N. (Fortsetzung)

Die Symptombildung war aber auch eine Lösung für das Problem von Frau N. Die Depression gab ihr die Erlaubnis, wieder weg vom Mann zu kommen und mit anderen Menschen auf der Station neue Erfahrungen zu machen. Durch die Depression seiner Frau wurde Herr N. zu neuen Entwicklungsschritten herausgefordert. Er konnte wieder auf seine Kollegen zugehen. Anschließend fand das Paar eine gute Möglichkeit, den anstehenden Entwicklungsschritt, wie sie ihre Pensionierung gemeinsam gestalten können, neu in Angriff zu nehmen.

Das Wesen der Koevolution liegt in einer wechselseitigen Entwicklungsbereitschaft der PartnerInnen, in einer Ansprechbarkeit, einander da zu fördern und zu beantworten, wo beide den Wunsch haben oder jemand das Bedürfnis spürt, sich zu entfalten. Es werden jene Entwicklungen im anderen beantwortet, die einem selbst wichtig sind. PartnerInnen ermöglichen einander somit »Korrespondierende Entwicklungen im beantworteten Wirken« (Willi, 1996, S. 89). Es können im ungünstigsten Fall die korrespondierenden Entwicklungen auch durch wechselseitig, sich verstärkende Ängste in einer persönlichen Entwicklungsvermeidung bei einem oder beiden PartnerInnen münden.

Fallbeispiel Frau N. (Fortsetzung)

Das konfliktvermeidende Verhalten von Frau N., die damit ihr Beantwortet-Werden einschränkt, hätte sich im destruktiven Sinne fortsetzen können, wenn der Mann ihre Anpassungsbereitschaft zunehmend mehr ausgenutzt hätte und ihren Handlungsspielraum immer weiter eingeengt hätte. So hätte er zum Beispiel eifersüchtig auf die Enkelkinder reagieren können und damit die Verbindung zu diesen für Frau N. ebenfalls erschwert. Auch die depressive Symptomatik hätten der Mann und die Kinder weniger kompetent beantworten können, indem sie keine externe Hilfe zugelassen hätten. Die Vermeidung von Entwicklung hätte Herr N. ebenfalls anstoßen können, wenn er durch die Abwesenheit seiner Frau in der Klinik selbst krank geworden wäre. Dies hätte vermutlich Frau N. dazu bewogen, umgehend nach Hause zu kommen und im Vermeidungsmuster zu verharren. Führt man sich all diese Optionen vor Augen, dann zeigen sich die Ressourcen bei Frau N und im Familiensystem. Zwar war ein anstehender Entwicklungsschritt bei Frau N. blockiert, aber sie, ihr Mann und die Kinder haben adäquat und kompetent auf die Störung reagiert und mit wenig Unterstützung rasch einen Weg aus der Blockade gefunden. Die Fähigkeit, Hilfen anzunehmen, Ideen und Impulse anderer aufzunehmen, für sich zu nutzen und vor allem die Bereitschaft von beiden Partnern auf die einmal erkannten Bedürfnisse des anderen wohlwollend und konstruktiv zu reagieren, sind hier zu attestieren.

Diese Ressourcen werden im ökologisch-systemischen Verständnis immer deutlich herausgearbeitet und gewürdigt. Damit wird aus der Patientin Frau N. rasch wieder die lebenstüchtige, kompetente Ehefrau, Mutter und Großmutter, die sie real ist. Je schneller es gelingt, dass der/die PsychotherapeutIn diesen Perspektivenwechsel vornehmen kann, umso rascher gelingt eine Psychotherapie auf Augenhöhe mit PatientInnen. Damit wird der Selbstwert und die Selbstsicherheit bei KlientInnen gestärkt, was die kompetente Lösungsfindung erst ermöglicht.

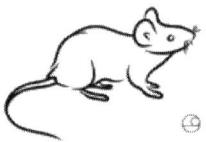

Das scheint mir wichtig zu sein, wenn ich die ökologisch-systemischen PsychotherapeutInnen beobachte, wie sie vorgehen, bei einem Paarkonflikt, oder wenn PatientInnen mit einem Konflikt mit dem Arbeitgeber oder der Schwester oder dem Bruder kommen. Zunächst versuchen sie zu verstehen, was da los ist, fragen auch ziel- und lösungsorientiert, um gute Perspektiven auf die Zukunft zu erarbeiten und aus der Schwere des Konfliktes wieder rauszukommen. Aber sie machen auch noch etwas anderes: Sie erkundigen sich nach der Beziehungsgeschichte, wie alles angefangen hat und was dieser Mensch in das Leben der PatientInnen gebracht hat. »Zu was wurden Sie mit diesem Menschen herausgefordert?« und »Was mussten Sie im Zusammenleben mit diesem Menschen, oder in der Zusammenarbeit zurückstellen?« Diese Fragen stellen sie ganz oft. Dadurch wird es auch weniger schwer im Raum. PatientInnen berichten dann nämlich von den positiven Aspekten der Beziehung und man versteht irgendwie besser, wieso sie nicht einfach alles hinschmeißen und davonlaufen.

2.5.2 Koevolution in der therapeutischen Beziehung

Die Koevolution ist ein nützliches Modell für eine gelingende psychotherapeutische Beziehung. Menschen entwickeln sich aneinander in nahen Beziehungen. Die Person ist also ständig in Beziehungsarbeit, gestaltet ihre Beziehungsumwelt zur persönlichen Nische und entwickelt sich dabei. Diese Fähigkeit zur Beziehungsgestaltung bringt die Person in die Therapie ein. Reagiert der/die PsychotherapeutIn in reflektierter Weise auf die Beziehungsangebote der Person, indem sie Grenzen einhält und sich im Rahmen der therapeutischen Arbeit auf die Beziehung einlässt, dann kann eine vertrauensvolle therapeutische Beziehung entstehen und PatientInnen können korrigierende emotionale Erfahrungen machen und sich daran entwickeln. Eine gute therapeutische Beziehung ist entscheidend für den Outcome von Psychotherapie.

> »That the alliance is predictive of outcomes across various treatments suggests that regardless of the treatment, engagement in the therapeutic activities is critical.« (Wampold et al., 2015, S. 212)

Wenn PatientInnen spüren, dass sich PsychotherapeutInnen auf den gemeinsamen Prozess einlassen, dann steigert das ihre Motivation in der Therapie. Damit ist es sinnvoll, mit den PatientInnen immer wieder die Beziehungsgestaltung zwischen TherapeutIn und KlientIn zu reflektieren, soweit dies zum Auftrag passt. Schwierigkeiten in der therapeutischen Beziehung können als beispielhaft für die Probleme in den Alltagsbeziehungen bearbeitet werden (Willi 2005).

Eine therapeutische Koevolution im Sinne der wechselseitigen Herausforderung persönlicher Entwicklung durch die therapeutische Arbeit, die im offenen und transparenten Beziehungsrahmen der Psychotherapie geschieht, würde sich folgendermaßen zeigen: PsychotherapeutInnen öffnen sich dem Erleben ihrer PatientInnen in der existenziellen Herausforderung, die psychisches Krank-Sein bedeutet und dem therapeutischen Such- und Klärungsprozess, der für sie auch ein eigener Klärungsprozess wird. Der/die PsychotherapeutIn stellt dem Dialog sein/ihr eigenes Erleben, soweit für den Prozess nötig und im Rahmen des Auftrags passend, zur Verfügung »und lässt sich vom interaktionellen Prozess mit dem Patienten leiten« (Willi, 2005, S. 77).

TherapeutInnen haben in der Arbeit mit den PatientInnen einen hohen persönlichen Lerneffekt, indem sie fortlaufend ihre eigenen Erfahrungen anreichern, ihre persönlichen Konstrukte erweitern und ihre Wertehaltungen und Einstellungen differenzieren. Somit entwickeln sich TherapeutInnen und KlientInnen miteinander und aneinander weiter. Im Sinne der Systemtheorie wäre das eine Kybernetik 3. Ordnung, in der nicht nur durch das Beobachten eine Veränderung im System passiert, sondern BeobachterInnen/TherapeutInnen selbst verändert werden, durch den gemeinsamen koevolutiven Prozess mit den PatientInnen. Anders als in der partnerschaftlichen Koevolution bringen PsychotherapeutInnen ihre persönlichen Probleme nicht in die therapeutische Arbeit ein, und der therapeutische Raum wird vom persönlichen Erleben und den Anliegen der PatientInnen einseitig bestimmt. Kritik der PatientInnen sollten TherapeutInnen immer ernst nehmen und sich damit auseinandersetzen. Die eigene Person dürfen Therapeut-

Innen »aber nicht zum Thema des therapeutischen Gesprächs machen« (Willi, 2005, S. 78).

Fallbeispiel Frau N. (Fortsetzung)

Am Beispiel von Frau N. kann die Therapeutin, wenn sie sich im koevolutiven Sinne auf die Beziehung einlässt, zum Beispiel erleben und erfahren, mit welcher unterschiedlicher Bedürfnislage Menschen ihre Pensionierung gestalten, wie hoch unterschiedlich das Erleben von Partnern selbst nach einer so langen Ehe sein kann und wie wichtig es ist, die eigenen Bedürfnisse in die Beziehung einzubringen, also sich mit diesen dem Partner zuzumuten. Durch die daraus entstehenden Reibungs- und Konfliktprozesse kann Entwicklung entstehen. Lässt sich die Therapeutin auf dieses Erleben wirklich ein, dann wird es auch ihr in ihrer Beziehungsgestaltung mit ihren nahen Bezugspersonen helfen, nicht in der Konfliktvermeidung zu verharren, sondern immer wieder von den eigenen Bedürfnissen zu sprechen, auch wenn das zunächst nicht so gern gehört wird.

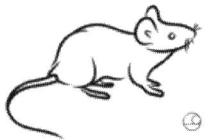

Das sind ganz besonders spannende Momente, wenn die PsychotherapeutInnen die PatientInnen auf die aktuelle Beziehung zwischen den beiden ansprechen. Ich glaube, das fällt den Menschen gar nicht leicht, in der Beziehung über die Beziehung zu reden. Drum machen meine TherapeutInnen das immer ganz langsam und vorsichtig. *Zum Beispiel: »Wenn ich so beobachte, was gerade jetzt hier bei uns passiert, dann würde ich das gern mal mit Ihnen ansehen. Mögen Sie?« Wenn die PatientInnen dann zustimmen, fragt er/sie vorsichtig weiter. TherapeutIn: »Haben Sie gemerkt, wie wir beide gerade miteinander gesprochen haben?« PatientIn: »Ja, wir haben über meinen Bruder gesprochen und was der alles von mir fordert, im Umgang mit den Eltern.« TherapeutIn: »Ja genau und haben sie bemerkt, was während ihrer Schilderung bei mir passiert ist?« PatientIn etwas irritiert: »Ich glaube, es hat sie unruhiger gemacht, Sie sind so hin und her gerutscht.« TherapeutIn: »Ja das stimmt, es hat mich unruhig und fast etwas ärgerlich gemacht, wie Ihr Bruder mit Ihnen umgeht und wie Sie ihm immer wieder zustimmen.« PatientIn: »Ja, das sagt mein Mann ja auch immer, der kann dann richtig wütend werden, wenn ich das erzähle.« TherapeutIn: »Ist denn das Gefühl von Unruhe, Ärger oder sogar Wut nur ein Gefühl von Ihrer TherapeutIn und Ihrem Mann, oder kennen Sie das auch?« PatientIn: »Nein ganz ehrlich, ich habe meinen Bruder viel zu gern, als dass ich ihm böse sein kann.« Anschließend sprechen beide darüber, ob sich das Wütend-Sein und »den Bruder gernhaben« komplett ausschließt und wo denn der Ärger bei dem/der PatientIn hingeht, wenn er/sie ihn nur nicht merken würde.*

> Dabei entdecken TherapeutInnen und PatientInnen immer wieder ganz wichtige Aspekte. Das finde ich richtig spannend.

Lesson to learn

Koevolution ist die wechselseitige Beeinflussung der persönlichen Entwicklung von Menschen in nahen Beziehungen im dauerhaften Zusammenleben oder Zusammenwirken. Neben Paarbeziehungen sind also auch Geschwister-, Freundschafts- oder Arbeitsbeziehungen gemeint. In diesen nahen Beziehungen fordern Menschen sich wechselseitig zu Entwicklungen heraus, indem sie Beantwortung des/der anderen durch ihr Wirken suchen. In diesem Wechselspiel des beantworteten Wirkens ist es wichtig, dass Menschen sich zeigen, wie sie sind, ihre Positionen und Wünsche offenlegen, sich also dem/der anderen zumuten, mit den angenehmen Seiten und mit den Seiten, die scheinbar nicht so passen. Wenn beide PartnerInnen in dieser Offenheit miteinander kommunizieren, kann Reibung entstehen, die wichtig für das Sich-aneinander-Entwickeln ist. Der therapeutische Blick auf die koevolutiven Prozesse einer Beziehung ist hilfreich, um den Wert einer Beziehung, bei allen momentanen Konflikten, nicht ganz aus den Augen zu verlieren. Aus koevolutiver Sicht sind PatientInnen nicht nur die, die die Lösungen in sich tragen und kundig sind, sie sind entwicklungsfähig und fordern in therapeutischen koevolutiven Prozessen auch PsychotherapeutInnen zu Entwicklung heraus.

2.6 Fokusarbeit

Ein Mensch, der in seiner Beziehungsnische sich mit seinen Fähigkeiten einbringen kann und beantwortet wird, ist in einem Wechselspiel zwischen sich und seinem Beziehungsraum, sodass beide sich verändern und entwickeln. Diese Wirksamkeit in der Nische untersuchen wir in der Nischenarbeit. Vor allem in nahen Beziehungen tritt der Mensch mit seinen Fähigkeiten und Begabungen in ein Wechselspiel mit den Fähigkeiten und Begabungen des anderen Menschen. Beide suchen danach, beantwortet zu werden, geben sich gegenseitig Resonanz und realisieren damit einen wechselseitigen, koevolutiven Entwicklungsprozess. Dabei steht zum Teil ein Entwicklungsschritt an, der angstbesetzt ist. Insbesondere in Wendepunkten im Leben, Phasenübergängen vom Kind zum/zur Jugendlichen oder vom Erwachsenen zum älteren Menschen, vom Arbeitsleben in die Pensionierung und vieles mehr, können Ängste den anstehenden Entwicklungsschritt von einem Menschen, oder mehreren Menschen blockieren. Dabei kann die Angst vor dem Verlust des beantworteten Wirkens in der bestehenden Beziehung im Vordergrund stehen, oder/und die Angst vor dem Unbekannten, was die Veränderung im Leben für neue Herausforderungen des beantworteten Wirkens dem Menschen abverlangen könnte.

Ob ein/eine Selbstständige oder Selbstständiger die Arbeit in seinem Unternehmen einfach nicht an den Sohn oder die Tochter übergeben kann, weil er/sie vor dem Entwicklungsschritt der Pensionierung Angst hat (Ruhwinkel, 2011) (▶ Kap. 4.3) oder ein junges Paar die Entscheidung für ein Kind trotz Kinderwunsch immer weiter hinausschiebt, obwohl beide Kinder wollen, weil einer/eine oder beide PartnerInnen Angst vor der Verantwortung haben oder Angst vor den Veränderungen in der Beziehung, oder ob ein/eine StudentIn mit der Masterarbeit einfach zu keinem Ende kommt, aus Angst vor dem Verlust seines/ihres Freundeskreises an der Universität, allen ist gemeinsam, dass sie sich von der Angst vor dem Verlust an Beantwortet-Werden in ihren nahen Beziehungen oder der Angst vor den neuen Herausforderungen des Beantwortet-Werdens leiten lassen. Damit gibt sich die Person aber nicht mehr ihren Bedürfnissen entsprechend in ihre Nische ein, und das Wechselspiel mit der Resonanz aus der Nische wird empfindlich gestört.

Zum Teil können andere Affekte, wie Wut und Trauer den anstehenden Entwicklungsschritt verhindern. Aus Wut über ein (gefühltes oder reales) Unrecht in der Erbaufteilung kann ein Mensch sich in juristische Streitereien verstricken, statt den anstehenden Entwicklungsschritt, sich von der Familie zu lösen, zu realisieren. Oder aus Trauer um den Tod der einzigen Tochter kann ein Vater seine anstehende Weiterentwicklung im beruflichen Kontext sistieren.

Ein anstehender Entwicklungsschritt, der aus Angst, Wut oder Trauer abgewehrt und vermieden wird, kann von der Person nicht vollzogen werden. Dies führt zur Einschränkung der persönlichen Wirksamkeit und damit unter Umständen zu Symptombildung und Krankheit. Der anstehende Entwicklungsschritt, der blockiert ist, beinhaltet immer auch einen Beziehungsschritt. Dieser muss nach ökologisch-systemischer Sicht herausgearbeitet werden, was die Entwicklung der Symptome nachvollziehbarer macht und das Fallverständnis insgesamt verdeutlicht.

Um diesen anstehenden Entwicklungsschritt und die nötigen ersten Teilschritte dorthin zu erarbeiten, wird in der koevolutiven Arbeit ein Vorgehen vorgeschlagen, durch bestimmte Fragen ein »Fokusraster« zu erstellen, eine Art Fallkonzeption, oder einen roten Faden für die Therapie.

Diesen »Fokus« erarbeiten PsychotherapeutInnen in mehreren Schritten. Zunächst wird dabei die Art der Beziehungsgestaltung vor dem Beginn der Schwierigkeiten herausgearbeitet, mit den persönlichen und situativen Vor- und Nachteilen. Dann wird genau beschrieben, welche Art von Veränderungen sich im Beziehungsraum des Menschen ergeben haben und welche Auswirkungen das auf diesen Menschen hatte. Anschließend wird der anstehende Entwicklungsschritt in Beziehungen für diesen Menschen formuliert und die persönlichen und situativen Bedingungen untersucht, die helfen oder im Weg stehen könnten, um diesen Schritt zu meistern. Zuletzt wird die Frage nach den ersten kleinen Schritten in die Richtung auf den Entwicklungsschritt hin untersucht. Damit wird ein Bogen von der Vergangenheit in die Zukunft des Menschen gespannt: Von der bisherigen Beziehungsgestaltung des Menschen in seiner Nische, hin zu den nötigen Veränderungen, die es braucht, weil sich neue Erfahrungen und Ereignisse ergeben haben und darüber hinaus zu den ersten sinnvollen Schritten, die einen solchen Entwicklungsschritt ermöglichen könnten.

Diese Arbeit am »Fokus« wird in der Ich-Form (aus Sicht der PatientInnen) formuliert und kann von PsychotherapeutInnen in Ruhe allein notiert werden, nachdem die dazu notwendigen Fragen in den Therapiestunden erörtert wurden. Dabei ist es wichtig, sich eng am Wording der PatientInnen zu orientieren.

In neuerer Zeit wird der Fokus immer häufiger direkt mit den Klientinnen erarbeitet. Dazu kann man bspw. auf einem Flipchart erst die verschiedenen Punkte so festhalten, wie es die PatientInnen selbst formulieren und ihnen den gemeinsam erarbeiteten Fokus dann in schriftlicher Form mit nach Hause geben. Diese Transparenz fördert das Vertrauen in der therapeutischen Beziehung und passt zur systemischen Haltung der KlientInnenkompetenz.

2.6.1 Klinischer Bezug zum Fokus

Im Folgenden wird die Fokusarbeit an einem Fallbeispiel verdeutlicht. Mit PatientInnen wird der Fokus in der Therapie vielfach erarbeitet, nachdem das normale Eintrittsprozedere durchgeführt ist, die Beziehung zwischen TherapeutIn und PatientIn vertrauensvoller geworden ist und sie den Auftrag formuliert haben. Im Fallbeispiel lautet der Auftrag, dass die Patientin wissen wolle, warum sie so Mühe habe mit dem Atmen und was das möglicherweise mit der Psyche zu tun haben könnte.

Fallbeispiel Frau M.

Die praktische Arbeit mit dem Fokus

Eine alleinstehende Frau von 35 Jahren (Frau M.) kommt in schwer depressivem Zustandsbild erstmals in stationäre Behandlung in die Klinik. Sie ist deprimiert, ängstlich, besorgt um ihre Gesundheit, mit deutlich hypochondrischen Zügen. Sie klagt über Luftnot und hüstelt den ganzen Tag, insbesondere, wenn sie sich beobachtet fühlt. In der Nacht kann sie gut schlafen. Sie wünscht weitere somatische Abklärungen ihrer Lunge, obwohl die Befunde alle gut sind. Vor dem depressiven Zustand war sie einmal in einem Laden kollabiert, nachdem sie an einer Grippe erkrankt war. Dieses Ereignis ist schon fast neun Monate her. Sie hat ein großes Netz an Beziehungen, ist überall sehr beliebt und arbeitet seit Jahren als Pflegefachfrau in einem Spital. Sie hat beste Zeugnisse und wird vom Team sehr geschätzt.

Zur 72-jährigen Mutter, die seit fünf Jahren Witwe ist, besteht ein herzliches Verhältnis. Frau M. hilft ihr im Haushalt und macht mit ihr die schweren Einkäufe. Sie hat einen jüngeren Bruder, der mit Down-Syndrom zur Welt kam und bis zum Tod des Vaters von den Eltern und Frau M. betreut wurde. Aktuell ist er in einem Heim untergebracht, weil es der Mutter zu viel wurde. Frau M. lebt allein und ist seit Jahren mit Arbeit und Betreuung von Bruder und Eltern sehr ausgefüllt. Sie hat seit Jahren keine Partnerin. Vor fünf Jahren endete die letzte Beziehung, weil die Lebenspartnerin meinte, sie sei so sehr mit der Familie beschäftigt, da sei kein Platz mehr für sie.

In der Fokusarbeit wird zunächst für die Zeit vor dem Problem das Leitbild oder Motto für die Beziehungsgestaltung gesucht. Eine Frage dazu könnte sein: »Welche Überschrift könnten Sie finden, für die Art, wie Sie ihre nahen Beziehungen bis zum Auftreten der Symptome oder des Problems gestaltet haben?«

Fallbeispiel Frau M. (Fortsetzung)

Fokus aus der Sicht von Frau M.
  Frau M. meint:
»Nachdem ich meine Beziehungen nach dem Leitbild/Motto gestaltet habe:
Ich helfe allen gern, dann bin ich ein wertvoller Mensch.«

Anschließend wird untersucht, was dieser Leitspruch der Patientin ermöglicht hat und was sie aufgrund dieses Leitspruches zurückstellen musste.

Fallbeispiel Frau M. (Fortsetzung)

Frau M.:
»Was mir ermöglicht hat, dass ich überall gern gesehen bin, einen guten Kontakt zu meinen Eltern und dem beeinträchtigten Bruder habe und viele Freundschaften pflegen kann.
Zurückgestellt habe ich, dass ich mich selbst als wertvoll ansehe, wenn ich gerade nicht helfen kann. Ich habe nie gelernt Nein zu sagen und auf meine Bedürfnisse und Grenzen zu hören.«

Die Beziehungskonstellation, in der das Problem auftrat, bezieht sich auf die Frage »why now?«, die aus koevolutiver Sicht sehr bedeutsam ist. Welche Situationen und Veränderungen traten auf, bevor sich die Symptome oder das Problem zeigten? Was ist im Kontext der Person passiert, was hat sich verändert, was kam hinzu?

Fallbeispiel Frau M. (Fortsetzung)

Frau M.:
»Es traten folgende Veränderungen in meinem Leben auf:
Ich hatte eine schwere Grippe und habe es nicht geschafft, um Hilfe zu bitten. Somit war ich allein. Nach wenigen Tagen bat mich meine Mutter, mit ihr einkaufen zu gehen und eine Freundin wollte, dass ich ihr etwas Gesellschaft leiste an einem Abend, weil sie sich so einsam fühlte. Beim Einkauf bin ich kollabiert, nach dem Besuch der Freundin wurde es mir auf der Heimfahrt kalt und ich erlitt einen Rückfall mit erneutem Fieber.«

Die Beziehungssituation, die sich aus den Veränderungen ergeben hat, ist im nächsten Schritt wichtig im Fokus. Was hatten die Veränderungen für Folgen? Wie hat die Patientin auf die Veränderungen reagiert und welche Effekte hatte das auf ihre Beziehungssituation?

Fallbeispiel Frau M. (Fortsetzung)

Frau M.:
»Dies führte zu folgender Beziehungssituation bei mir: dass ich Angst bekam, nicht mehr helfen zu können und meine Beziehungen dadurch aufs Spiel zu setzen. Das Gefühl von Einsamkeit machte mir zusätzlich Angst. Ich bin sehr unsicher, wie das gehen soll, wenn ich wieder Hilfe brauche. Das hat bei mir immer mehr Angst und eine Depression ausgelöst, wegen der ich jetzt in Behandlung bin.«

Als nächstes geht es um den anstehenden Entwicklungsschritt, den der Mensch machen muss, um aus dieser schwierigen Situation herauszukommen.

»Wenn die aktuelle Krise also ein Zeichen wäre, dass Sie in ihrem Leben etwas hinzulernen müssten, eine Entwicklung vollziehen müssten, welche Entwicklung wäre das am ehesten?« könnte zum Beispiel eine Frage sein, die in der Therapie zu diesem Entwicklungsschritt führen kann.

Fallbeispiel Frau M. (Fortsetzung)

Frau M.:
»Jetzt steht folgende Entwicklung in meinen Beziehungen an: Ich muss lernen, meine Schwächen in die Beziehungen einzubringen, mich mit schwachen Anteilen den anderen Menschen zuzumuten und damit zu lernen, dass auch ich Hilfe annehmen kann und Nein sagen darf.«

Nun wird untersucht, welche persönlichen und situativen Faktoren den Entwicklungsschritt begünstigen oder hemmen.

Fallbeispiel Frau M. (Fortsetzung)

Frau M.:
»Hemmende Faktoren für diesen Entwicklungsschritt sind meine persönliche Überzeugung, dass ich nur wertvoll bin, wenn ich anderen helfe, und dass ich privat und beruflich viel mehr Erfahrung im Helfen habe, als im Mir-Helfen-Lassen. Situativ hemmt mich die Tatsache, dass mein Bruder und meine Mutter sehr auf meine Hilfe angewiesen sind von mir und meine Freundinnen und Freunde mich nur als die starke Frau kennen, die immer hilfsbereit ist.

Begünstigende Faktoren für diesen Entwicklungsschritt sind auf der persönlichen Ebene mein gutes Reflexionsvermögen, meine Freude etwas Neues zu lernen und meine Einsicht, dass ich so nicht weiter machen kann und etwas ändern will und muss. Auf der situativen Ebene ist es die gute Beziehung zu meiner Mutter und meinem Bruder und der sehr enge Freundeskreis, mit dem ich gut reden kann.«

Im letzten Schritt des Fokus werden erste Schritte auf dem Weg zum *anstehenden Entwicklungsschritt* erarbeitet. Da davon ausgegangen werden kann, dass die Entwicklung sehr viel Angst auslöst (sonst wäre der Schritt schon gemacht worden), ist es hier wichtig, darauf zu achten, mit PatientInnen wirklich kleine Schritte zu erörtern, die gut zu bewältigen sind.

Fallbeispiel Frau M. (Fortsetzung)

Frau M.:
»Erste Schritte zu dieser Entwicklung wären: Ich versuche in der Klinik mehr auf meine Bedürfnisse zu achten und erprobe bei den Menschen hier, die ich vermutlich nie wieder sehe, welche Reaktionen ich mit einem ›Nein‹ auslöse und wie es mir dabei geht. Ich spreche mit meiner besten Freundin über das hier Erarbeitete und bitte sie, mich dabei zu unterstützen im Freundeskreis auch mal ein ›Nein‹ zu gebrauchen. Ich lasse mich auf die Behandlung in der Klinik ein und bitte meine Mutter, für die Zeit meiner Abwesenheit sich Hilfe bei der Nachbarin und bei ihrer besten Freundin, die auch ein Auto hat, zu suchen.«

Das Fokusraster wird zumeist von PsychotherapeutInnen ausgefüllt mit dem Wording der PatientInnen, möglichst aus deren Perspektive und in Ich-Form. Beginnt ein/eine PsychotherapeutIn mit der Fokusarbeit, so ist es ratsam, zunächst einige Foki für verschiedene PatientInnen in Ruhe nach den Sitzungen zu erarbeiten. Wenn man als TherapeutIn sicherer mit dem Fokus geworden ist, kann dieser mit den PatientInnen direkt erarbeitet werden. ▶ Kap. 2.6.8 zeigt ein Fokusraster, welches auf dem Schreibtisch der PsychotherapeutInnen immer wieder zwischen den Sitzungen ausgefüllt werden kann, bis alle Schritte bearbeitet sind.

2.6.2 Wann wird der Fokus erarbeitet?

Zu Beginn der Behandlung im stationären, oder ambulanten Setting steht der Beziehungsaufbau, die Anamnese, Diagnostik und weitere notwenige Abklärungen, die von der Klinik vorgegeben sind, sowie die Zielformulierung mit der Auftragsklärung im Vordergrund. Parallel dazu kann in der Therapie schon die Art, wie PatientInnen die Beziehung mit den TherapeutInnen gestalten, beobachtet werden. Gibt es da Parallelen mit der Beziehungsgestaltung im Alltag der PatientInnen? Je nachdem was für ein Ziel diese verfolgen und welchen Auftrag sie für die Arbeit mit den TherapeutInnen formuliert haben, sollte jedoch zunächst die Arbeit an und mit diesem Auftrag im Vordergrund stehen. Die Arbeit mit dem Fokus kann dann gemacht werden, wenn die Themenvielfalt groß scheint, wenn immer wieder neue Aspekte die Situation für die TherapeutInnen unübersichtlich machen, oder auch wenn PatientInnen gern besser verstehen möchten, aus welchem Grund sie so krank geworden sind, dass sie in eine Klinik mussten und eine Psychotherapie brauchten.

Der Fokus hilft, sich einen Überblick zu verschaffen, was die wichtigen Themen im Beziehungsgefüge der PatientInnen sind und mit welchen ersten Schritten auf eine Lösung hingearbeitet werden kann.

2.6.3 Wie starte ich mit der Fokusarbeit?

Wenn man als PsychotherapeutIn den Fokus allein erstellen möchte, kann man sich das Raster nach jeder Sitzung vornehmen und überlegen, zu welchen Punkten kann ich, mit den Worten des/der PatientIn, schon etwas notieren. So kann bereits während der Anamnesearbeit und den Befunderhebungen, die Fokusarbeit begonnen werden. Später kann man dann gezielt mit Fragen an den/die PatientIn, die offenen Punkte vom Fokusraster bearbeiten, ohne dass man dem/der PatientIn den Fokus transparent vorlegen müsste. Besonderes Augenmerk sollten PsychotherapeutInnen immer auf Hinweise richten, die etwas über die bisherige Art Beziehungen zu gestalten aussagen.

Wenn ein Patient zum Beispiel beiläufig in der Anamnese erwähnt, dass er schon im Kindergarten immer als »der arme Kleine« galt, dem niemand etwas zutraute, dann könnte die Therapeutin nachfragen, wo sonst der Patient sich denn als »der arme Kleine« erlebe und dies evtl. bereits auf dem Fokusraster zum Thema Leitbild/Motto notieren.

Bereits in der Anamnesearbeit kann herausgearbeitet werden, wann genau die Symptome angefangen haben und was in der Zeit vor diesem Symptombeginn sich im Leben des Menschen verändert hat. Auch wenn PatientInnen zumeist behaupten, es habe sich gar nichts ereignet, bevor die Symptome begannen, so kann der/die PsychotherapeutIn weiter aufmerksam bleiben, für die Monate oder auch ein bis zwei Jahre vor dem Symptombeginn. Ganz beiläufig erwähnen PatientInnen oder Angehörige dann Ereignisse in diesem Zeitraum, die aus therapeutischer Sicht durchaus Relevanz haben können (»why now?«). TherapeutInnen können in diesem Sinne dann eine Hypothese aufstellen und mit offenen oder hypothetischen Fragetechniken (vgl. ▶ Kap. 1.8.4 und ▶ Kap. 1.8.5) herausarbeiten, ob hier ein Zusammenhang besteht.

»Sie haben gerade erwähnt, dass ein halbes Jahr bevor sie depressiv geworden sind, Ihre Hündin nach 15 Jahren verstorben ist. Angenommen, der Tod der Hündin und ihre Depression würden in einem Zusammenhang stehen, welcher könnte das aus Ihrer Sicht sein?« Auch wenn die Hündin schon lange alt und gebrechlich war und der Besitzer sich längst mit dem Verlust des Hundes beschäftigt hat, so hat der Patient möglicherweise doch eine wichtige Beziehung verloren, oder kommt mit der Einsamkeit in der leeren Wohnung nicht klar.

Erst wenn PatientInnen solche Zusammenhänge für sich auch erkennen und bestätigen können, kann die Frage nach dem »why now?«, wirklich beantwortet werden. Für die Fokusarbeit kann unter Punkt 2 des Fokusrasters (▶ Kap. 2.6.8) auch die veränderte Beziehungskonstellation mit dem Hund aufgenommen werden, als ein Punkt von vielen, der sich verändert hat, oder, wenn vom Patienten bestätigt, als wichtiges Ereignis, welches Konsequenzen für das Erleben des Patienten hatte (Einsamkeitsgefühle), die dann unter Punkt 3 im »Fokus« benannt würden.

Haben PsychotherapeutInnen das Fokusraster in der Ich-Form für ihre PatientInnen ausgefüllt, dann kann das ein Werkzeug für den therapeutischen Prozess bleiben, ohne, dass PatientInnen davon Kenntnis erhalten. Transparenter wäre es jedoch, wenn man den PatientInnen den fertigen Fokus vorlegt und mit ihnen anschaut, ob das auch dem Verständnis entspricht, wie sie selbst ihre Situation sehen.

Möchte man den Fokus direkt mit den PatientInnen erarbeiten, sind diese oftmals mit der Fokusarbeit zunächst scheinbar überfordert. Die damit verbundenen Fragen und Themen sind ungewohnt, das Denken und Reflektieren darüber muss zunächst angeregt werden. Erklärt man den PatientInnen aber, dass man zum besseren Verständnis der Gesamtsituation jetzt ein paar Fragen stellen möchte, die vielleicht zunächst irritieren, die aber wichtig sind, und bittet man sie, sich Zeit zu nehmen, diese Fragen auf sich wirken zu lassen, weil man so einen roten Faden für die therapeutische Arbeit erstellen möchte, dann sind PatientInnen zumeist sehr motiviert, mitzumachen. Wichtig ist, sich für diese Arbeit Zeit zu nehmen. Vielleicht braucht es ein bis zwei Therapiestunden, vielleicht aber kommt man in mehreren Stunden immer nur zu ein oder zwei Abschnitten vom Fokus, weil noch andere aktuelle Fragen erörtert werden müssen.

2.6.4 Ist der Fokus für die gesamte Therapie gültig?

Wird, wie oben beschrieben, der Fokus als roter Faden für die Therapie erstellt, so kann dieser zumeist Gültigkeit für den gesamten Verlauf der Behandlung behalten. Ist der Entwicklungsschritt mit den ersten kleinen Schritten in Angriff genommen, kommen PatientInnen oft gut allein weiter und die Behandlung kann beendet werden. Während der Therapie können sich aber Lebensereignisse einstellen, oder Themen besprechbar werden, die vorher scheinbar gar keine Relevanz hatten. In solchen Fällen ist es wichtig, den Fokus immer wieder mit den PatientInnen zu besprechen und kritisch zu prüfen, ob er noch stimmt. Grundsätzlich gilt für den Fokus das, was schon in Teil I festgehalten wurde: »Es könnte alles auch ganz anders sein«. Darum sollte die Fokusarbeit immer wieder kritisch hinterfragt werden.

2.6.5 Wozu soll der Fokus gut sein?

Der Prozess der Fokusarbeit ist ein therapeutischer Prozess. PatientInnen und PsychotherapeutInnen verstehen, worum es in der Arbeit miteinander geht. Die kleinen Schritte der Veränderung gewinnen an Bedeutung, weil sie in den Gesamtzusammenhang gestellt werden und ihre Sinnhaftigkeit deutlich wird. PatientInnen bekommen die Sicherheit, besser verstanden zu haben, warum gerade jetzt die Krise in ihrem Leben aufgetreten ist (»why now?«), um welche Schritte es in der Therapie gehen soll und warum. Das Vertrauen zwischen PsychotherapeutInnen und PatientInnen wächst, denn beide wissen, von welchem Grundverständnis über die Situation sie ausgehen.

Der Fokus dient somit

- dem Kohärenzgefühl von PatientInnen (Antonowsky, 1987),
- dem Fallverständnis von PsychotherapeutInnen und deren Fallkonzeption,
- der therapeutischen Beziehung,

- der Orientierung von PsychotherapeutInnen und PatientInnen in komplexen Therapiesituationen,
- dem Ausarbeiten kleiner erster Schritte, die PatientInnen leichter bewältigen können, wenn sie die Sinnhaftigkeit im Kontext der Gesamttherapie erkennen,
- dem Bewusstmachen von Ressourcen, die für die Veränderung zur Verfügung stehen sowie Schwierigkeiten, die dem entgegenstehen,
- dem Zutrauen von Veränderungsfähigkeit der PatientInnen durch die Fokusarbeit und dem Mut-Machen, die Entwicklung in kleinen Schritten anzugehen,
- dem zukunftsorientierten Arbeiten auf den Entwicklungsschritt hin, dies wird im Therapieprozess mit dem Fokus bestärkt.

2.6.6 Nutzt man den Fokus nur im Einzelsetting?

Nein, der Fokus wird ebenfalls in der Paar- und Familientherapie genutzt, oder auch im Coaching zum Beispiel von Familienunternehmen (Ruhwinkel, 2011). Im Mehrpersonensetting wird der Fokus auch in der Ich- und Wir-Form geschrieben. In der Toolbox findet sich ein Fokusraster für die Einzeltherapie (▶ Kap. 2.6.8). In der Toolbox zu Teil V findet sich ein Fokusraster für Paar- und Familientherapie. In Teil V werden verschiedene Settings beschrieben und die Arbeit mit dem Fokus im Mehrpersonensetting aufgezeigt.

2.6.7 Mögliche Fragen zum Fokus im Einzelsetting

Fragen zum Beziehungskontext, in welchem das Problem auftrat:

- Wenn Sie das, was Ihnen bisher in Ihren Beziehungen wichtig ist unter einen Leitsatz/ein Motto/eine Überschrift stellen sollten, wie könnte das lauten?
- Was ist Ihnen und Ihren Bezugspersonen durch dieses Leitbild/Motto gelungen?
- Womit sind Sie in Ihren Beziehungen zufrieden?
- Was möchten Sie im Fall einer Veränderung gerne beibehalten?
- Was mussten sie zugunsten von dem Leitbild für sich zurückstellen?
- Wann ist das aktuelle Problem/Symptom aufgetreten?
- Was hatte sich in den Wochen/Monaten zuvor in Ihrem Leben/in Ihrer Beziehungssituation verändert?

Fragen zum anstehenden Entwicklungsschritt:

- Angenommen, die jetzige Krise würde bedeuten: »So kann es in meinem Leben nicht mehr weitergehen«, worin bestünde eine gute Weichenstellung?
- Angenommen, die jetzige Krise würde bedeuten, dass Sie einen persönlichen Entwicklungsschritt machen müssten, worin könnte ein solcher bestehen?
- Angenommen, die jetzigen Beschwerden oder Probleme wären plötzlich wie weggeblasen, was würde sich in Ihrem Leben ändern?
- Welche neuen Entwicklungen würden Ihnen offenstehen?
- Welche Schwierigkeiten könnten sich dann eventuell einstellen? Für wen?

Fragen zu erschwerenden persönlichen und situativen Umständen:
Angenommen, Sie ließen die anstehende Veränderung zu:

- Welche Konsequenzen würden Sie in Ihrer Beziehung und für sich selbst befürchten?
- Für wen wäre die anstehende Veränderung die größte Herausforderung?
- Wer könnte davon überfordert werden?
- Wer wäre am ehesten gegen solche Veränderungen?
- Angenommen, es gelänge Ihnen, die anstehende Veränderung zu verhindern, wie sähe dann Ihr Leben/Ihre Beziehung in 5 Jahren aus?
- Angenommen, die Veränderung würde von Ihren Bezugspersonen wider Erwarten sogar begrüßt, welche Stimmen würden sich bei Ihnen selbst gegen diese Veränderung melden?

Fragen zu begünstigenden persönlichen und situativen Umstände

- Was würde dafürsprechen, dass jetzt gerade der richtige Moment wäre, die anstehende Veränderung zu vollziehen?
- Welche positiven Erfahrungen könnte die Veränderung ermöglichen?
- Was an Ihren Beziehungen gibt Ihnen Kraft und Risikofreude, den Schritt zu versuchen?
- Welche persönlichen Eigenschaften von Ihnen oder Ihren Bezugspersonen sind positive Voraussetzungen, um die anstehende Veränderung zu vollziehen?
- Haben Sie in Ihrem Leben/Ihrer Beziehung schon einmal die Erfahrung gemacht, dass Sie eine anstehende Veränderung bewältigt haben?

Fragen zu ersten kleinen konkreten Schritten

- Was wäre die kleinste Veränderung, die Sie als Schritt in die Richtung zum Entwicklungsschritt bezeichnen würden?
- Angenommen, Sie würden sich für eine Veränderung entscheiden, was wäre ein erster kleiner (Mikro-)Schritt in diese Richtung?

Fallbeispiel Frau M. (Fortsetzung)

Die Fokusarbeit mit Frau M. zeigte ihr auf, warum sie nach der Grippe und den Anfragen von Mutter und Freundin, die sie offensichtlich überfordert hatten, in so eine Angst und Depression geraten war. Der Wunsch nach weiteren somatischen Abklärungen ging zurück. Stattdessen erkannte sie, dass die jetzige Krise ein Zeichen dafür war, dass sie eine Entwicklung vollziehen musste, die sie bisher zurückgestellt hatte. Hemmende und förderliche Faktoren bei dem erwünschten Entwicklungsschritt wurden erarbeitet. Dies half ihr zu sehen, dass die Veränderung ihrer bisherigen Denkweisen und Verhaltensmuster nicht so einfach ist, dass sie aber Hoffnung haben darf, dass sie es zusammen mit der Therapie schaffen kann. Durch das Ausarbeiten kleiner Schritte wurde sie motiviert, sich schon während der stationären Behandlung an die Arbeit zu machen und mit ersten Schritten auf den Weg der Veränderung zu gehen. Die scheinbar kleine Bitte an die Freundin (»Ich spreche mit meiner besten Freundin über das hier Erarbeitete und bitte sie, mich dabei zu unterstützen, im Freundeskreis auch mal ein ›Nein‹ zu gebrauchen«) ließ sie einen Anfang setzen im Annehmen der Rolle der Frau, die manchmal auch schwach sein darf und dann Hilfe braucht.

Frau M. ist es gelungen, mit Unterstützung der Therapeutin, dieses Gespräch zu wagen und damit hat sie mit neuen Schritten ihre Nische zu gestalten gewagt, sodass sie auf andere Art beantwortet werden konnte. Da die Nische von Frau M. sehr positiv auf solche Veränderungen reagierte, hat das die Motivation von Frau M. gestärkt, weitere Schritte zu wagen, trotz ihrer Angst.

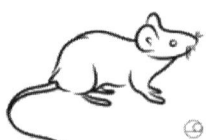

Jetzt weiß ich, warum die ökologisch-systemischen PsychotherapeutInnen manchmal noch zusätzlich zum Dokumentieren in der elektronischen Krankenakte etwas auf einen speziellen Zettel notieren. Nach einigen Sitzungen, wenn sie den Fokus fertig haben, stellen sie den ihren PatientInnen vor. Das sind ganz interessante Stunden. PatientInnen staunen dann erst, was die TherapeutInnen da erarbeitet haben, verstehen erst nicht so recht, erkennen sich aber in den Formulierungen gut wieder, durch die Ich-Form und dadurch, dass es sehr nahe an den Worten der PatientInnen formuliert ist. In den folgenden Sitzungen wissen beide irgendwie besser, um was es geht und arbeiten ganz motiviert weiter.

Lesson to learn

Koevolution ist das Sich-aneinander-Entwickeln in nahen Beziehungen. Menschen fordern sich gegenseitig zu Entwicklungsschritten heraus, wenn sie im Wechselspiel des beantworteten Wirkens miteinander ihr Leben gestalten. Die Untersuchung dieser Entwicklungsmöglichkeiten, die nahe Beziehungen einem Menschen gebracht haben, fördert den wertschätzenden Blick auf Beziehungen, auch wenn diese zum Zeitpunkt von Therapie sehr konflikthaft sind. Das Verständnis für den anstehenden Entwicklungsschritt, dessen Blockade die aktuelle Problematik auslöst, in der der Mensch zur Therapie kommt, wird durch die Fokusarbeit hergeleitet. Mit dem Fokus, den TherapeutInnen für sich zwischen den Sitzungen notieren oder mit den PatientInnen erarbeiten, wird eine Fallkonzeption erstellt, die einen roten Faden durch Therapieprozesse ergibt.

2.6.8 Toolbox Fokusraster Einzelsetting

Im Folgenden sowie im Online-Zusatzmaterial ist auf einer Seite ein Fokusraster für die Arbeit im Einzelsetting abgebildet. PsychotherapeutInnen, die den Fokus zunächst für sich erarbeiten wollen, können sich dieses Raster in jedem betreffenden PatientInnendossier anlegen und nach und nach erarbeitete Aspekte des Fokus, in der Ich-Form und im Wording der PatientInnen, dort eintragen. Wird der Umgang mit der Fokusarbeit sicherer, kann der Fokus auch mit den PatientInnen erarbeitet werden. Dann ist das Raster die Grundlage, am Flipchart werden die einzelnen Punkte erarbeitet und anschließend kann der/die PsychotherapeutIn ein ausgefülltes Raster für PatientInnen erstellen und es diesen mitgeben.

Im Folgenden ist das Fokusraster dargestellt (siehe auch Online-Zusatzmaterial):

1. Leitbild/Motto der Beziehung:
   Nachdem ich meine Beziehungen nach folgendem Leitbild gestaltet hatte:
   was mir folgende persönliche Entwicklung ermöglichte:
   ... und mir erlaubte, folgende Entwicklung zurückzustellen oder zu vermeiden:
2. Beziehungskonstellation, in der das Problem auftrat:
   ... traten folgende Veränderungen in meinen Beziehungen auf
3. Beziehungssituation die daraus entstanden ist:
   Folgende Beziehungssituation ist dadurch herbeigeführt worden:
4. Anstehender Entwicklungsschritt in der Beziehung:
   Jetzt stehen folgende Entwicklungen in meinen Beziehungen an:
5. Erschwerende Faktoren (persönlich, situativ):
   Diese werden erschwert durch folgende persönliche und situative Umstände:
6. Begünstigende Faktoren (persönlich, situativ):
   Diese werden gegenwärtig begünstigt durch folgende persönliche und situative Umstände:
7. Erste kleine Schritte in die angestrebte Richtung:
   Erste kleine Schritte in die angestrebte Richtung könnten sein:

2.7 Kollusion

In Beziehungen schaffen es PartnerInnen nicht immer in einem koevolutiven Prozess zu bleiben oder kommen erst gar nicht dazu, diesen zu entwickeln. Die koevolutive Entwicklung stellt also die für beide PartnerInnen entwicklungsfördernde Form des gemeinsamen beantworteten Wirkens da. Dabei ermöglichen sich PartnerInnen wechselseitige Entwicklungen im beantworteten Wirken. Wenn dies aber nicht gelingt und PartnerInnen sich in der Entwicklungsvermeidung verstärken, indem sie ihren wechselseitigen Ängsten entsprechen, dann entsteht ein kollusiver Prozess, der die Entwicklungsmöglichkeiten beider PartnerInnen stark einschränken kann.

Ein regressives Anlehnungsbedürfnis auf der einen Seite kann zum Beispiel auf ein Gegenüber treffen, das gern in die starke Position geht, aus Angst zu unterliegen. Wenn diese beiden PartnerInnen sich über Jahre gegenseitig in ihren Bedürfnissen stärken und unterstützen, kann sich der regressive Part nur immer regressiver entwickeln und sein Bedürfnis nach Autonomie und Selbstständigkeit immer weniger in die Beziehung einbringen. Der vermeintlich starke Part wird immer mehr in die starke Rolle gedrängt und das Bedürfnis nach Anlehnung und Geborgenheit kann er immer weniger in der Beziehung leben. Das kann dazu führen, dass zwei ansonsten im Beruf und in anderen Beziehungen durchaus ausgewogene Menschen gerade in der Beziehung zueinander unbewusst in fixe Rollen gedrängt werden.

Die ökologisch-systemische Therapie nennt dies eine Kollusion.

> »Eine Kollusion ist ein unbewusstes Zusammenspiel von Partnern auf der Basis korrespondierender Beziehungsängste und Beziehungsdefizite.« (Willi, 1996, S. 89)

Kollusive Beziehungen bewirken eine tiefe Bezogenheit aufeinander, ein Gefühl von Nähe und Unentbehrlichkeit und von Sicherheit, die es manchen Menschen überhaupt erst ermöglichen, eine Beziehung einzugehen. Die PartnerInnen fixieren sich auf bestimmte klare Rollen, was den Entwicklungsspielraum jedes/jeder Einzelnen sehr reduzieren kann. Der Preis für die Sicherheit und Nähe ist dann eine zunehmende Einengung des Entwicklungsfreiraums in der Beziehung (vgl. ▶ Abb. 2.12).

2 Einführung in die ökologisch-systemische Therapie

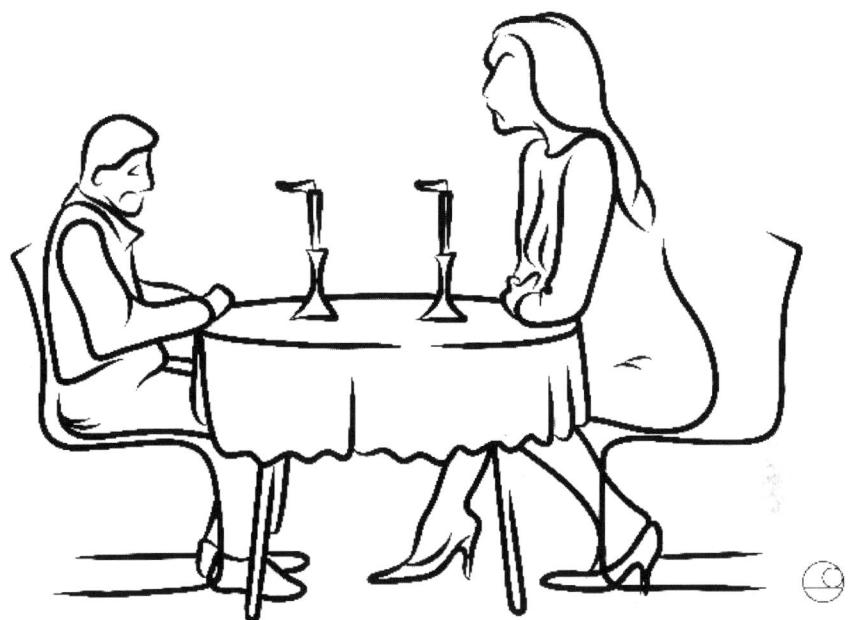

Abb. 2.12: Kollusion: »Deine Nachgiebigkeit geht mir auf die Nerven, wann wirst du endlich lernen, dich durchzusetzen?« Je mehr die Frau fordert, umso kleiner und schwächer wird der Mann. Je mehr er sich klein und schwach zeigt, umso fordernder wird sie (Nach einem Bild von Watzlawick et al., 2001) (Grafik: Olivia Bösch)

Kollusion kann in einer Beziehungsphase entstehen, in der sich beide PartnerInnen auf bestimmte Rollen festlegen lassen. Ist die Phase im Leben überstanden, fällt es dem Paar schwer, die kollusiven Muster wieder zu verlassen. Dazu ein Beispiel:

Fallbeispiel Frau U.

Frau U. kommt in die ambulante Psychotherapie aufgrund von starken Ängsten. Sie kann kaum noch vor die Wohnungstür gehen, geschweige denn Einkäufe und andere Aufgaben erledigen. Ihr Ehemann übernimmt zunehmend alle Aufgaben außerhalb des Hauses, während Frau U. daheim bestens funktioniert.

Das Paar hat drei Kinder, die nun alle im Gymnasium respektive in der Lehre sind. Seit einem guten halben Jahr hat sich die Angstsymptomatik bei Frau U. gezeigt. Sie sei schon immer eher ängstlich gewesen, aber jetzt habe das ein unerträgliches Maß angenommen.

Herr und Frau U. sind beide Grundschullehrer und -lehrerin und haben sich bei der Arbeit kennen und lieben gelernt. Sie sind seit 20 Jahren verheiratet. Die Kinder sind 18, 16 und 12 Jahre alt. Erst auf Nachfrage, was denn vor einem halben Jahr die

Situation in der Familie war, als die Ängste zunahmen (»why now?«), kann Frau U. berichten, dass ihr jüngster Sohn in dem Sommer ins Gymnasium kam und damit alle Kinder über Mittag nicht mehr nach Hause kamen. Sie habe damals zusammen mit ihrem Mann entschieden, dass sie mit der Geburt der Kinder ihren Beruf aufgeben darf. Der Mann könne das sowieso viel besser. Er sei ein wunderbarer Lehrer und sie sei froh gewesen, dass er das Geld Heim brachte und die Pläne für die Ferien entwarf. Sie habe sich immer sehr auf ihn verlassen können und sei stolz auf seine Karriere. Ihr Plan sei es gewesen, dann wieder in den Beruf einzusteigen, wenn die Kinder sie über Mittag nicht mehr brauchen. Somit habe sie sich vor ca. einem Jahr um eine neue Stelle gekümmert und ein attraktives Angebot von einer Schule erhalten, in der sie mit ihren Qualifikationen gefragt sei. Sie hätte mit 60% einsteigen können, um dann nach sechs Monaten auf 80% aufzustocken. Nachdem sie den Vertrag unterschrieben hatte, traten beim Mann, der bisher immer zufrieden gewesen war, Schwierigkeiten mit den Kollegen auf und die in Aussicht gestellte Stelle als Schulleiter wurde einem anderen Kollegen übergeben. Daraufhin begannen bei Frau U. die Ängste beim Einkaufen. Der Mann übernahm immer mehr Aufgaben von ihr, und sie konnte aufgrund ihrer Beschwerden die Stelle in der Schule gar nicht antreten. Sie sei nun unfähig, so einer Arbeit nachzugehen, sei auf die Unterstützung des Mannes angewiesen.

Frau U., die früher eine begeisterte, aber unsichere und deshalb zum Perfektionismus neigende Lehrerin war, hatte in der Beziehung zu ihrem Mann, Halt und Sicherheit für ihre Ängste gefunden, die sie zuvor offensichtlich auch allein gemeistert hatte (sie war früher nie wegen Angst in Behandlung gewesen). Dann hatten beide die Entscheidung gefällt, dass es den Kinder zuliebe besser wäre, wenn Frau U. zuhause bleibe. Damit konnten sich ihre Ängste vorerst reduzieren. Die Aufgabe als Mutter und Hausfrau war für sie erfüllend und nicht mit Angst verbunden.

Ihren Beruf habe Frau U. später nie vermisst. Der starke und sichere Halt ihres Mannes wurde immer wichtiger für sie. Unbewusst hatte sie sich zunehmend auf ihn verlassen und umgekehrt hatte er zunehmend die Bewunderung seiner Frau genutzt, um sein Selbstbewusstsein zu stärken. Kaum hat die Frau jedoch ein attraktives Stellenangebot und den Vertrag unterzeichnet, wurde er unsicher und es begannen Konflikte mit Kollegen, die er vorher überspielt hatte. Als dies schlussendlich dazu führte, dass der angedachte Karrieresprung des Mannes nicht funktionierte, löste dies wiederum eine starke Verunsicherung bei der Frau aus, die ihren sicheren Halt im Leben unbewusst nicht aufgeben wollte.

In der Einzeltherapie ist es zunächst wichtig, mit Frau U. die Entwicklungsgeschichte ihrer Angst, sowie die Mechanismen ihrer unbewussten Angstvermeidung zu erarbeiten. Dabei beginnt sie zu erkennen, dass sie ihre Ängste in der Schule früher selbstständig gut gemeistert hat, und ihr Wunsch, wieder Unterricht zu geben, wurde immer klarer. Sie beginnt daraufhin in Gesprächen mit ihrem Mann daheim zu erklären, wie sich das mit ihren Ängsten entwickelt hat und welche Rolle er dabei gespielt hat. Daraufhin wird Herr U. zu einem Paargespräch eingeladen. Hier macht er deutlich, dass er keinesfalls wolle, dass seine Frau weiterhin in der Rolle verharrt, sich auf ihn abzustützen. Er gesteht vielmehr, dass ihm die Rolle des Alleinverdieners gar nicht behage und er gerne reduzieren würde, um dann einem Hobby nachzugehen. Das habe er seiner Frau bisher nie mitteilen können, weil er habe sie nicht unter Druck setzen wollen. Mit dieser neuen Sichtweise gelingt es Frau U. schrittweise, sich ihrer

Angst bewusst zu stellen. Zunächst sind es tägliche Gänge zum Briefkasten, dann in den Quartierladen und bald schon kann sie wieder selbstständig in die Stadt gehen. Sie nimmt ein neues Stellenangebot für 60% an und der Mann reduziert auf 80%. Erklärtes Ziel beider ist es, dass sie künftig je 70% arbeiten wollen, um neben der Arbeit noch Zeit miteinander und mit den Kindern zu haben.

Das Ehepaar U. ist im Laufe der Jahre mit den Kindern in ein kollusives Muster von großer Bewunderung für den Mann und eigener Unsicherheit und Angst bei der Frau, sowie überhöhten Vorstellungen von sich selbst beim Mann, durch die relative Stärke im Vergleich zur Ehefrau und ihrer Bewunderung geraten. Weil sie ihn so bewunderte, konnte er so stark sein, weil er sich so stark zeigte, bewunderte sie ihn immer mehr. Das Segelboot (▶ Abb. 2.13) verdeutlicht dieses Muster. Für beide keine angenehme Position im Beziehungsboot.

In diesem Fallbeispiel ließ sich die Kollusion durch das Bewusstmachen der korrespondierenden Ängste rasch wieder lösen.

Es gibt aber auch kollusive Beziehungen, die seit Jahrzehnten fixiert sind und in denen jede Veränderung mit großer Angst vermieden wird.

Fallbeispiel Frau Z.

Eine längere kollusive Entwicklung
Bei Frau Z., 69 Jahre alt, ist seit Jahren eine Somatisierungsstörung diagnostiziert. Seit der Berentung vom Ehemann (70 Jahre alt) führte dieser einen großen Ordner mit ihrer Krankheitsgeschichte, notierte täglich mehrfach den Verlauf ihrer Schmerzen, gab ihr sämtliche Medikamente aus eigenen Überlegungen heraus, ohne auf die Empfehlungen der ÄrztInnen zu hören. Er war im Konflikt mit sämtlichen BehandlerInnen und versuchte immer wieder zu bestimmen, wie man seine Frau zu behandeln hatte. Auf der Psychotherapiestation für ältere Menschen konnte man mit Frau Z. anfangs sehr gut arbeiten, und die Symptomatik zeigte sich innerhalb von 14 Tagen bereits leicht rückläufig. Parallel wurden Einzelgespräche mit dem Mann geführt, in denen er klar ausdrückte, wie sehr ihm seine Arbeit fehlte und dass er sich wegen der Krankheit der Frau ja keine andere Aufgabe suchen könne. Anschließend begann er unter einem Vorwand die Behandlung seiner Frau scharf zu kritisieren und empfahl ihr, umgehend die Station zu verlassen. Im Einzelgespräch konnte Frau Z. ihrer Trauer über das Ende der Behandlung Ausdruck verleihen, sah aber keine Möglichkeit, sich den Anweisungen des Mannes zu widersetzen. Sie folgte ihm »brav« nach Hause.

Hier zeigt sich eine starre Rollenzuschreibung. Frau Z. muss krank bleiben, damit der Mann eine Aufgabe hat. Der Herausforderung, sich eine andere Aufgabe für seine Pensionierung zu suchen muss sich Herr Z. gar nicht stellen, weil seine Frau ja so krank ist. Die Angst vor dieser Herausforderung muss er gar nicht wahrnehmen, denn er hat ja eine wichtige Aufgabe. Aus Angst ihn zu verlieren, passt sie sich an, spürt aber genau, dass sie ihr Potenzial nicht ausleben kann (Trauer im Einzelgespräch).

Der Helfer braucht eine Hilflose und die Hilflose einen Helfer.

»Zur Störung wird dieses progressiv-regressiv polarisierte Verhalten erst, wenn es nicht mehr frei gewählt werden kann, sondern zu Zwang und Verpflichtung wird, wenn es nicht mehr die Entwicklung gegenseitig fördert, sondern im Gegenteil behindert, wenn die gegenseitige Unterstützung nicht erfolgreich sein darf, weil sie sich dann selbst überflüssig machen würde.« (Willi, 1996, S. 91)

Aus ökologisch-systemsicher Sicht sind die verschiedenen Arten der Kollusion, wie sie im Kollusionskonzept (Willi,1975; Willi, 1978) ursprünglich beschrieben wurde, nicht bedeutsam. Es wurden damals unterschiedliche kollusive Muster unterschieden. Diese Einteilung wird heute, wegen der Gefahr der »Schubladisierung«, nicht mehr verfolgt. Wichtig ist es, die wechselseitige unbewusste Fixierung in starren Rollen frühzeitig zu erkennen und bewusst zu machen, damit der Entwicklungsraum jedes/jeder PartnerIn möglichst offenbleiben kann. Diese Bewusstmachung kann im Rahmen einer Einzeltherapie erfolgen, sollte gerade bei stationären PatientInnen aber immer auch unter Einbezug der PartnerInnen fortgesetzt werden. Die Gefahr ist sonst gegeben, dass man Fortschritte im therapeutischen Setting stationär mit PatientInnen macht, diese aber, spätestens nach Rückkehr in die häuslichen Verhältnisse, in alte kollusive Muster zurückfallen.

Ein Bild für kollusive Muster ist das Segelboot (▶ Abb. 2.13), wie es zum Thema Allparteilichkeit bereits in diesem Buch zu finden ist (▶ Abb. 1.1).

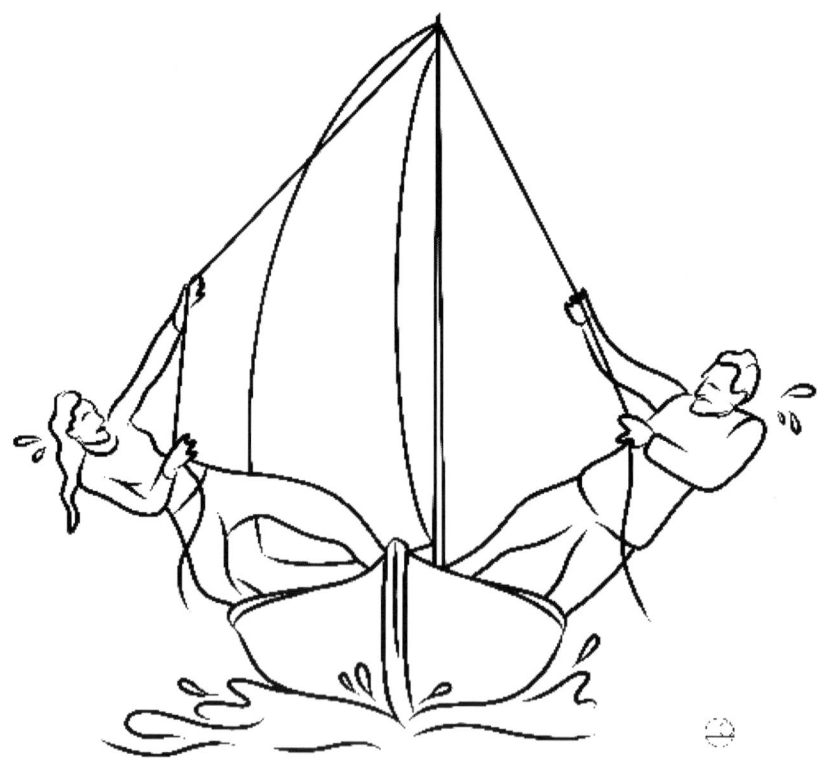

Abb. 2.13: Kollusion im Segelboot (Grafik: Olivia Bösch)

Die Frau könnte zum Mann rufen: »Hör du auf zu ziehen, dann kann ich auch lockerer lassen«. Das gleiche könnte der Mann rufen. Solange beide auf den Impuls des anderen warten, kommen beide nicht wieder bequemer ins Boot.

Der Mast steht wunderbar gerade, aber beide PartnerInnen sind stark über die Bootskante gelehnt und hängen in den Seilen, um das Boot auszutarieren. Beide PartnerInnen sind sehr angestrengt, es ist unbequem und unbefriedigend für sie. Das Schiff ist nicht wirklich manövrierfähig und jede Veränderung droht alles zum Kentern zu bringen.

An diesem Bild wird deutlich, dass an einer Kollusion immer zwei beteiligt sind. Niemand kann sich allein in dieser Position ins Boot stellen. Auch wenn einer/eine von beiden vielleicht bei TherapeutInnen volles Mitgefühl auslöst, nach dem Motto: »bei dem Partner, bei der Partnerin kann man ja nur ängstlich, regressiv … werden«, so bleibt es doch ein Wechselspiel des sich gegenseitig In-Rollen-Fixieren, welches erst dazu führt, dass beide PartnerInnen so extrem »in den Seilen hängen«. Um aus dieser Kollusion gemeinsam wieder auszusteigen, ohne dass das Boot kentert, müssten beide PartnerInnen sich schrittweise und fein abgestimmt wieder aufeinander zu bewegen. Das setzt die Bereitschaft voraus, auf die Erfüllung regressiver Wünsche (in der eigenen Not gesehen zu werden und Hilfe zu bekommen) zu verzichten und sich in seinen Ängsten auf eigene Füße zu begeben. Beide müssten also bei sich selbst anfangen und nicht die Veränderung vom jeweils anderen erwarten. Therapeutisch ist deshalb die allparteiliche Haltung so wesentlich, denn einseitige Parteinahme greift zu kurz, fördert das polarisierende Beziehungsverhalten und verstört das Vertrauen beider PartnerInnen in die therapeutische Beziehung (vgl. ▶ Kap. 1.3.1).

Kollusive Beziehungsmuster können auch während einer schweren Krankheit eines/einer PartnerIn (Demenz, schwere Psychose) oder über den Tod eines/einer PartnerIn bestehen bleiben. »Gesunde« oder überlebende KollusionspartnerInnen können die Krankheit oder den Tod verdrängen und die Beziehung wie bisher weiterführen, auch wenn dabei die Realität massiv verleugnet werden muss.

Fallbeispiel Herr V.

Herr V., 58 Jahre alt, lebt seit 20 Jahren mit einem Mann zusammen, den er stets sehr geliebt und bewundert hat und auf den er sich immer abstützen konnte. Ob Ferienpläne, oder Hauskauf alles wurde vom Partner (Herr Y., 68 J.) immer souverän und zum Besten der beiden entschieden und durchgeführt. Herr V. konnte sich einfach voll und ganz auf ihn verlassen und hat sich in den 20 Jahren nie mit der Administration des Paares befasst. Er kann auch keine Ferien online buchen, besitz keine eigene Kreditkarte, hat sich dafür aber sorgfältig um Haushalt und Wäsche gekümmert und Herrn Y. mit feinem Essen verwöhnt. Das Paar ist glücklich und zufrieden, Herr Y. hat die rechtliche und finanzielle Seite vorsorglich so geregelt, dass Herr V. auch allein gut weiterleben könnte. Herr V. ist gelernter Bäcker, hat aber in den letzten Jahren, wegen einer Mehlstauballergie als Postbote gearbeitet. Herr Y. war Bankangestellter und wurde vor vier Jahren vorzeitig berentet.

Seit über vier Jahren zeigen sich bei Herrn Y. deutliche kognitive Defizite. Er vergisst immer mehr, findet sich in fremden Städten mit dem Auto nicht mehr zurecht, es kommen Mahnungen ins Haus, weil er das Online-Banking nicht mehr durchführen kann. Herr V. bringt zwar die Mahnungen zur Bank und zahlt sie dann am Schalter, aber er lebt ansonsten mit Herrn Y weiter, indem er ihn nach wie vor bewundert und seinen Entscheidungen folgt. So verfahren sie sich mehrfach auf ihren Reisen, finden das Kino in der Stadt nicht, in das beide seit Jahren regelmäßig gehen und beschließen beide, dass sie nun keine Ferien mehr machen, sondern daheim ihren Urlaub gestalten wollen.

Nächtliche Unruhe bei Herrn Y führt dazu, dass Herr V. regelmäßig ausgiebige Spaziergänge mitten in der Nacht quer durch die Stadt mit dem Partner macht. Es gelingt Herrn V. kaum, sich den Anweisungen von Herrn Y. zu widersetzen, auch wenn er genau weiß, dass der Weg nach Hause in die entgegengesetzte Richtung führt. Aggressives Verhalten von Herrn Y gegen Herrn V. entschuldigt dieser mit den Worten: »Er hat halt einen schlechten Tag und meint es nicht böse.«

Als Herr Y. eines Tages schreiend und schubsend durch den Einkaufsmarkt läuft und Herr V. ihn nicht mehr beruhigen kann, ruft eine Verkäuferin die Polizei und Herr Y. wird in eine Klinik gebracht. Dort wird eine mittelgradige Demenz vom Alzheimer-Typ diagnostiziert. Am Tag nach dem Eintritt von Herrn Y. auf der Demenzstation, wird Herr V. in einem akuten Ausnahmezustand (Anpassungsstörung mit Angst und Depression) in die Klinik eingeliefert, nachdem er auf der Abteilung von Herrn Y. weinend neben ihm saß und von ihm verlangte, wieder nach Hause zu kommen.

Hier zeigt sich, dass eine langjährige kollusive Entwicklung zwischen den beiden Männern, mit einem dominanten, bewundernswerten Partner und einem unterwürfigen, regressiven, bewundernden Partner, durch die Demenz des dominanten Partners bedroht wird. Für Herrn V. sind die Veränderungen bei Herrn Y bedrohlich, sodass er sie soweit ihm möglich zu verdrängen versucht. Er bleibt in der bewundernden, regressiven Haltung und lässt sich von seinem Partner weiterhin führen, auch wenn er eigentlich kognitiv mittlerweile der viel Stärkere von beiden ist und für Herrn Y wichtige Hilfen organisieren könnte. Kann das kollusive Muster nicht mehr aufrechterhalten werden, bricht Herr V. zusammen. Ohne diesen Partner scheint er hilflos, hat große Angst, ohne ihn nicht bestehen zu können und wird depressiv. Gleichzeitig ist Herr V. sicher auch zunehmend erschöpft von der aufopfernden Pflege seines Partners und den zunehmenden Schwierigkeiten. Im Rahmen einer stationären Psychotherapie gelingt es Herrn V. sich der Trauer um den schrittweisen Verlust seines Partners und der Angst vor diesem Verlust zu stellen. Er kann durch die Beziehung zu anderen MitpatientInnen sich im beantworteten Wirken wieder neu erleben, seine Fähigkeiten und Potenziale zur Gestaltung seiner Nische wieder nutzen und das kollusive Rollenmuster mit dem Partner reflektieren und schrittweise loslassen. Mit Unterstützung der Bezugsperson lernt er das E-Banking und gibt die Administration (Versicherung, Steuern) an einen Treuhänder ab. Nach 2 Monaten stationärer Behandlung kann er mit ambulanter Psychotherapie in die häusliche Situation entlassen werden. Seinen Partner, Herrn Y., besucht er regelmäßig im Pflegeheim, ohne dem ersten Impuls zu folgen, doch gleich mit ins Pflegeheim zu gehen.

2 Einführung in die ökologisch-systemische Therapie

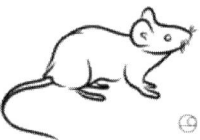

Manchmal sitzen da Paare in der Therapie, da denke ich beim Zusehen: Wieso sind die denn zusammen? Der/die eine PartnerIn so weinerlich, der/die andere so stark und fürsorglich, oder einer/eine der PartnerInnen ist ruhig und sagt fast nichts, der/die andere redet für zwei. Meine PsychotherapeuInnen versuchen immer, beide gut zu verstehen, obwohl ich manchmal einen/eine der beiden am liebsten verjagen würde. Immer wieder zeigen sie den Paaren so ein Segelboot als Bild und die Paare verstehen bald, dass das Bild ganz viel mit ihnen zu tun hat. Und wisst ihr, was ganz komisch ist? Wenn der/die eine PartnerIn, der/die immer so geweint hat oder der/die im Paar nur schweigt auf der Abteilung mit den MitpatientInnen zusammensitzt, dann wirkt der/die ganz anders! Kein Weinen und Schweigen, dann kann er/sie ganz normal kommunizieren.

2.7.1 Kollusion in der Therapeutischen Arbeit

Auch in einem therapeutischen Prozess kann es geschehen, dass sich PatientInnen und PsychotherapeutInnen in korrespondierenden Beziehungsängsten wechselseitig in eine Kollusion manövrieren. Hier ist der Supervisionsprozess wichtig, um diese kollusive Verstrickung bei PsychotherapeutInnen bewusst zu machen, damit von dieser Seite das kollusive Muster unterbrochen werden kann und damit der Entwicklungsraum für beide wieder geöffnet wird.

Fallbeispiel Supervision

Eine Supervisandin kommt in die Stunde und berichtet, sie wisse bei Herrn X. nicht weiter, jede Stunde laufe nach dem gleichen Muster ab. Sie möchte die Therapie eigentlich beenden, aber auch das sei irgendwie nicht möglich. Ihr Auftrag an die Supervision: Klären der Frage, ob sie weiter machen soll oder besser abbrechen.

Anschließend berichtet sie über den Fall:
Nach schwerer Alkoholabhängigkeit vor wenigen Jahren, wegen Arbeitslosigkeit um den 50. Geburtstag herum, habe der Patient (55 Jahre alt) vor vier Jahren mit dem Trinken zunächst ganz aufgehört und dann kontrolliert weitergetrunken. Nur zu Geburtstagen und Feiertagen, oder bei speziellen Anlässen habe er ein bis zwei Gläser Wein oder Bier getrunken, ansonsten sei er laut Auskunft der Frau immer nüchtern gewesen und konnte der neuen Arbeit als Buchhalter gut nachgehen. Es kam auch zu keinem Kontrollverlust mehr. Nachdem nun sein bester Freund, mit dem er jede Woche telefoniert hatte, unerwartet verstarb und er nach Konflikten mit den Gartennachbarn

seinen Schrebergarten aufgab, kam es zu mehrfachen Abstürzen mit Kontrollverlust. Dies habe ihn selbst so beunruhigt, dass er zum Hausarzt ging und um Hilfe bat. Gemeinsam mit dem Hausarzt gelang ihm ein ambulanter Entzug. Der Hausarzt empfahl ihm aber eine ambulante Psychotherapie, um die erneute Entwöhnung zu unterstützen.

Von Beginn an machte der Patient deutlich, dass er keine weitere Aufklärung über Alkohol brauche, er wisse schon alles und ihm sei klar, dass er nicht mehr trinken werde. Die Psychotherapeutin erfragte die Anamnese und fand viele interessante Ressourcen des Patienten. Er berichtete ausführlich von seiner Vereinstätigkeit und seinen Fortschritten, die er mit seinem neuen Fahrrad machte. Auch die langjährige Ehe schien glücklich, die zwei Kinder seien selbstständig, und am einzigen Enkelkind habe er große Freude, da es sich gern auf Fußballspielen mit dem Großvater einließe. Der Patient gab an, zufrieden mit der Behandlung zu sein, die Therapeutin verließ die Stunden aber immer frustrierter. Ihr Resümee war: »Der Patient braucht keine Therapie, ich glaube ich sollte die Behandlung beenden.«

Obwohl die Therapeutin schon viel Erfahrung mit der systemischen Arbeit gemacht hat, hat sie bei diesem Patienten die Ziel- und Auftragsklärung komplett vergessen. Dies wird ihr auf Nachfrage rasch bewusst. Der Auftrag des Hausarztes zur Entwöhnung eine Psychotherapie zu machen, erscheint ihr auf Nachfrage wenig plausibel, da der Mann ja alles im Griff habe. Die Tatsache, dass der Patient aber gerne und regelmäßig zu ihr kommt, lässt sie doch vermuten, dass er ein Ziel verfolgt und sie fragt nach Ziel und Auftrag bis zur folgenden Supervisionsstunde. Zunächst habe ihr der Patient versichert, dass er auch nicht so genau wisse, wieso er komme, aber der Hausarzt habe das empfohlen. Als die Supervisandin aber nachfragt, ob er immer »brav« das mache, was der Hausarzt von ihm wolle, muss er lachen und bemerkt, nein, eigentlich habe er dem Hausarzt auch Recht gegeben, dass er nach den Abstürzen noch etwas brauche, um wieder stabil zu werden. Was denn das am wahrscheinlichsten sein könnte, fragt die Therapeutin nach, sodass der Patient eingestehen kann, dass er nach den heftigen Abstürzen sehr beunruhigt war, weiterhin die Kontrolle über sich zu verlieren. Er wisse ja bis heute nicht, wie das wieder passieren konnte, und wenn er darüber spreche, komme die Angst vor weiteren Abstürzen wieder hoch. Beide vereinbaren daraufhin, dass sie sich in den folgenden Sitzungen um die Abstürze und ihre möglichen Ursachen Gedanken machen wollen, vor allem aber, was er präventiv tun kann, wenn ihm das Leben wieder mal so heftige Erfahrungen zumutet.

In der folgenden Supervisionsstunde reflektieren Supervisorin und Supervisandin, was passiert ist, dass diese Auftragsklärung nicht schon in den ersten Sitzungen von der Therapeutin gemacht werden konnte. Dabei wird deutlich, dass die Angst des Patienten vor weiteren Abstürzen bei ihm zur Vermeidung des Themas Alkohol führte. Die Therapeutin hatte aber korrespondierende Ängste, weil sie sich erstens beim Thema Sucht sehr unsicher fühlt, zweitens nicht wollte, dass dieser »attraktive Herr« erneut die Kontrolle verliere über seinen Alkoholkonsum, da sie drittens an ihren Vater und die verheerenden Konsequenzen von Alkohol bei ihm denken musste.

Somit hatten beide korrespondierende Beziehungsängste und unterstützten sich kollusiv im Vermeiden des angstbesetzten Themas Alkohol, aber, wie sich in den weiteren Sitzungen zeigte, auch des Themas Tod und Trauer. Je mehr der Patient vermittelte, er habe alles im Griff, umso schwieriger wurde es für die Therapeutin auf das

Thema Alkohol und die Ursachen des Rückfalls zu sprechen zu kommen. Sie hatte das Gefühl, dass wenn sie auf das Thema zusteuern, der Patient wieder trinken würde. Er empfand es angenehm, die Themen zu vermeiden und für den Hausarzt und die Frau die Nachricht zu haben, dass er ja in Therapie gehe. Durch die Reflexion in der Supervision wurden diese Vermeidungsstrategien bewusst und damit konnte die Supervisandin eine begrenzte Anzahl an Sitzungen mit ihrem Patienten vereinbaren, in denen das Thema Alkohol bearbeitet werden konnte. Anschließend gelang es beiden auch die Trauer um den Freund und die eigene Endlichkeit zu reflektieren. Ein intensiver Therapieprozess wurde somit möglich.

Je mehr der eine Teil der Kollusion in die eine Rolle geht (»Ich bin der starke Patient und habe alles im Griff«) umso mehr geht die Therapeutin in die bewundernde Rolle und vermeidet jegliche Frage nach Auftrag und Alkohol. Je mehr aber die Therapeutin den Patienten bewundert und von Themen verschont, umso mehr muss der Patient auch in der Rolle des Starken bleiben, um die Therapeutin nicht zu enttäuschen. Wenn PsychotherapeutInnen das Gefühl von Oberflächlichkeit und fehlender Sinnhaftigkeit von Therapie bekommen und eigentlich die Behandlung lieber beenden möchten, dies aber irgendwie auch nicht zu gehen scheint, dann sollte die Frage nach einem kollusiven Muster in der Therapie untersucht werden. Dies gelingt einfacher in einer Supervision, kann aber auch durch eigene Beobachtung erkannt werden, wenn TherapeutInnen geschult darin sind.

> **Lesson to learn**
>
> Kollusion ist die einengende Form der Koevolution. Ein unbewusstes Bündnis zwischen zwei Menschen, die sich in ihren Entwicklungsbereitschaften einseitig fördern, beide damit korrespondierende Beziehungsängste vermeiden, sodass beide immer mehr in starren Rollen miteinander fixiert sind. Typisch ist, dass beide außerhalb dieser Beziehung nicht auf diese Fixierung angewiesen sind, sondern in anderen Beziehungen ihre unterschiedlichen Potenziale einbringen können. Gelingt es in der Therapie, das kollusive Muster zwischen zwei Menschen bewusst zu machen, kann eine schrittweise Veränderung beider PartnerInnen zu einer langsamen Erweiterung der Verhaltensmuster in der Beziehung führen. Dabei hat jeder/jede der PartnerInnen bei sich die Möglichkeit, kleine Verhaltensänderungen vorzunehmen, die dann zu einer Veränderung im beantworteten Wirken beider führen können. Kleine Schritte der Veränderung sind dabei wichtig, da sonst die Angst und Unsicherheit beider PartnerInnen steigt und dies eine Rückkehr zu den sicheren fixen Rollenmustern bewirkt. Das Bild vom Segelboot lässt sich gut nutzen, um anschaulich den PatientInnen ein kollusives Muster in ihren Beziehungen zu verdeutlichen.

2.8 Wissenschaftliche Bezüge zur Koevolution und Kollusion

Der koevolutive Beziehungsansatz wurde auf seine Wirksamkeit hin für Panikstörungen belegt (Willi et al., 2000; Frei et al., 2007). Außerdem wurde das Nischenkonzept untersucht (Willi et al., 1999). Darüber hinaus gibt es aus verschiedenen Bereichen der Wissenschaft Belege für die These, dass Menschen Gemeinschaftswesen sind, Beziehungen für ihre Entwicklung brauchen und Beziehungen in ihnen Wirkung erzielen. Hier können nur kurz einige Thesen aus der Grundlagenforschung, der Neurowissenschaft, der Bindungstheorie und der phänomenologisch-ökologischen Konzeption von Fuchs aufgezeigt werden.

2.8.1 Grundlagenforschung

In der Grundlagenforschung kann mit dem »Selbst-Nicht-Selbst-Zirkulationsprinzip« von Prof. Masatoshi Murase aus Kyoto dargestellt werden, wie vernetzt wir die Essenz vom Leben denken müssen. Demnach ist das Leben immer eine »dynamische Interaktion zwischen Subjekt (Selbst) und Objekt (Nicht-Selbst), dessen Ganzheit sich wiederum mit dem Objekt (Nicht-Selbst) in einem zyklischen Prozess in Interaktion befindet« (Büchi, 2023, S. 96). Diese fortlaufenden Austauschprozesse zwischen dem Endo-System (The Self) und der externen Welt (The Nonself) führt zu Evolutionsprozessen. Leben als dynamischer Prozess, der nie objektiv beschrieben werden kann, vollzieht sich immer in der Interaktion. Dies gilt auch für Psychotherapie. PatientInnen sind »keine statische Entität, die wir objektiv beschreiben und ›richtig‹ respektive ›korrekt‹ therapieren können: Weil es immer eine Dynamik zwischen der Therapeut:in und der Patient:in gibt, gibt es keine ›objektiv richtigen‹ Befunde im engeren Sinne« (Büchi, 2023, S. 97).

> »Psychotherapie ist keine Einbahnstrasse [sic], sondern ein spannender dynamischer Lernprozess für die Therapeut:in.« (Büchi, 2023, S. 97)

TherapeutInnen und Patientinnen sind demnach in einem wechselseitigen, koevolutiven Lernprozess. »Krankheit und Gesundheit sind ›komplementäre Aspekte von Leben‹« (Büchi, 2023, S. 97).

Dieses »Selbst-Nicht-Selbst-Zirkulationsprinzip« von Prof. Masatoshi Murase zeigt das Wechselspiel des beantworteten Wirkens als zyklischen Prozess zwischen Selbst und Nicht-Selbst, der zu Entwicklung führt.

2.8.2 Die Bindungstheorie

Die Bindungstheorie, wie sie von J. Bowlby, J. Robertson und M. Ainsworth entwickelt wurde und in Deutschland von dem Ehepaar Grossmann untersucht und schon für den Zeitraum direkt ab der Entbindung belegt wurde, zeigt die Bedeutung und Entstehung des Bindungsverhaltens zwischen Mutter (oder naher Bezugsperson) und Kind (Bowlby, 2006). Die Wirkungen, die dieses gelernte Bindungsverhalten auf die Entwicklung eines/einer Erwachsenen hat, wurde in Studien zum Teil über 30 Jahre verfolgt. Dabei zeigten sich klare Auswirkungen auf die Entwicklung von Selbstvertrauen, die Fähigkeit zur Emotionsregulation und die Sozialkompetenz (Scroufe, 2005).

Das Wechselspiel zwischen naher Bezugsperson und Kind wird früh deutlich: Kinder haben von Geburt an großen Spaß am »Imitieren«, ab einem Jahr auch am »imitiert werden«. Darauf aufbauend entwickelt sich die Fähigkeit zum gemeinsamen Improvisieren, was zum Schönsten gehört, das Menschen miteinander erleben können (Spitzer, 2013, S. 30–31).

Eine Studie aus St. Louis mit 92 kindlichen ProbandInnen zeigt, dass Kinder, deren Mütter sich intensiver um sie kümmern, einen deutlich größeren Hippocampus bekommen (9,2 %, Teil des limbischen Systems, dient der Steuerung der Affekte) als solche, deren Mütter weniger fürsorglich sind (Luby et al., 2013).

Soziale Ausgrenzung, ein Gesichtsausdruck der Missbilligung oder schon ein Wort der Ablehnung können das Schmerzzentrum aktivieren (anteriorer Gyrus cinguli, genauer ACC = Anteriorer Cingulärer Cortex), so wie es auch durch körperlichen Schmerz aktiviert wird. Soziale Unterstützung und Gruppenzugehörigkeit mindern hingegen die neuronalen und psychologischen Auswirkungen von sozialem Schmerz und von physischem Schmerz (Spitzer, 2013; S. 121–131).

2.8.3 Die Neurowissenschaft und Bindungstheorie

Die Neurowissenschaft kann heute die Thesen der Bindungstheorie belegen und weist darüber hinaus nach, dass Bindung ein instinktiver Regulationsprozess zwischen Bezugsperson und Kind ist, durch den die rechte Hemisphäre, insbesondere der orbitofrontale Kortex mit seinen corticalen und subcorticalen Verbindungen geprägt wird. Das hat Auswirkungen auf die Steuerfunktion von Affekten (größerer Hippocampus). Bindung kann heute als eine interaktive Regulation biologischer Synchronizität zwischen Organismen verstanden werden (Schore, 2000).

> »Menschen brauchen Aufgaben, an denen sie wachsen können« (Hüther, 2012, S. 480)

Hüther beschreibt die Katecholamienausschüttung, die durch so eine neue Herausforderung ausgelöst wird und die Endorphin- und Dopaminausschüttung als Grundlage für das Gefühl des Erfolgserlebnisses, wenn wir eine solche gemeistert haben. In der Folge kommt es laut Hüther zu einer »Bahnung und Verstärkung« der benutzten Verschaltungen, zu besser nutzbaren Nervenwegen, die zu »Straßen« und am Ende sogar zu »Autobahnen« werden (Hüther, 2012, S. 480). Dies beschreibt neurophysiologisch das, was mit dem beantworteten Wirken gemeint ist.

2.8.4 Die integrale Kausalität des Lebendigen

Lebende Organismen sind sich selbst erzeugende »autopoetische« Systeme (vgl. ▶ Kap. 1.2.1) und unterliegen einer besonderen Kausalität des Lebendigen. Durch die Wechselbeziehung zwischen dem ganzen Lebewesen und seinen Teilstrukturen auf Organebene, zellulärer Ebene und Ebene der Materie entsteht eine dynamische

»Ko-Emergenz«, die Fuchs mit der vertikalen, »zirkulären Kausalität von Organismus und Umwelt« beschreibt (Fuchs, 2017, S. 121–122). Gemeinsam mit Rückkopplungseffekten auf der vertikalen Ebene (vertikale Kausalität) innerhalb des Organismus und außerhalb in Funktionskreisen zwischen Organismus und Umwelt, in denen das Lebewesen auf äußere Reize reagiert und von der Umwelt beantwortet wird (horizontale Kausalität), ergibt sich die integrale Kausalität des Lebendigen nach Fuchs (Fuchs, 2017, S. 126–131).

> »Dabei vermehrt ein Lebewesen sein implizites Wissen und Können nicht durch Anfüllen eines Informationsspeichers, sondern durch Veränderung seiner organischen Struktur, also durch einen Wachstums- und Entwicklungsprozess.« (Fuchs, 2017, S. 129)

Durch das Modell der integralen Kausalität des Lebendigen wird das Gehirn zum Transformator, was keine inneren Karten der Außenwelt erstellt, sondern »offene Schleifen« für mögliche Interaktionen aus der Erfahrung bereithält. Diese Schleifen werden durch Gegenstücke aus der Umwelt zu vollen Funktionskreisen geschlossen.

> »Organismus und Umwelt sind in fortwährender Koevolution begriffen.« (Fuchs, 2017, S. 130)

Diese Schleifen sind Eigenschaften des Lebewesens als Ganzes. Das Gehirn, der Körper und die Psyche werden immer als Einheit gesehen (Fuchs, 2017).

Fuchs beschreibt den Raum in der Umwelt, in dem der Mensch wirksam wird als das »individuelle Habitat« und setzt es mit der persönlichen Nische gleich (Fuchs, 2022, S. 289). Bewusstsein nach Fuchs ist nicht im Gehirn, sondern dort, »wo die entscheidenden Interaktionen mit der Umwelt stattfinden« (Fuchs, 2022, S. 241). »Der Leib ist die Weise, wie wir uns als Organismus in Beziehung zur Umwelt erfahren« (ebd. S. 242). Er stellt sich gegen einen neurowissenschaftlichen Zerebrozentrismus. Für ihn ist deutlich, dass nicht unser Gehirn fühlt, wahrnimmt, sich bewegt und denkt, »sondern nur das Lebewesen, der lebendige Organismus als ganzer« (Fuchs, 2022, S. 248). Personen sind nicht das Konstrukt des jeweils anderen, sondern die anderen werden in ihrem Leib für uns wirklich als leibhaftige und in ihrem Leib erscheinende Wesen. »Leiblichkeit, Lebenswelt und Wirklichkeit begründen einander wechselseitig« (Fuchs, 2022, S. 250). Dies ist eine andere Umschreibung der Koevolution. Psychische Prozesse und psychische Störungen betreffen nach Fuchs nicht nur das Gehirn, sondern die Interaktion von Gehirn, Organismus und Umwelt. Dabei spielt Subjektivität und Intersubjektivität eine entscheidende Rolle. Psychische Prozesse werden erlebt und spielen sich in Beziehungen ab. Das macht sie nach Fuchs »so komplex, dass sie sich nicht in bloßen neuronalen Teilfunktionen abbilden lassen« (Fuchs, 2022, S. 266–267). Statt dem bloßen Nebeneinander ursächlicher Faktoren, wie im bio-psycho-sozialen Modell aufgeführt, plädiert er für ein dynamisches Kreiskonzept entsprechend den Funktionskreisen von von Uexküll (von Uexküll, 1973 [1923]) und dem Gestaltkreis von von Weizsäcker (von Weizsäcker, 1986 [1940]). Gehirn, Organismus und Umwelt müssten laut Fuchs in der Psychiatrie als dynamische Einheit begriffen werden, wo die Makroebene (soziale Interaktion), die Mesoebene (Individuum) und die Mikroebene (neuronale und molekulare Prozesse) in emergenter Weise top-down- und bottom-up-Beziehungen bilden.

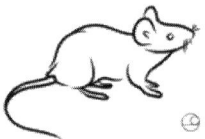

Hilfe, da komme ich als kleine Maus aber nicht mehr mit. Meine Therapeut-Innen würden nie vom »Leib« sprechen und das Bewusstsein ist nun nicht mehr nur im Gehirn? Ich bin neugierig, ob das in Teill III, wenn Prof. Fuchs noch mehr zu Wort kommt, besser zu verstehen ist. Also was ich verstehe, ist: Der Körper ist das, was man untersuchen und anfassen kann. Der Leib steht für sowas wie das Erleben von uns im Körper und mit der Welt. Und Bewusstsein ist da, wo es richtig wichtig ist im Leben und weniger im Gehirn zu suchen.

2.8.5 Resilienzforschung

Resilienz ist »Das Vermögen eines dynamischen Systems, sich erfolgreich an Störungen anzupassen, die seine Funktion, Lebensfähigkeit oder Entwicklung bedrohen« (Masten, 2016, S. 27). Es ist teilweise ein erfolgreicher Transformationsprozess in einen stabilen, neuen, funktionellen Zustand.

Die »Shortlist« der zehn wichtigsten Faktoren, die bei jungen Menschen mit Resilienz und den entsprechenden adaptiven Systemen assoziiert sind, enthält allein drei Faktoren, in denen es um Beziehung geht: »Effektivität und Fürsorge der elterlichen Betreuung«, »enge Beziehung zu anderen fähigen Erwachsenen« sowie »enge Freundschaften und Liebesbeziehungen« (Masten, 2016, S. 148).

> »Sensible Betreuer stellen dem sich entwickelnden Kind ihre Fähigkeit zur externen Regulation so lange zur Verfügung, bis diese seine biologischen Funktionen, Emotionen, Erregungszustände, Belastungen und Verhaltensweisen selbst regulieren kann. Diese ›Ko-Regulation‹ spielt wohl eine entscheidende Rolle in der Entwicklung der Selbstregulation, die zu einer Reihe von Adaptationsfähigkeiten gehört.« (Masten, 2016, S. 151)

Emmy Werner betont, dass verschiedene Längsschnittstudien aus der ganzen Welt (britische und neuseeländische Studien, sowie Studien aus Hawaii, Minnesota und New York) belegen, dass Resilienz auf reziproken Effekten beruht, also auf dem Zusammenspiel von schützenden Faktoren im Kind, seiner Familie und dem sozialen Umfeld. Kinder mit einem geselligen, umgänglichen Verhalten und zärtlich anhänglichem Temperament können schon in der Säuglingszeit bei Bezugspersonen positive Reaktionen hervorrufen und dadurch ihre Anpassungsfähigkeit ausbauen. Bei Menschen, die in Kindheit und Jugend hohen Risiken ausgesetzt waren und wenig Resilienz zeigten, kam es in den Erwachsenenjahren in einer Reihe der

Fälle zu unterschiedlichen Wendepunkten, die zu mehr Stabilität im Leben und mehr Resilienz führten.

> »Die emotionale Unterstützung, die von Mitgliedern der erweiterten Familie geleistet wurde, hatte einen signifikanten und dauerhaften Einfluss auf die Qualität der Anpassungsleistung von Hochrisiko-Kindern im Erwachsenenalter.« (Werner, 2011, S. 40)

Dieser kurze Einblick in verschiedene Forschungsansätze zeigt auf, wie bedeutsam das Wechselspiel des beantworteten Wirkens für die Gehirnentwicklung und die Entwicklung von Menschen in ihrer Umwelt und insbesondere von Menschen untereinander ist. Das Konzept der Koevolution hilft die wechselseitige Bedingtheit von Symptomen und zwischenmenschlichen Ereignissen zu erkennen und therapeutisch zu nutzen.

Teil III Das ökologische Paradigma

»Das ganze Unglück der Menschen, so schreibts Pascal im 17. Jahrhundert, rühre aus dem Umstand her, nämlich dass sie nicht ruhig in einem Zimmer bleiben könnten. Und er schreibt weiter: Jeder prüfe seine Gedanken: Er wird sie alle mit Vergangenem und Zukünftigem beschäftigt finden. Kaum halten wir uns je beim Gegenwärtigen auf ... So leben wir nie, sondern hoffen nur zu leben.« (Pascal, 1978: 94; Fragm.172 [zitiert nach Fuchs, 2024, S. 405–406])

Im dritten Teil des Buches wird das ökologische Paradigma von Thomas Fuchs ausgeführt und Bezüge und Aspekte zum systemischen und zum ökologisch-systemischen Ansatz herausgearbeitet, die eine wertvolle Ergänzung und Erweiterung der Diagnostik, des Fallverständnisses und der Therapie in diesen Behandlungen darstellt.

3 Eine neue Sicht auf den Menschen

In Teil I dieses Buches ist die systemische Psychotherapie, mit ihren Grundhaltungen, den zugrunde liegenden Theorien und den verschiedenen Ausrichtungen zusammengefasst und auf ihre Tauglichkeit im klinischen Alltag hin untersucht worden. Teil II hat sich mit der ökologisch-systemischen Psychotherapie befasst, in der sich die Betrachtung und Therapie von Beziehungen nicht nur auf Mensch-zu-Mensch-Verbindungen konzentriert, sondern Beziehungen zur belebten und unbelebten Umgebung im beantworteten Wirken des Menschen relevant sind. Heute steht die ökologisch-systemische Therapie klar eingebettet in die systemische Grundhaltung des gemäßigten Konstruktivismus, mit der Überzeugung, dass es keine eindeutige Wahrheit gibt, sondern dass wir Wirklichkeit im Miteinander konstruieren. Ihre akutpsychiatrische Relevanz hat sie nicht zuletzt durch das Konzept der ökologisch-supportiven Therapie belegt.

In den 30 Jahren seit den Anfängen des ökologischen Therapiekonzeptes und später des ökologisch-systemischen Psychotherapiemodells hat sich das Verständnis der ökologischen Einbettung des Menschen in die Natur und die Welt erheblich erweitert. Die ökologische Psychotherapie könnte als pionierhafter Anfang einer Entwicklung einer neuen Sicht auf den Menschen gesehen werden, die jetzt mit dem ökologischen Paradigma von Thomas Fuchs einen weiteren Höhepunkt erreicht hat: Fuchs richtet den Blick nicht nur auf die psychotherapeutische Arbeit, sondern erfasst durch den phänomenologischen Ansatz die psychiatrische Sicht auf die PatientInnen insgesamt, und er sucht durch den Enaktivismus den Menschen als Einheit von Körper/Leib, Bewusstsein und Psyche, verbunden mit der Umwelt, zu begreifen. Dieses neue Paradigma vernetzt unter anderem phänomenologische, systemische und ökologische Sichtweisen auf den Menschen und soll in diesem Kapitel für den klinischen Alltag auf seine Integrierbarkeit in das ökologisch-systemische Arbeiten hin untersucht werden.

Dazu wird im Folgenden das ökologische Paradigma zunächst entsprechend den Ausführungen von Fuchs zusammengefasst, anhand eines klinischen Fallbeispiels reflektiert und anschließend in Teil IV zusammen mit dem systemischen und dem ökologisch-systemischen Ansatz, anhand von 3 Fallbeispielen aus verschiedenen Lebensabschnitten, in den klinischen Psychotherapiealltag übertragen.

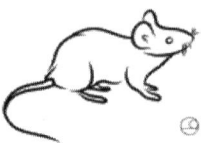

Jetzt muss ich mich wieder zu Wort melden: Meine PsychotherapeutInnen in den beiden Büros, in denen ich immer wieder beobachte, was dort in den Therapiesitzungen geschieht, sind zurzeit ganz angeregt in der Diskussion untereinander. Sie reden von einem neuen Blick auf die Psychiatrie, einem »ökologischen Paradigma«. Da musste ich aber meine Mäuseohren spitzen und erst mal verstehen, was denn ein »Paradigma« überhaupt ist. Irgend sowas wie ein neues Erklärungsmodell für die gesamte Psychiatrie, oder eine neue Weltanschauung auf die Psychiatrie, habe ich verstanden. Klingt spannend, oder? Beide wollen jetzt versuchen, davon mehr in ihrer Arbeit mit den PatientInnen umzusetzen. Bin gespannt, ob ich davon was mitbekomme.

3.1 Vorüberlegungen zum ökologischen Paradigma

In diesem Abschnitt werden Entwicklungen in Wissenschaft und Forschung skizziert, die das ökologische Paradigma in der Psychiatrie vorbereiten und untermauern.

3.1.1 Ein neues Menschenbild

In neuerer Zeit mehren sich die Stimmen, dass wir in der systemischen Psychotherapie ein neues Menschenbild im Zeitalter des Postindividualismus brauchen. So beschreibt W. Rotthaus (Kinder- und Jugendpsychiatrie und -psychotherapie in Bergheim) in seinem Artikel in der Familiendynamik 3/2024, dass die Idee, den Menschen als Individuum zu betrachten, nicht das gängige Menschenbild auf dieser Erde ist.

> »Wir können ein neues, andersartiges Selbstbild entwickeln oder erfinden, wenn wir zu der Überzeugung kommen, dass das Menschenbild des Individuums uns ins Verderben stürzt.« (Rotthaus, 2024, S. 222)

Der individuumszentrierte Mensch unserer Zeit sei blind für ein ökologisches Denkmodell, das Zusammenhänge und wechselseitige Abhängigkeiten erkennt und in das Leben einbezieht. Joseph Heinrich, Professor am Department of Human Evolutionary Biology, Harvard, beschreibt in seinem Buch »Die seltsamsten Menschen der Welt« den Individualismuskomplex, der sich auf die eigenen Errungenschaften konzentriert und die Rollen und Beziehungen vernachlässigt. Dem gegenüber stellt er die verwandtschaftsbasierten Gesellschaftsformen, in denen die Bemühungen Einzelner weitgehend der Verwandtschaft oder Sippe zugutekommen und das gemeinschaftliche Fortkommen im Vordergrund steht. Während sich diese Gruppe mehr mit Affekten von Scham den anderen gegenüber auseinandersetzt, werden die Menschen in den von Individualismus geprägten Gesellschaften mehrheitlich von Insuffizienz- und Schuldgefühlen, den eigenen überhöhten Ansprüchen gegenüber geplagt. Als grundlegend für diese »sonderbare Welt« des Individualismus skizziert er eine »sonderbare Psychologie« die individuumzentriert arbeitet und, »die wahrscheinlich einige der typisch westlichen formellen Institutionen in die Welt gebracht hat, die in der zweiten Hälfte des zweiten Jahrtausends die rechtlichen, politischen, wissenschaftlichen und religiösen Sphären des Lebens dominieren sollten« (Heinrich, 2023, S. 555).

Dabei wird das analytische Denken immer wichtiger, ja sogar als überlegen angesehen, statt sich mit den Beziehungen der Dinge untereinander auseinanderzusetzen und Widersprüche als dazugehörig zu akzeptieren. Interne Attribute, stabile Eigenschaften wie Persönlichkeit und Dispositionen werden immer stärker gewichtet, bis hin zum Individualismus, der Unabhängigkeit und Nonkonformität bis zur Selbstüberschätzung erzeugt. Statt den familiären Regeln und Normen in den persönlichen Beziehungen einer Sippe Gewicht zu verleihen, sind die »seltsamen Menschen« laut Heinrich dazu übergegangen, Regeln und Normen für ihre Gruppen und Gemeinschaften zu formen, so als wäre der Mensch ein autonomes Einzelwesen. Mit dem psychologischen Individualismus steigt laut Heinrich die Innovationsrate (Heinrich, 2023, S. 656), was zur ökonomischen Expansion und zur »Entwicklung von Europas kollektivem Gehirn« führte.

K. Gergen postuliert in seinem neuesten Werk ein relationales Denken, weg von der Verehrung des Selbst hin zu mehr Achtung von Beziehungen. Das Prinzip »Jeder gegen Jeden« müsse durch ein »Alle mit Allen« ersetzt werden. Er resümiert: »Sobald das relationale Wohlergehen im Mittelpunkt unserer Anstrengungen steht, nähern wir uns einer lebensfreundlicheren Zukunft« (Gergen, 2021, S. 423).

3.1.2 Hirnphysiologie

H. J. Scheurle, Physiologe an der Universität Marburg, dessen Hauptforschungsgebiet die Phänomenologie der Sinne und die Funktion des Gehirns ist, stellt in seinem Buch »Das Gehirn ist nicht einsam. Resonanz zwischen Gehirn, Leib und Umwelt« der bisher gängigen Theorie vom Gehirn als Steuerungsorgan das Verständnis entgegen vom Gehirn »als Resonanzorgan des Organismus.«

Er weist nach, dass das Ich und das bewusste Denken nicht im Gehirn verankert und gesteuert werden, sondern im ganzen Leib verkörpert sind. Gehirn, Organismus und Umwelt verschmelzen zu einem »Funktionskreis«, wobei das Nervensystem vor allem eine Weckungs- und Schrittgeberfunktion hat. Wenn der Geist des Menschen zum Produkt des Gehirns erklärt wird, wenn unsere Wahrnehmung nur ein Bild wäre, das wir uns von der Welt machen, wenn unser Bewusstsein und unser

Ich nur von einer Hirnstruktur gebildet würden – dann, so Scheuerle, schwinde die Selbstständigkeit und Würde des Individuums: »Seine Abhängigkeit und Unterwerfung unter die Wissenschaft wächst in demselben Maße, in dem der Geist zum Produkt des Gehirns erklärt wird« (Scheurle, 2016, S. 21). Wir bräuchten dann nämlich die Wissenschaft, die uns erklärt, wie die Welt wirklich ist, statt dass wir unserem eigenen Begreifen trauen.

Als Fußgänger, der eine Straße überquert, oder als Autofahrer, der gerade ein anderes Auto überholt, hängt unsere Entscheidung, was wir in dem Moment tun, nicht von »subjektiven Konstruktionen« in den neuronalen Netzwerken ab. Es bedarf der realen und blitzschnellen Interaktion der Augen und der Ohren mit der Umwelt und der individuellen Erfahrungen. Somit ist das konkrete Hinschauen auf die Straße und der Blick auf die dort zu sehenden Fahrzeuge und VerkehrsteilnehmerInnen zentral, nicht unsere inneren Bilder.

> »Dabei erlebt sich der Beobachter in seinem Bewusstsein unmittelbar auf der Straße …, in der Außenwelt seines Leibes.« (Scheurle, 2016, S. 214)

Würde unsere menschliche Wahrnehmung in dem Moment nur aus subjektiven Geschehnissen im Gehirn gebildet, statt wirkliches Erleben in der Außenwelt zu ermöglichen, so wäre das Autofahren und Überqueren einer vielbefahrenen Straße ein wahnwitziges Risiko.

Die »Dritte-Personen-Perspektive« auf den Menschen, also der Versuch, so objektiv wie möglich Befunde zu erfassen und durch Testungen und Messungen zu analysieren, was bei diesem Menschen nicht im scheinbar normalen Bereich liegt, wird von der »Ersten-Personen-Perspektive« (subjektives Erleben des Menschen) und der »Zweiten-Personen-Perspektive« (subjektives Erleben durch TherapeutIn oder BeobachterIn) unterschieden. Scheurle kritisiert den Hang der Wissenschaft, alles objektiv Messbare deutlich stärker zu gewichten als das subjektive Erleben der Menschen. Damit erhebe sich die Wissenschaft über den Menschen und erkläre dem Menschen, wie er die Welt zu erleben hat. Nach Scheurle gilt aber: »Der Mensch in der ersten Person steht als Wirklichkeit schaffende und beurteilende Instanz über der Wissenschaft« (Scheuerle, 2016, S. 217).

Er fordert, dass die »erste Personen«-Perspektive ihre Wichtigkeit zurückerhält, vor der »dritten Personen«-Perspektive der Wissenschaften.

> »Weil allein das Individuum die Gegenwart zu erfahren und in ihr zu leben vermag, kann auch nur es über die Wirklichkeit urteilen und unabhängige, selbstverantwortliche Entscheidungen treffen.« (ebd S. 217)

Durch die Interaktion mit der Umwelt entdeckt und begreift der Mensch die Welt, und so entstehen auch die echten Entdeckungen in der Wissenschaft nach Scheurle nicht durch subjektive Konstruktionen im Gehirn. Der Mensch entdeckt und bildet die Lebenswelt »durch geistige Konstitution, das heißt durch wirkliche, konkrete, aufmerksamkeitsgeleitete Interaktion zwischen Individuum und Umwelt« (Scheurle, 2016, S. 217).

Scheurle untersuchte die Phänomenologie der Sinne und stellte fest, dass es neben den bekannten Sinnesorganen, die verschiedene Sinne wahrzunehmen in der Lage sind (z. B. Auge nimmt Form, Licht, Bewegung, Größe, Farbe und

Richtung war), noch weitere Sinnesmodalitäten gibt, sodass er insgesamt auf 12 Sinne kommt, »die das Spektrum der qualitativen Gegenwartserfahrung vollständig umfassen« (Scheuerle, 2016, S. 184).

> »Für den Gedankensinn gibt es offenbar keine gesonderten sinnesspezifischen Hirnkorrelate. Gehirn und Leib scheinen vielmehr als Ganzes an der Gedankenwahrnehmung beteiligt zu sein.« (ebd. S. 188)

Er beschreibt auch den »Ich-Sinn«, mittels dem ein Mensch sich selbst und andere als identische Personen erkennt, die sich zwar ändern, aber im Wesentlichen die gleichen bleiben. Im »Ich-Sinn« identifiziere ich mich auch mit meinem Leib.

> »Meine Hand, mein Fuß, mein Kopf gehören zu mir, sind Teile meines Ichs. Die Verselbstung und Identifizierung durch den Ich-Sinn ist die Basis der Verkörperung (embodiment) im eigenen leiblichen Dasein« (Scheuerle, 2016, S. 190)

Außerdem befasst er sich mit der freien Willensentscheidung, für die es laut ihm keine organische Struktur im Gehirn gibt. Er beschreibt das Libet-Experiment in dem gezeigt werden konnte, dass schon eine halbe bis eine Sekunde vor dem Bewegungsbeginn (ich drücke einen Knopf, wenn ich es will) eine erhöhte elektrische Aktivität im Gehirn auftritt. Dieses »Bereitschaftspotenzial« oder »offene neuronale Schleife« baut einen Spannungszustand im Gehirn auf, vor einer schon festgelegten Aktionsfolge. Er behauptet: »die Möglichkeit, Dinge sein zu lassen, nicht zu handeln, ist der Schlüssel zur Willensfreiheit« (Scheuerle, 2016, S. 113). Dies weiß er auch nach und untersucht, wie Bewusstsein im Menschen entstehen kann.

Durch die periphere Hemmung (Pause zwischen Reiz und Reaktion) hat der Mensch die Fähigkeit zur Ruhe zu kommen und im Innehalten einen inneren Raum, »ein bewusstes Sein« entstehen zu lassen (Scheuerle, 2016, S. 124).

> »So gesehen wird die Selbsthemmung des Leibes zugleich zur physiologischen Eintrittspforte für die Selbsterfahrung des Geistes.« (ebd. S. 127)

Somit erfahren wir uns als bewusst handelnde Wesen, indem wir spontane Reaktionen auf Reize hemmen und durch Denkprozesse neue Formen des Handelns möglich werden lassen. Zum Beispiel sind wir als hungriger Mensch in der Lage vor einem reichhaltigen Buffet zu stehen und zunächst mit KollegInnen ein intensives Gespräch zu führen, bevor wir gezielt etwas von dem Buffet auswählen, was nicht nur den Magen füllt, sondern auch anderen Sinnen zuträglich ist (Sehen und Riechen) und von dem wir wissen, dass wir keine negativen Folgen durch den Genuss haben werden (Allergien, Unverträglichkeiten, …)

Diese Erkenntnisse aus der Physiologie zeigen auf, wie sehr der ganze Mensch als frei handelndes Wesen im Mittelpunkt unserer Arbeit stehen muss. Nicht das Gehirn steuert und lenkt, sondern wir Menschen als Ganzes gehen, über eine Leib-Gehirn-Umwelt-Verbindung im Erleben mit der Welt, ins Gestalten und Reagieren auf Einflüsse der Umwelt. Dabei unterliegen wir nicht klar vorgegebenen Reiz-Reaktions-Prozessen sondern haben durch die Möglichkeit der Hemmung auch die Fähigkeit zum freien Willen und zum Üben und Lernen neuer Fertigkeiten. Leib und Geist werden dabei durch die Umwelt geformt und formen die Umwelt im beantworteten Wirken. »Der moderne Materialismus erklärt den Menschen zum

Spielball der Atome und Moleküle, der Gene und Neurotransmitter, im Verein mit dem blinden oder makabren Zufall. – An der Deutung des Gehirns scheiden sich die Geister« (Scheuerle, 2016, S. 219).

3.1.3 Phänomenologie in der Psychopathologie

Die moderne Psychopathologie befasst sich mit den psychischen Symptomen der PatientInnen, die wir im Psychostatus nach vorgegebener Reihenfolge festhalten. Aus ärztlich-therapeutischer Sicht werden dabei das subjektive Empfinden und die objektiv erkennbaren Phänomene beschrieben. Ein sorgfältig erhobener Psychostatus ist ein wichtiger Eckpunkt auf dem Weg zu einer guten Diagnostik. Mit dem AMDP-System (Arbeitsgemeinschaft für Methodik und Dokumentation in der Psychiatrie) stehen den PsychiaterInnen und PsychotherapeutInnen ein Manual zur Verfügung um den psychopathologischen Befund strukturiert zu erheben (Harald J. et al., 2004). Neben den Fakten der Anamnese, also dem Verlauf der Erkrankungen der PatientInnen und dem Hergang der aktuellen Situation und dem Erfassen einer persönlichen und familiären Anamnese, mit den Eckdaten zum beruflichen und privaten Werdegang, sowie dem Auftreten von familiär gehäuften Krankheitsbildern, erfassen TherapeutInnen im Erstgespräch und auch fortlaufend in den weiteren Gesprächen, möglichst genau die aktuell bestehende Symptomatik der PatientInnen. Dieses Erfassen und strukturierte Befragen und Beobachten vom Bewusstseinszustand, den formalen und inhaltlichen Aspekten des Denkens, den Affekten und dem Antrieb, bis hin zur Suizidalität, der Fremdgefährdung, dem Schlaf, der Sexualität und dem Appetit ist der Versuch eine möglichst umfassende Situationsanalyse des Geschehens in PatientInnen zu erheben und bedarf eines strukturierten, reflektierenden Beobachtens und Kategorisieren der erhobenen Angaben, unter anderem in den verschiedenen Abschnitten des Psychostatus. Auch wenn im Psychostatus subjektive Angaben der PatientInnen mit erfasst werden, werden PsychotherapeutInnen immer versucht sein, in der Dritten-Personen-Perspektive PatientInnen zu analysieren, um eine bestmögliche Objektivität und Struktur der Befunde zu erreichen.

Psychische Störungsbilder führen zu einer Erschütterung persönlicher, selbstverständlicher Gewissheiten und Überzeugungen über sich und die Welt.

> »Diese Randzonen der Erfahrung zu beschreiben und zu analysieren, um so die Patienten in ihrem veränderten Erleben verstehen und begleiten zu können, ist die Aufgabe der Phänomenologie.« … »Unterschiedliche Dimensionen wie Leiblichkeit, Zeitlichkeit, Räumlichkeit oder Intersubjektivität und schließlich existenzielle Ansätze werden damit umfasst.« (Fuchs, 2021, S. 11)

Psychisches Krank-Sein zeigt, wie das körperliche Krank-Sein auch, die Fragilität unseres Menschseins auf. Damit sind Erfahrungen verbunden, die in uns allen als Möglichkeit angelegt sind und etwas über den Menschen selbst aussagen. Diese Ausnahmeerfahrungen, dass wir fragil und verletzbar, aber auch endliche Wesen sind, können uns helfen, den Menschen besser zu verstehen. Für den/die PsychiaterIn und PsychotherapeutIn »folgt daraus eine Haltung der empathischen Solidarität mit seinem Patienten, in der er das Fremde der psychischen Krankheit zugleich als das ›Andere seiner selbst‹ erkennt« (ebd. S.13–14). Damit ist die Phänomenologie eine »teilnehmende und engagierte« Methode, durch die TherapeutInnen versuchen, verstehend nachzuvollziehen und mit eigenen Worten wiederzugeben, was PatientInnen zum Ausdruck bringen möchten. Durch das verstehende Nachvollziehen kann es gelingen, dass PatientInnen und TherapeutInnen mehr von dem Geschehen und von sich begreifen.

> »In jedem wachen Erfassen und Nachvollzug psychischen Krankseins erfahren wir immer auch etwas über uns selbst.« (Fuchs, 2021, S. 14)

Dieser Prozess des Aneinander-Wachsens in therapeutischen Beziehungen wurde weiter oben bereits als Koevolution in der Psychotherapie zwischen TherapeutInnen und PatientInnen beschrieben (vgl. ▶ Kap. 2.5.2) und auch auf eine mögliche kollusive Entwicklung zwischen TherapeutInnen und PatientInnen (vgl. ▶ Kap. 2.7.1) hingewiesen.

Die phänomenologische Psychopathologie geht also über die Erhebung von Befunden und damit das distanzierte Beobachten und Analysieren hinaus. Das Erleben der PatientInnen, ihr subjektives In-der-Welt-Sein, im Rahmen ihrer Leiblichkeit (= subjektives Körpererleben), ihres Erlebens von Räumlichkeit und Zeitlichkeit und ihrer Intersubjektivität, gilt es nachzuvollziehen, daran teilzunehmen und sich für das Verstehen zu engagieren. Das bedeutet auch offen zu sein für existenzielle Themen der PatientInnen, die gerade in ihrem Krank-Sein ein therapeutisches Gegenüber brauchen, mit dem sie sich über all diese neuen Erfahrungen austauschen können. Diese therapeutische Aufgabe fordert den ganzen psychotherapeutisch arbeitenden Menschen mit seiner Resonanz auf, das Erleben des Gegenübers in der eigenen Leiblichkeit, seinem Räumlichkeits- und Zeitlichkeitserlebens sowie seiner Intersubjektivität und der existenziellen Dimension. Mit diesen Perspektiven der ersten Person (Erleben der PatientInnen) und der zweiten Person (Erleben der TherapeutInnen in der Beziehung zu PatientInnen) erweitert die Phänomenologie die bewusste Erfahrung der Begegnung zwischen PatientInnen und TherapeutInnen um zwei grundlegende Ebenen, die aus dieser Begegnung in erster Linie eine Begegnung von Mensch zu Mensch machen. Dabei muss der kranke Mensch immer im Zentrum dieser Begegnung stehen. Es braucht eine hohe Fachlichkeit der TherapeutInnen um ihrerseits als Menschen in diese Begegnung zu gehen, ohne die Grenzen der therapeutischen Arbeit von Nähe und Distanz zu überschreiten.

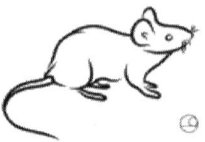

Also dieses Paradigma, oder neues Erklärungsmodell für die Psychiatrie sieht den Menschen mehr in Verbindung, nein sogar als Einheit von Gehirn, Leib und mit seiner Umgebung? In der Phänomenologie, die wichtig ist für das Paradigma sollen TherapeutInnen nicht nur beobachten, was sich bei PatientInnen zeigt, sondern ins Miterleben gehen? Meine TherapeutInnen haben gemeint, dass das ganz schön schwierig ist, sich so auf ihre PatientInnen einzulassen, um sie zu verstehen, ohne selbst in die Depression oder Angst hineingezogen zu werden. Und wie passt denn das zum ziel-und auftragsorientierten Arbeiten der systemischen Arbeitsweise? Da diskutieren beide TherapeutInnen sehr lebhaft. Ich finde, die machen das schon, wenn sie zunächst versuchen empathisch nachzuvollziehen, was ihre PatientInnen gerade erleben und versuchen, wieder ins beantwortete Wirken, in Resonanz mit ihnen zu kommen. Aber vielleicht wird das im Folgenden noch besser deutlich.

3.2 Das »ökologische Paradigma« in der Psychiatrie

Professor Th. Fuchs ist Philosoph und Psychiater, kennt die Arbeit mit psychisch kranken Menschen, als Chefarzt der Tagesklinik der Universitätsklinik in Heidelberg, gut. Er forscht und publiziert seit vielen Jahren an der Schnittstelle zwischen Neurowissenschaften, Philosophie und Psychiatrie.

Die phänomenologische Einstellung, wonach das Erleben und Erfahren den primären Zugang zur Wirklichkeit unseres Gegenübers schafft, wird von H. J. Scheurle und von Th. Fuchs als grundlegend angesehen, im Unterschied zu einer Forschung, die den Menschen und alles Lebendige in seine Bestandteile zergliedert. In der Psychiatrie wurden wichtige neue Erkenntnisse immer wieder durch die Phänomenologie gewonnen. Bleuler, Freud, Jung und Adler erlangten ihre bahnbrechenden Erkenntnisse aus dem genauen, empathischen Miterleben, Beobachten und Analysieren der Erfahrungen ihrer PatientInnen. Indem sie das Erleben mit ihren PatientInnen zu teilen suchten, entstanden ihre Konzepte.

Th. Fuchs fordert ein neues »Paradigma für die Psychiatrie«, was »aktuelle Ansätze der Kognitionswissenschaften, der Phänomenologie, der Entwicklungspsychologie und der sozio-ökologischen Psychiatrie in einer philosophisch orientierten wie empirisch basierten Theorie zu integrieren vermag« (Fuchs, 2023, S. 27).

Dabei wird das Erleben des/der PatientInnen und die Erfahrungen in der Beziehung zwischen PatientInnen und PsychotherapeutInnen als wesentlich für das Verständnis von Krankheit und Behandlung hervorgehoben. Ergebnisse der Forschung und eine möglichst objektive Erfassung der Symptomatik durch Testung und Operationalisierung werden ergänzend einbezogen. Damit wird die Psychiatrie in den Stand einer Beziehungsmedizin berufen oder zurückgeholt. Die Arbeit mit der therapeutischen Beziehung wird für die akutpsychiatrische Versorgung genauso relevant wie für die Psychotherapie im ambulanten Setting. Ob bei der Aufnahme auf einer Akutstation, bei Fragen von Diagnostik, Pharmakologie und Austrittsplanung, immer gilt es das subjektive Erleben der PatientInnen nachzuvollziehen und in die Behandlungsplanung mit einzubauen.

Fallbeispiel Herr G.

Herr G., 45 Jahre alt, hat eine seit Jahren bekannte bipolare Störung. Wiederholt kommt er in schwer depressivem oder schwer manischem Zustand auf die Abteilung, weil er zum x-ten Mal seine Medikamente wieder abgesetzt hat. Es bedarf einer mehrwöchigen Neueinstellung, bis der Patient in deutlich gebessertem Befinden nach Hause entlassen werden kann. Auf die Frage, warum er denn die Medikamente immer wieder absetzt, meint er jedes Mal, dass er genug habe, von all den Psychopharmaka und diese ja sowieso nicht wirken. In den depressiven Phasen leidet der Patient über Wochen und Monate an schwerem Verlust von Antrieb und Freude, er hat suizidale Gedanken und zum Teil auch Pläne, zwei Suizidversuche hat er nur knapp überlebt. In der Manie geht es ihm jedes Mal sehr gut, er fühlt sich leicht und frei, überschätzt aber sein Können und seine Finanzen derart, dass er anschließend schwer unter den Folgen zu tragen hat (Schulden und Konflikte im Umfeld). Seine Arbeit als leitender Angestellter in einem Großunternehmen hat er durch die Erkrankung bereits verloren. Bis dahin hatte er viel Freude am Führen seines zehnköpfigen Teams und war stolz auf das Produkt, das »seine Leute« herstellten. Eine Arbeitsintegrationsmaßnahme scheiterte an erneuten Phasen seiner Krankheit. Seine Ehefrau denkt jetzt an Trennung und will mit den zwei Kindern (fünf und sieben Jahre) eventuell ausziehen. Die Einstellung auf Lithium wäre aufgrund der Schwere seiner Erkrankung dringend indiziert, wurde aber bisher nie vorgenommen, weil die Medikamentencompliance zu wenig gegeben erschien.

Herr G. kommt in schwer depressivem Zustandsbild auf die Akutaufnahmestation. Der medikamentösen Wiedereinstellung stimmt er achselzuckend zu.

Diesmal setzt sich ein junger Psychotherapeut zunächst jeden Tag fünf bis zehn Minuten zu ihm und hört ihm zu. Der Patient mag nicht reden und beide einigen sich darauf, dass der Psychiater täglich zu ihm kommt, sie aber auch schweigen können, wenn das für den Patienten gerade passt. Zur abgemachten Zeit sitzt der Patient innert weniger Tage am Tisch und wartet, er beginnt auf kurze Fragen kurz zu antworten und berichtet von seiner inneren Leere, seinem fehlenden Gefühlsleben, seinem schweren, kraftlosen Körper. Der Therapeut gibt das Verstandene und was er nachempfinden kann, mit seinen Worten wieder, macht aber auch deutlich, dass das jetzt wieder eine depressive Phase ist, die ja, wie der Patient schon häufig erlebt hat, wieder vorübergehen wird. Der Patient kann das zunächst gar nicht annehmen und meint, dieses Mal sei alles ganz anders und es werde nie wieder gut. Der Therapeut nimmt auch diese Empfindung des Patienten ernst und gibt sie mit seinen Worten wieder, als das momentane Gefühl von Hoffnungslosigkeit, was durch die Depression bedingt sei.

Die ersten Kontakte des Psychotherapeuten mit dem Patienten sind geprägt vom Erleben des Patienten in seiner aktuellen Depression. Medikation und Psychoedukation sind im Hintergrund, in den fünf- bis zehn-minütigen Kontakten lässt sich der Therapeut ganz auf das Erleben des Patienten ein, ohne seine Hoffnungslosigkeit zu übernehmen. So kann langsam eine vertrauensvolle therapeutische Beziehung entstehen.

Zunehmend fasst der Patient Vertrauen in die Beziehung zum Therapeuten. Sein verlässliches An-ihm-Dranbleiben, Ihn-nicht-im-Stich-Lassen, kommt langsam beim Patienten an, vielleicht in der vagen Annahme, dass wenigstens der Therapeut noch Hoffnung haben könnte. Die Resonanz des Therapeuten auf die vorsichtigen Versuche des Patienten, etwas in diesen Beziehungsraum hineinzugeben (die Nische wieder zu gestalten), sowie das empathische Nachspüren des Therapeuten, erzeugen eine erneute Öffnung des kranken Menschen hin zur gemeinsamen Welt und geben ihm das Erleben von Beantwortet-Werden wieder zurück.

Herr G. wird zunehmend gesprächiger, die Termine werden verlängert und auf zwei Mal pro Woche festgelegt, später auf wöchentliche Einzelgespräche von ca. 45 Minuten ausgebaut. Langsam beginnt Herr G. mehr und ausführlicher von seinem Erleben zu berichten, kann darüber reflektieren, dass er zwar weiß, dass die Phasen wieder vorübergehen, er dies aber zurzeit nicht spüren kann. In diesem neuen Resonanzraum kann er sich zunehmend öffnen und sein beantwortetes Wirken wieder ausbauen.

Gegen Ende der stationären Behandlung wird die Medikation vom Therapeuten vorsichtig thematisiert, indem er fragt, was der Patient über die Antidepressiva und Neuroleptika wisse, welche Erfahrungen er damit schon gemacht habe, und was dafürspreche, sie nach der Entlassung bald wieder abzusetzen. Der Patient lacht und berichtet, dass er sehr wohl wisse, dass ihm Antidepressiva immer rasch aus dem Tief wieder heraushelfen und er die Empfehlung habe, sie mindestens über einen Zeitraum von sechs Monaten nach dem Austritt weiter zu nehmen. Er sei auch bestens instruiert worden, bei Schlafstörungen und Stimmungshochs rasch mit der Neuroleptika-Einnahme zu beginnen und seinen niedergelassenen Psychiater aufzusuchen, aber er habe das alles eben nie berücksichtigt. Der Therapeut wiederholt die letzte Frage, was denn dafürspreche, sie wieder abzusetzen.

Daraufhin wird der Patient sehr nachdenklich und betroffen. Er meint, es gebe in der Tat ein wichtiges Argument gegen die Medikamente. Darüber habe er aber noch nie sprechen können, denn es falle ihm sehr schwer. Er habe die manisch-depressiven Phasen von seinem Vater geerbt. Bereits als Kind musste er mit ansehen, wie sehr der Vater unter den depressiven Phasen litt und wie wunderbar es für den Vater war, wenn er manisch wurde, aber dann die Mutter, seine drei Geschwister und er selbst große Sorgen um den Vater und das Geld hatten. Obwohl der Vater immer die verordneten Medikamente gewissenhaft nahm, kamen die Phasen in regelmäßigen Abständen, mindestens zwei Mal pro Jahr je eine kurze Manie und dann eine schwere Depression. Die ganze Familie entwickelte somit die Haltung, dass die Medikamente sowieso nichts nützen und nur viel Geld kosten. Als der Patient 16 Jahre alt war, habe sich der Vater dann mit den verordneten Medikamenten umgebracht. Damals habe er als ältester

Sohn sich geschworen, dass er niemals so »brav« wie sein Vater sein werde, falls er auch diese Krankheit bekommen würde. Der Therapeut signalisiert Verständnis für diese Haltung, nach all den Erfahrungen, die der Patient mit den Medikamenten beim Vater machen musste, und er bedankt sich für die Offenheit des Patienten. Er argumentiert nicht für eine Medikation, obwohl 29 Jahre später sicher einiges dafürspräche, sondern bleibt in dieser Sitzung beim Verständnis und lässt damit die Sicht des Patienten auf sich wirken.

Die Sicht der PatientInnen auch mal stehen lassen, auf sich wirken lassen, ohne sogleich in den eigenen Überlegungen weiterzugehen, ist ein wichtiger Aspekt des empathischen Nachempfindens und Mitgehens mit den PatientInnen. Sich hier mit all den eigenen guten Ideen für PatientInnen zurückzuhalten, erfordert von TherapeutInnen Disziplin und die Bereitschaft, die momentane Situation mit ihnen auszuhalten. Nur so kommen TherapeutInnen den Randzonen der Erfahrungen des Lebens, die PatientInnen machen, näher. Es braucht aber auch Vertrauen der PsychotherapeutInnen in die Entwicklungspotenziale der PatientInnen.

Fallbeispiel Herr G. (Fortsetzung)

In der folgenden Sitzung beginnt der Patient Fragen bezüglich der aktuellen Möglichkeit für eine Dauermedikation zu stellen. Das mit seinem Vater sei ja nun schon über 25 Jahre her. Gäbe es da vielleicht jetzt noch andere Optionen? Der Therapeut erkundigt sich, ob der Vater je Lithium genommen habe, was der Patient sicher verneinen kann. Somit wird in den letzten Sitzungen die Option zur Lithiumeinnahme erörtert, inklusive der Konsequenz, diese Medikation regelmäßig über einen sehr langen Zeitraum einzunehmen. Durch die vertrauensvolle Basis des Gespräches, das erlebte Verständnis des Patienten in seiner schweren Krankheitsphase, durch den Therapeuten und seine Konstanz in der Beziehungsgestaltung, vertraut der Patient dem Therapeuten und gibt ihm das Versprechen, nach Austritt mindestens sechs Monate das Lithium in der therapeutischen Dosis einzunehmen.

In der ambulanten Nachbehandlung bei einem Kollegen des Therapeuten zeigt sich, dass der Patient nicht nur sein Versprechen einhielt, sondern vom Lithium eindeutig profitierte, indem die Phasenhäufigkeit deutlich zurückging und die Schwere der manischen und depressiven Episoden signifikant abnahm. Dies führte dazu, dass der Patient nach dem versprochenen halben Jahr entschied, das Lithium weiter zu nehmen. Die Antidepressiva und Neuroleptika wurden in der Folge alle abgesetzt.

In dieser Falldarstellung wird deutlich, wie sich das beantwortete Wirken depressiver PatientInnen langsam wieder entwickeln kann, wenn PsychotherapeutInnen mit der nötigen Empathie, Beharrlichkeit und Verlässlichkeit auf PatientInnen eingehen können. Beim heutigen Aufnahmedruck auf den Akutstationen und der Arbeitsbelastung sind täglich fünf Minuten pro PatientIn sehr viel Zeit. Wenn PsychotherapeutInnen nicht so viel Zeit haben, ist es nützlich, wenn sie das den PatientInnen transparent machen: »Ich würde gerne täglich fünf Minuten zu Ihnen kommen, kann das aber leider nicht wirklich zusagen, weil ich immer wieder Dienst habe oder es derzeit so viel Arbeit gibt. Was ich Ihnen aber zusagen kann ist

…«. Die Verbindlichkeit ist dabei wichtig, denn PatientInnen orientieren sich in ihrer schweren Krise am therapeutischen Gespräch und an den Gesprächen mit den Bezugspersonen von der Pflege. Diese Beziehungsangebote auf der Station oder im ambulanten Setting sind bedeutsam, um das beantwortete Wirken der PatientInnen schrittweise wieder erlebbar zu machen, wie oben skizziert.

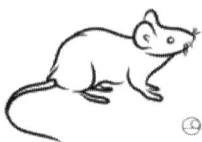

Jetzt ist es klarer, wie es den TherapeutInnen gelingt, nicht mit in das Tief hineinzurutschen, obwohl sie empathisch mitgehen: TherapeutInnen gehen mit dem Erleben der PatientInnen mit, indem sie es mit eigenen Worten wiedergeben und nachzuspüren versuchen. Anschließend stellen sie dies in den Kontext der Krankheitsphase. Sie bleiben damit in der Hoffnung, dass es ein veränderbarer Zustand ist, der sich wieder ändern kann. PatientInnen haben das ja, wenn sie wiederholend solche Krankheitsphasen haben, schon erlebt und können somit den TherapeutInnen folgen, obwohl die momentane Stimmung ihnen etwas ganz anderes vorgibt.

Lesson to learn

Im ökologischen Paradigma ist das Erleben der PatientInnen und die Erfahrungen in der Beziehung zwischen PatientInnen und PsychotherapeutInnen als wesentlich für das Verständnis von Krankheit und Behandlung hervorgehoben. Ergebnisse der Forschung und eine möglichst objektive Erfassung der Symptomatik durch Testung und Operationalisierung werden ergänzend einbezogen. Die empathische Solidarität mit dem kranken Menschen regt an, dass dieser Mensch sein beantwortetes Wirken in der Beziehung zu TherapeutInnen wieder aufnimmt und beginnt, seine Nische wieder zu gestalten. Mit Verbindlichkeit und empathischem Zuhören können Menschen auch in schweren Krankheitsphasen für das beantwortete Wirken angeregt werden.

3.2.1 Psychiatrie als Beziehungsmedizin, Enaktivismus

Als Phänomenologe, klinisch arbeitender Psychiater, Philosoph und Wissenschaftler beschäftigt sich Th. Fuchs mit der Frage, wie Kognitionen und Bewusstsein, die wir Menschen erleben, mit denen Menschen gestaltend auf ihren Lebensraum einwirken und sich im Wechselspiel des beantworteten Wirkens auch beeinflussen lassen und die von psychiatrischen Störungsbildern beeinträchtigt werden, entstehen und wo sie zu verorten sind.

Mit dem Konzept des Enaktivismus oder der Verkörperung (»wir erkennen die Welt im Zuge unserer körperlichen Auseinandersetzung mit ihr« (Fuchs, 2023, S. 36)) grenzt sich Fuchs dabei von den klassischen Kognitionswissenschaften ab, in denen Kognitionen als innere Repräsentationen der Außenwelt angesehen werden. »To enact« bedeutet nach Fuchs sinngemäß »etwas darstellen, hervorbringen, eine Handlung ausführen« (Fuchs, 2023, S. 35). Er führt das Konzept des Enaktivismus zurück auf »The embodied mind« von Varela, Thompson und Rosch (Varela et al., 2016 [1991]), die bereits zeigten, dass unser Bewusstsein nicht auf das Gehirn begrenzbar ist.

> »Kognition und Bewusstsein resultieren aus den zirkulären Beziehungen zwischen Gehirn, Organismus und Umwelt.« (Fuchs, 2023, S. 36)

Mentale Prozesse sind damit nicht auf isolierbare Hirnstrukturen zurückzuführen, sondern durch fünf Dimensionen der Verkörperung erkennbar, die alle Sinneserfahrungen in sensomotorische Kreisprozesse einbetten: *embodied, enactive, extended, embedded* und *emotive*.

Anhand dieser fünf Dimensionen (»5E Cognition«) zeigt Fuchs auf, wie dieses Verkörperungskonzept auf psychische Störungen anwendbar ist. Im Folgenden werden diese 5 Dimensionen skizziert und mit beobachtbaren Phänomenen in Verbindung gesetzt.

1. *»Embodied«* (verkörpert im lebendigen Organismus): Bewusstsein ist ohne Körper nicht möglich. Der Körper ist aber nicht nur der Träger von Gehirn und Bewusstsein, sondern der Hauptakteur im Begreifen der Welt und damit »konstitutiv an allen Bewusstseinsfunktionen beteiligt« (Fuchs, 2023, S. 39). So entsteht etwa das Lebensgefühl mit seinen basalen Lust- und Unlustzuständen aus der kreisförmigen Rückkopplung zwischen Gehirn und Körper, als ein leibliches, affektives Selbsterleben. Dementsprechend stellt sich z. B. die Depression als Krankheit des gesamten Menschen dar, nämlich zunächst in leiblich erlebter Erstarrung und einer sichtbaren Reduktion von Gestik und Mimik. Aber auch physiologisch gesehen ist die Depression eine gesamtorganismische Störung, nämlich eine generalisierte Stressreaktion, die zu einer massiven Störung der Regelkreissysteme (Cortisolsystem, Sympathikus u. a.) und zur Störung der serotonergen Transmitter im limbischen System führt. Diese Regelkreisstörung äußert sich in Vitalstörungen (leibliche Konstriktion, Schmerzen, Schlafstörungen) ebenso wie in psychischen Beschwerden (niedergedrückte Stimmung, Einengung im Denken).
2. *»Enactive«* (Das Erkennen der Welt durch die körperliche Auseinandersetzung mit ihr): Seit unserer Kindheit lernen wir uns und unsere Welt im Begreifen, im körperlichen Ertasten kennen. Der Organismus und die Umwelt »ko-konstituieren einander« (Fuchs, 2023, S. 47). Wir haben die Fähigkeit zur spontanen Handlung, können in Selbsturheberschaft aus uns heraus etwas in die Welt bringen, erleben den Vollzug dieses Tuns kinästhetisch und nehmen die Wirksamkeit des eigenen Handelns selbst war, was in Teil II bereits als »beantwortete

Wirken« beschrieben wurde. Daraus resultiert eine Bedeutungserteilung (»sensemaking«), die wir im Handeln und Erleben unserer Umwelt immer wieder vornehmen. Im depressiven oder ängstlichen Zustand verändert sich, durch das Erleben von leiblicher Schwere, Antriebslosigkeit oder Blockade auch das Erleben der Bedeutsamkeit der Welt. Sie wirkt immer unzugänglicher und sinnentleerter, verliert ihre Anziehungskraft für eigene Handlungsziele, sodass PatientInnen nur noch passiv aufzunehmen vermögen, was um sie geschieht, und sich nicht mehr als aktiv Gestaltende in ihrer Nische erleben. Die enaktive Organismus-Umwelt-Verbindung wird subjektiv als zunehmend entkoppelt erlebt.

3. »*Extended*« (über die Körpergrenzen hinaus ausgedehnt): Das Gefühl der Selbstzugehörigkeit erstreckt sich für uns Menschen immer auch über unseren eigenen Körper hinaus. Wir können mit Hilfsmitteln wie Pinsel und Leinwand, Musikinstrument oder Auto eine intensive Verbindung eingehen. Ein Bildhauer kann mit seinem Werkzeug eine Einheit bilden, die Kreatives entstehen lässt. Eine Pianistin wird im virtuosen Spiel eins mit ihrem Instrument und den erzeugten Klängen. »Das Gehirn dient damit wesentlich als ein Organ von Bereitschaften oder Dispositionen möglicher Interaktion. Diese neuronalen Dispositionen oder ›offenen Schleifen‹ haben sich in früheren Interaktionen mit der Umwelt geformt« (Fuchs, 2023, S. 55) und werden durch die Verbindung mit dem Werkzeug oder dem Instrument geschlossen. Bewusstsein ist also kein Innenzustand, »sondern eine Beziehung – eine Koexistenz mit den Dingen und mit der Welt. Es stellt das Integral der gesamten aktuellen, zu Funktionskreisen geschlossenen Beziehungen zwischen Gehirn, Organismus und Umwelt dar« (Fuchs, 2023, S. 58). Auch Ängste und Phobien, so führt Fuchs aus, spielen sich dann nicht in einem psychischen Innenraum ab, sondern können zum Beispiel als Agoraphobie oder Klaustrophobie in der Beziehung zwischen dem Menschen und dem Raum um ihn herum entstehen. Bei einer posttraumatischen Belastungsstörung erlebt der Mensch seine Nische als gefahrvoll, unvertraut und voller Auslösereize für sein traumatisches Erleben, und das in einer Umwelt, in der andere Menschen gar keine Gefahren sehen.

4. »*Embedded*« (eingebettet in Situationen): Menschen schaffen sich ihre ökologische Nische und werden durch sie geformt (vgl. ▶ Kap. 2.3). Die Nische hat Wirkung auf ihre kognitiven Potenziale. Dabei bieten sich Gegenstände in der Umwelt mit bestimmten Eigenschaften an, durch die Lebewesen zu bestimmten Interaktionen herausgefordert werden. Diese »Aufforderungscharaktere« (Lewin, 1969) oder »Affordanzen« in der ökologischen Psychologie (Gibson, 1979) können zum Beispiel Pflanzen sein, die einer Tierart als Nahrung dienen und sie zu Annäherung, Fress- und Kaubewegungen anregen, während andere Tiere Fluchtverhalten zeigen, weil sie die Pflanze als für sie giftig erkennen. Menschen schaffen sich zum Beispiel durch Werkzeuge, Bücher, Kalender oder Computer selbst ihre ökologische Nische und werden im Gegenzug durch diese in ihren kognitiven Potenzialen geformt und strukturiert. Diesen formenden Charakter der Angebote und Strukturen der jeweiligen Umwelt auf unsere Kognitionen und ihre bedeutungserteilenden Prozesse bezeichnet Fuchs als *embedded mind*. Soziale Affordanzen können aber auch durch die Einführung von Diagnosen

wie Burn-out-Syndrom oder Borderlinestörung entstehen. Indem sich bestimmte disponierte Menschen nämlich mit diesen Störungsbildern identifizieren, treten sie in bestimmten Altersgruppen oder zu bestimmten Zeiten gehäuft auf. Für die Pathogenese der Schizophrenie wurde die Bedeutung des soziokulturellen Kontextes vielfach nachgewiesen, aber auch die Zunahme depressiver Erkrankungen in den westlichen Industrienationen ist auf soziokulturelle Faktoren zurückzuführen. Fuchs zeigt auf, dass funktionale ebenso wie dysfunktionale kognitive Prozesse »nicht ohne ihre Einbettung in übergeordnete Systeme der Umwelt verstanden werden können« (Fuchs, 2023, S. 65).

5. »*Emotive*« (auf Affektivität basierend, verkörperte Emotionen): Nicht nur die Trennung zwischen Wahrnehmung und Bewegung, sondern auch die Trennung zwischen Kognition und Emotion wird im Enaktivismus aufgehoben. So begünstigen emotionsspezifische Körperhaltungen das entsprechende Gefühl und umgekehrt. Im »verkörperten Gefühlskreis« (Fuchs, 2023, S. 68–69; Fuchs, 2024, S. 82) beschreibt Fuchs, wie Situationen, in denen sich ein Mensch befindet, ihn affektiv berühren, bewegen oder affizieren, was zu leiblichen Resonanzen führt. Zu diesen gehören auch Tendenzen zu emotionalen Ausdruckshandlungen, die wiederum auf die Situation zurückwirken. So kann eine Situation, in der ein anderer Mensch über die Person lacht, zu Beschämung führen, mit der leiblichen Resonanz des Errötens und der emotionalen Handlungstendenz, den Blick zu senken oder sich zu verkriechen. Damit arbeiten auch bottom-up-Ansätze in der Psychotherapie, die an der leiblichen Resonanz von Gefühlen ansetzen, wie zum Beispiel die bewusste Arbeit an der Körperhaltung, oder auch die Tanz- und Bewegungstherapie, die über den Körper positive Erinnerungen hervorruft und so eine antidepressive Wirkung erzielt.

Zusammenfassend lassen sich die 5 Dimensionen der Verkörperung anhand eines Fußballspielers wie in ▶ Abb. 3.1 verdeutlichen. Demnach findet das Bewusstsein in diesen fünf Ebenen statt und kann nicht auf einzelne Hirnareale beschränkt werden. Diese sind aber unstrittig mit all diesen Dimensionen verknüpft.

Diese Dimensionen werden im ökologischen Paradigma zu einem Gesamtkonzept der Psychiatrie zusammengeführt. Die Person als »verkörpertes Subjekt« hat also nicht nur neuronale Prozesse als ihre Grundlage, sondern die vitale Regulation des gesamten Organismus (embodied mind) und seine sensomotorischen Interaktionen mit der Umwelt (extended mind).

> »In jeder bewussten Tätigkeit (sprechen, schreiben, laufen, denken) wirkt die lebendige Person selbst als integrale, organisierende Ursache dieser Tätigkeit.« (Fuchs, 2023, S. 93)

Eine vertikale zirkuläre Kausalität zwischen bottom-up und top-down, aber auch horizontal zwischen innen und außen macht das Gehirn zum Transformator, nicht zum Sitz des Bewusstseins, oder der Person. Das Gehirn ist als Beziehungsorgan die zentrale Schaltstelle, das zentrale Vermittlungsorgan, aber immer eingebettet, in die verkörperten und ökologischen Zusammenhänge. Auf der Basis des Grundsatzes »form follows function« entwickelt und formt sich unser Gehirn vom Beginn des Lebens an durch die ständige Interaktion mit der Umwelt. Der Organismus formt sich seine spezifische Umwelt und wird umgekehrt durch die veränderte

Teil III Das ökologische Paradigma

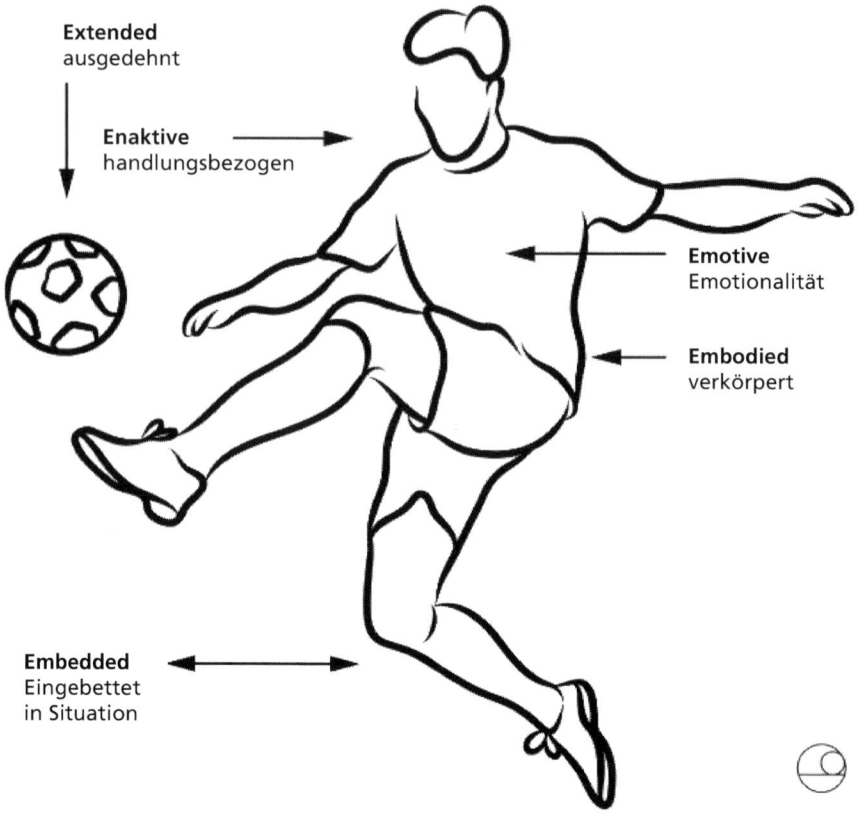

Abb. 3.1: 5E Cognition am Beispiel eines Fußballspielers: Sein embodied mind (sein verkörperter Geist) ist ausgedehnt im Körper, in den Emotionen und im Handeln, ausgeweitet bis zum Ball und eingebettet in seine Mannschaft, das Spiel und die soziale und kulturelle Situation. (Grafik: Olivia Bösch)

Umwelt geformt. Im Zeitverlauf entsteht so eine spiralförmige Entwicklung der Organismus-Umwelt-Kopplung (▶ Abb. 3.2). Dies bezieht Fuchs auch auf psychotherapeutische Prozesse und meint damit eine Koevolution von Person und Umwelt oder auch zwischen Personen (Fuchs, 2023, S. 101).

Fallbeispiel Herr G. (Fortsetzung)

Wie kann das bei Herr G. im Fallbeispiel relevant sein?

1. Bei Herr G. ist die Psyche und das Bewusstsein mit dem Körper untrennbar verbunden (embodied). Seine Stresshormone werden in der Depression hoch sein, eine Blockade in der Sexualität, Schlafstörungen und die körperlich erlebte Schwere drücken die Depression im Körper aus und bedingen sie mit. Sein leibliches, af-

fektives Selbsterleben ist stark reduziert im Vergleich zu manischen Phasen und auch zu gesunden Phasen.
2. Die enaktive Organismus-Umwelt-Verbindung ist bei Herr G. sichtlich entkoppelt. Er kann nur noch passiv zur Kenntnis nehmen, dass seine Frau sich von ihm trennen will. In gesunden Zeiten würde er um seine Familie kämpfen, so sagt er. Jetzt fühlt er sich blockiert und kann die Drohung der Frau nicht mehr als Appell an sich wahrnehmen, sondern als weit entfernt von seinem Einflussbereich.
3. Herr G.'s Depressionen beeinflussen auch sein Zeit- und Raumerleben (extended). Die Abstände zu den jeweiligen Therapiesitzungen wirken unendlich lang, auch wenn der Therapeut sich täglich Zeit für ihn nimmt. Sitzt Herr G. zum Beispiel in seinem depressiven Zustand allein im Zimmer, ist auch der Raum zwischen ihm und den anderen Menschen auf der Station in seinem Bewusstsein unüberbrückbar weit ausgedehnt. Sein depressiver Zustand weitet sich quasi in Raum und Zeit in die Welt hinaus aus.
4. Sein depressives Erleben ist aber auch eingebettet (embedded) in die Einschätzung seiner Ursprungsfamilie und seiner Frau über psychische Erkrankungen im Allgemeinen und über Depressionen, Medikamente und Behandlung im Speziellen. Seine fehlende Medikamentencompliance zeigt dies eindrücklich. Erst das Verständnis für diese Einbettung öffnet neue Behandlungsoptionen.
5. Das depressive Zustandsbild bei Herr G. zeigt sich in Gestik, Mimik und Körperhaltung. Durch therapeutische Übungen mit dem Körper, Veränderungen von Haltung und Mimik kann der emotionale Zustand von Herr G. schrittweise verändert werden (emotive cognition). So wird er von MitpatientInnen eingeladen, an einem Spieleabend teilzunehmen. Im Spiel mit den anderen wird er zum Lachen und zu freudigen Gesten angeregt. Dies verändert seine Stimmung an diesem Abend und zeigt ihm am anderen Tag, dass eine Veränderung seines Zustandsbildes möglich wäre.

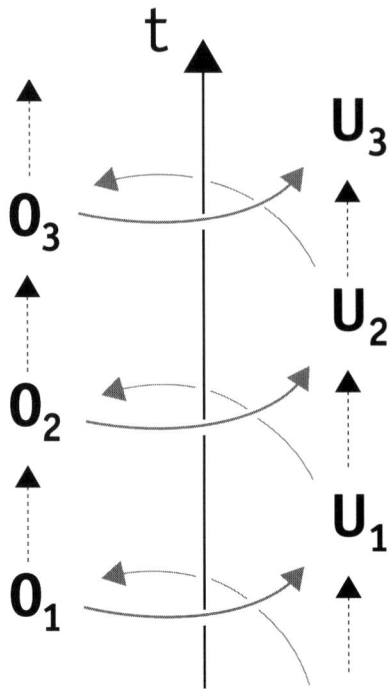

Abb. 3.2: Spiralförmige Entwicklung der Organismus-Umwelt-Kopplung im Zeitverlauf (aus Fuchs, 2024, S. 101, Abb. 9, dort nach Fuchs, 2021, S. 135)

3.2.2 Diagnostik im Enaktivismus

Psychische Störungen sind »grundsätzlich Störungen der leiblichen, zwischenleiblichen und sozialen Existenz« (Fuchs, 2023, S. 120) im Konzept des Enaktivismus. Sie sind als »Störungen des verkörperten Selbst in Beziehungen« (ebd. S. 138) auch zirkulär und auf verschiedenen Ebenen in Diagnostik und Therapie zu betrachten und zu behandeln. Depression zum Beispiel ist eine anhaltende gesamtorganismische Regulationsstörung, die mit subjektiven Stellungnahmen der PatientInnen, mit ihrem Krankheitsverhalten und mit ihren interpersonellen Beziehungen in zirkulärer Weise verknüpft ist.

Zirkuläre Prozesse werden nach Fuchs auch in der therapeutischen Arbeit wirksam. Somato-, psycho- und soziotherapeutische Ansätze können im ökologischen Paradigma komplementär zusammenwirken, gerade weil sie sich auf unterschiedlichen Systemebenen abspielen. Denn durch vertikale und horizontale zirkuläre Kausalität (Fuchs, 2023, S. 86 ff. und S. 158 ff.) hat jede Veränderung auf einer Systemebene Auswirkungen auf alle anderen Ebenen. Damit ergänzen sich verschiedene Ansätze zu einer »polyperspektivischen Sichtweise«, die auf unterschiedlichen Ebenen immer die Person als Ganzes betreffen. Eine medikamentöse Intervention kann sowohl auf der körperlichen Ebene eine Veränderung der Neurotransmitterverhältnisse zur Folge haben, wie auch auf der subjektiven PatientInnen-Ebene Wirkung durch den sogenannten Placeboeffekt erzielen, indem neue Hoffnungen generiert werden, schließlich aber auch auf der Ebene der therapeutischen Beziehung eine Veränderung bewirken, indem die Wünsche und Einstellungen zu den Medikamenten aus Sicht der PatientInnen berücksichtigt wurden oder nicht (▶ Abb. 3.3).

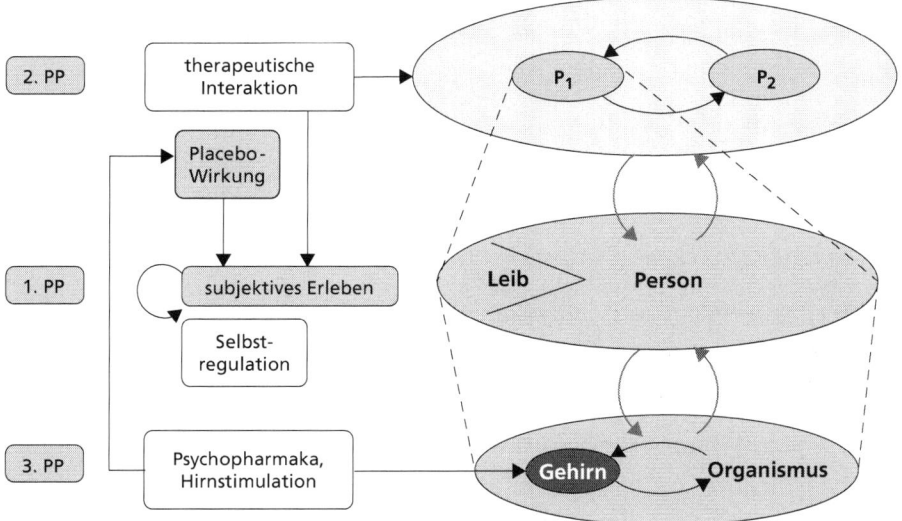

Abb. 3.3: Mehrebenenmodell der Person, verbunden mit zirkulären Prozessen in der Therapie (aus Fuchs, 2023, S. 158, Abb. 16)

Auf die physiologischen Prozesse innerhalb des Organismus und insbesondere zwischen Gehirn und übrigem Organismus (Mikroebene) wirken u. a. Psychopharmaka, die aber über die Placebowirkung (Begriff beinhaltet eine Abwertung, steht aber für eine natürliche Wirkung der Medikamente auf der subjektiven Ebene, besser wäre von subjektiver Wirkung zu sprechen) auch auf das subjektive Erleben der Person mit ihren leiblichen Erfahrungen Einfluss nehmen (Mesoebene).

Auf der Makroebene wirken therapeutische Interaktionen, ob übers Milieu oder spezial- und einzeltherapeutische Vorgehensweisen oder Gruppenangebote und Bezugspersonengespräche. All diese Beziehungsangebote aktivieren das beantwortete Wirken und zeigen Wirkung über das subjektive Erleben und die Personenebene bis hin zur Mikroebene von Organismus und dort insbesondere dem Gehirn (Fuchs, 2023).

In der »polyperspektivischen Sichtweise« sollten damit alle TherapeutInnen eines interdisziplinären Teams zusammenarbeiten, um die Wirkungen der einzelnen therapeutischen Ansätze auf ein gemeinsames Ziel mit den PatientInnen abzustimmen.

Ansonsten würde zum Beispiel eine vom Psychiater vorgenommene Medikamentenumstellung oder gar ein Benzodiazepin-Entzug bei einer Patientin mit einer Trauma-

Exposition in der Einzeltherapie und einem ersten Wochenendtraining in einem schwierigen familiären Kontext zusammentreffen und die Patientin vollständig überfordern.

Die interdisziplinäre Abstimmung von Behandlungsschritten in den Teamsitzungen und Rapporten ist also wesentlich, um die Wechselwirkung der verschiedenen therapeutischen Vorgehensweisen auf den horizontalen und vertikalen Ebenen der PatientInnen im Blick zu behalten und im Sinne der Ziele der PatientInnen gut zu koordinieren.

Dabei ist eine umfassendere Diagnostik, die über das übliche therapeutisch-ärztliche Vorgehen hinausgeht, sinnvoll, um den gesamten Menschen, sein subjektives Erleben und seine Beziehungsgestaltung in den diagnostischen Prozess einzubeziehen.

Diagnostik, so Fuchs, ist nur in Beziehung möglich. Es bedarf drei unterschiedlicher diagnostischer Einstellungen (Fuchs, 2023, S. 135 und 159):

- 1.-Person-Perspektive: Durch den verstehenden empathischen Mitvollzug seines Selbst- und Welterlebens, seiner Bedeutungserteilung und seiner Beziehungen, wird der/die PatientIn als Ausgangspunkt der psychotherapeutischen Beziehung zugänglich. Sein/Ihr unterschiedliches Erleben von Leiblichkeit (Körpererleben), Zeitlichkeit, Räumlichkeit, Intersubjektivität und grundsätzlicher Existenz wird von PsychotherapeutInnen erfragt und so weit als möglich auch nachempfunden. Durch Fragen wie: »Was hat sich in Ihrem Erleben in ihrem Körper durch die Erkrankung verändert? Wie wurde Ihr Gefühl für die Zeit in der Krankheit verändert? Was hat die Krankheit mit Ihrem Gefühl für den Raum um Sie herum gemacht? Wie haben sich die zwischenmenschlichen Erfahrungen für Sie verändert? Wie hat die Erkrankung sich auf Ihre Einsichten auf das Leben überhaupt ausgewirkt?«, können PatientInnen angeregt werden, über ihr verändertes Erleben zu sprechen und damit TherapeutInnen die Möglichkeit geben, Einsicht in dieses andere Erleben zu gewinnen. Im ökologischen Paradigma steht in der Diagnostik diese persönliche Beschreibung des veränderten Erlebens der PatientInnen an erster Stelle.
- 2.-Person-Perspektive: Sie erfasst die Subjektivität der PatientInnen, besonders in ihren Ausdrucksformen (körperliche Erscheinung, Haltung, Blick, Stimme, Sprache, Händedruck), ihrer Beziehungsgestaltung und ihrem Kommunikationsstil. Psychisches Krank-Sein bezieht sich damit nicht auf eine Innenwelt des Menschen, sondern ist als verkörpertes Geschehen in der Ich-Du-Begegnung zu verstehen und zu diagnostizieren. Wie zeigen sich PatientInnen in der therapeutischen Beziehung? Was drücken sie mit ihrem Körper aus, wie nutzen sie ihre Stimme, die Haltung, den Blick, um dem Gegenüber etwas zu vermitteln? Welche Verhaltensmuster zeigen sich und welche Wirkung haben sie auf die TherapeutInnen im Team? Im ökologischen Paradigma ist die Interaktion zwischen PatientInnen und TherapeutInnen Kernstück der zweiten diagnostischen Ebene.
- 3.-Person-Perspektive: Sie befasst sich mit den objektiven Fakten, etwa dem psychopathologischen Befund, der psychologischen Testung und den Untersuchungsbefunden oder Laborparametern. Im Verkörperungsparadigma werden diese Befunde aber immer in eine personale Diagnostik eingebettet, d. h. es wird

nach der psychologischen Bedeutung und Konsequenz gefragt, die die Befunde für die PatientInnen haben. Hier sind also die üblichen diagnostischen Kriterien gefragt, die heute unter Zuhilfenahme von ICD-10 oder ICD-11 und DSM-5 zu einer international anerkannten Diagnose führen. Gleichzeitig ist aber auch die subjektive Resonanz auf die Diagnose von Relevanz. Welche Bedeutung hat sie für die PatientInnen und die Bezugspersonen? Dies setzt voraus, dass die Diagnostik auch intensiv mit PatientInnen reflektiert werden muss. Ein Prozess, der schon an sich zu mehr Transparenz in der Therapie führt und das Vertrauen zwischen PatientInnen und TherapeutInnen deutlich fördert.

Dazu tritt in der ökologischen Perspektive die Erfassung der persönlichen Nische (der Resonanzräume) der PatientInnen (vgl. ▶ Kap. 2.3). Hierzu ist das Interesse der TherapeutInnen für die Alltagsgestaltung der PatientInnen von Bedeutung. Was tun PatientInnen, um in ihrem Umfeld ihre Nische zu gestalten? Wie bringen sie sich im Alltag ein? Wo gestalten sie Beziehungen zur belebten und unbelebten Umgebung, und welche Einflüsse haben diese Beziehungen wieder auf die PatientInnen und ihre psychische Stabilität? Wie wirksam können sie aktuell noch auf ihre Nische einwirken? Mit diesen Fragen lernen TherapeutInnen, wie PatientInnen beantwortetes Wirken in ihrem Alltag zu erleben suchen.

All diese diagnostischen Kriterien der 3.-Person-Perspektive bleiben auch im ökologischen Paradigma wichtig, rücken aber an die 3. Stelle, um der Subjektivität und Intersubjektivität Raum zu lassen und die Individualität in der Diagnostik zu fördern.

Diese umfassende personale Diagnostik ist eingebettet in einen therapeutischen Handlungszusammenhang, d. h. sie dient der Herstellung einer vertrauensvollen therapeutischen Beziehung.

Fallbeispiel Herr G. (Fortsetzung)

Für Herrn G. würde diese Diagnostik – neben der bipolaren Störung auf der 3. Person-Ebene – einen umfassenden Blick auf sein Erleben in der Krankheit vermitteln, der weit mehr aussagen kann als eine ICD-10-Diagnose.

- *1.-Personen-Ebene: Stellt der Therapeut von Herrn G. Fragen nach seinem veränderten leiblichen, räumlichen und zeitlichen Erleben und den Veränderungen der intersubjektiven Erfahrungen, und erfragt er auch seine veränderte Einstellung zum Leben, dann wird Herr G. folgende Auskünfte geben. In den depressiven Phasen fühlt sich sein Körper schwer an, »wie ein Bleiklumpen« es fehle ihm die Kraft, ihn zu bewegen, alles sei so anstrengend. Seine erotischen Empfindungen für seine Frau seien komplett erloschen, er spüre ihre Berührungen gar nicht mehr. Aber seine Frau, die Kinder ebenso wie andere Menschen seien in seinem depressiven Zustand sowieso weit von ihm entfernt, als sei ein tiefer Graben zwischen ihm und den anderen. Die Zeit stehe für ihn still. Gleichzeitig rase sie jedoch mit dem Erleben der anderen Menschen an ihm unendlich schnell vorüber. Er fühle sich wie aus der Zeit gefallen. Das Zimmer auf der Abteilung erdrücke ihn, auch daheim sei er in geschlossenen*

Räumen kaum noch zum Atmen in der Lage gewesen. Der Sinn des Lebens sei ihm vollständig abhandengekommen. Er wisse nicht, für was sein Leben noch Sinn mache, aber er bringe sich nicht um, weil er seiner Frau und den Kindern das nicht antun wolle, was sein Vater ihm angetan habe.
- *2.–Personen-Ebene: In der therapeutischen Zusammenarbeit zeigt sich Herr G. unnahbar, fast abweisend, distanziert, wie hinter einer Mauer. Mimik und Gestik sind fast zum Erliegen gekommen. Die Haltung ist gebückt, Blickkontakt fast nicht möglich. Herr G. ist kaum spürbar, wenn er von seiner Frau und den Kindern spricht, berichtet seine Symptome aber auch, als würde er sie aus der Ferne beobachten. Der Therapeut spürt in der Begegnung mit Herrn G. immer wieder den Impuls, »hinter seine Mauer« zu kommen, indem er tiefergehende Fragen an ihn stellen möchte, ihn mit seiner Unnahbarkeit konfrontiert oder nachfragen möchte, wie er die Drohung seiner Frau, sich von ihm zu trennen, denn erlebe. Diese in der Gegenübertragung ausgelösten aggressiven Impulse werden vom Therapeuten kontrolliert und im Wissen um die akute schwere depressive Phase zurückgehalten. Es fällt ihm auf, dass das große Leiden des Patienten im Kontakt nicht spürbar ist. Erst auf Nachfrage kann der Patient darüber berichten.*
- *3.–Personen-Ebene: Durch die klinische Beobachtung, den erhobenen Psychostatus und die Anamnese ist die Diagnose der bipolaren Störung, gegenwärtig schwere depressive Episode ohne Wahn, leicht zu stellen. Was aber diese Diagnose für den Patienten bedeutet, was er genau darunter versteht, und wie auch seine Frau und die Familie mit der Diagnose umgehen, erfährt man nur auf Nachfrage: Herr G. kennt die Diagnose von seinem Vater und hat sich lange gegen die Erkenntnis gewehrt, dass er selbst unter dieser Krankheit leidet. Er hat immer wieder Angst, dass er seinen Kindern und der Frau das gleiche antun könnte wie der Vater, also sie in den finanziellen Ruin zu treiben, oder sie durch seinen Suizid schwer zu belasten. Darum habe er als erstes, nachdem er erkannte, dass er selbst von der Krankheit betroffen ist, mit seiner Frau einige Vorkehrungen getroffen, dass er nicht unendlich viel Geld ausgeben könne, ohne sie in die Entscheidung einzubeziehen. Das habe auch die Situation mit seiner Frau für eine lange Zeit deutlich entspannt. Die beiden Suizidversuche und der Stellenverlust hätten sie dann aber schwer getroffen. Sie halte die Unsicherheit mit ihm fast nicht mehr aus, was er gut verstehe. Auch er fühlt sich den Phasen ausgeliefert, ist verzweifelt über die massiven wirtschaftlichen Auswirkungen, die sein Stellenverlust auf das Familieneinkommen und die Situation nach der Pensionierung habe.*

Die Nische von Herrn G. hat sich in jeder Krankheitsphase massiv verändert. Zum Teil ließen sich diese Veränderungen auch nach den Phasen gar nicht mehr rückgängig machen (Stellenverlust, gescheiterte Arbeitsreintegration, Verunsicherung der Frau). Die jetzige depressive Krise führte bei Herrn G. zu einem erneuten sozialen Rückzug. Er habe sein Gestalten der Nische komplett eingestellt, nehme nur noch als »Zuschauer« am Familienleben teil, ziehe sich in sein Zimmer zurück. In gesünderen Zeiten habe er den Haushalt gemacht und die Kinder zu ihren Aktivitäten begleitet. Außerdem sei er einmal in der Woche mit einem guten Freund im Fitnessstudio gewesen und habe sich sogar für ein Sozialprojekt im Quartier (Abenteuerspielplatz) engagiert. All das könne er nun gar nicht mehr machen.

>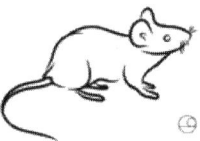
>
> Das ist aber eine ausführliche Diagnostik. Das subjektive Erleben der PatientInnen im Hier und Jetzt wird sehr genau erfragt. Dann reden sie oft in Metaphern und zeigen ganz viel von sich. TherapeutInnen sind dann ganz aufmerksam, versuchen sichtbar zu erspüren, wie sich das anfühlt, wenn man so durch die Krankheit belastet ist. PatientInnen berichten ganz gern über das, was sich alles durch die Erkrankung verändert hat. Irgendwie ist dann so eine schöne Atmosphäre vom Verstanden-Werden im Raum, die die schwere Stimmung fast ein bisschen vertreiben kann.

Insbesondere die Metaphern und Bilder, die PatientInnen für ihr eigenes Erleben spontan nutzen, sind therapeutisch sehr wertvoll und erleichtern das empathische Nachvollziehen der PsychotherapeutInnen. Allerdings ist der zeitliche Aufwand für TherapeutInnen grösser, was in der heutigen Situation im Gesundheitswesen ein nicht zu ignorierender Faktor ist. Darum soll im Folgenden versucht werden, eine kleine Liste zu erstellen, die als Hilfe dienen kann, die verschiedenen Diagnoseebenen rasch zu erfassen (vgl. ▶ Kap. 3.3).

Lesson to learn

Mentale Prozesse sind durch die fünf Dimensionen der Verkörperung erkennbar (embodied, enactive, extended, embedded und emotive). Bewusstsein ist kein Innen-Zustand, sondern ereignet sich im integralen Funktionskreis zwischen Gehirn, Organismus und Umwelt. Psychische Störungen im Enaktivismus sind Störungen im leiblichen, zwischenleiblichen und sozialen Erleben. Sie sind nach Fuchs »Störungen des verkörperten Selbst in Beziehung« (Fuchs, 2023, S. 138) und auf verschiedenen Ebenen in Diagnostik und Therapie zu betrachten und zu behandeln. Eine derart umfängliche Diagnostik erleichtert das individuelle Verständnis für diesen Menschen, beugt einer Etikettierung der PatientInnen vor und fordert PsychotherapeutInnen zum emotionalen Nachvollzug und zu ko-evolutiver Entwicklung mit ihren PatientInnen heraus.

3.3 Toolbox Enaktivismus

Checkliste zur Diagnostik im Enaktivismus (siehe Online-Zusatzmaterial, inkl. Fragensammlung dazu)

- *1.–Personen-Ebene:* Wie erlebt der/die PatientIn ...
  - Leiblichkeit
  - Zeitlichkeit
  - Räumlichkeit
  - Intersubjektivität
  - eine existenzielle Sicht auf das Leben
- 2.–Personen-Ebene:
  - Wirkung von PatientIn auf PsychotherapeutIn, welche Haltung und Rolle nimmt der Mensch als PatientIn ein?
  - Wirkung, die das auf PsychotherapeutIn hat
  - Gefühle
  - Gedanken
  - Impulse zu Handlungen
- 3.–Personen-Ebene:
  - Wichtige Befunde:
    Diagnose nach ICD-10/ICD-11:
  - Veränderungen in der Nische ...

Wichtig sind dabei in der ersten und zweiten Personenperspektive die subjektiven Erfahrungen und Beschreibungen von PatientInnen und PsychotherapeutInnen, mit möglichst wörtlichen Beschreibungen (in Ich-Form) der PatientInnen und der Resonanzen der PsychotherapeutInnen.

Damit eine solche Diagnostik auch im klinischen Alltag mit KollegInnen und dem Team austauschbar bleibt, bedarf es einer wertschätzenden, aber offenen Reflexion der PsychotherapeutInnen und einer hochqualifizierten Teamzusammenarbeit und MitarbeiterInnenführung. Möglich ist eine derart umfangreiche Diagnostik aber auch im Rahmen der persönlichen Dokumentation von PsychotherapeutInnen und im Kontext von Supervision und Ausbildung. Damit würden die Empathiefähigkeit und das Reflexionsvermögen junger PsychotherapeutInnen angeregt und geschult werden.

3.4 Systemisch – Ökologisch – Enaktivistisch – ein Integrationsversuch

Die menschliche Psyche ist kein Gegenstand, keine verborgene Innenwelt, sondern erscheint im leiblichen Ausdruck, im sinnvollen Verhalten, in der Kommunikation, Ausstrahlung und Wirkung einer Person. All dies sind relationale Phänomene, die nicht im Individuum zu verorten sind, sondern sich im »Zwischen«, in den Beziehungen zu den anderen, ereignen. Hier zeigt sich, dass das Problem der Kontingenz (lat. contingentia = Möglichkeit, Zufälligkeit), welche die Tatsache bezeichnet, dass wir Menschen füreinander undurchschaubar sind (vgl. ▶ Kap. 1.2.3) und das Kommunizieren mit dem Gegenüber unumgänglich macht, aus enaktivistischer Sicht kein Problem darstellt. Denn laut dem Konstruktivismus erzeugen wir durch Kommunikation Wirklichkeiten miteinander (Konstruktivismus) und wenn der Mensch auch nicht verbal kommuniziert, so kann er nach Watzlawick ja nicht nicht kommunizieren (1. Axiom, vgl. Kapitel 1.2.3) und wird im leiblichen Ausdruck, mit seiner Ausstrahlung und Wirkung Botschaften senden, die das Gegenüber nur bewusst lernen muss zu lesen. Therapeutisch braucht es die Schulung das »Zwischen« erlebbar und erfassbar zu machen.

> »In der zwischenleiblichen Begegnung und Beziehung liegt die eigentlich heilsame Wirkung der psychiatrischen Behandlung.« (Fuchs, 2023, S. 186)

Im systemischen Denken wird, durch die Haltung des Nichtwissens der TherapeutInnen und die Auftrags- und Zielorientierung, das Erleben des Individuums naturgemäß in den Vordergrund der Therapie gerückt. Die Ausrichtung der TherapeutInnen auf die Ziele der PatientInnen und die distanzierte Haltung zu den Diagnosen, die als konstruierte Wirklichkeit der TherapeutInnen relativiert werden, wertet das PatientInnenerleben auf und versucht, die erste Personenperspektive immer in die Fallkonzeption einfließen zu lassen.

Diagnostik ist, wie in Teil I beschrieben, ein notwendiges Übel, wichtig in unserem Gesundheitssystem, aber im Umgang mit den PatientInnen höchstens eine Orientierung. Könnte die Diagnostik aber, im Sinne des ökologischen Paradigmas, eine Beschreibung des Ich-Erlebens, möglichst in den Worten der PatientInnen enthalten (1. Person-Perspektive), dann wäre die Distanzierung zur Diagnostik im systemischen Denken weniger notwendig.

Die leiblichen Erfahrungen der PatientInnen werden im Systemischen vor allem dann einbezogen, wenn PatientInnen diese spontan äußern. Ein regelmäßiges Erfassen des Körpererlebens ist hier weniger zu erwarten. Es würde aber dem systemischen Denken keinesfalls zuwiderlaufen, wenn regelmäßig das veränderte Erleben von Körper, Zeit, Raum und Existenz erfragt würde und möglicherweise auch Ziele und Auftrag ebenfalls auf dieses Erleben hin formuliert würden. Bei den Methoden der systemischen Arbeit ist wohl die Skulpturarbeit (vgl. ▶ Kap. 1.8.15) eine besonders leiblich-basierte Methode. Hier erfragen TherapeutInnen regelmäßig das Erleben im Körper, wenn eine Person aufgestellt wird oder aufstellt. In der Genogrammarbeit (vgl. ▶ Kap. 1.8.9), der Timeline (vgl. ▶ Kap. 1.8.12), beim zirkulären Fragen oder bei der Wunderfrage (vgl. ▶ Kap. 1.8.5) liegt es im Ermessen der TherapeutInnen, wie sehr sie die leibliche Resonanz der PatientInnen auf diese Fragen oder Methoden im Auge haben und ihr nachgehen. Das ökologische Paradigma fordert hier die systemischen TherapeutInnen heraus, die Leiblichkeit und das Raum- und Zeiterleben stärker zu gewichten. Die Intersubjektivität ist im systemischen Ansatz durch zirkuläres Fragen und die Kontextabhängigkeit der Symptomatik, sowie durch die Überzeugung, dass Probleme Lösungsversuche im Kontext zu nahen Bezugspersonen darstellen, deutlich im Mittelpunkt. Existenzielle Fragestellungen werden im systemischen Denken, wie in unserer Gesellschaft allgemein, gern in den Hintergrund gedrängt oder ganz verdrängt. Entsprechend I. D. Yalom müssten TherapeutInnen aller Therapieschulen für existenzielle Themen der PatientInnen offen sein. In seinem Lehrbuch »Existenzielle Psychotherapie« zeigt er ausführlich, wie dieses Thema in die psychotherapeutische Arbeit aufgenommen werden kann. Er beschreibt, dass das Verdrängen dieses Themas bei PsychotherapeutInnen dazu führt, dass PatientInnen spüren, dass sie mit ihren diesbezüglichen Fragen ihr Gegenüber nicht belasten dürfen (Yalom, 2010). Möchte man als TherapeutIn sich zunächst etwas offener dem Thema annähern und sich einen Überblick verschaffen, dann könnte man mit dem Buch »In die Sonne schauen« erste Schritte in Richtung auf dieses Thema zu machen (Yalom, 2008). Schnell wird dabei deutlich, dass es sich um weit mehr handelt als nur um die Frage der Suizidalität und des Lebenssinns. In ▶ Kap. 4.3 in diesem Buch wird gezeigt, wie es gelingen kann, existenzielle Themen in der Psychotherapie einfließen zu lassen, wenn es um die ökologisch-systemische Psychotherapie älterer Menschen geht.

Das Nischenkonzept, das Beziehungen zur belebten, aber auch zur unbelebten Umwelt untersucht, wurde von Willi bereits in den 1990er Jahren als Konzept der stützenden Therapie und der koevolutiven Fokaltherapie in der Psychiatrie und Psychotherapie etabliert. Hier wird das Beantwortet-Werden, die Resonanz in der Beziehungsnische der PatientInnen untersucht und schrittweise weiter an die Bedürfnisse der PatientInnen angepasst. Das handelnde Sich-Einbringen in den Beziehungsraum, die damit verbundene Gestaltung der Nische und das Gestaltet-Werden durch diese, sind ein kontinuierlicher Prozess, durch den Entwicklung als Nebenprodukt entsteht (vgl. ▶ Kap. 2.2, ▶ Kap. 2.3, ▶ Kap. 2.4 und ▶ Kap. 2.5). Dieses Konzept findet im Enaktivismus eine Erweiterung und Vertiefung. Der Mensch als ganzheitliches, verkörpertes Subjekt wird ins Zentrum des neuen ökologischen Paradigmas gerückt, inklusive seiner zwischenleiblichen Beziehungen zu anderen Menschen und seiner Umwelt. Der Organismus und seine Umwelt entwickeln sich dabei koevolutiv aneinander. Durch die vertikale und horizontale zirkuläre Kausalität schließt Fuchs in seinem Modell die körperliche und kognitive Ebene des Menschen in sein Paradigma ein. Der integrale Funktionskreis Gehirn, Organismus und Umwelt, in dem Bewusstsein nach Fuchs zu verorten ist, zeigt die Bedeutung des koevolutiven Miteinanders zwischen Mensch und Nische sehr klar. Wichtig ist dabei das subjektive Erleben der Nische durch die leiblichen Erfahrungen, das »enactive« Erkennen und Erleben der Umwelt, durch körperliche Auseinandersetzungen mit ihr.

Die Erfahrung des Beantwortet-Werdens über die verschiedenen ineinandergreifenden Nischen (vgl. ▶ Kap. 2.3.1) erzeugt im Menschen ein Gefühl vom »In-der-Welt-Sein«, von Selbstvertrauen in die Fähigkeit, den Beziehungsraum mit den Fähigkeiten von Leib und Geist zu gestalten. Das ökologische Paradigma mit dem embodied mind, den Kognitionen auf den fünf Ebenen (5E Cognition), des Sich-Einbringens und Erlebens über den Körper (embodied), die eigenen Grenzen des Körpers ausweitend (extended), durch das Sich-Verbinden mit einem Objekt in der Umwelt (Werkzeug oder Instrument), durch das Eingebettet-Sein in einen Kontext (embedded), sowie das körperliche Erleben der Emotionen (emotive), verbindet Subjektivität von PatientInnen und Intersubjektivität in der therapeutischen Beziehung mit den bisherigen objektiven Diagnosekriterien in der psychiatrischen Diagnostik und in der Psychotherapie. Die koevolutive Entwicklung in der therapeutischen Beziehung (vgl. ▶ Kap. 2.5.2) wird im ökologisch-systemischen Arbeiten schon seit den Anfängen mit bedacht und kann jetzt in der 2.-Personen-Perspektive noch systematischer in der Diagnostik verankert werden.

Damit lässt sich zeigen, dass mit dem ökologischen Paradigma der systemische und ökologisch-systemische Ansatz in der Psychiatrie stärker verankert wird und um die Dimension des embodied minds Erweiterung findet. Dem Menschen wird damit seine Komplexität und Subjektivität zurückgegeben und schlussendlich seine Würde. Welche Auswirkungen das auf die klinische Arbeit haben kann, sollen die Fälle des folgenden Kapitels zeigen, die eine integrative Sicht auf drei Behandlungen aus den Lebensbereichen der Kinder und Jugendlichen, der Erwachsenen und der älteren Menschen aufzeigen (Teil IV). Die systemische, die ökologisch-systemische und die Perspektive des Enaktivismus werden in diesen Fällen zu verknüpfen versucht, um die ökologische Dimension der Psychotherapie vertieft zur Darstellung zu bringen.

Lesson to learn

Durch die Verknüpfung von systemischem, ökologisch-systemischem und enaktivistischem Ansatz entsteht ein diagnostisches und therapeutisches Konzept für Psychiatrie und Psychotherapie, welches die Komplexität des Menschen unter neuen Aspekten betrachtet. Bewusstsein und Ich sind darin keine Strukturen des Gehirns, sondern entstehen im Dazwischen, zwischen dem Menschen mit seinen körperlichen und zerebralen Strukturen, dem Begreifen und Erleben in der Welt und den prägenden Einflüssen der Umwelt. Der Leib als das subjektive Körpererleben wird in verschiedenen Ebenen in Diagnostik und Therapie einbezogen. Die Entwicklungsfähigkeit und Bereitschaft des Menschen, wird auch für schwer kranke PatientInnen gesehen und therapeutisch genutzt. Der Beziehungskontext zur belebten und unbelebten Umgebung (Nische) wird ursächlich für Symptome und Probleme betrachtet und in Diagnostik und Therapie einbezogen. Das subjektive Erleben des Menschen in seinem Beziehungsraum, in seinem Krankheitserleben und im Miteinander mit Bezugspersonen bekommt ein neues Gewicht in der Behandlung. KlientInnenkompetenz wird durch die Gewichtung der subjektiven und intersubjektiven Ebene erweitert, Kontextabhängigkeit von Symptomen und Problemen wird durch die vertikale und horizontale Kausalität und den Enaktivismus noch bedeutsamer.

Teil IV Ökologisch-systemische Therapie in der Lebensspanne

»Der Soziologe Georg Simmel bezeichnete die Liebe als eine der grossen [sic] ›Gestaltungskategorien des Daseienden‹ … Es geht aber nicht nur um den Blick auf die andere Person: Den Blick durch die imaginierten Augen der geliebten Person auf sich selber zu richten, birgt die Chance, auch sich selbst in den besten Möglichkeiten zu sehen und zu zeigen – ein riesiges Potential.« (A. Riehl-Emde, 2014, S. 96)

Anhand von drei ausführlich beschriebenen Fallbeispielen wird das systemische, ökologisch-systemische und enaktivistische Arbeiten in der Praxis dargestellt. Dabei werden die besonderen Herausforderungen der Arbeit mit Menschen im Kinder- und Jugendbereich, im Erwachsenen- und im Altersbereich verdeutlicht.

4 Zusammenführung in der Praxis

Im Folgenden werden die in den Teilen 1–3 erarbeiteten therapeutischen Ansätze anhand von drei Fallbeispielen aus der Therapie mit Menschen in unterschiedlichen Lebensbezügen und Altersphasen beleuchtet. In ▶ Kap. 4.1 wird die Arbeit mit Kindern und Jugendlichen zur Darstellung gebracht und die speziellen Herausforderungen, vor die TherapeutInnen mit dieser Altersgruppe gestellt werden, werden beleuchtet. Anhand eines Fallbeispiels von Petra wird Schritt für Schritt Abklärung und Therapie nach systemischem und ökologisch-systemischem Therapiekonzept gezeigt. Anschließend werden die sich daraus ergebenden Perspektiven mit dem ökologischen Paradigma in Beziehung gesetzt und diskutiert.

In ▶ Kap. 4.2 wird die systemische Arbeit und die ökologisch-systemische Herangehensweise mit Menschen im Erwachsenenalter untersucht und anhand eines Fallbeispiels verdeutlicht. Dabei werden Methoden aus dem Open Dialogue ergänzt und erklärt. Anschließend wird das ökologische Paradigma auf das Fallbeispiel angewendet und diskutiert, welche ergänzenden Perspektiven sich daraus ergeben.

In ▶ Kap. 4.3 werden Spezifika in der therapeutischen Arbeit mit Menschen über 60 Jahre herausgearbeitet. Anhand eines Fallbeispiels werden die systemischen und ökologisch-systemischen Herangehensweisen beleuchtet und mit dem ökologischen Paradigma und seinen zusätzlichen Perspektiven abgeglichen und diskutiert.

Mit diesem Vorgehen sollen die verschiedenen Konzepte aus den ersten drei Teilen in der Fallarbeit als sich gegenseitig ergänzende Perspektiven verdeutlicht werden, die in allen Altersgruppen einen erheblichen Nutzen für die Therapie von Menschen bringen und PsychotherapeutInnen immer wieder dazu anregen, trotz der großen Arbeitslast und störungsspezifischen und ökonomischen Strömungen in der Psychiatrie, die individuelle und menschliche Perspektive mit all ihrer Komplexität im Mittelpunkt zu behalten.

4.1 Systemische und ökologisch-systemische Therapie in der Arbeit mit Kindern und Jugendlichen unter besonderer Berücksichtigung des ökologischen Paradigmas

Gabriela Schief und Lukas Scherer

Kinder und Jugendliche befinden sich in einem ständigen Entwicklungsprozess, welcher durch die individuelle körperliche, kognitive und emotionale Reifung angestoßen und durch die Beziehungen zur Umwelt (positiv oder negativ) beeinflusst wird. Für eine gesunde Entwicklung ist es gerade für Kinder und Jugendliche unerlässlich, dass sie sich von ihren engsten Bezugspersonen als ganze Person und so wie sie wirklich sind, wahrgenommen und akzeptiert fühlen, und das nicht nur dann, wenn sie den Vorstellungen entsprechen, die sich ihre Bezugspersonen von ihnen machen. Dies heißt jedoch nicht, dass die Bezugspersonen mit dem Verhalten der Kinder immer einverstanden sein müssen. Lob und Anerkennung sind genauso wichtige Erfahrungen wie die Erfahrung von Widerstand und Begrenzung, sofern sich negative Rückmeldungen nur auf das unerwünschte Verhalten beziehen und nicht auf das Kind selbst als ganze Person (»Ich möchte, dass du dich so oder so verhältst« und nicht »Du machst mich wütend« oder »Du enttäuschst mich«). Generell kann man sagen, dass die Entwicklung eines Kindes positiv beeinflusst wird durch spürbare Liebe und Akzeptanz des Kindes als Person, bei gleichzeitig klar geäußerten und altersentsprechend sinnvollen Verhaltenserwartungen, gepaart mit der Zuversicht, dass das Kind diese auch meistern kann. Diese Entwicklung geschieht in den gelebten Beziehungen in der Familie, in der Schule und im Freundeskreis. Und nicht zuletzt ist für eine gelungene spätere Integration in die Gesellschaft bereits vom Kindesalter an wichtig, dass sich der Mensch als wertvoller Teil einer Gemeinschaft erleben kann, die wiederum eingebettet ist in einen größeren sozialen Kontext. Nur so kann die Erfahrung von Sinnhaftigkeit des eigenen Lebens bis hin zur Einbettung der eigenen Existenz in einen übergreifenden Zusammenhang gemacht werden.

Die systemische Therapie und deren Konzepte sind eng mit dem Beginn der Familientherapie verbunden und eignen sich bis heute sehr gut in der Arbeit mit Kindern und Jugendlichen. Mitte des 20. Jahrhunderts begann die Familientherapie an verschiedenen Orten der Welt und breitete sich schnell aus (vgl. auch Teil I). Die Symptome der PatientInnen beurteilte man damals neu als Symptome, die in Familien entstanden sind. Der/die »Index-PatientIn« war der/die SymptomträgerIn eines im Hintergrund belasteten Familiensystems. Seit diesen Anfängen war es dann im Kinder- und Jugendbereich üblich, nicht nur einen/eine PatientIn isoliert zu behandeln, sondern dessen/deren Umfeld miteinzubeziehen. So ist es heute naheliegend, in der psychotherapeutischen Arbeit mit Kindern und Jugendlichen das Umfeld eingehender zu betrachten. Wie schon in Teil I beschrieben, ist das systemische Krankheitsverständnis eines, das alle verschiedenen Beziehungen im engeren und weiteren Umfeld mitbetrachtet und analysiert, bei kleinen Kindern

v. a. die Familie, bei Jugendlichen v. a. die Peers. Der Miteinbezug eines erweiterten Umfelds der ganzen (Patchwork-)Familie und die integrale Betrachtung einer Familie in einer Schuleinheit oder in einer Kommune ist lohnend.

4.1.1 Besondere Aspekte der systemischen Arbeit mit Kindern und Jugendlichen

In der Arbeit mit Kindern werden spezielle Techniken angewandt, die dem Entwicklungsstand und dem Kommunikationsvermögen der jungen PatientInnen entsprechen. Altersabhängiges Vorgehen in Sprache und Intervention ist dabei zentral. Spielmaterialien, welche den Kindern vertraut sind, sollten genauso Teil einer systemischen Diagnostik und Therapie sein wie symbolische Spielfiguren, mit denen Kinder ihre Emotionen darstellen können. Jeder/jede KindertherapeutIn kann auch das Praxiszimmer dem Alter der KlientInnen entsprechend einrichten. So ist es sinnvoll, für kleinere Kinder kleinere Stühle und Tische bereitzustellen, eine Ecke mit Spielsachen einzurichten und weitere Bereiche mit gestalterischen Möglichkeiten (Malen, Basteln) anzubieten. Ein Sandkasten mit Spielfiguren und Spieltieren eignet sich besonders gut. Der Sceno-Test (ein aus dem therapeutischen Puppenspiel entwickelter, projektiver Test zur Erforschung unbewusster kindlicher Ängste und Wünsche, entwickelt von Gerdhild von Staabs, 1939) kann angewendet werden, damit Kinder familiäre Situationen oder andere Problemfelder aus ihrem Leben darstellen können. Eine gute und genaue Beschreibung verschiedenster Techniken findet sich im Lehrbuch der systemischen Therapie und Beratung II (Schweitzer & von Schlippe, 2012). Darin wird auch auf weitere Literatur über Techniken und Interventionen verwiesen.

Die AutorInnen dieses Kapitels verwenden neben Spiel- und Plüschfiguren auch gerne die Arbeit mit Stühlen als Repräsentanten für Personen des (problematischen) Umfelds. Es ist wichtig, dass PsychotherapeutInnen, die mit Kindern und Jugendlichen arbeiten, einen eigenen Stil finden und die Techniken anwenden, die am meisten passen und die sie gerne einsetzen.

Die systemische Therapie eignet sich für Kinder aller Altersstufen. Wenn auch dieses Kapitel vor allem die Arbeit mit Kindern und Jugendlichen beschreibt, so gilt es zu betonen, dass Therapien schon mit Kindern im Babyalter möglich sind. Die Methoden wurden ursprünglich von psychoanalytischen TherapeutInnen entwickelt und basieren zumeist auf Studien von J. Bowlby und M. Ainsworth. Systemische Therapiemodelle orientieren sich in diesem frühen Alter an der nonverbalen oder analogen Kommunikation (Watzlawick et al., 2017, 70 ff.). Interaktionen zwischen Baby und Mutter werden z. T. mit Videoaufnahmen mikroskopisch genau analysiert und in Zusammenhang von Mutter und Kind gebracht. Die Analyse der Veränderungen durch die Geburt eines Kindes eignen sich gut, um sie unter systemischen Gesichtspunkten mit den Eltern zu betrachten. Jürg Willi hat in seinem Buch »Was hält Paare zusammen?« (Willi, 1992, S. 85 ff.) beschrieben, wie sich das Leben durch den Wechsel von der Paardyade zur Triade fundamental verändert und große Anpassungen der jungen Eltern benötigt. Durch entsprechende Interventionen werden nicht nur die Kommunikationsmuster auf der Paarebene und mit dem Kind verändert, sondern die Reaktionsweisen der Babys verändern sich ebenfalls.

Neben der Abklärung und Behandlung von Symptomen wie Angst, Wut, Traurigkeit, sozialer Rückzug, Störungen in der Aufmerksamkeit und andere, gehört im systemischen Denken immer die Frage dazu, in welchem Kontext diese Störungen zustande gekommen sind und ob sie in den Bedingungen und Strukturen, in welchen das Kind aufwächst und sich entwickelt, begründet sein könnten.

Eine Besonderheit im klinischen Alltag mit Kindern und Jugendlichen ist, dass diese sich in den seltensten Fällen selbst für eine Abklärung oder Therapie anmelden, sondern von den Eltern oder sehr häufig auch auf Initiative von schulischen Bezugspersonen angemeldet werden. Hinzu kommt, dass Kinder und Jugendliche oft keine klar erkennbaren Störungsbilder zeigen. Die Probleme und Auffälligkeiten im Bereich der Emotionen und des Verhaltens sind individuell sehr unterschiedlich und sowohl von der Persönlichkeit des Kindes wie auch von den Beziehungen zwischen dem Kind und seinem Umfeld abhängig. So können die Störungen in einem Kontext stark auftreten und in anderen deutlich weniger. Verhaltensprobleme treten manchmal v. a. im Schulalltag auf und im familiären Setting weniger oder aber es ist genau umgekehrt.

Werden Kinder und Jugendliche zu einer Abklärung oder Therapie angemeldet, dann ist zuallererst eine sorgfältige Auftragsklärung wichtig. Oft liegen mehrere und teils sehr unterschiedliche Aufträge vor, wenn die Eltern beispielsweise ein ganz anderes Anliegen haben als die Lehrperson und das Kind gar keinen Auftrag äußert. In so einem Fall kann das Kind erst einmal über die Frage nach der Befindlichkeit miteinbezogen werden. Im Anschluss kann man sich erkundigen, was sich denn die Erwachsenen aus Sicht des Kindes wünschen würden (zirkuläre Frage vgl. ▶ Kap. 1.8.4). Das Kind kann dann allenfalls zur Mitarbeit motiviert werden, indem es als HelferIn zur Seite stehen kann, um die Erwachsenen und deren Probleme besser zu verstehen. Eine motivierte Zusammenarbeit mit den vorgestellten Kindern und Jugendlichen erleichtert jedenfalls Abklärung und Therapie.

Gerade bei Kindern und Jugendlichen ist die Abklärung und Erfassung der Befindlichkeit und beobachteten Auffälligkeiten auf verschiedenen Ebenen sehr wichtig (subjektives Erleben des Kindes, Probleme innerhalb der Kernfamilie, in der erweiterten Familie und im schulischen Umfeld, und nicht zuletzt auch die konstitutionelle Situation des Kindes selbst). Der Miteinbezug von Kindern und Jugendlichen sollte dem Entwicklungsstand entsprechend gestaltet werden. Auch vorschulische Kinder werden miteinbezogen, aber spielerischer als ältere Kinder und adoleszente. Ebenso müssen geistig retardierte Kinder anders befragt werden als geistig überdurchschnittlich entwickelte. Diese Vielseitigkeit in der Interventionsform zeichnet die Arbeit in der Kinder- und Jugendpsychiatrie aus und fordert von TherapeutInnen ein hohes Maß an Flexibilität.

4.1.2 Auftragsklärung

Wie schon in ▶ Kap. 1.3.2 beschrieben, ist eine sorgfältige Ziel- und Auftragsklärung wichtig, besonders im Kindes- und Jugendalter wegen der komplexen Beziehungssituationen und den Abhängigkeiten. Im Besonderen muss genau erfasst werden, wer die AuftraggeberInnen für welche Aufträge sind und welche Ziele sie mit dem Auftrag verfolgen, wer eine Abklärung oder Therapie finanziert und in welcher Beziehung das Kind oder der/die Jugendliche zu den AuftraggeberInnen steht. In den meisten Fällen sind die Eltern bzw. die Sorgeberechtigten die AuftraggeberInnen und die Krankenkassen übernehmen die Kosten. Dabei sind emotionale Abhängigkeiten der Kinder gegenüber den Erwartungen und Zielen der Eltern, die Vorgaben im Schulsystem (Schulpflicht, Leistungsanforderungen und Verhaltensregeln) und auch die Rahmenbedingungen durch die Finanzgeber (Kostengutsprache für eine begrenzte Stundenanzahl, Selbstbeteiligung der Eltern) zu berücksichtigen Welche Personen im Beziehungsnetz der Kinder auf welche Art und Weise miteinbezogen werden, sollte in jedem Fall individuell entschieden, im Hinblick auf die Anliegen und Ressourcen aller Beteiligten sorgsam überlegt und transparent abgesprochen werden. Im Regelfall braucht es dazu auch eine Schweigepflichtsentbindung, bspw. für einen Austausch mit Schulen oder Behörden.

Gute Erfahrungen werden gemacht, wenn man bereits auch jüngere Kinder ihrem Entwicklungsstand entsprechend in die Auftragsklärung miteinbezieht. Sie können sich sprachlich eventuell noch nicht so gut ausdrücken, aber man kann ihnen die Anliegen der Eltern und der Schule kindgerecht erklären und gut zuhören, was sie selbst dazu meinen. Dabei empfiehlt es sich, nach einer kurzen gemeinsamen Kennenlernphase sowohl dem vorgestellten Kind oder dem/der Jugendlichen wie auch den begleitenden Eltern die Möglichkeit zu geben, bei Bedarf auch allein mit der Fachperson zu sprechen. Viele Eltern und Sorgeberechtigte sind froh, wenn sie ihre Sorgen und Wünsche erst einmal ungefiltert gegenüber einer Fachperson äußern dürfen, insbesondere wenn sie sehr enttäuscht oder ärgerlich sind. Und v. a. die Jugendlichen schätzen es sehr, wenn eine Fachperson sich im Einzelgespräch für ihre Anliegen interessiert. Im Beisein der ganzen Familie können danach dann die verschiedenen Anliegen in eigenen Worten zusammengefasst und ein Vorschlag für das weitere Vorgehen gemacht werden. Die »therapeutische Übersetzungsarbeit« innerhalb einer Familie beginnt also schon bei der Auftragsklärung und kann dann am besten gelingen, wenn TherapeutInnen selbst in der Lage sind, offen und zugewandt zuzuhören, bevor sie ihre eigenen Hypothesen bilden, diese mit den Betroffenen überprüfen und daraus ihre Schlüsse ziehen.

An dieser Stelle wird deutlich, wie komplex und spannend zugleich die therapeutische Arbeit mit (Patchwork-)Familien und Mehrgenerationensystemen im Allgemeinen ist und dass Auftragsklärung, Abklärung und therapeutische Interventionen eng miteinander verknüpft sind und sich gegenseitig beeinflussen.

Nach einer individuell gestaltbaren Abklärungsphase, in welcher das Kind und die Eltern, respektive die nächsten Bezugspersonen meist separat gesehen werden, gelten dieselben Überlegungen dann wieder für das sogenannte Auswertungsgespräch, an dem die Ergebnisse der erfolgten Abklärung dem Kind und den Eltern rückgemeldet werden. Die Gesamtheit der klinischen Beobachtungen, Fragebogen- und Testergebnisse, anamnestische Angaben und Angaben des Kindes sind dabei wichtig für die Hypothesen der Fachperson, sowie für die fachliche Beurteilung und Diagnosestellung. Für die Familie selbst ist nebst der inhaltlichen Rückmeldung vor allem wichtig, was emotional bei jedem/jeder Einzelnen ankommt und inwieweit dies einen weiteren Therapieprozess oder die Akzeptanz einer gegebenen Situation positiv beeinflussen kann. Nicht zuletzt wird im Auswertungsgespräch mit den anwesenden Kindern, Jugendlichen und Eltern respektive nahen Bezugspersonen auch besprochen, welche anderen Personen aus Schule etc. über die Ergebnisse der Abklärung sinnvollerweise noch informiert werden sollen.

4.1.3 Therapieplanung

Wie schon erwähnt ist bei der Therapieplanung der Miteinbezug aller involvierten Personen und Behörden wichtig, damit eine Behandlung zielführend und erfolgversprechend verlaufen kann. Dies betrifft besonders Kinder und Jugendliche, die altersentsprechend und dem Reifegrad angepasst miteinbezogen werden sollten (KlientInnenkompetenz). Zudem ist immer wichtig zu vereinbaren, mit welchen Methoden man ein Ziel zu erreichen versucht und welche Techniken angewandt werden. Es bewährt sich, wenn die Zielvereinbarung möglichst konkret formuliert wird, sodass im Verlauf genau festgestellt werden kann, ob man sich diesem Ziel annähert oder nicht. Regelmäßige Standortsitzungen mit involvierten Personen oder auch nur mit den Kindern und Jugendlichen machen eine Therapie transparent und für die Beteiligten nachvollziehbar.

4.1.4 Anlagebedingte versus reaktive Störungen

Viele psychiatrische Krankheitsbilder sind im Kindes- und Jugendalter nicht so klar ausgeprägt und können sich über die Jahre durch die Entwicklungsprozesse auch verändern. Ein wichtiger Ansatz in der Diagnostik ist dabei die Unterscheidung zwischen anlagebedingten Störungen und reaktiven Störungen. Symptome können also anlagebedingt sein, wie bspw. eine anlagebedingte Ängstlichkeit oder Merkfähigkeitsschwäche. Dieselben Symptome können aber auch reaktiv bedingt sein, wie bspw. eine Ängstlichkeit, die sich durch einen überbehütenden Erziehungsstil der Eltern entwickelt hat, oder eine Merkfähigkeitsschwäche im Rahmen einer aktuellen emotionalen Belastungssituation. Viele Störungen und Auffälligkeiten können ursächlich durch kontextabhängige Problematiken bedingt sein, ebenso können anlagebedingte Schwächen durch Problematiken im System verstärkt werden. Dazu gehören Probleme in den Primärbeziehungen (also in der Beziehung zwischen Kind und Elternteil oder Kind und Geschwister und später dann in den Beziehungen zu Gleichaltrigen oder in anderen Beziehungen (wie bspw. zu Lehrpersonen etc.). Viele Auffälligkeiten treten familiär gehäuft auf, was auf eine gewisse anlagebedingte Komponente hindeutet, aber auch durch das Lernen am Modell bedingt sein kann. Schwermütige Kinder haben oft einen Elternteil, der ebenso schwermütig ist. Ängstliche Kinder widerspiegeln oft die Gefühlswelt der Mutter, des Vaters oder einer nahen Bezugsperson.

Es reagieren nicht nur Kinder auf die Familien und das nahe Umfeld, sondern die Familie und das nahe Umfeld reagieren auch auf ein Störungsbildes eines Kindes, was im systemischen Denken ebenso bedeutsam ist. So erfordert der Umgang mit Kindern und deren schwierigen Verhaltensweisen von den Bezugspersonen ein angepasstes Verhalten. Wie umgehen mit den Schwierigkeiten von konzentrationsschwachen oder impulsiven Kindern? Dies ist eine häufige Fragestellung der Eltern und des Bezugssystems, die in der Praxis der Kinder- und JugendtherapeutInnen sorgfältig besprochen werden muss. Nicht zuletzt führen gerade die Anpassungen der Eltern und nahen Bezugspersonen an bestimmten Schwierigkeiten ihres Kindes, die in einem früheren Altersabschnitt durchaus sinnvoll und notwendig waren, zu einem späteren Zeitpunkt oft zu einer Verzögerung oder zur Blockierung von Entwicklungsschritten beim Kind, wodurch es dann häufig innerhalb der Familie zu viel Streit und gegenseitigem Unverständnis kommt.

Fallbeispiel Petra

Herr und Frau M. wünschen dringend eine psychiatrisch-psychologische Abklärung ihrer 14-jährigen Tochter Petra und einen Therapieplatz für diese. Sie seien ratlos, wie sie mit ihrer Tochter umgehen sollen, seit diese sich den Eltern gegenüber völlig verschließe und keinerlei Regeln mehr befolge. Seit mehreren Monaten nehme Petra am Familienleben fast gar nicht mehr teil, vernachlässige ihre schulischen Pflichten, ziehe sich zuhause in ihr Zimmer zurück oder treffe sich draußen mit zwei Freundinnen, welche teils gar nicht zur Schule gingen und stattdessen gemeinsam mit anderen Jugendlichen am Bahnhofstreffpunkt rauchten. Die Eltern sind verzweifelt und machen sich Sorgen um Petras verändertes Umfeld und Verhalten. Sie hätten ihre Tochter früher als fröhliches, folgsames Mädchen gekannt und fürchten, dass eine bis anhin verborgene psychiatrische Störung das veränderte Verhalten von Petra erklären könnte.

Im Rahmen der Abklärung und der Anamneseerhebung stellt sich heraus, dass Petra schon seit der ersten Klasse eher Mühe hatte, den schulischen Anforderungen gerecht zu werden, ganz im Gegensatz zu ihrer zwei Jahre älteren Schwester, welche immer eine sehr gute Schülerin war und nach Abschluss der 10. Klasse auf Anhieb die von ihr gewünschte Lehrstelle als Hochbauzeichnerin erhielt. Petra sei im Gegensatz zu ihrer Schwester noch lange Zeit sehr verspielt und auch verträumt gewesen, habe vor allem beim Lesen und Schreiben sehr langsam gearbeitet und sehr viele Fehler gemacht. Die Mutter, welche nach der Geburt der Kinder noch als Physiotherapeutin in Teilzeit gearbeitet hatte, entschied sich später aufgrund von Petras schulischen Schwierigkeiten, ihre Arbeitstätigkeit ganz aufzugeben, damit sie nebst den Arbeiten in Haus und Garten auch täglich noch mit Petra für die Schule üben konnte. Der Vater arbeitete weiterhin zu 100% als Architekt, war in seiner Freizeit jedoch sehr im Familienalltag der Kinder präsent und ging öfters mit Petra und dem Familienhund spazieren.

Aus systemischer Sicht zeigt sich in der Kommunikation der Eltern mit und über Petra, dass sie sehr enttäuscht von ihr sind, ja sie sogar als »undankbar« beschreiben, oder sie als »krank« einstufen. Hypothetische Fragen zur Sinnhaftigkeit des Problems bei Petra werden von den Eltern kaum verstanden, da die Ablehnung dieses Verhaltens der Tochter sehr stark ist. Petra selbst zeigt sich zu Beginn der Abklärung und Behandlung sehr ablehnend gegenüber der Therapeutin, lässt sich kaum auf ein Gespräch ein und zeigt das mit Gestik und Mimik (verschränkte Arme, gebeugte Haltung und versteinerter Miene).

4.1.5 Ökologisch-systemisches Arbeiten mit Kindern und Jugendlichen im klinischen Alltag

Im klinischen Alltag zeigt sich, wie hilfreich die Ergänzung des systemischen Denkens durch den ökologischen Ansatz ist. Darin werden nicht nur die Kommunikationsmuster von Familiensystemen betrachtet, sondern explizit die Beziehungen einer Person innerhalb ihrer ganzen ökologischen (Beziehungs-)Nische (vgl. ▶ Kap. 2.2), wobei die Beziehungsgestaltung wiederum konkrete Rückwirkungen auf die weitere persönliche Entwicklung hat. Gerade das Konzept des beantworteten Wirkens eignet sich besonders, um die Entwicklung gewisser Eigenheiten und Charakterzüge eines Kindes im Zusammenhang mit den übrigen Familienmitgliedern zu verstehen. Sowohl die Geschwisterposition wie auch anlagebedingte Unterschiede in der Art der Geschwister führen dazu, dass sich jedes der Kinder seine eigene und einzigartige familiäre Nische schafft, in der sich seine eigenen Stärken und Schwächen weiterentwickeln, je nachdem wie die Beantwortung des Kindes innerhalb seiner Nische ausfällt. Daher ermöglicht eine sorgfältige Analyse der Beziehungen innerhalb der Familie unter dem Blickwinkel von entwicklungsfördernden Beziehungen (Welche Beziehungen fördern die persönliche Weiterentwicklung des Kindes?) und entwicklungsbehindernden Beziehungen (Welche Beziehungen können die persönliche Weiterentwicklung des Kindes erschweren?) oft ein deutlich besseres Verständnis von den sich daraus ergebenden Störungsbildern.

Innerhalb der (Patchwork-)Familie, in welcher sich Kinder die Aufmerksamkeit ihrer Eltern und Bezugspersonen mit den Geschwistern und anderen Kindern teilen müssen, sind die Kinder in dem Bestreben nach möglichst viel Aufmerksamkeit und Beantwortung durch ihre Eltern und Bezugspersonen Konkurrenten und besetzen deshalb oft unbewusst verschiedene Rollen. So kann sich ein Kind als besonders erfolgreich in der Schule entwickeln, eins als besonders hilfreich im Haushalt und mit jüngeren Geschwistern und eins als besonders fröhlich und lustig etc. Meist spüren die Kinder sehr genau, mit welchen Eigenschaften sie bei welcher Bezugsperson besonders viel positive Resonanz auslösen können oder mit welchem Verhalten sie negative Resonanz vermeiden können.

Psychische und psychopathologische Phänomene können verstanden werden als Ausdruck der ganzen Person, welche mit sich und der Umwelt in Beziehung steht. So kann unter Umständen ein anstehender Entwicklungsschritt nicht vollzogen werden. Psychische Probleme haben demnach im Sinne von »Beziehungsstörungen« zum einen immer konkrete Auswirkungen auf das Bezugssystem der betroffenen Kinder und Jugendlichen (d. h. sie sind spürbar in der Familie, in der Schule wie auch im Freundeskreis) und haben zweitens eine Bedeutung für die Beziehungsgestaltung des Kindes zu seiner Nische.

Durch ersteres können ungünstige Rückkopplungen entstehen und Probleme aufrechterhalten werden. Dies kann auch dann der Fall sein, wenn sich Eltern besonderen Bedürfnissen eines Kindes durchaus sinnvoll und adäquat anpassen und das Kind zu diesem Zeitpunkt dadurch positiv unterstützen. Mit dem Heranwachsen des Kindes kann jedoch dasselbe Verhalten der Bezugspersonen durch veränderte Umstände zu einem Hemmnis der nun anstehenden Entwicklung werden.

Beispiele für eine solche ungünstige Wechselwirkung finden sich im klinischen Alltag der Kinder- und Jugendpsychiatrie und -psychologie häufig:

- Eltern, die ihr Kind mit einer Aufmerksamkeitsstörung schulisch vermehrt unterstützen, mit demselben Verhalten aber später die Verantwortungsübernahme des/der Jugendlichen für schulische Aufgaben verhindern.
- Eltern die empathisch auf ihr sensibles und ängstliches Kind eingehen und ihm zu Hause einen Ort schaffen, wo es sich sicher fühlen und gut entwickeln kann. Mit demselben Verhalten können sie später das Kind daran hindern, die für eine gesunde Entwicklung unerlässlichen Erfahrungen zu machen, dass es auch unangenehme und beängstigende Gefühle aushalten und diese aus eigener Kraft überwinden kann.
- Eltern, die ihr übermütiges und risikofreudiges Kind durch ein erhöhtes Maß an Regeln und Kontrolle besonders gut vor den Gefahren der Umwelt schützen, was ohne ein gezieltes Loslassen der Eltern im Verlauf dazu führen kann, dass der/die heranwachsende Jugendliche noch wenig eigenes Gespür für Gefahren entwickeln konnte und sich dann später genau den Erfahrungen aussetzt, die die Eltern verhindern wollten.

Die Herausforderung, sich im eigenen Verhalten fortlaufend an die Entwicklung der Kinder anpassen zu müssen, ist auch Eltern gesunder Kinder bestens bekannt. Eine besondere Schwierigkeit für Eltern von Kindern mit Beeinträchtigungen besteht jedoch darin, dass diese Kinder von ihren Eltern in bestimmten Lebensphasen Unterstützung in besonderem Maße brauchen. Es ist dann schwer zu realisieren, wann der Moment für eine Anpassung der elterlichen Unterstützung gekommen ist. Gerade diese Eltern sind aufgrund der unvorhersagbaren Entwicklung des eigenen Kindes wie auch aufgrund der fehlenden Möglichkeit, sich an anderen Eltern zu orientieren, in ihren Erziehungsfragen zumeist sehr allein und auf sich gestellt. Nicht zuletzt wird diese Isolierung dadurch verstärkt, dass sich Eltern von Kindern mit auffälligem Verhalten oft für deren Verhalten schämen und teilweise verletzende Kommentare durch Verwandte oder Bekannte erfahren haben. Umso mehr stehen Elterngruppen als Angebote für Eltern von Kindern mit einer bestimmten Auffälligkeit heute hoch im Kurs. Denn diese Gruppen bieten betroffenen Eltern nebst Psychoedukation vor allem eine Möglichkeit, sich aus ihrem schambedingten sozialen Rückzug zu befreien. PsychotherapeutInnen können Eltern mit dem Hinweis auf so eine Gruppe in ihrer Nähe unter Umständen sehr hilfreich sein.

Zweitens soll die oben erwähnte Bedeutung für die Beziehungsgestaltung des Kindes zu seiner Nische im Folgenden weiter ausgeführt werden.

Die diagnostische Fragestellung, warum ein Symptom entstanden ist und in welchem Beziehungszusammenhang dieses Problemverhalten Bedeutung haben könnte, muss nicht nur die Kernfamilie oder auch einzelne Beziehungen innerhalb der Kernfamilie betreffen. Die Peergroup, die Schulsituation oder andere soziale Kontexte sollten in die diagnostischen Überlegungen immer mit einbezogen werden. Oft steht am Beginn der psychischen Symptomatik eine Veränderung der

Lebenssituation (Frage: »why now?«), aufgrund derer für Kinder oder Jugendliche dann das beantwortete Wirken im Alltag nicht mehr ausreichend möglich ist. Nicht nur Beziehungsverluste in der Nische, durch Trennung oder Tod nahestehender Bezugspersonen oder eines geliebten Haustieres, können mögliche Ursachen dafür sein. Durchaus erwünschte Ereignisse wie der Umzug in eine größere Wohnung oder der Übertritt ins Gymnasium können durch Veränderung der Beziehungen im Alltag zu einer emotionalen Dysbalance führen. Gemäß dem ökologisch-systemischen Ansatz werden psychische Auffälligkeiten bei Kindern und Jugendlichen im systemischen Kontext also sowohl symptomgebunden als auch umfassender, im Sinne der Betrachtung aller Beziehungen im Beziehungsumfeld verstanden.

Fallbeispiel Petra (Fortsetzung)

In unserem Fallbeispiel konnte Petra sich in der familiären Nische (primäre Nische) gut entwickeln. Sie galt als lebenslustiges, fröhliches Mädchen und sie war stets gut lenkbar durch die Eltern. Es zeigten sich keine Entwicklungsverzögerungen oder Schwierigkeiten im Miteinander unter den Schwestern, die über normale Geschwisterrivalität hinausgingen. Die Gestaltung der sekundären Nische (Schule) gelang ihr über einen längeren Zeitraum ebenfalls recht gut, allerdings bedurfte sie hier zunehmend der Unterstützung der Mutter, die deshalb sogar ihre Teilzeitarbeit aufgab. Im mittleren Primarschulalter wurde bei Petra eine Lese-Rechtschreib-Störung (Legasthenie) diagnostiziert und sie erhielt dafür während der nächsten Schuljahre Therapie. Generell entwickelte sich Petra weiterhin erfreulich gut, hatte vielseitige Interessen, ging nebst Schule und Therapie in ihrer Freizeit zu den PfadfinderInnen und machte regelmäßig Sport. Immer unterstützte die Mutter ihre jüngere Tochter wegen deren Probleme in besonderem Maße. Sie war es, die den Platz bei der Legasthenietherapeutin nach langer Suche gefunden und organisiert hatte. Sie fuhr Petra regelmäßig zur Therapie und holte sie wieder ab. Sie strukturierte für Petra den Wochenplan und half ihr bei den Hausaufgaben, was oft mehrere Stunden pro Tag beanspruchte. Sie übte mit Petra, mit viel Ausdauer und Geduld, für die Prüfungen. Nicht zuletzt dank dieser besonderen Förderung schaffte Petra trotz ihrer schulischen Schwächen schlussendlich den Übertritt in die weiterführende Schule (Sekundarschule A). Die Mutter fühlte sich durch diesen Erfolg und durch die Anerkennung ihres Ehemanns in der Sinnhaftigkeit ihres enormen Einsatzes bestätigt.

Doch wie konnte es nun passieren, dass dieselbe Familie sich in einem so desolaten Zustand präsentierte, als es bald zwei Jahre später zur Vorstellung von Petra in der Jugendpsychiatrie kam? Beide Eltern hatten Petra scheinbar »aufgegeben«. Ihre Enttäuschung über Petras Verhalten und deren fehlende Dankbarkeit äußerten sie genauso deutlich, wie Petra ihre enorme Wut auf die Eltern. Diese würden ihr alles verbieten, was sie im Leben motiviere, und überhaupt hätten die Eltern gar keine Ahnung und interessierten sich auch nicht für sie. Was war passiert?

Um dieser Frage nachzugehen, entschied sich die Therapeutin mit den Eltern und mit der Tochter getrennte Gespräche zu führen, um die Perspektive von beiden Seiten gut verstehen zu können. Dabei zeigte sich folgendes Bild:

Petras anlagebedingte Lernschwächen (nebst der bereits früher diagnostizierten Legasthenie zeigt sich in der kinder- und jugendpsychiatrischen Abklärung ein zusätzliches Aufmerksamkeitsdefizitsyndrom) hatten dazu geführt, dass die Mutter Petra im Vergleich zur älteren Tochter schulisch sehr stark strukturierte und unterstützte, wodurch sich Petras schulische Defizite teilweise kompensieren ließen. Der schlussendlich erreichte Übertritt in die Sekundarschule A (nicht ganz zu vergleichen mit Gymnasium bis zur mittleren Reife in Deutschland) freute nicht nur die Eltern, sondern auch Petra selbst, welche sich wünschte, genauso wie ihre ältere Schwester mit einem guten Schulabschluss bald ihre Wunsch-Lehrstelle (als Tierpflegerin) zu erhalten. Mit den zunehmenden Anforderungen in der Sek A konnten Petras schulischen Schwächen jedoch nicht mehr durch vermehrtes Üben zu Hause ausgeglichen werden, was zu schlechteren Noten, einer drohenden Abstufung in die Sek B (nicht ganz vergleichbar mit Realschule in Deutschland) und zu enormer Frustration bei Petra wie auch bei ihren Eltern führte. Dazu kam, dass Petra aufgrund der vermehrten Hilfestellungen durch die Mutter bisher noch kaum gelernt hatte, sich selbst zu motivieren und eigene Lernstrategien zu entwickeln. Es war für Petra also damals nicht möglich, in einer altersgerechten Art und Weise mehr Selbständigkeit und Selbstverantwortung für ihre schulischen Belange zu übernehmen, was bei ihr gerade im Vergleich mit der erfolgreichen älteren Schwester starke Versagensgefühle auslöste. Dies umso mehr, als dass Petra durch die offensichtliche Enttäuschung der Eltern über ihr schulisches Versagen zusätzlich verunsichert war. Petra erlebte sich als nach wie vor stark abhängig von den Eltern, wie ein kleines Kind, was sie innerlich abwehrte, indem sie den Eltern die Schuld dafür gab. Hinter Petras Wut auf die Eltern kann allerdings das legitime Bedürfnis einer Jugendlichen gesehen werden, welche sich zu einer gesunden, selbständigen Person entwickeln möchte.

Petras Kontakte zu ihren früheren Freundinnen aus PfadfinderInnenzeiten und Sport hatten ebenfalls gelitten unter ihrer verminderten Energie und ihrer Gereiztheit, seit sie schulisch immer mehr an ihre Leistungsgrenzen kam. Lediglich im Kontakt mit den Freundinnen, welche selbst ähnliche Probleme kannten und sich auch mal bei ihr ausweinten, fühlte sich Petra geschätzt und bestärkt. Mit ihnen konnte sie bei sich neue Fähigkeiten in ihrer Rolle als Freundin entdecken, was ihre Selbstsicherheit stärkte und sie motivierte, sich in diesen Beziehungen noch mehr zu engagieren. Aus Sicht der Eltern stellten aber gerade diese Kontakte, die Petras psychisches Gleichgewicht stabilisierten, bezüglich der Einstellung zum Rauchen und Fernbleiben vom Unterricht eine Gefahr für Petras Entwicklung dar. Sie reagierten darauf mit strengeren Regeln und warnten Petra eindringlich vor dem schlechten Einfluss, den ihre Kolleginnen ganz offensichtlich auf sie hätten. Petra selbst spürte aber, dass sie in diesen Beziehungen auch soziale Fähigkeiten wie »Füreinander da sein«, »Verantwortung übernehmen« etc. entwickeln konnte. Dass die Eltern nun genau diese Kontakte begannen einzuschränken, musste Petra nachvollziehbarerweise als eine Bedrohung und einen persönlichen Affront erleben, was ihre Wut gegenüber den Eltern verstärkte.

In einem gemeinsamen Gespräch zwischen Eltern und Petra, nach den Einzelterminen, wurde die therapeutische Erarbeitung von einem besseren gegenseitigen Verständnis für die jeweiligen Bedürfnisse, Wünsche und Sorgen, die das Verhalten von Petra und von ihren Eltern erklärten (allparteiliche Haltung der PsychotherapeutIn), vermittelt. So konnte Petra schließlich in die von den Eltern gewünschte emotionale

Abklärung an der Kinder- und Jugendpsychiatrie und Psychotherapie (KJPP) einwilligen, in die die Eltern miteinbezogen wurden. Es wurde aber explizit »keine Abklärung Petras mit Fragen nach allfälliger psychiatrischer Störung« angeboten, sondern das Angebot einer »ganzheitlichen Abklärung und Betrachtung von Petras aktueller Lebens- und Beziehungssituation« gemacht, in welcher sie aufgrund ihrer persönlichen Anlagen (bereits diagnostizierte Legasthenie und Frage nach zusätzlicher ADHS (Aufmerksamkeitsdefizit-/Hyperaktivitätsstörung)) und unerfüllter Bedürfnisse nach Anerkennung und Erfolg bereits seit längerem in eine Dysbalance geraten war.

Seit der Oberstufe schien nicht mehr alles reibungslos zu verlaufen. Darin waren sich die Eltern mit Petra einig. Das viele Lernen und der große Einsatz der Mutter behinderten den Kontakt zu den Peers. Ihr Ausbrechen und das Verweigern in der familiären Nische, trotz der Bemühungen der Eltern sie zunächst weiter positiv zu beantworten, könnten als Versuch betrachtet werden, einen Entwicklungsschritt in Richtung Ablösung zu vollziehen (Reframing der Situation (vgl. ▶ Kap. 1.8.7)). Dieser wäre dann in der sozialen Resonanz mit den Gleichaltrigen als eine Ausweitung des beantworteten Wirkens von Petra zu sehen. Dies gelang aber nur, indem sie sich den Bemühungen der Eltern, insbesondere dem vielen Lernen, widersetzte. Die Erweiterung des systemischen Denkens durch eine ökologische Betrachtungsweise ergab somit ein differenzierteres Bild von der Situation von Petra und ihren verschiedenen Beziehungsfeldern, sowie ihrer Suche nach beantwortetem Wirken in einem neuen Lebensabschnitt.

In unserem Fallbeispiel war es wichtig, die Geschichte von Petra im Lichte der familiären Nische zu sehen, das Zusammenspiel innerhalb der Familie und die Schulsituation genauer zu beleuchten. Ebenso war es für ein umfassendes Verständnis der Situation bedeutsam, Schwächen in der Konstitution von Petra zu erfassen (Legasthenie, Aufmerksamkeitsstörung). Dies war nicht nur für die Kostenübernahme durch Versicherer wichtig, sondern besonders für das Verständnis der Gesamtsituation.

Fallbeispiel Petra (Fortsetzung)

Im vorliegenden Fallbeispiel wurde in der weiteren Therapieplanung sowohl mit Petra wie auch mit der Mutter allein je ein separater Fokus (vgl. ▶ Kap. 2.6.7) erarbeitet, welcher danach dann mit beiden zusammen gegenseitig vorgestellt und besprochen wurde. Im Folgenden wird beispielhaft der koevolutive Fokus für Petra mit besonderer Beachtung ihrer Beziehung zur Mutter dargestellt:

Fokus aus der Sicht von Petra

1. *Leitbild/Motto der Beziehung:*
   Nachdem ich meine Beziehungen nach folgendem Leitbild gestaltet hatte:
   »*Zusammen sind wir stark*«,
   was mir folgende persönliche Entwicklung ermöglichte:
   »*Durch die Unterstützung meiner Mutter konnte ich trotz meiner Leistungsdefizite schulischen Erfolg erzielen und den Übertritt in die Sek A schaffen*«,

... und mir erlaubte folgende Entwicklung zurückzustellen oder zu vermeiden:
Dass ich mehr Selbstverantwortung und Eigenmotivation für die Schule sowie geeignete eigene Lernstrategien für mich entwickeln konnte.
2. *Beziehungskonstellation, in der das Problem auftrat*
   ... traten folgende Veränderungen in meinen Beziehungen auf:
»In der Sek A wurden die Leistungsansprüche noch höher, sodass ich selbst mit Unterstützung kaum mehr genügende Noten schaffte. In der Folge gab es mit meinen Eltern häufiger Streit, denn sie waren sichtbar enttäuscht und meinten, ich nehme die Schule weniger ernst.«
3. *Beziehungssituation die daraus entstanden ist*
   Folgende Beziehungssituation ist dadurch herbeigeführt worden:
»Ich *fühlte* mich zu Unrecht kritisiert und als Versagerin, vor allem im Vergleich mit meiner erfolgreichen Schwester. Die Hilfsangebote durch meine Mutter beim Lernen empfand ich zunehmend als störend und als inadäquate Bevormundung, was mich sehr wütend machte und dazu führte, dass ich die Schule tatsächlich nicht mehr so wichtig nahm und mich innerhalb der Familie möglichst zurückzog. Ablenkung und auch persönliche Anerkennung fand ich vor allem im Zusammensein mit meinen Freundinnen, die selbst schon ähnliche Erfahrungen gemacht hatten.«
4. *Anstehender Entwicklungsschritt in der Beziehung:*
   Jetzt steht folgende Entwicklung in meinen Beziehungen an:
»Ich *möchte* freier und unabhängiger sein und mehr Verantwortung für mein eigenes Leben übernehmen, sowohl was die Gestaltung meiner Freizeit als auch was meine Schulkarriere (und den Einstieg in eine Lehre) betrifft. Dazu muss ich lernen, Verantwortung für mich selbst zu übernehmen und die Konsequenzen daraus meinen Eltern und Freundinnen adäquat mitzuteilen.«
5. *Erschwerende Faktoren (persönlich, situativ):*
   Diese Entwicklung wird erschwert durch folgende persönliche und situative Umstände:
»Meine *anlagebedingte* Legasthenie und ADHS, durch welche ich teilweise auf Unterstützung angewiesen bin, um die schulischen Anforderungen zu schaffen. Meine fehlende Erfahrung darin, wie ich mich selbst zu schwierigen Aufgaben motivieren und diese im Hinblick auf meine Ziele auch durchziehen kann. Die aktuellen Konflikte zwischen mir und meinen Eltern, welche mich zusätzlich belasten und zum abrupten Ende der bisherigen Unterstützung durch meine Mutter geführt haben (auch weil ich diese nicht mehr wollte). Die Belastungen meiner besten Freundinnen, welche mich durch ihre eigenen Probleme aktuell eher von meinen persönlichen Zielen abhalten als mich darin zu unterstützen.«
6. *Begünstigende Faktoren (persönlich, situativ):*
   Diese Entwicklung wird begünstigt durch:
»Die Möglichkeit, weiterhin meine Legasthenietherapie zu besuchen und mich durch eine *Fachperson* beraten zu lassen, beispielsweise hinsichtlich Medikation bei ADHS. Meine positiven Erfahrungen aus früheren Aktivitäten in Pfadi und Sport, die mich gelehrt haben, dass ich neue Fähigkeiten durchaus erlernen kann, wenn ich nur weiß, was ich will und für das Ziel lang genug übe. Die grundsätzlich positive Beziehung zwischen meinen Eltern und mir und die

Bereitschaft von uns allen, unsere aktuellen Konflikte mit einer Fachperson zu besprechen, um besser zu verstehen, wie wir wieder zueinander finden. Positive Eigenschaften und persönliche Stärken von mir, die ich erst im Umgang mit meinen aktuell besten Freundinnen entdecken konnte und die mir auch das Selbstbewusstsein geben, dass ich keine Versagerin bin.«

7. *Erste kleine Schritte in die angestrebte Richtung:*
   Erste kleine Schritte in die angestrebte Richtung könnten sein:
»*Dass* ich mit meinen Eltern in der nächsten Familiensitzung die mir wichtigen Themen konkret anspreche und mit Hilfe der Therapeutin Kompromisse bezüglich der Erwartungen meiner Eltern und meinen eigenen Wünschen aushandeln kann. Dass ich um ein gemeinsames Gespräch mit meinen Eltern und meiner Lehrperson bitte, um zu klären, wo ich leistungsmäßig derzeit genau stehe. Dass ich mir für die berufliche Eingliederung realistische Ziele setze und mich dafür als ersten konkreten Schritt im Berufsintegrationszentrum beraten lasse. Dass ich meinen Eltern konkret mitteile, welche schulischen Belange ich ab jetzt selbst übernehmen will. Dass ich meinen Eltern konkret mitteile, was ich von ihnen brauche, damit ich es auch schaffen kann. Dass ich meinen Freundinnen konkret mitteile, dass ich von meinen Eltern unabhängiger und bezüglich der Schule selbstverantwortlicher werden möchte und dass dies Veränderungen in meinem Freizeitverhalten bedingt.«

Mithilfe der Foki (von Petra und der Mutter) konnte sowohl das gegenseitige Verständnis verbessert, als auch mehr Akzeptanz und Zuversicht geschaffen werden, dass Petra ihr Leben früher oder später mitsamt der Einschränkungen durch Legasthenie und ADHS allein gehen wird und dies auch kann.

Im weiteren Therapieverlauf wurde mit Petra und der Mutter an der Umsetzung der verschiedenen ersten Schritte gearbeitet. Nachdem beiden klar geworden war, wie es zu all den Schwierigkeiten gekommen war, ließen sie sich motiviert auf die Arbeit an den Entwicklungsschritten der Verantwortungsübernahme (bei Petra) und dem schrittweisen Loslassen der Tochter (bei der Mutter) ein.

4.1.6 Das ökologische Paradigma in der Kinder- und Jugendpsychotherapie

Im Folgenden wird zu zeigen sein, was das Konzept des Enaktivismus (vgl. Teil III) noch an weiteren Erkenntnissen für die Situation von Petra bringt.

Wie wir im oben dargestellten Fallbeispiel gesehen haben, ist eine ökologisch-systemische Diagnostik im Kinder- und Jugendbereich sinnvoll. Das ökologische Paradigma erweitert die Sichtweise einer Problematik durch die Betrachtung der Beziehungen einer Person auf allen ihren Beziehungsebenen, das heißt sowohl in körperlich/leiblicher, (d.h. intra-individueller), in systemischer, und auch in ökologisch-systemischer Hinsicht. Auf der individuellen Ebene wird dabei unterschieden zwischen Körper (als Organismus) und Leib (im Sinne von bewusstem Körpererleben aus der Innenperspektive). Systemisch wird eine Problematik neben der klinisch-psychiatrischen Diagnose auch im Bezugskontext der Familie, aber auch im Zusammenhang mit den Beziehungen zu Gleichaltrigen oder im schulischen Rahmen zu einer Lehrperson, zu erfassen versucht. Die konstitutionelle Situation des Kindes oder des/der Jugendlichen mit seinen/ihren individuellen Vulnerabilitäten, körperlichen Eigenheiten sowie Normvarianten in der Persönlichkeit, sind ebenso wichtig zu beachten. Die intrapersonellen Vorgaben haben Auswirkungen auf das Beziehungssystem der Familie, auf die Beziehungen mit Peers, in der Schule und in der Umwelt des Kindes generell. Bei einem Kind mit Aufmerksamkeits- oder Hyperaktivitätsstörung muss sowohl innerhalb der Familie wie auch in der Schule anders gearbeitet werden als mit Kindern, die keine solche Belastung haben. Auch andere individuelle Besonderheiten eines Kindes (geistige Beeinträchtigung, körperliches Leiden, kulturelle Besonderheiten und bestimmte Charaktereigenschaften und Begabungen) erfordern einen besonderen Umgang mit ihm. Durch die Beantwortung in seinem Umfeld wird nicht nur die weitere Entwicklung des Kindes beeinflusst. Die besonderen Bedürfnisse eines Kindes lösen, wie bereits beschrieben, bei Eltern und anderen engen Bezugspersonen sehr stark die Entwicklung von auf die Schwierigkeiten des Kindes angepassten Verhalten aus. Damit kommt die ökologische Dimension im Sinne einer komplexen wechselseitigen Beeinflussung von Person und ökologischer Nische mit ins Spiel.

Im ökologischen Paradigma kommen über den Enaktivismus und den Approach der Betrachtung einer psychischen Auffälligkeit aus der Perspektive der 1., der 2. und der 3. Person weitere Aspekte zum Ausdruck, die für das Fallverständnis und die Therapie Relevanz haben. Mit Fragen, wie: Wie erleben PatientInnen sich selbst in der aktuellen Situation und mit ihrem Problem, wie wird ihre Beziehungsgestaltung von TherapeutInnen wahrgenommen und welche Auswirkungen haben diese verschiedenen Perspektiven für ein besseres Verständnis des Problems, wird die subjektive Perspektive von PatientInnen stärker gewichtet, ihr Erleben im Körper und in der Welt gründlich erfragt und die Beziehungsgestaltung im therapeutischen Setting mit in die Situationsklärung und in eine eventuelle Behandlung einbezogen.

Im Folgenden soll anhand der in Teil III vorgestellten Checkliste (vgl. ▶ Kap. 3.3) die Diagnostik aus Sicht des ökologischen Paradigmas für den Fall Petra zur Darstellung kommen:

Checkliste zur Diagnostik im Enaktivismus für Petra

- *1.-Personen-Ebene:* Wie erlebt die Patientin ...
    - Leiblichkeit:
    Petra ist 14 Jahre und mitten in der pubertären Entwicklung. Sie erlebt ihren Körper als unberechenbar. Konnte sie sich früher im Sport und in der Pfadi noch auf ihre Fitness verlassen und fühlte sich körperlich wohl, so fühlt sie sich nun in ihrem Körper teilweise wie fremd. Nebst dem veränderten Erscheinungsbild im Spiegel verspürt sie innerlich oft eine unangenehme Unruhe und Gereiztheit und fühlt sich durch zeitweilige Energielosigkeit in ihrem Aktivitätsradius massiv eingeschränkt.

- Zeitlichkeit:
  Durch ihre Legasthenie braucht Petra bei verschiedenen Aufgaben schon seit langem mehr Zeit und fühlt sich durch die Lehrpersonen wie auch durch die Mutter (wenn diese ihr bei den Aufgaben hilft) oft angetrieben und gehetzt. Petra leidet darunter, dass die Schule in ihrem Leben mehr und mehr Zeit in Anspruch nimmt, so dass sie ihren früheren Freizeitaktivitäten nicht mehr nachgehen kann. Nur mit den Freundinnen, mit welchen sie die meiste Zeit »herumhängt« und außer Rauchen und Reden gar nichts tun muss, erfährt sie sich voll in dem Moment lebend und ohne zeitlichen Druck.
- Räumlichkeit:
  Petra beginnt mit der Pubertät einerseits ihren Lebensraum bewusst zu erweitern und neue Lebensräume zu entdecken, kann sich andererseits auf ihren Körper, da dieser nun auch in Veränderung begriffen ist, als ureigenen wohlbekannten Schutzraum jedoch nicht mehr wie früher verlassen. Das eigene Zimmer und Bett wird für Petra immer mehr zu dem Ort, wo sie sich bei Überforderung zurückziehen und alle Anforderungen der Umwelt draußen lassen kann.
- Intersubjektivität:
  Petra fühlt sich von Eltern und Schule eingeschränkt und dominiert. Sie hat das Gefühl, deren Ansprüchen nicht mehr gerecht werden zu können, fühlt sich als Versagerin und zieht sich daher immer mehr in ihre eigene pubertäre Welt zurück. Nur bei den Freundinnen fühlt sie sich noch gesehen und anerkannt, so wie sie ist, und durch das gemeinsame »Herumhängen« und Rauchen entsteht zwischen ihnen eine Verbindung, in welcher Petra sich in ihrem Wirken positiv beantwortet erlebt. Auch Petras Beziehung zu dem Familienhund scheint durch ihre pubertären Veränderungen weniger beeinträchtigt, da der Hund Petra gegenüber keine sie überfordernden Ansprüche hat und er Petra auch in keiner Weise wertet.
- Existenzielle Sicht auf das Leben:
  Petra will mehr Selbstständigkeit für ihre Alltagsgestaltung, will ihr Leben nun selbst in die Hand nehmen. Im Rahmen der pubertären Entwicklung nimmt Petra sich, angestoßen durch die körperlichen und psychischen Veränderungen, mehr und mehr als eine von der Familie unabhängige, eigenständige Person wahr. Dies fordert aber eine Verantwortungsübernahme für ihr eigenes Leben und im weitesten Sinn eine Sinngebung, die ihr niemand von außen mehr abnehmen kann. Da Petra bis anhin noch sehr viel Führung durch die Mutter erhalten hatte, bedeutet dies für sie eine besonders große Verunsicherung und Herausforderung.
- *2.-Personen-Ebene:*
  - Wirkung von Patientin auf PsychotherapeutIn, welche Haltung und Rolle nimmt der Mensch als Patientin ein?
    Petra begegnet der Psychotherapeutin zu Beginn sehr skeptisch und misstrauisch, nimmt diese möglicherweise als verlängerten Arm der Eltern wahr. Im gemeinsamen Gespräch spürt sie jedoch bald, dass die Therapeutin sowohl die Anliegen der Eltern entgegennimmt als auch die Sichtweise von Petra stehen lässt und alle gleichermaßen zu verstehen versucht. Dies führt zu einer

emotionalen Öffnung von Petra gegenüber der Therapeutin, die sie dann allerdings ihrerseits wiederholt versucht, für ihre eigenen Anliegen gegenüber den Eltern einzuspannen.
- Wirkung, die das auf Psychotherapeutin hat:
Gefühle: Anfangs viel Mitgefühl für Petra, die unter der schmerzlich wahrgenommenen Enttäuschung der Eltern und unter den Anforderungen der Umwelt zu zerbrechen droht.
Gedanken: »Wie können die Eltern ihr Kind nur so behandeln? Merken sie denn nicht, was ihre Tochter wirklich von ihnen braucht?«
Impulse zu Handlungen der Therapeutin: Anfangs Impuls, Petra gegenüber ihren Eltern in Schutz zu nehmen und zu verteidigen, Argumente der Eltern zu entkräften und die positiven Eigenschaften von Petra herauszuheben. Im Verlauf durch Reflexion der eigenen Haltung und durch die zunehmenden Forderungen von Petra gegenüber der Therapeutin, Wiedereinnahme einer interessierten, wertschätzenden, aber klar abgegrenzten Position gegenüber den Eltern wie auch Petra. Dadurch fühlen sich sowohl die Eltern wie auch Petra grundsätzlich akzeptiert und können aus dieser emotional sicheren Position heraus auch das Gegenüber besser verstehen.

- *3.-Personen-Ebene:*
  - Wichtige Befunde:
  Äußerlich unauffällige Jugendliche mit deutlich pubertärer körperlicher Entwicklung. Wirkt etwas müde, blass, emotional gedrückt. Appetit schwankend, Gewicht stabil. Einschlafen erschwert, Schlaf beeinträchtigt durch Gedankenkreisen, Tagesmüdigkeit und teils Tag-Nacht-Umkehr. Aufmerksamkeit und Konzentration anamnestisch beeinträchtigt. Testpsychologisch verminderte Aufmerksamkeits- und Konzentrationsleistung, verminderte Leseleistung bei durchschnittlichem Gesamt-IQ (Intelligenzquotient). Langsames Arbeitstempo, leicht erhöhte Anzahl von Flüchtigkeitsfehlern bei impulsivem Arbeitsstil. Ausdauer stark eingeschränkt bei rascher Ermüdbarkeit, besonders bei schwierigeren Aufgaben. Im Kontaktverhalten zu Beginn eher zurückhaltend, misstrauisch, kann sich im Verlauf gegenüber der Therapeutin aber rasch öffnen und zeigt sich dann spontan sehr mitteilsam. Generell emotional eher enge Verbindung zwischen Mutter und Tochter berichtet, dabei jedoch deutlich vorwurfsvolle Haltung der Mutter gegenüber Petra und abweisende Haltung von Petra gegenüber der Mutter und generell gegenüber den Eltern beobachtbar.
  - Diagnose nach ICD-10/ICD-11:
  Anpassungsstörung mit vorwiegender Beeinträchtigung von anderen Gefühlen (F43.23) und einfache Aktivitäts- und Aufmerksamkeitsstörung (F90.0) auf Achse I (Klinisch psychiatrisches Syndrom).
  Lese- und Rechtschreibstörung (F81.0) auf Achse II (Entwicklungsstörung).
  - Veränderungen in der Nische:
  Petra versuchte mehr Autonomie zu erlangen, indem sie sich von der Mutter und den Eltern zurückzog und sich den Peers zuwandte, wobei sie sich zu einer neuen Peergroup dazugehörig fühlte, in der sie beantwortet wurde, ohne unter Leistungsdruck und Zeitdruck zu kommen. Die Abwendung von

Petra interpretierten die Eltern als Undankbarkeit und Ausdruck einer psychischen Krankheit. Dies erschwerte das Beantwortete Wirken in der Primären Nische von Petra zunehmend, was eine noch stärkere Abwendung von der Familie durch Petra zur Folge hatte. Im Verlauf der Therapie, mit zunehmender eigener emotionaler Sicherheit konnten sowohl die Eltern wie auch Petra sich gegenseitig wieder besser zuhören und aufeinander zugehen, was eine deutliche Entspannung vor allem auf Seiten von Petra zur Folge hatte. Petra musste sich in der Folge weniger abgrenzen und nahm wieder vermehrt an familiären Aktivitäten teil.

4.1.7 Ökologisch-systemische Therapie und das ökologische Paradigma

Der koevolutive Fokus wird in der Ich-Form aus Sicht der PatientInnen formuliert, was im ökologischen Paradigma mit der 1.-Person-Perspektive (»Innenperspektive«) vertieft wird.

Die 2.-Person-Perspektive (»Du-Perspektive« oder auch »Beziehungsperspektive«) kann inhaltlich miteinbezogen werden, indem wir die Beziehungsgestaltung der PatientInnen in der therapeutischen Beziehung im koevolutiven Sinne sorgfältig beobachten und einfließen lassen.

Die 3.-Person-Perspektive (»Beobachterperspektive«) lässt sich verstehen als herkömmliche Sicht der Fachpersonen, die mittels Beobachtung von außen und mittels verschiedener Testverfahren eine psychiatrische Diagnose stellt. Auch dies wird im ökologisch-systemischen Fallverständnis einbezogen.

Gerade bei Kindern und Jugendlichen können psychiatrische Diagnosen zum Teil schwierige Verhaltensweisen oder auch Teilleistungsschwächen erklären, welche sonst von den Eltern und Lehrpersonen als absichtliches Stören oder fehlende Motivation fehlinterpretiert würden. Somit kann durch eine sorgfältige Diagnostik häufig eine Entlastung durch Klärung herbeigeführt werden.

Eine psychiatrische Diagnostik und Klassifikation erleichtert die wissenschaftliche Untersuchung von Störungsbildern. Klinische Studien wiederum sind die Basis, aufgrund derer, gemäß internationaler Leitlinien, evidenzbasierte Empfehlungen, (bspw. zur Medikation) bei bestimmten Störungsbildern, gemacht werden können. Dabei sollte aus therapeutischer Sicht immer die ganze Person in den Mittelpunkt der Behandlung gestellt werden, da eine rein biologische Behandlung, wie zum Beispiel eine Medikation, den Menschen nur auf der rein biologischen Ebene sieht, die im ökologischen Paradigma aber miteinander im Sinne der zirkulären horizontalen und vertikalen Kausalität mit allen Ebenen der 5E Cognition, verknüpft sind (vgl. ▶ Kap. 3.2).

Im ökologischen Paradigma ist das Konzept der verkörperten Kognition, also des Enaktivismus im Sinne von persönlicher Handlungserfahrung und Reifung durch die konkrete körperliche Auseinandersetzung mit der Umwelt (Fuchs, 2023), zentral. Dies ist für das Verstehen der Entwicklung von Kindern und Jugendlichen sehr bedeutsam. Von Geburt an basiert die menschliche Entwicklung auf Lernprozessen, die sich in der konkreten Handlung vollziehen. Bereits der Säugling exploriert aktiv seine Umwelt, und mit jeder neu entwickelten Fähigkeit (Greifen, Sprechen, Gehen etc.) entstehen neue Möglichkeiten für die Erfahrung beantworteten Wirkens und jede Erfahrung bildet das Gehirn und den Körper und die Nische weiter aus (»form follows function«). Rückmeldungen aus der Umwelt beeinflussen somit die weitere Entwicklung und Spezialisierung auf neurobiologischer Ebene im Gehirn und im Körper. In keiner anderen Lebensphase spielen die körperliche, kognitive und emotionale Reifung eine wichtigere Rolle, wobei je nach Alter unterschiedliche Aspekte im Vordergrund stehen. Die Entwicklung der eigenen Persönlichkeit und Identität ist die zentrale Aufgabe des Jugendalters, um im Erwachsenenalter dann seinen Platz innerhalb der Gesellschaft und der Umwelt zu finden und Verantwortung innerhalb dieser übernehmen zu können.

Fallbeispiel Petra (Fortsetzung)

Im Fallbeispiel wird deutlich, wie die verschiedenen Ebenen von Petra als ganzer Person sich gegenseitig beeinflussen und in ständiger Wechselwirkung miteinander stehen. Die Prädisposition für gewisse Teilleistungsschwächen (Legasthenie, ADHS) kann als biologisches Merkmal auf der körperlichen Ebene beschrieben werden. Gleichzeitig erlebt Petra ihre dadurch bedingten Schwierigkeiten als ganze Person und misst den Erlebnissen eine Bedeutung zu, einerseits in der Verbindung mit sich selbst (»Wie erlebe ich mich und was macht mich aus als Person?«, 1.-Person-Perspektive), andererseits durch die Verbindung mit der Umwelt (»Wer erlebt mich wie und wie kann ich meine persönliche Beziehungs-Nische so gestalten, dass ich mein Bedürfnis nach positiver Beantwortung ausreichend regulieren kann?«). Dies ist nicht nur ein persönlicher Prozess, sondern hat, wie wir an Petras Fallbeispiel gesehen haben, ganz konkrete und für die Umwelt spürbare Auswirkungen auf Petras Verhalten im Alltag, wobei die Umwelt durch ihre Reaktionen wieder Einfluss auf Petras weitere Entwicklung nimmt (beantwortetes Wirken und Koevolution).

Gemäß dem ökologischen Paradigma (Fuchs, 2023) geht es in der Psychiatrie und Psychotherapie also immer um den Doppelaspekt von dem Erklären neuropsychiatrischer Auffälligkeiten auf der einen Seite und dem Verstehen des/der PatientIn in seinem/ihrem Denken, Glauben, Wollen und Handeln auf der anderen Seite.

Fallbeispiel Petra (Fortsetzung)

In der Betrachtung von Petras Entwicklung in der 1.-Person-Perspektive (»Innenperspektive«) geht es vor allem um das Verstehen, wie sich Petra selbst erlebt. Wann hat sie begonnen zu realisieren, dass sie im schulischen Bereich für gewisse Dinge mehr Mühe als andere hat? Wie hat sie darauf reagiert? Hat sie sich noch mehr angestrengt? Hat sie versucht mit dem früheren Interesse für Sport und gesunde Ernährung der eigenen Ermüdung und Erschöpfung entgegenzuwirken? Und wie wirkt sich das veränderte Verhalten im jetzigen Alltag (vermehrter Rückzug ins eigene Zimmer, veränderter Schlafrhythmus, weniger körperliche Bewegung und veränderte Ernährung) auf das Selbsterleben von Petra aus?

Außerdem geht es um die zwischenmenschliche Dynamik, die sich aus dem Verhalten der Personen wechselseitig ergibt. Wie hat Petra über all die Jahre die vermehrte Unterstützung durch die Mutter erlebt? War sie erleichtert und froh darüber? Kam sie sich unselbständig und im Vergleich zu ihrer älteren Schwester als ungenügend vor? Und wurde sie mit zunehmendem Alter auch wütend auf die Abhängigkeit von der Hilfe der Mutter? Welchen Bedürfnissen kommen die Beziehungen zu ihren aktuellen Freundinnen entgegen? Und welche anstehenden persönlichen Entwicklungsschritte denkt sie durch diese Beziehungen, nicht aber innerhalb der Familie, realisieren zu können?

In der Betrachtung von Petras Entwicklung in der 2.-Person-Perspektive (»Du-Perspektive«) geht es um Petras Selbsterleben in nahen und ihr wichtigen Beziehungen und wie sie diese gestaltet. Dies ist an der aktuellen Beziehungsgestaltung von Petra mit der Therapeutin gut erkennbar. Wie zeigt sich Petra im therapeutischen Kontext? Ist sie die Hilfsbedürftige, oder das arme Opfer der bösen Eltern, oder erlebt sie sich als aktive Gestalterin ihrer Nische? Welche Signale sendet sie an die TherapeutInnen und an die Eltern? Zeigt sie sich trotzig, aber hilfsbedürftig den Eltern gegenüber im Sinne von »Wasch mich, aber mach mich nicht nass« oder signalisiert sie: »Ich kann alles allein« und schafft es dann nicht, weil ihr der Durchhaltewille oder die Kompetenzen fehlen?

Die 3.-Person-Perspektive (»Beobachterperspektive«) meint vor allem die herkömmliche psychiatrisch-psychologische Diagnostik, aber ebenso die persönliche Betrachtung der PatientInnen selbst. Bei genauerer Betrachtung wird schnell klar, dass die verschiedenen diagnostischen Ebenen in der herkömmlichen psychiatrischen Diagnostik eng miteinander verknüpft sind und nicht separat betrachtet werden können.

Ein »Psychopathologischer Befund« zum Beispiel, als Grundlage der psychiatrischen Diagnostik, beinhaltet sowohl Beschreibungen aus der Beobachterperspektive, wie »erhöhte motorische Aktivität« (3.-Person-Perspektive), als auch Beschreibungen, die nur in der Interaktion zwischen UntersucherIn und PatientIn erfasst werden können, wie »Blickkontakt« und »emotionale Schwingungsfähigkeit« (2.-Person-Perspektive). Die im Gespräch erfassten Angaben zu den Gefühlen wie »Angst«, »Traurigkeit« und »Wut« basieren einerseits auf Selbstwahrnehmung (1.-Person-Perspektive), können sich andererseits auch äußerlich beobachten lassen (3.-Person-Perspektive) und sind zusätzlich in der Interaktion spürbar (2.-Person-Perspektive). Für neuropsychologische Testverfahren gilt dasselbe. Sie liefern einerseits objektivierbare Daten wie »Testergebnis« und »beobachtetes Leistungsverhalten« (3.-Person-Perspektive), welche jedoch stark abhängig sind von der »Motivation zur Mitarbeit« (2.-Person-Perspektive) und auch beeinträchtigt sein können durch »Müdigkeit« und »Konzentrationsmangel« (1.-Person-Perspektive).

Die gerade in der psychiatrischen Diagnostik besonders schwer zu trennende Beobachtungsebenen veranschaulichen gut das Dilemma, welches sich in der psychotherapeutischen Arbeit ergibt. Ohne die drei Ebenen der Diagnostik, die im ökologischen Paradigma benannt sind (Fuchs, 2023), kann im Kinder- und Jugendbereich eine sorgfältige Diagnostik aus ökologisch-systemischer Sicht gar nicht gelingen. Die diagnostische und therapeutische Arbeit erfordert die Fähigkeit und die Bereitschaft, sich auf diesen ständigen Perspektivenwechsel einzulassen, was ohne ein »Sich-Eingeben« in die therapeutische Beziehung, das heißt in die persönliche Begegnung von Mensch zu Mensch, nicht möglich ist. Sie erfordert gleichzeitig auch die Fähigkeit, sich als private Person genügend abzugrenzen, auf eigene Bedürfnisse zu achten und sich so selbst in einer psychischen Balance zu halten. Die persönlichen Anforderungen in der therapeutischen Arbeit sind damit hoch, können aber mit entsprechender Begleitung durch regelmäßige Supervision und Selbsterfahrung zumeist gut gemeistert werden. Das Thema der beruflichen Professionalität und Selbstfürsorge hat aber mit Blick auf die Nachwuchsförderung gerade in der Kinder- und Jugendpsychiatrie in den letzten Jahren zunehmend an Bedeutung gewonnen.

Die psychiatrische Diagnostik und Therapie erfordern teils sehr komplexe Betrachtungs- und Vorgehensweisen, was gerade am Anfang der beruflichen Karriere eine hohe Anforderung sein kann. Durch die ökologische Betrachtungsweise kann das Verständnis für eine Problematik erweitert und die Therapieplanung verbessert werden. Dies kommt nicht nur den PatientInnen zugute, sondern kann dem/der TherapeutIn durch mehr Klarheit im eigenen Handeln mehr Sinnhaftigkeit vermitteln und mehr therapeutische Sicherheit geben.

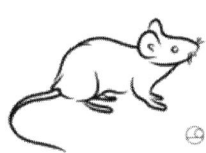

Wenn Kinder- und JugendpsychotherapeutInnen bei uns in den Räumen arbeiten, dann wird es zum Teil lauter und viel bunter als bei dem erwachsenen und älteren Menschen. Spielsachen, Farbstifte, Bilderbücher, Stofftiere und Puppen sind dann im Büro. Die TherapeutInnen haben richtig Freude am Spielen und sind dabei auch noch hoch aufmerksam bei ihren kleinen PatientInnen. Was die da so alles bemerken. Irgendwie schaffen sie es zumeist, wenn ein Kind sich erst nicht traut, dass dieses doch etwas wagt. Oder Kinder, die erst mal alles durcheinander machen, werden langsam ruhiger in der Stunde. Ob Eltern oder Kleinkind, jeder Mensch wird seinem Alter und Entwicklungsstand entsprechend angesprochen und gewürdigt. Das tut allen gut. So sind manche Eltern am Anfang ziemlich genervt, weil sie so furchtbar lange auf den Abklärungstermin oder den Therapieplatz warten mussten. Aber die allermeisten gehen nachher ruhiger und zufriedener raus, weil sie verstehen, was jetzt die nächsten Schritte sind und merken, dass jetzt was geht.

Lesson to learn:

Im Bereich Kinder- und Jugendpsychiatrie ist die Ziel- und Auftragsklärung besonders bedeutsam, weil kaum ein Mensch dieser Altersgruppe von allein in Therapie kommt. Unterschiedliche Player im System haben zum Teil sehr unterschiedliche Ziele und Aufträge für die Therapie im Kopf. Dies gilt es zu

Beginn zu klären und unrealistische Erwartungen klar zu benennen und nur machbare Aufträge anzunehmen. Wichtig dabei ist immer, dass der Mensch, um den es geht und sei das Kind auch noch so klein, so weit wie möglich und altersgerecht zu Wort kommen und die eigenen Anliegen und Perspektiven verbalisiert oder spielerisch zum Ausdruck bringen kann.

Das systemische Fallverständnis in der therapeutischen Arbeit mit Kindern und Jugendlichen kann durch eine ökologische Betrachtungsweise (Nischenarbeit und Fokus) und mit dem ökologischen Paradigma (Checkliste für Enaktivismus) sinnvoll ergänzt werden. Aus systemischer Sicht können psychisches Leiden und Verhaltensprobleme im Kontext von Familie, Schule und Gesellschaft besser verstanden und sinnvollere Interventionen zur Hilfe erarbeitet werden, um einen Therapieprozess erfolgreich zu gestalten. Rein konstitutionelle und neurophysiologische Faktoren stellen gemäß systemischen Ansätzen kein ausreichendes Erklärungsmodell für psychische Probleme dar. Eingebettet in den Beziehungskontext (Wie reagiert die Familie auf die Besonderheiten des Kindes oder des/der Jugendlichen und wie nutzt der/die IndexpatientIn sein/ihr auffälliges Verhalten, um auf ein Problem in der Familie hinzuweisen?) sind diese Faktoren aber bedeutsam und müssen, falls vorhanden, dem Kind oder dem/der Jugendlichen und den Bezugspersonen/Eltern in geeigneter Form erklärt werden.

Der entwicklungsorientierte Ansatz des ökologisch-systemischen Denkens untersucht die Nischengestaltung des Kindes oder des/der Jugendlichen in der Familie, aber auch in Schule und Peergroup. Die Erfahrungen mit dem beantworteten Wirken werden genau erfragt und der Frage, warum gerade jetzt die Symptome auftreten (»why now?«) wird besonderes Augenmerk verliehen. Diese Untersuchung der Veränderungen im Zeitverlauf gibt wichtige Anhaltspunkte für die Frage, wie dieses Familiensystem miteinander in die aktuelle Situation gekommen ist. Durch das Verständnis für diese gemeinsame Entwicklung, wie mit dem Fokus erarbeitet, kann die Bereitschaft zur gemeinsamen Lösungssuche wachsen. Dabei ist niemand im System allein PatientIn, sondern die Zirkularität von Problem und Lösung steht im Vordergrund. Durch das ökologische Paradigma wird die Diagnostik mit der 1.- und 2.-Personen-Ebene verfeinert. Das individuelle Erleben des einzelnen Menschen oder jedes Einzelnen wird auf der leiblichen (subjektiv erlebter Körper), der interpersonellen, der räumlichen, der zeitlichen und der existenziellen Ebene untersucht. In der 2.-Personen-Ebene wird die Beziehungsgestaltung zur TherapeutIn beschrieben. Dies kann Aufschluss über die Wirksamkeit des beantworteten Wirkens eines Menschen aufzeigen und damit seine aktive Nischengestaltung verdeutlichen. Durch das ökologische Paradigma wird der ökologisch-systemischen Therapie der Aspekt vom körperlichen Erleben sowie die therapeutische Beziehungsgestaltung durch den/die PatientIn als diagnostischer und therapeutischer Aspekt hinzugefügt.

4.2 Ökologisch-systemische Psychotherapie in der Lebensspanne der Erwachsenen

Jan Holder

4.2.1 Einleitung

Genauso wie im Bereich der Behandlung von Kindern und Jugendlichen gibt es Besonderheiten in der systemischen und der ökologisch-systemischen Psychotherapie mit Adoleszenten, mit Erwachsenen und ebenso mit Menschen im höheren Alter. In diesem Kapitel wird das systemische und ökologisch-systemische Vorgehen beschrieben, durch einen direkten Blick in das therapeutische Arbeiten mit einer erwachsenen Frau. Anamnese und Therapieverlauf, die praktisch durchgeführten Interventionen und die zugrundeliegenden Haltungen werden dabei theoretisch reflektiert. Theorie und Praxis wird somit verknüpft und Bezüge werden klarer erfasst. Ergänzend wird das ökologische Paradigma und die Methode des Open Dialogues in dem Fallbeispiel angewendet.

4.2.2 Fallbeispiel: Therapeutisches Arbeiten mit Erwachsenen

Fallbeispiel Frau H.

Im ambulanten Setting erscheint eine 32-jährige Frau (Frau H.) in akuter Krisensituation mit suizidalen Gedanken, großer Hoffnungslosigkeit und depressiver Symptomatik. Nach dem Austritt aus dem örtlichen Krisenventionszentrum und der Ablehnung einer jungen Therapeutin im Hause kam sie notfallmäßig zum ökologisch-systemisch arbeitenden Psychiater.

Sie ist seit Jahren verheiratet und hat eine 5-jährige Tochter. Seit ca. drei Jahren hat sie eine Außenbeziehung, bei der sie erstmalig emotionale Nähe, ein Freiheitsgefühl, Verständnis und »lebendige Sexualität« erfahren habe, wie sie berichtete. Vor einem Jahr ist Frau H. von zuhause ausgezogen und lebt nun mit der Tochter in einer kleinen Wohnung. Der Mann und sie betreuen die Tochter zu je 50%. Belastend für sie sei das Schamgefühl, dass sie mit einem anderen Mann zusammen sei und die Angst davor, dass wenn es rauskäme, sie einen Skandal auslösen würde in der kleinen Gemeinde, da beide noch verheiratet sind

Beim Blick auf ihre Lebensgeschichte fällt auf, dass Frau H. mit ihrer Familie in einer streng religiösen Freikirche aufgewachsen ist und auch die Beziehungen in der Gemeinde sehr eng zu sein scheinen. Hinzu kommt, dass sie zusammen mit der Außenbeziehung und dessen Ehefrau in einer Schule arbeitet. Die Patientin leidet zudem unter starken Selbstvorwürfen und Schuldgefühlen. Suizidgedanken würden zwischenzeitlich auftreten, sie hätte jedoch keine konkreten Pläne, Handlungsabsichten oder -impulse. Sie wolle für ihre Tochter da sein. Sie sei äußerst verzweifelt, wisse nicht weiter und fühle sich zunehmend niedergeschlagen, energie- und antriebslos, ver-

nachlässige Hobbies und soziale Kontakte, könne nicht durchschlafen oder sich konzentrieren.

In der aktuellen Situation sei die psychische Belastung dadurch gestiegen, dass sie von der Ehefrau ihrer Außenbeziehung im Schulhaus verbal »bedroht« wurde. Zudem frage ihre Tochter jeden Abend mit »Tränen in den Augen«, wann sie wieder eine Familie seien.

Bei der Patientin wird eine Anpassungsstörung mit vorwiegend depressiver und ängstlicher Symptomatik diagnostiziert. Zusätzlich besteht der Verdacht auf eine Persönlichkeitsakzentuierung mit emotional instabilen Anteilen.

Anamnese:

Frau H. ist in einer stark religiös geprägten Familie aufgewachsen. Sie hat einen älteren und zwei jüngere Brüder. Die gesamte Familie ist sehr aktiv in der Freikirche gewesen und hat sich in der Adoleszenz der Patientin von der Mitarbeit in der Gemeinde distanziert. Frau H. hat wenig Beziehung zu ihren Brüdern. Durch eine Suchtproblematik hat der jüngste Bruder schon früh für viel Unruhe gesorgt und fiel bald aus dem engen Rahmen der Gemeinde. Mit ihm habe die Patientin in ihrer Kindheit am meisten gespielt. Die zwei weiteren Brüder blieben in ihren Beschreibungen auffallend farblos in ihren Rollen und Funktionen.

Ihrem Vater steht Frau H. nach eigenen Angaben sehr nahe. Er begleitet sie zu den ersten zwei Sitzungen und nimmt an Gesprächen zeitweise teil. Frau H. meint, mit ihm könne sie vertrauensvoll sprechen, mit der Mutter kaum, mit ihr habe sie sich schon in ihrer Jugend immer gestritten. Die Mutter habe klare Vorstellungen und habe in familiären Angelegenheiten immer eine dominante Rolle inne.

Im Alter von 17 Jahren lernte Frau H. ihren heutigen Ehemann, der auch in der Freikirche engagiert war, kennen und heiratete ihn vier Jahre später. Aus freikirchlicher Doktrin heraus, erlaubten sie sich keine Sexualität vor der Ehe. Nach der Eheschließung zeigte sich bei Frau H. schnell eine Ablehnung der Erotik und es traten Probleme in der emotionalen Nähe auf. Sie habe sich von ihm »klein gehalten« und dominiert gefühlt, womit ihr schon instabiles Selbstwertgefühl weiter abnahm. Frau H. berichtet von zunehmenden Übergriffen des Ehemannes, sodass sie eine Mauer um sich gebaut habe und diese habe sie nie mehr einreißen können. Vorgängig andere Lösungsversuche, wie z. B. eine Paartherapie bei einer kirchlichen Sozialarbeiterin hatten bei ihr das Gefühl ausgelöst, dass sie immer kritisiert werde und alles falsch mache. Niemand habe sie verstanden. Der Auszug aus der gemeinsamen Wohnung brachte anfangs eine Erleichterung, führte aber bald zu Einsamkeitsgefühlen und Sehnsucht nach dem Familienleben.

Zwei Jahre lang lebte sie noch mit ihrem Ehemann und der kleinen Tochter zusammen und zog vor einem Jahr in eine eigene Wohnung. Mit dem neuen Mann führte sie weiterhin eine geheime Beziehung, von der niemand erfahren durfte. Nach anfänglicher Erleichterung fing sie an, das Leben in der Familie und in der Sicherheit zu vermissen, was sie wieder zunehmend belastete und sie immer trauriger werden ließ.

4.2.3 Hypothesen zu Beginn der Behandlung:

Wenn PsychotherapeutInnen den/die PatientIn kennenlernen und die Anamnese erheben, dann kommen Ideen auf, was möglicherweise im Hintergrund eine Rolle spielen könnte, dass es zu der Erkrankung gekommen ist. Diese Ideen werden als Hypothesen im systemischen Arbeiten bewusst eingesetzt, um Fragen zu generieren, welche diese Hypothesen mit dem/der PatientIn überprüfen (vgl. ▶ Kap. 1.8.4).

Fallbeispiel Frau H. (Fortsetzung)

Mögliche Hypothesen betreffend Frau H.:
Frau H. scheint bisher wenig Erfahrung zu haben, wie es ist, Verantwortung für die eigenen Gefühle und Emotionen übernehmen zu können. Bisher musste sie sich an familiäre Regeln und in der Kindheit an strenge Regeln der religiösen Gemeinschaft halten. Sie sagte, sie habe automatisch ihren langjährigen Freund geheiratet und dann aber schnell bemerkt, dass sie sich ihm emotional nicht öffnen könne. Emotionalität, Romantik und Erotik konnten sich so kaum entwickeln.

Die strenge religiöse Ordnung, durch die starke Präsenz der Freikirche, überdeckte die schwachen emotionalen Bindungen innerhalb der Familie.

Der Ehemann zeigte aus Frau H.›s Sicht ein dominantes Verhalten. Dies könnte ein Hinweis sein, dass der Mann im Rahmen der Freikirche eine dominante Rolle zugewiesen bekam, oder dass Frau H. mit ihrem geringen Selbstwertgefühl dem Mann nichts entgegenzusetzen hatte.

4.2.4 Behandlungsverlauf

Fallbeispiel Frau H. (Fortsetzung)

Akute psychiatrische Interventionen wie Notfallmedikation, antidepressive Medikation oder ein Klinikaufenthalt lehnte Frau H. ab. Das Kriseninterventionszentrum hatte sie nach einer Nacht verlassen und den ersten Termin bei einer jungen klinischen Kollegin verzweifelt abgebrochen, da diese zu jung sei und sie sich von der Therapeutin nicht verstanden fühlte.

In den ersten Gesprächen, die als Krisenintervention abgehalten wurden, saß Frau H. immer wieder weinend, hilflos, bedrückt in ihrem Stuhl und fragte, was sie denn machen sollte. Die anfänglich suizidalen Gedanken wichen einer existenziellen Verzweiflung. Weder in die eine noch die andere Richtung könne sie gehen, meinte sie. Würde sie zurück zum Ehemann gehen, der ihr Sicherheit und finanziellen Luxus bieten könne und mit dem die Familie wieder vereint sei, wie es die Tochter wünscht, dann würde sie sich aber emotional weiterhin nicht aufgehoben oder beantwortet fühlen. Würde sie die Außenbeziehung offenlegen, habe sie große Angst, einen Skandal auszulösen und von allen verurteilt zu werden. Deutlich wurde die Angst von Frau H., sich vom Luxus und dem »sicheren« Leben wie es vorgezeichnet war zu verabschieden. Dann müsse sie sich um ihren »eigenen Unterhalt« kümmern und wäre viel mehr gefordert.

Die Wunderfrage, eine systemische Intervention (vgl. ▶ Kap. 1.8.5), in der gefragt wird was geschehen würde, wenn über Nacht eine Fee käme und ihr Problem wegzaubern würde, konnte sie nur mit Weinen beantworten. Es zeigte sich ihre völlige Hilflosigkeit und eine deutliche depressiv-ängstliche Symptomatik, die es zu dem Zeitpunkt unmöglich für sie machte, sich auch nur annähernd mit Wünschen auseinanderzusetzen.

4.2.5 Haltung

Fallbeispiel Frau H. (Fortsetzung)

Wichtig war schon im ersten Krisengespräch eine wertschätzende Haltung der Patientin gegenüber. Viel Verständnis und das Interesse, mit der Patientin das Problem besser verstehen zu wollen, den Kontext und die Ressourcen zu beleuchten, unterstützen die Patientin in der Krise, ihre Gedanken und Emotionen zu ordnen und sich selbst besser zu verstehen. Dabei ist ein nicht wertendes, empathisches Eingehen auf die Patientin mit der Grundhaltung der Allparteilichkeit, der Veränderungsneutralität und Toleranz eine wichtige therapeutische Aufgabe.

Die Gespräche wurden mit Toleranz geführt und es wurden verschiedene Perspektiven mit ihr entwickelt. Im Zentrum stand ihre eigene persönliche Entwicklung und prioritär eine Entlastung von dem belastenden Entscheidungsdruck. Zirkuläre Fragen und direkte Fragen an den Vater, der als eine wichtige Ressource gesehen wird, bringen gemeinsame Haltungen zum Vorschein und ermöglichen Frau H. Zuspruch, Wertschätzung und Unterstützung zu erfahren. Daraufhin erfolgten auch stabilisierende Gespräche außerhalb der Therapiesitzungen zwischen Patientin, dem Vater und einer Freundin, mit der eine sehr offene Freundschaft besteht. Eine weitere große Ressource der Patientin ist ihr Beruf als Lehrerin, den sie sehr gerne ausführt. Sie scheint ein sehr wohlwollendes Verhältnis zu ihren SchülerInnen zu haben. Gleichzeitig ist ihr Verpflichtungsgefühl so groß, dass sie sich kaum vorstellen könne, das Schulhaus zu wechseln, wo sie ja mit dem neuen Mann und dessen Frau zusammenarbeitet.

Im Weiteren wurden ihr Fragen zur Wirklichkeitskonstruktion gestellt, um ein gemeinsames Verständnis zu entwickeln und insbesondere die inneren Realitäten der Patientin zu verstehen. Wie ist ihr Selbstbild und wie wird sie von anderen gesehen (Zirkularität)? Auffallend ist der starke innere Druck, es richtig zu machen, sich keiner Scham und Schuld auszusetzen. Die zirkulären Fragen ermöglichten es, weg von ihrer subjektiv aktuell stark eingeschränkten, schamhaft bewertenden Haltung, den Blick nach außen zu wagen und z. B. die positive, nicht verurteilende Haltung ihres Vaters zu hören und zu spüren. Ebenso hilfreich ist das Hineinversetzen in die vermutete Haltung der guten Freundin.

4.2.6 Auftragsklärung

Fallbeispiel Frau H. (Fortsetzung)

Ihr Auftrag an die Therapie ist die Bitte um einen konkreten Vorschlag, wofür sie sich entscheiden solle, und zwar möglichst bald. Dieser Auftrag kann vom Therapeuten nicht angenommen werden. Die systemischen Grundsätze der Allparteilichkeit und der Veränderungsneutralität, sowie die Haltung des Nichtwissens stehen dem entgegen. In Krisensituationen, wenn die Patientin nach solchen Antworten verlangte, wurde therapeutisch vor allem Verständnis für den Wunsch gezeigt, dass die Patientin gern diese schwere Entscheidung delegieren möchte, insbesondere da ihr früher in der Gemeinde solche Entscheidungen eher abgenommen wurden. Weiter konnte ihr vermittelt werden, dass sie jetzt in einer Lebensphase steckt, wo sie merkt, wie wichtig es ist, dass sie auch auf sich selbst hört und ihre Bedürfnisse, wie die der anderen, in ihr Leben einbringen muss. Somit konnte ihr angeboten werden, in der Therapie mit ihr gemeinsam danach zu suchen, was in dieser Situation für sie der stimmigere Weg ist. Die Patientin ließ sich darauf ein und somit entstand ein annehmbarer Auftrag.

4.2.7 Ressourcenaktivierung

Nach Grawe zählt die Ressourcenaktivierung zu den wesentlichen und evidenzbasierten allgemeinen Wirkprinzipien der Psychotherapie (Grawe, 1998, S. 34 ff.). Sie induziert bei dem/der PatientIn positive Erwartungen, die wiederum ein integraler Bestand eines positiven Rückkoppelungsprozesses im psychischen System des/der PatientIn sind. Im systemischen Denken und allen systemischen Psychotherapierichtungen spielt die Ressourcenaktivierung eine große Rolle und hat parallel zur Salutogenese (Antonovsky, 1987) und dem biopsychosozialen Konzept eine wichtige Rolle. Sie implementiert, neben der Suche nach Krankheitsursachen, das Herausarbeiten von Aspekten im Menschen, die Genesungsprozesse fördern (von Sydow, 2015).

Ressourcen erkennen heißt, die Werte, Fähigkeiten, Begabungen und das Wissen was Menschen mitbringen, bewusst herauszuarbeiten und therapeutisch nutzbar zu machen. Dazu gehören auch Ziele, Wünsche und Träume, die bei der Aktivierung viel Energie zur Verfügung stellen können.

Fallbeispiel Frau H. (Fortsetzung)

Frau H. hat mit viel Engagement das Gymnasium abgeschlossen und ein Studium absolviert. Ihr Ziel war es schon früh, Primarlehrerin zu werden und sie arbeitet jetzt mit Freude in diesem Beruf. Sie hat beim örtlichen Fußballverein als Trainerin Spaß und Freude erlebt und in der Kirche zusammen mit ihrem Partner/Ehemann Gruppen geleitet. Weitere Ressourcen sind in der guten finanziellen Lage des Paares zu sehen und in zahlreichen Freundinnen und befreundeten Paaren.

4.2.8 Fragetypen als Hilfe für Diagnostik und Therapie

Fallbeispiel Frau H. (Fortsetzung)

Die Fragen zur Wirklichkeitskonstruktion (vgl. ▶ Kap. 1.8.4) machen die aktuellen Beziehungsmuster deutlich und zeigen, in welchem Zusammenhang sie mit der aktuellen Krisensituation stehen (Problemaktualisierung). Zu Beginn bei der Auftrags-

> klärung drängte die Patientin auf eine rasche Lösung, diese solle ihr der Referent mit seiner Expertise umgehend liefern.
>
> Auf den Versuch, in ihr einen Perspektivenwechsel anzuregen, konnte sie zunächst kaum eingehen, jedoch zeigte sich eine Möglichkeit, über zirkuläre Fragen ein Verständnis, insbesondere von ihrem Vater zu erreichen, um ihre Not zu lindern. Er konnte ihr glaubhaft seine volle Unterstützung zusichern. Eine Unterstützung erlebte sie durch die therapeutischen Versuche, sie einzuladen, mehr den Fokus von »Ich muss mich jetzt entscheiden«, in Richtung »Was möchte ich und was sind meine Bedürfnisse?«, zu richten.

Bei den Fragen zur Wirklichkeitskonstruktion geht man sozusagen durch innere »Räume« und lotet ihre Dimensionen aus (eine Erweiterung dieser Überlegungen zur Gesprächsgestaltung »als Spaziergang durch Wirklichkeits- und Möglichkeitsräume«, Nöcker et al., 2012). Hierbei ist es die Kunst, zwischen dem aktuellen Kontext und neuen Möglichkeiten zu wechseln.

Insbesondere in einer Krisensituation ist es wichtig, sich aus therapeutischer Sicht über die Stabilität der PatientInnen im Klaren zu sein und dies immer wieder zu erfragen und empathisch bewusst zu machen.

PatientInnen in einer Notfallsituation, wie akute Selbstgefährdung, Fremdgefährdung, und hohe innere Anspannung, sind schwer beeinträchtigt. Sie bedürfen eher einer Stabilisierung und Entlastung. Um Erholung und Entlastung zu erreichen und zu evaluieren, sind ressourcenorientierte Fragen und Skalierungsfragen (Skala eins bis zehn für Stimmung, oder Prozentfragen) sinnvoll, womit der allgemeine psychische Spannungszustand beurteilt wird, um den Weg von der Notfallsituation zur Krisensituation zu bahnen. In der Krisensituation nimmt der Akutheitsgrad langsam ab und die PatientInnen sind soweit absprachefähig, dass die Kooperationsfähigkeit wiederhergestellt werden kann (Rupp, 2017).

Zum aktuellen Zeitpunkt der Krise sind Fragen zur Wirklichkeitskonstruktion (vgl. ▶ Kap. 1.8.5) hilfreich, da alle Fragen zur Lösungsorientierung bei PatientInnen große Ängste auslösen können und immer sofort eine drohende Konsequenz am Horizont erscheinen lassen. Diese Fragen sind dann richtig, wenn die Krisenzeit überwunden wurde und die PatientInnen sich so weit stabilisieren konnten, dass sie in den Möglichkeitsraum einsteigen können, also zu einem späteren Zeitpunkt im Verlauf der Therapie.

4.2.9 Systemisches Fallverständnis

Um das weitere Verständnis für die Entstehung der psychischen Störung zu ergründen, ist es wichtig, die »Balance von aktuellen und vergangenen Belastungen und den verfügbaren Ressourcen zu evaluieren« und »die Einschätzung der Belastungen und der Ressourcen durch Patienten ... für das Verständnis der Genese von Störungen und für die Entwicklung von Lösungen bedeutsam« zu machen (Retzlaff, 2022 S.310 ff.).

Aus systemischem Verständnis heraus, handelt es sich um einen Selbstregulationsprozess, der durch einschränkende Bedingungen (»constraints«) limitiert wird.

Von Sydow ist der Meinung, dass Menschen grundsätzlich über Stärken und Ressourcen verfügen, jedoch kann das System der PatientInnen dabei gestört werden, die eigene Selbstregulation und die Lösungsorientierung selbständig zu nutzen (von Sydow, 2007). Einschränkende Bedingungen können auf unterschiedlichen Systemebenen entstehen, z. B. auf der »somatischen, biologischen, auf individueller und intrapsychischer Ebene, auf der Ebene von gegenwärtigen und mehrgenerationalen Interaktions- und Kommunikationsmustern, auf der Ebene individueller und familiärer Bedeutungsgebungen, Glaubenssysteme und Narrative oder des weiteren soziokulturellen Systemen« (Retzlaff, 2022, S. 310 ff.)

Fallbeispiel Frau H. (Fortsetzung)

Wichtig ist nun, gemeinsam mit der Patientin herauszufinden, welche Faktoren auf welcher Ebene Frau H. davon abhalten, ihre Ressourcen zu aktivieren, um sich im Sinne der Selbstregulation weiterzuentwickeln. Im Vordergrund steht hypothetisch, aus mehrgenerationaler Sicht (Boszormenyi-Nagy & Spark, 1995), dass sich die Familie einer »sektenähnlichen« Freikirche angeschlossen hatte und demnach die eigene familiäre Entwicklung einer »höheren« göttlichen Macht und engen Regeln der Gemeinde untergeordnet hat. Eigene Bedürfnisse und Wünsche sind demnach nur im Rahmen dieser engen Regeln lebbar und stehen Frau H. gar nicht mehr bewusst zur Verfügung. Aus der Familiengeschichte ist bekannt, dass sich beide Eltern in der Westschweiz kennengelernt haben, die Mutter sei damals aus Deutschland eingewandert, später seien sie zusammen in den Kanton Zürich umgezogen. Bekannt ist, dass die Mutter irgendwann den Kontakt mit der Familie des Vaters abgebrochen hat und der Vater sich »sozusagen für unsere Familie entschieden hat« und nur noch sporadisch Kontakt zu der eigenen Familie hatte. Näheres wusste die Patientin nicht. Sie hat dies als Kind kritiklos angenommen und ist in diesem System, in dem für alles gesorgt war, aufgewachsen. Selbst bei Eheschwierigkeiten wurde jemand aus der Gemeinde beigezogen und gab Ratschläge. Kritisches Nachfragen zur eigenen Meinungsbildung wurde scheinbar kaum gefördert. Eine Privatsphäre war wenig akzeptiert. Selbstregulation wurde somit wenig erlernbar. Dies alles erschwerte Frau H. den Zugang zu Ressourcen, die ihr aufgrund ihrer Intelligenz und den sozialen Fertigkeiten unbedingt zu attestieren sind.

4.2.10 Ökologisch-systemisches Fallverständnis

In der weiteren Fallbeschreibung werden Elemente aus der ökologisch-systemisch Psychotherapie zur Darstellung gebracht, um ein vertieftes Fallverständnis zu erreichen.

Wie in Teil II beschrieben, betont dieser spezifische Ansatz die Wechselwirkungen zwischen der Person und ihrer belebten und unbelebten Umwelt. Der Mensch ist in einem andauernden Austausch mit seiner näheren Umgebung. Entwicklung entsteht als Nebenprodukt durch den andauernden Austausch zwischen Person und Nische, also durch das beantwortende Wirken.

Fallbeispiel Frau H. (Fortsetzung)

Veranschaulichen lässt sich dies bei Frau H, die sich lange in einer für sie stabilen und sicheren Nische entwickeln konnte, wie folgt: Sie hat ihre Schule absolviert, arbeitet erfolgreich als Lehrerin, ist eine Ehe eingegangen und hat eine eigene Familie gegründet. Durch das Beantwortet-Werden in ihrer Nische konnte Frau H. all diese Entwicklungsschritte vollziehen, musste aber einiges zurückstellen. So konnte sie ihre emotionale Entwicklung nicht frei gestalten. Sie lernte, durch die Schwierigkeiten in der Herkunftsfamilie begründet, mit Konflikten so umzugehen, dass sie sich anpasste und den Erwartungen der Gemeinde und Familie entsprechen musste. Dies wurde auch in ihrer Partnerschaft deutlich, in der sie dem Mann wenig von sich zu erkennen gab. Sie zeigte sich ihm gar nicht mit ihren Anteilen, die für ihn schwierig sein könnten. Sie zog sich nach den ersten Konflikten in der Beziehung zurück und blockierte eine Weiterentwicklung im Paar. Ihre persönliche Nische gestaltete sie mit dem Mann zwar, durch die Geburt der Tochter und den »Luxus und der Sicherheit« die sie für sich zu nutzen wusste. Die emotionale Entwicklung und das Bedürfnis, auch im persönlichen Rahmen in der Partnerschaft gesehen zu werden, stagnierte bzw. wurde blockiert. Mit dem Beginn der Außenbeziehung erfuhr die Patientin zum ersten Mal emotionales Verständnis und erlebte positive Erotik. So konnte sie den Konflikten mit dem Mann zunächst weiter ausweichen. Mit der Zeit deuteten sich aber zunehmend Konflikte mit ihrer Tochter und der Frau des neuen Partners an und ihre inneren Konflikte nahmen zu.

Die Patientin ist nun in ihrer Ambivalenz gefangen. Aus ihrer Sicht ist jeder Schritt ein großes Risiko. Zum einen besteht Angst davor, ihre bestehende Nische und das nähere Umfeld zu verlieren, zum anderen ist eine allfällige neue Nische, die mehr von ihr abverlangen würde, mit Angst besetzt und noch nicht in Sicht.

Aus der ökologisch-systemischen Perspektive stünde eine verbesserte Beziehungsgestaltung an, in der Annahme, »dass eine Person im aktiven Austausch in Beziehungen die besten Voraussetzungen findet, sich zu entfalten und sich selbst zu finden« (Willi, 1996, S. 15). Dies scheint auf den ersten Blick für Frau H. eine Unmöglichkeit zu sein. Es zeigt sich jedoch, dass die Patientin sich schon seit Jahren in ihre Innenwelt insbesondere in der Beziehung zurückgezogen hatte. Ein Austausch, der auch tiefere emotionale Schichten betraf, war bisher für sie nicht oder noch nie möglich gewesen. Ihr Ehemann habe ihr schon häufig vorgeworfen, sie könne nicht kommunizieren. Aus der systemischen Forschung ist bekannt, dass wenn Menschen nicht aktiv kommunizieren, eine Kommunikation dennoch besteht (Watzlawick et al., 2017) zum Beispiel durch Schweigen und Rückzug. Ob in der Therapie für Frau H. eine neue Form der Kommunikation erarbeitet werden kann, bleibt am Anfang der Behandlung unklar.

Frau H. hat die Ehe lange, trotz eines fehlenden Beantwortet-Werdens im emotionalen Bereich, aufrechterhalten. Die Möglichkeit, eine Familie zu haben und in finanzieller Geborgenheit und im größeren gemeinsamen Freundeskreis zu leben, halfen ihr, den schwelenden Beziehungskonflikt, ohne ihn anzusprechen, auszuhalten. Mit der Trennung und dem Auszug kam es anfangs zu einer Befreiung, jedoch nahm die depressive Symptomatik im Verlauf wieder zu, da ihr bewusst wurde, was sie alles hinter sich lassen würde, bzw. verlieren könnte.

Das Konzept der Kollusion kann in diesem Beispiel ebenfalls zum Verständnis beitragen. Im Kollusionskonzept (vgl. ▶ Kap. 2.7) geht man davon aus, dass PartnerInnen, die von Beziehungsängsten betroffen sind, in einer Kollusion ein Beziehungsarrangement herstellen, dass ihnen zunächst Schutz vor Verletzungen anbietet. Im Beispiel von Frau H. hat sie, aus Angst den Mann zu verlieren, oder aus der ihr zugewiesenen Rolle der Frau, ihre eigenen Bedürfnisse nicht wirklich ausprobieren können oder benennen können. Je mehr sie sich in der Beziehung zum Mann zurückzog, umso dominanter wurde der Mann. Dies führte zu weiterem Rückzug »um des lieben Friedens willen« und damit zum Vorwurf gegenüber dem Mann, er sei so dominant. Das Wechselspiel des Beantwortet-Werdens wird einseitig zu einer Fixierung auf bestimmte Verhaltensmuster von der braven angepassten Ehefrau und dem dominanten Ehemann. Diese Fixierung der PartnerInnen wird mit der Kollusion beschrieben. Könnte es Frau H. gelingen, sich ihrem Mann mit den scheinbar unliebsamen Anteilen zuzumuten, indem sie in Konflikten ihre Ansicht einbringt oder indem sie Wünsche und Bedürfnisse anmeldet, dann könnte der Mann sie auch anders beantworten. Damit ist Frau H. nicht einseitig die, die den Mann ertragen muss, oder der Mann der Böse, der sich ändern muss, sondern beide sind in einem Wechselspiel gefangen und fixieren sich miteinander in diesem Muster. Aus dieser Sicht kann Frau H. ihren Mann zwar direkt nicht ändern, aber durch ihr eigenes verändertes Verhalten, könnte sie auch andere Verhaltensweisen in ihm hervorlocken (vgl. Bild vom Segelboot und Kollusion ▶ Kap. 2.7).

4.2.11 Fokusorientierte Sicht

Ein wichtiges Element der ökologisch-systemischen Psychotherapie ist die fokusorientierte koevolutive Therapie. Neben der ökologisch-supportiven Psychotherapie, die bei PatientInnen mit starken Einschränkungen zur Schaffung und Erhaltung der persönlichen Nische und in Krisensituationen eingesetzt wird (vgl. ▶ Kap. 2.4.3), wird das Konzept des beantworteten Wirkens und der Nischenarbeit auch im fokusorientierten Ansatz genutzt. Die koevolutive Psychotherapie wird mehr bei funktionaleren PatientInnen angewendet, mit höherem GAF-Score (vgl. ▶ Kap. 2.3), bei denen es sich um zeitlich überschaubare Symptombildungen und eine weniger stark einschränkende Symptomatik handelt. Auch in akuten Situationen und Krisendynamiken mit einer hohen Leidenserfahrung, kann eine dringende Indikation für eine Behandlung mit diesem Ansatz bestehen, wie das Fallbeispiel zeigt.

Das Leben wird als Prozess gesehen, in dem die geschaffenen Tatsachen die Tür zu neuen Wirkräumen öffnen oder verschließen können und ein Ausgangspunt für neue Wünsche, neue Fantasien, neue Pläne und neues Wirken bilden. Die persönliche Entwicklung läuft meist unterbewusst und ist eher »ein Nebeneffekt« erzielter Wirkungen. Grundsätzlich sind Menschen im dauerhaften Austausch mit ihrer persönlichen Nische, sie wirken auf sie ein, werden beantwortet und schaffen neue Realitäten und wiederum neue Ergebnisse.

Fallbeispiel Frau H. (Fortsetzung)

Bei Frau H. verursacht der nächste Schritt und die anstehende Entscheidung aufwühlende Emotionalität und Ambivalenz. Das dyadische Verständnis, mit dem Sich-Einbringen in die Beziehung, auch mit scheinbar schwierigen Bedürfnissen und Wünschen, in ihre Lebenswelt zu integrieren, erzeugt nachvollziehbare große Ängste. Sie fürchtet entweder die alte Sicherheit in der gewohnten Nische zu verlieren oder aber das Risiko, das neue erlebte Gefühl in ihre Lebenswelt zu integrieren, mit den beschriebenen Konsequenzen. Sie scheint in einem Entweder-Oder gefangen zu sein und sehnt sich nach einem starken Gegenüber, welches ihr die Entscheidung abnimmt.

Die Frage »why now?«, spielt hier eine entscheidende Rolle. Mit ihrem Mann ist sie schon lange zusammen, wieso kommt es jetzt zu der Außenbeziehung? Was hatte sich in der Beziehungswelt der Patientin zur Zeit der Symptombildung verändert, dass die Sehnsucht nach mehr Nähe so groß geworden war, dass sie sich auf den anderen Mann einließ? Welcher Entwicklungsschritt steht nun in ihrer Beziehungsgestaltung an, damit sie sich weiter entwickeln kann und nicht blockiert wird? Im Rahmen der Arbeit mit dem Fokus wird der blockierte Entwicklungsschritt herausgearbeitet und die Ressourcen werden evaluiert und deren Aktivierung zur Unterstützung der Arbeit am Entwicklungsschritt gefördert.

Die Fokusformulierung wird entweder von dem/der TherapeutIn nach der Sitzung erarbeitet oder gemeinsam mit dem/der PatientIn durchgeführt und dient im Weiteren als Fallkonzeption, oder roter Faden in der Therapie. Im folgenden Abschnitt wird der Fokus (vgl. ► Kap. 2.6.7) für Frau H. dargestellt und die weitere Arbeit damit aufgezeigt.

Fokus aus der Sicht von Frau H.

1. *Nachdem ich meine Beziehungen nach folgendem Leitbild gestaltet habe:*
   »Ich möchte allen gefallen und alles richtig machen. Meine Bedürfnisse und Wünsche sind wenig bedeutsam, der andere und die Gemeinschaft sind wichtiger.«
   was mir folgende persönliche Entwicklung ermöglichte:
   »Ich konnte mich in der Gemeinde engagieren und viele schöne Gemeinschaftserfahrungen sammeln. Ich übernehme gern Verantwortung für meine SchülerInnen. Ich halte mich an die Regeln und bin damit eine gute Tochter, Ehefrau, Mutter, Lehrerin und Kollegin. Das gibt mir Sicherheit. Ich habe einen Partner, den ich zu Beginn der Beziehung für seine Souveränität bewundern konnte und ich konnte ihn unterstützen, in seiner Karriere weiterzukommen. Wir leben in finanzieller Sicherheit.«
   Und mir erlaubte folgende Entwicklungen zurückzustellen oder zu vermeiden:
   »Emotional konnte ich mich meinem Freund und Ehemann nicht öffnen, die Sexualität war schwierig und die romantischen Beziehungsaspekte stellten wir zugunsten der Regeln zurück. Ich lebte lange in kumpelhafte Kameradschaft mit

meinem Ehemann und nahm mich bei vielen Themen zurück und schwieg. Ich vermisste Sexualität und emotionale Nähe, konnte dies aber nicht benennen.«
2. *Traten folgende Veränderungen in meinen Beziehungen auf:*
»Durch sein zunehmend übergriffiges Verhalten, baute ich »eine Mauer um mich herum auf« und konnte diese nie mehr einreißen. Ich verliebte mich in einen anderen Mann und lernte Emotionalität und Sexualität für mich kennen. Ich folgte meinen inneren Bedürfnissen und fühlte mich mit dem neuen Mann auf Augenhöhe. Wir konnten über vieles reden, was ich zuvor von mir nicht kannte. Ich lebte weiter zwei Jahre mit meinem Mann zusammen und führte ein Doppelleben, dann gelang mir der Auszug in eine eigene Wohnung, mit meiner Tochter zusammen. Die Ehefrau des neuen Mannes ahnt etwas von der Beziehung und machte mir eine Szene in der Schule. Der neue Mann hat sich von seiner Frau getrennt und will mit mir zusammenleben.«
3. *welche folgende Beziehungssituation herbeiführte:*
»Damit wird mir zunehmend deutlich, was ich einerseits mit meinem Mann alles aufgeben und verlieren würde und welche Konsequenzen das Offenlegen der neuen Beziehung für mich hätte, in meinem Freundeskreis und im beruflichen Kontext. Nachdem nun der neue Mann sich von seiner Frau getrennt hat, fühle ich mich zunehmend unter einem Entscheidungsdruck. Ich werde immer mehr von Angst geplagt und blockiert und bin nun in einer großen Lebenskrise und Depression.«
4. *Jetzt steht folgende persönliche Entwicklung in meinen Beziehungen an:*
»Bevor ich mich entscheiden kann, müsste ich meine persönlichen Wünsche und Bedürfnisse genauer kennenlernen und lernen, sie in nahe Beziehungen einzubringen. Welche der beiden Partner mich mehr so nehmen kann, wie ich wirklich bin, könnte ich dann herausfinden.«
5. *Welche gegenwärtig begünstigt werden durch folgende persönliche und situative Umstände*
»Mein Ehemann will es nochmal versuchen und signalisiert, dass er bereit sei, sich oder etwas zu verändern. Mein neuer Partner hat sich von seiner Ehefrau getrennt und möchte mit mir zusammenleben. Ich habe einen guten Beruf und kann auch eine Zeit auf eigenen Beinen stehen. Ich habe ein verständnisvolles soziales Netz mit Menschen, die mich wirklich unterstützen wollen.«
6. *Welche gegenwärtig erschwert werden durch folgende persönliche und situative Umstände*
»Durch die Szene mit der Ehefrau des Freundes im Schulhaus ist klar, dass ich die Affäre nicht länger verheimlichen kann. Ich fühle mich mit einer Entscheidung vollkommen überfordert und habe große Angst davor, dass die Affäre bekannt wird und ich alles verliere. Ich entdecke immer mehr Wünsche und Bedürfnisse bei mir (Nähe, Sicherheit, Beziehungsnetz) und bin mit mir gerade sehr überfordert.«
7. *Erste Schritte in der angestrebten Richtung könnten sein ...*
»Ich kann in der Therapie schrittweise lernen, was meine Bedürfnisse als Frau und Mensch sind und mich selbst als wertvolle Person erleben. Ich kann die Wünsche, die an mich herangetragen werden, mit meinen eignen Wünschen zusammen betrachten und beide gleich stark gewichten lernen. Anstatt dass ich

»kalt« schweige und mich wie bisher zurückziehe, lerne ich im geschützten Raum der Therapie meine Meinung trotz meiner Ängste und Unsicherheiten zu sagen, um sie dann auch den anderen Menschen bekannt zu machen. Wenn ich mich so öffne, kann ich schrittweise herausfinden, welcher der beiden Männer mit meinen verschiedenen Bedürfnissen wirklich besser umgehen kann. Dazu wäre ein wichtiger Schritt, dass ich mir zunächst Zeit lasse für die Entscheidung und mich mit dem Allein-Leben erst mal etwas im Alltag ausprobiere und kennenlerne.«

Durch die Arbeit mit dem Fokus konnten die Patientin und der Therapeut erkennen, was für sie als Entwicklung anstehen würde, damit die Patientin mit ihrer Frage, wie ihr Weg weitergehen könnte, vorankommt. Das Herausarbeiten erster kleiner Schritt unterstützt die Patientin darin, ihre Ängste im Griff zu behalten und nicht zu viel auf einmal von sich zu fordern. Ihr Vater und gute Freundinnen konnten aktiviert werden, sie in der neuen Lebensweise des Allein-Lebens zu unterstützen und mit mehr Distanz zum Freund und zum Mann gelang es ihr, sich auf sich zu besinnen.

4.2.12 Gemeinsamkeiten und Unterschiede des systemischen und ökologisch-systemischen Modells

In diesem Abschnitt werden die beiden Modelle, systemisch und ökologisch-systemisch am Beispiel von Frau H. gegenübergestellt.

Beide Ansätze sehen den Menschen in vielfältigen Wechselbeziehungen mit der belebten und unbelebten Umwelt, von der sie passiv geprägt werden und auf die sie aktiv einwirken können (Limacher & Willi, 1998). Aus systemisch-konstruktivistischer Sicht ist dabei die Beziehung von Mensch zu Mensch bedeutsam und es wird das Interesse auf die Frage gelenkt, wie die Mitglieder sozialer Systeme Wirklichkeit konstruieren. Hierbei wird die persönliche innere Wirklichkeit von PatientInnen hervorgehoben. Dies wurde bei Frau H. durch die zirkulären und wirklichkeitsorientierten Fragen erreicht. Ihre Wirklichkeit wurde durch die Perspektive vom Vater und den Freundinnen (Ressourcenaktivierung) sowie durch die Auftragsklärung mit dem Therapeuten (er traut ihr zu, dass sie selbst eine Entscheidung finden kann), hinterfragt.

Der ökologisch-koevolutive Therapieansatz rückt die Frage ins Zentrum, was Beziehungen für die persönliche Entwicklung des Individuums bedeuten und welche Entwicklungen PartnerInnen sich ermöglichen und welche sie behindern können.

Die Betonung liegt dabei auf der tatsächlich gestalteten Umwelt, die für die Entwicklung eine Rolle spielt. Hierbei steht das eigene Wirken und das Beantwortet-Werden im Vordergrund.

Fallbeispiel Frau H. (Fortsetzung)

In dem geschilderten Fall sieht sich Frau H. durch die kollusive Entwicklung in ihrer Ehe mit dem zunehmend übergriffigen Verhalten des Mannes, mit ihren emotionalen Anteilen nicht oder nicht mehr beantwortet. Dies konnte sie aber erst erfahren und spüren, indem Sie eine externe Liebesbeziehung einging. Zudem konnten wir in den wenigen Gesprächen das Motto oder Leitbild ihrer Beziehungsgestaltung deutlich machen (»Ich muss es allen recht machen, muss allen gefallen«). Dabei fiel auf, dass bei Frau H. eine wenig entwickelte Introspektionsfähigkeit vorlag. Diese eingeschränkte Fähigkeit, sich selbst wahrzunehmen und zu reflektieren, kann zum einen der akuten Belastungsreaktion geschuldet sein, oder der seit der Kindheit wenig beachteten eigenen Entwicklung von Emotionalität bei einem lang vorhandenen starken Einfluss freikirchlicher Verhaltensvorgaben.

4.2.13 Open Dialogue – Reflecting Team

Die Arbeit im Open Dialogue hat sich als nützlich für Menschen in Krisensituationen erwiesen und wurde im Fall von Frau H. zur Anwendung gebracht. Diese Methode wird hier zunächst vorgestellt und dann in der Anwendung bei Frau H. beschrieben.

Die in West-Lappland von Jaakko Seikkula entwickelte und von Tom Andersen inspirierte Methode des Open Dialogues (Seikkula & Arnkil, 2022), greift auf den Dialogismus in der Philosophie von Mikhail Bakhtin (Bakhtin,1986) zurück. In dieser »Bedürfnisangepassten Behandlung« wurden die sogenannten »Therapieversammlungen« oder »Netzwerkgespräche« zur Hauptachse des gesamten Therapieprozesses (Aderhold et al., o.J.). Hierbei geht es darum, gemeinsam mit den PatientInnen über die anstehenden Themen zu sprechen, unter der Annahme, dass »Veränderung optimal da entsteht, wo es einen Freiraum für einen Gedankenaustausch zwischen zwei oder mehreren gibt« (Aderhold & Grewe, 2010, S. 258–261) und wo diese Gespräche für alle ein sicherer und freier Ort des Sprechens sind. Die Entstehung von »Ich-Du-Dialogen« – »Ich werde am Du …« (Buber, 2024, S. 17) ist Voraussetzung für ein gegenseitiges Sich-Einlassen, wachsende Empathie, Verständnis und Verstehen (Aderhold & Grewe, 2010, S. 258–261).

In dem Gesamtsystem des Open Dialogues werden folgenden sieben Prinzipien für die Behandlung angewendet (Seikkula et al., 2003):

1. Sofortige Hilfe in Krisen (möglichst innerhalb von 24 Stunden)
2. Netzwerkgespräche von Beginn an und bei Bedarf
3. Flexibilität und Mobilität der Teams für die Durchführung des gesamten Behandlungsprozesses
4. Verantwortung
5. Beziehungskontinuität und Kontinuität des Verstehens (auch über Jahre)
6. Aushalten von Unsicherheit
7. Förderung des Dialogues

Diese Behandlungsform folgt bestimmten therapeutischen Haltungen und einem strukturierten Ablauf, die im skandinavischen Raum zum Teil flächendeckend, in anderen, hauptsächlich europäischen Ländern teilweise, in die psychiatrische Grundversorgung aufgenommen wurden (Schweiz: Psychiatrischer Dienst Interlaken, Thun und Luzern; Deutschland: Pinel in Berlin, Leipzig, Österreich: Windhorse, Wien u. a.).

Aus den oben gelisteten Prinzipien, die natürlich zur vollständigen Umsetzung entsprechende Strukturen und Schulungen benötigen, können einige Punkte auch flexibel in Praxisgemeinschaften, Ambulatorien und in der Einzelpraxis umgesetzt werden.

Anhand unserer Patientin zeigen wir Ablauf, Interventionen und Reaktionen anhand eines Netzwerkgespräches. Wir stellten das Team aus den zwei TherapeutInnen zusammen, die die Patientin kannten. Frau H. entschied sich, den Vater nicht einzuladen, da sie die Therapie für sich allein machen wollte.

Grundsätze

Ein sicherer und vertrauensvoller Rahmen sollte für das Netzwerkgespräch angeboten werde. Möglichst viele Familienmitglieder oder andere Bezugspersonen werden entsprechend den Wünschen der PatientInnen eingeladen. Dadurch soll eine große Transparenz und eine offene Diskussion entstehen, welche dem besseren Verständnis der Situation dient und weitere Schritte in der Behandlung deutlich werden lässt. Der Rahmen solcher Netzwerkgespräche ermöglicht einen sicheren Raum für Gespräche über die Situation, die relevanten Gefühle und Erwartungen, die man wechselseitig aneinander hat. Die Theorie geht davon aus, dass jeder seine eigene Wirklichkeit lebt und diese sich durch soziale Interaktion mit anderen entwickeln und verändern kann. Da sich Frau H. dazu entschied, aus dem eigenen Beziehungsnetz niemanden einzuladen, wurde das Netzwerkgespräch nur mit den beiden TherapeutInnen durchgeführt. Dies ist möglich, wenn PatientInnen das so wünschen, reduziert aber die Zahl der Interaktionen und Resonanzen. Dies kann in Krisenzeiten auch sinnvoll sein, da diese Gespräche ohnehin sehr intensiv sein können, was noch zu zeigen sein wird.

In dem Netzwerkgespräch entsteht die Möglichkeit, die eigene Geschichte in Anwesenheit von anderen zu erzählen. Die Äußerungen der PatientInnen werden beantwortet, wobei die Worte der PatientInnen verwendet werden sollen. Dabei geht es weniger um ein kognitives Verstehen als um ein dialogisches Sich-Beantworten.

> »Dialogisch zu Arbeiten bedeutet insbesondere, dass sich die jeweilige Person gehört fühlt, was den Anfang jedweder Veränderung darstellt.« (Olson et al., 2014, S. 27)

Die systemischen Schlüsselelemente und Techniken sind das Stellen von offenen Fragen, die es den PatientInnen und Anwesenden erlauben, frei in alle Richtung zu denken und frei in ihrem Sinne zu antworten. Bei den Antworten wird auf die Worte und die Wortwahl geachtet, die den Zugang zu der Leidensgeschichte einer Person aufzeigen können.

Im Verlauf des Gespräches nach einer Zeitperiode von ca. 20 Minuten unterbrechen die TherapeutInnen, nach Ankündigung, das Gespräch mit den PatientInnen und beginnen eine Reflexion über das Gehörte und Erlebte untereinander (Reflecting-Team). PatientInnen und Angehörige hören zu. Hierbei sind eine wertschätzende Haltung und eine möglichst passende authentische Reflexion wichtig. Die Reflexionen beinhalten das, was wichtig erscheint, was berührt hat, Fragen und subjektive Ideen und eigene Gefühle. Es wird ein »Metalog«, also ein Gespräch über das Gespräch geführt. Wertschätzende Äußerungen sollten unbedingt überwiegen, abwertende Kommentare dürfen nicht gemacht werden. Immer sollten die Zuhörenden im Auge behalten werden. Ist der Verlauf des Metalogs für diese interessant genug oder zeigen sie Anzeichen von Langeweile und Unruhe (Borst & Aderhold, 2018b, S.266–275)?

PatientInnen können so verschiedene Stimmen zu ihrem Erleben hören. In dieser »Polyphonie« hört man unterschiedliche Informationen und Meinungen, die für PatientInnen passend sein können, sich widersprechen können und abgelehnt oder angenommen werden können. Bei emotionaler Resonanz auf das Werte- und Erfahrungssystem des/der KlientIn wird ein Verstanden- und Erkannt-Werden ausgelöst. Der traditionelle hierarchische Charakter der Therapiegespräche wird in eine gleichberechtigte Form gelenkt, wobei Abwehr und Verweigerung seltener Prozesse blockieren. In dieser Therapieform ist die »Macht« der TherapeutInnen deutlich weniger intrusiv. Die »Wucht« der treffenden Reflexion kann aber eine enorme Kraft und emotionale Aktivierung auslösen.

Nach einer kurzen subjektiven Rückmeldung der PatientInnen und der Angehörigen über den Metalog, sind alle Anwesenden eingeladen, ebenfalls Rückmeldungen zu geben. Allfällige Vereinbarungen werden überprüft und es wird das weitere Prozedere geplant. Am Ende des Gespräches wird noch gefragt, ob alles Wichtige für heute gesagt worden ist. Wenn niemand mehr etwas zu sagen hat, wird das Netzwerkgespräch beendet.

Fallbeispiel Frau H. (Fortsetzung)

Open Dialogue mit Frau H.
In dem Netzwerkgespräch saßen zwei TherapeutInnen (junge Psychologin und der Psychiater) mit der Patientin zusammen. In der Regel finden die Netzwerkgespräche mit Angehörigen statt, Frau H. lehnte dies aber ab, wollte die Therapie allein machen. Es entwickelte sich eine konstruktive Dynamik. Frau H. fühlte sich emotional berührt und verstanden von vielen Reflexionen im Reflecting-Team. Insbesondere die Wertschätzung ihrer Leistungen und die Anerkennung ihrer Frustrationen durch den langjährigen Mangel an Emotionalität korrespondierten mit ihrer Selbstwahrnehmung. Sie fühlte sich bestätigt in ihrem Gefühl, dass sie nicht zusammen mit ihrem Ehemann die Bibel lesen muss und sagen darf, was sie wolle und was nicht. Sie berichtete auch von der Not, die sie hatte, als sie der psychologischen Kollegin sagen konnte, dass sie einen/eine erfahreren/erfahrenere TherapeutIn wünsche. Dies sei ihr nur unter größtem innerem Aufwand gelungen (Vorgespräch).

In dem Open Dialogue konnten sich bei Frau H. verfestigte Haltungen und Emotionen verflüssigen. So berichtete sie, dass sie in den genannten Situationen ihrem

Ehemann gegenüber nur »Kälte« ausgestrahlt habe und sich ihm entzogen habe. Unter Tränen brach aus ihr hervor, dass es ihr äußerst schwerfalle, andere zu enttäuschen, ihre eigene Meinung zu benennen, vor allem wenn sie gegensätzlich zu denen der anderen sei. Dies habe sie nie gelernt. Zu Hause, wo nicht diskutiert worden sei und rasch Lösungen gesucht wurden, ohne die Emotionalität der einzelnen zu beachten, konnte sie es nie üben. In der christlichen Freikirche habe sie lernen müssen, was richtig und falsch ist. Dort habe es nur schwarz oder weiß gegeben. Es zeigten sich starke Gefühle von Unsicherheit und Insuffizienz, als sie berichtete, dass sie sich nicht getraue, Freundinnen zu sich in die neue, kleine Wohnung einzuladen, da es nicht schön genug bei ihr zu Hause sei. Auch sei sie es nicht wert, von anderen gemocht zu werden. Sie berichtet davon, nichts bieten zu können, sie wisse nicht wirklich, was sie bieten könne, habe nichts gelesen, habe keine Bildung usw.

Die starke emotionale Reaktion beindruckte das TherapeutInnen-Team, es schien, als ob sich die eigene Stimme der Patientin Gehör verschaffe, sodass sie ihre Gefühle von nicht ausreichend, nicht liebenswert und nicht wertvoll zu sein, erstmalig benennen konnte. Der innere Dialog und die Kommunikation mit dem HelferInnen-Team entwickelten sich spürbar aneinander. Die verständnisvolle Reflexion förderte bei ihr das Gefühl verstanden zu werden und sie zeigte weitere, bisher noch nie benannte, Gefühle. Hier wurde die Patientin vermutlich erstmals mit ihren inneren Bedürfnissen gehört und beantwortet. Ein heilsamer und stabilisierender Prozess.

Die Förderung dieses Dialoges ist primär wichtig, erst sekundär allfällige Veränderungen (Bakhtins, 1986). Wichtige systemische Methoden bzw. Haltungen im Open Dialogue sind respektvolles, allparteiliches, empathisches Zuhören (Fragen, um zu hören, statt Hören, um zu fragen). Das gemeinsame Reflektieren (Anderson, 1990) beinhaltet die wertschätzende Haltung, das Interesse gegenüber allen Anwesenden, das Spiegeln des Gehörten und das empathische Einfühlen in die verschiedenen Gefühlswelten und in die innere Situation der Anwesenden. Wichtig ist hierbei die authentische Reaktion auf und Äußerung von Gefühlen. Diese Authentizität hat in der Polyphonie etwas Entscheidendes, die es den Zuhörenden erlaubt zu differenzieren und Neues, Schwieriges auch Kritisches zuzulassen.

Dies ermöglichte Frau H. kontroverse Positionen anzunehmen, und sie konnte den dialogischen Diskurs als natürliche Realität erkennen, im Außen, wie in ihrem Inneren. Hierbei ist es das Ziel, die Behandlung mit dem Alltagserleben des/der PatientIn zu verknüpfen. Kommunikationsformen, erlebte Emotionen und die damit verbunden Erkenntnisse dürfen in ihrem alltäglichen Beziehungskontext Platz finden. So konnte Frau H die Vielstimmigkeit in sich besser akzeptieren und reduzierte damit die Erwartung, sofort eine Entscheidung fällen, oder Lösung finden zu müssen. Bei Frau H führte dies zu deutlich weniger Ängsten.

Ein weitere, wichtige Technik im Open-Dialogue-Netzwerkgespräch ist die Metakommunikation: Hierbei besprechen sich Teammitglieder, die am Dialog teilnehmen in Anwesenheit der PatientInnen und Angehörigen, was sie machen sollen, z. B. wie es weitergehen soll im Gespräch.

Da alle das hören und einbezogen werden, entsteht eine Gleichwertigkeit aller GesprächsteilnehmerInnen. Wichtig ist die Allparteilichkeit als Grundlage des reflektierenden Teams, in der Methode des Open Dialoges. Das teilnehmende Team, das aus mindestens zwei systemischen TherapeutInnen besteht, ist für Vertrauensbildung und Sicherheit zuständig, damit im Gespräch und im Prozess Unsicherheiten ausgehalten werden und sich Lösungsmöglichkeiten selbst entwickeln können. Die Atmosphäre soll es erlauben, dass über alle Themen gesprochen werden kann, auch über die schwierigen, damit bisher »Noch-nicht-Gesagtes« zum Thema werden kann.

Einschätzungen, Schlussfolgerungen und strategische Manipulationen sollten vermieden werden. Dies bedeutet unter Umständen einen Rollenwechsel für TherapeutInnen, was einer gründlichen Schulung und der Entwicklung von feinsensitiver Wahrnehmung der Emotionen bedarf. Eine entsprechende Grundhaltung und die Arbeit auf Augenhöhe mit den PatientInnen und Angehörigen, ermöglicht die schnelle und echte Entwicklung von Kommunikation und schlussendlich das freie Zeigen von Emotionalität. Diese Emotionalität kann sich fulminant entwickeln, wie es sich am Fallbeispiel von Frau H. zeigen ließ.

4.2.14 Das ökologische Paradigma im Fall Frau H.

Im letzten Abschnitt werden Aspekte des Falles von Frau H. unter der phänomenologischen Sichtweise des ökologischen Paradigmas dargestellt und diskutiert.

Thomas Fuchs, wie im dritten Teil des Buches beschrieben, argumentiert aus philosophischer und humanistischer Perspektive, als Psychiater und auf dem Boden umfassender Forschungsarbeiten. Er zeigt auf, dass die neurowissenschaftlichen Strömungen psychische Erkrankungen als »Störungen des Gehirns« mit einem rein biologischen, kausaltheoretischen Forschungsansatz zu erklären suchen. Dabei werden wichtige epigenetische Faktoren und die Bedeutung der Subjektivität für psychische Leiden vernachlässigt. Er fordert die Aufmerksamkeit wieder darauf zu richten, dass psychische Störungen und Leiden untrennbar mit den Bedingungen des Lebens mit Anderen verknüpft sind. Dies bedeutet, das psychische Krankheiten nie isoliert von den Beziehungen zur Umwelt des Menschen zu sehen sind.

Wahrnehmen und Handeln sind nicht ohne den physischen Kontext begreifbar, Gedanken, Gefühle, Wünsche, aber auch psychische Störungen nicht ohne die lebendigen Beziehungen zu anderen.

Thomas Fuchs nutzt phänomenologische Ansätze, um die subjektive Erfahrung von Individuen zu verstehen. Dies bedeutet, dass die persönliche Wahrnehmung und das Erleben der KlientInnen im Mittelpunkt stehen. Aus seiner Sicht sind die Bedeutung der Subjektivität für psychische Störungen ebenso wichtig wie die Bedeutung der Intersubjektivität, der sozialen und kulturellen Umwelt, also der ökologischen Zusammenhänge, in die das psychische Leben eingebettet ist. Er betont die komplexen Entwicklungsprozesse, in denen Epigenetik, Neuroplastizität, subjektive Erfahrung, familiäre und soziale Umwelten miteinander interagieren und einen signifikanten Einfluss auf das Erleben haben.

Aus Sicht des phänomenologischen Ansatzes bedarf es dreier diagnostischer Einstellungen aus der 1.-, 2.- und 3.-Person-Perspektive:

1. Der empathische Nachvollzug des PatientInnenerlebens (1.-Person-Perspektive),
2. die von dem/der TherapeutIn erlebte Subjektivität des/der PatientIn und Intersubjektivität in der therapeutischen Beziehung (2.-Person-Perspektive),
3. und die objektiven Befunde, inkl. der psychologischen Bedeutung und Konsequenz der Befunde für den/die PatientIn, sowie die Erfassung der persönlichen Nische des/der PatientIn als 3.-Person-Perspektive.

Die drei Ebenen der Diagnostik bei Frau H. werden im Folgenden ausführlich zur Darstellung gebracht:

Subjektive Ebene (1.-Person-Perspektive)

Hier wird die Perspektive der PatientInnen dokumentiert, der Versuch des Verstehens, ein empathisches Mitgehen und damit eine freie echte Beschreibung ihres Selbsterlebens und ihrer Sicht auf die Dinge. PatientInnen wird der Raum gegeben, ihren Blick auf Beziehungen, Personen und Zustände darzustellen.

Fallbeispiel Frau H. (Fortsetzung)

In dem geschilderten Fall von Frau H. wird bei der Betrachtung der subjektiven Formung des Berichtes ihrer Lebensgeschichte (Art, wie sie diese darstellt) deutlich, dass sie sich emotional verändert erlebt. Nie waren ihre Gefühle so aufgewühlt, nie war sie so ratlos in ihrem Leben, nie erlebte sie bisher so wenig Halt und Sicherheit. Dies macht einen Teil der Entwicklung ihrer psychischen Krise verständlich und erklärbar. Fasst man als PsychotherapeutIn dieses ausgedrückte Erleben in Worte, fragt danach, wie sich das im Körper zeigt und wie sich Gedanken und Gefühle zu den anderen Menschen verändert haben, dann können sich PatientInnen sehr verstanden fühlen, Angst vor diesem ungewohnten Erleben geht zurück und ein möglicherweise allererstes bewusstes Erleben von eigenen Gefühlen kann gelingen. Nach Fuchs geht es darum, das »Selbst- und Weltverhältnis« der PatientInnen zu erfassen.

Frau H. erlebt sich seit Jahren selbst in einer völligen Überforderung, zunehmenden Verzweiflung, Ohnmacht, Angst und Trauer. Diese haben nun erstmals suizidale Ideen ausgelöst, es schien ihr besser zu sein, wenn sie »einfach weg« wäre. Die Ehe sei schon von Beginn an, aus ihrer Sicht blockiert gewesen, sie ekele sich vor ihrem Mann, obwohl er eigentlich gut aussehe. Als Eltern funktionieren beide und zusammen haben sie viele Freunde. Emotional und erotisch fühlt sie sich zu einem anderen Mann hingezogen, er habe ihre Liebesgefühle geweckt, sie fühle sich wohl und emotional erkannt bei ihm. Allein habe sie das Gefühl, sie sei nicht viel wert und habe nichts zu bieten. Ihr Ehemann wisse alles besser und sie selbst fühle sich bei ihm kalt und ohnmächtig. Er bevormunde sie.

Frau H. scheint völlig auf die äußere Welt konzentriert, nimmt ihr Selbst lange Zeit als gar nicht wichtig wahr, fühlte sich damit aber lange geborgen und in der Gemeinschaft geschützt und aufgehoben. Erst durch das dominante bis übergriffige Verhalten des Mannes, wird sie in diesem sicheren Gefühl bedroht, zieht sich immer mehr in sich zurück und erlebt dann ihre eigene Bedürftigkeit und Emotionalität in über-

flutender Stärke. Sie konnte lediglich mit Rückzug und kalter abweisender Haltung reagieren, um sich gegenüber dem, »kompetenten« Mann zu wehren. Es zeigt sich ein fragiles Selbstkonzept, ein geringer Selbstwert. Damit wankt das Gefühl von Sicherheit und Aufgehoben-Sein und sie bekommt Angst. Ihre Selbstwirksamkeit ist zunehmen reduziert, die persönliche Nische verarmt immer mehr.

Intersubjektive Ebene (2.-Person-Perspektive)

Die 2. Person-Perspektive erfasst die Ausdrucksformen (leibliche Erscheinung, Blick, Gang, Händedruck usw.), die Beziehungsgestaltung und den Kommunikationsstil der PatientInnen. Psychisches Kranksein ist nicht ein Phänomen der Innenwelt, sondern ist verkörpertes Geschehen, das sich im Feld der Ich-Du-Begegnungen manifestiert (Fuchs, 2020).

Fallbeispiel Frau H. (Fortsetzung)

Frau H. zeigt sich in ihrer ganzen Ambivalenz, auch in der Beziehung zum Therapeuten. Sie ist eine Mutter eines Kindes und als Lehrerin eine erfahrene Berufsfrau. Es erscheint eine sportlich gekleidete, junge Frau, die verweint und traurig im Wartezimmer sitzt, ihr Vater ein schlanker, besorgter, älterer Herr mit Laptop auf den Beinen. Ihr Händedruck ist schwach, sie schwitzt. Im Sprechzimmer fängt sie an zu weinen und zeigt sich aufgelöst und hilflos im ersten Gespräch. Ihre Augen sind verweint und sie zeigen leichte Ringe unter den Augenrändern. Sie berichtet von ihrer Not und Blockade sich zu entscheiden, sie blickt den Therapeuten hilflos und hilfesuchend an. Sie wirkt jünger als ihr Alter erwarten würde, fast kindlich und etwas scheu. Auf die Interventionen reagiert sie mit langen Antwortlatenzen, da sie sich die Antworten lang überlegen muss. Erwartungsvoll blickt sie immer wieder zum Therapeuten, gleichwohl das Gesagte verarbeitend. Sie erscheint bei einigen Fragen sehr zurückhaltend, vermutlich ist sie mit einigem, insbesondere der Beziehungsrealitäten in der Form, noch nie konfrontiert worden. Sie aktiviert den Therapeuten, in seinem Interesse und lässt ihn auch staunend und teilweise fragend zurück. Sie ist emotional spürbar, scheint aber selbst wenig Zugang zu ihrer Innenwelt zu haben. Dies zeigt sich als Unsicherheit, als der Therapeut mit Ihr zusammen eine Erkundungstour in ihre emotionale Innenwelt zu begehen versucht. Sie kann sich aber erst im 3. Gespräch (Open Dialogue) mehr öffnen. Sie fragt immer wieder, was sie denn eigentlich machen solle.

In der therapeutischen Beziehung fordert sie rasche Entscheidungen über ihr Leben vom Therapeuten. Während sie bei der vorherigen jungen Therapeutin durchaus deutlich zu machen wusste, was sie will (einen erfahrenen Therapeuten), gibt sie sich nun scheinbar ganz in seine Obhut, sucht Halt und Schutz im Gegenüber, weil sie sich dies nicht selbst zu geben weiß. Andererseits wehrt sie aber medikamentöse Vorschläge klar ab. Ob dies ein Beziehungstest ist, wieweit der Therapeut sich auf ihre Wünsche, im Unterschied zum Mann einlässt, oder ob es sich dabei um ihre erwachsenen Anteile handelt, die durchaus nicht gewillt sind alles mit sich machen zu lassen, bleibt offen.

Für die Beziehungsarbeit mit der Patientin ist es wichtig, sich therapeutisch nicht nur auf den scheinbar hilflosen und bedürftigen Teil zu konzentrieren, sondern sie immer auch als die Erwachsene zu sehen, die ihre Frau im Beruf und als Mutter steht. Dies gelingt, wenn man einerseits ihre Verzweiflung und ihr emotionales Durcheinander anspricht und deutlich macht, wie sehr das im Gegensatz steht zu ihren so vernünftigen und lebenstüchtigen Anteilen. Gelingt es, eine Normalisierung dieser Diskrepanz zu verdeutlichen, kann die Patientin sich beruhigen und erkennen, dass solche Zustände auch für eine erwachsene Frau möglich und nichts Ungewöhnliches sind.

Objektive Ebene (3.-Person-Perspektive)

Auf dieser 3.-Person-Perspektive werden die objektiven Fakten, anamnestische Angaben und die Lebensumstände, der klassische psychopathologische Befund, allfällige weitere psychologische Testungen, apparative Untersuchungen und Laborparameter zusammengetragen. Zudem wird eine biologische Diagnostik somatischer Funktionsstörungen und eine personelle Diagnostik und damit verbundene psychologische Bedeutung und Konsequenz erfragt. Die aktuelle Nische, also der Beziehungsraum, in dem sie gestaltet und gestaltet wird, gehört ebenso in diese Ebene.

Die ausführlichen Befunde und Diagnostik und die Veränderungen in der Nische sind unten unter »3.-Personen-Ebene« in der Checkliste zur Diagnostik im Enaktivismus angegeben.

Fallbeispiel Frau H.

Die Diagnostik und die Einschätzung der Nische wurde mit der Patientin transparent besprochen, sodass dies Einfluss auf ihre Wirklichkeitskonstruktionen hatte. Ihr unfassbarer Leidenszustand bekam einen Namen und ist damit einzuordnen. Dies beruhigte sie. Nachdem die aktuelle Nische mit ihr erfasst wurde, zeigten sich dort wichtige Ressourcen, wie ihre Fähigkeit gegenüber SchülerInnen und KollegInnen ruhig zu bleiben, auch wenn sie etwas aufregt oder ihr Angst macht. Diese Ressource konnte sie für sich nutzbar machen, nachdem die Patientin sie bewusst zur Verfügung hatte. Es gelang ihr, sich selbst, trotz ihrer Ängste, etwas zu beruhigen. Die Bedeutung ihrer Beziehungsarbeit im belebten und unbelebten Beziehungsraum wird der Patientin verdeutlicht und unterstützt sie darin, depressiven Rückzugsimpulsen nicht allzu rasch nachzugeben. Stattdessen konnte sie, wo immer möglich, sich mit den eigenen Fähigkeiten in ihrer Umgebung wieder besser einbringen, um das Wechselspiel des Beantwortet-Werdens wieder zu ermöglichen und zu ihrer Stabilisierung zu nutzen. Dies lenkte sie auch von drehenden, grübelnden Gedanken über die Probleme ab.

Zusammenfassend lässt sich all dies in der Checkliste zur Diagnostik im Enaktivismus, wie in ▶ Kap. 3.3 eingeführt, darstellen.

Checkliste zur Diagnostik im Enaktivismus für Frau H.:

- *1.-Personen-Ebene:* Wie erlebt die Patientin ...
  - Leiblichkeit:
    Sie erlebe sich körperlich schwach, habe wenig Energie, erlebe sich niedergedrückt und hilflos. Sie ekle sich vor ihrem Ehemann, obwohl er gut aussehe, sie fühlt sich körperlich starr. Im öffentlichen Raum erlebt sie sich angespannt und hat das Gefühl, sich schützen zu müssen.
  - Zeitlichkeit:
    Über Jahre hinweg hat sich Frau H. emotional zurückgezogen und hat mit niemanden über ihre Gefühle gesprochen, erst mit der Außenbeziehung merkte sie, dass sie die Beziehung eigentlich beenden möchte, woraufhin sich bei ihr ein großes Spannungsfeld entwickelte, mit Schuldgefühlen und Angst. Jetzt fühlt sie sich unter hohem Zeitdruck umgehend eine Entscheidung fällen zu müssen.
  - Räumlichkeit:
    Sie lebt in der kleinen Gemeinde, in der sie immer schon gewohnt hat, in der sie sich lange eingebunden gefühlt hatte, jetzt erlebt sie diese Enge als beschränkend. Die kleine Wohnung engt sie ein, ihr Radius in ihrem Beziehungsumfeld wird immer kleiner.
  - Intersubjektivität:
    Frau H. scheint völlig auf die äußere Welt konzentriert, nimmt ihr Selbst lange Zeit als gar nicht wichtig wahr, fühlt sich damit aber lange geborgen und in der Gemeinschaft geschützt und aufgehoben. Erst durch das dominante bis übergriffige Verhalten des Mannes, wird sie in diesem sicheren Gefühl bedroht, zieht sich immer mehr zurück und erlebt dann ihre eigene Bedürftigkeit und Emotionalität in überflutender Stärke. Sie konnte lediglich mit Rückzug und kalter, abweisender Haltung reagieren, um sich gegenüber dem, »kompetenten« Mann zu wehren. Es zeigt sich ein fragiles Selbstkonzept, ein geringer Selbstwert. Damit wankt das Gefühl von Sicherheit und Aufgehoben-Sein und sie bekommt Angst. Ihre Selbstwirksamkeit ist zunehmen reduziert, die persönliche Nische verarmt immer mehr.
  - Existenzielle Sicht auf das Leben:
    Die gesamte Belastung in der Ehe, ihre fehlende Kraft zu kommunizieren und alles geheim zu halten, führten schlussendlich zu einem Zusammenbruch, von dem sie sich nur langsam erholt. Die Krise hat den Sinn ihres Daseins in Frage gestellt, sie denkt an Suizid. Einzig die Tochter und ihre Arbeit geben ihrem Leben noch Sinn.
- *2.-Personen-Ebene*
  - Wirkung der Patientin auf Psychotherapeuten, welche Haltung und Rolle nimmt der Mensch als Patientin ein?
    Sie bezeichnet sich als introvertierte Person, die sich erst öffnet, wenn es ihr

gut gehe und sie sich sicher fühle. Sie berichtet von ihrer Not und Blockade sich zu entscheiden, sie blickt den Therapeuten hilflos und hilfesuchend an. Sie wirkt jünger als ihr Alter erwarten würde, fast kindlich und etwas scheu. Auf die Interventionen reagiert sie mit langen Antwortlatenzen, da sie sich die Antworten lang überlegen muss. Erwartungsvoll blickt sie immer wieder zum Therapeuten, gleichwohl das Gesagte verarbeitend.
 - Wirkung, die das auf Psychotherapeut hat:
 Es entstand im Psychotherapeuten das Gefühl, helfen zu müssen, in dieser ausweglos erscheinenden Lebenssituation, Mitgefühl und Erstaunen, in solch einem Leben gefangen zu sein. Impulse zu Handlungen waren einerseits Wünsche rasch helfen zu können. Parallel dazu zeigten sich Warnsignale, Entscheidungen nicht paternalistisch als »weiser« Experte für diese erwachsene, berufstätige Mutter zu lösen, sondern die Ambivalenz der Patientin auszuhalten und ihr zu helfen, ihre Gefühle und Gedanken zu benennen und eigene Wege für sich zu entdecken.
- *3.-Personen-Ebene*
  - Wichtige Befunde:
  Psychiatrisch auffällig in der Familienanamnese ist die frühe Suchterkrankung des jüngsten Bruders. Auffallend im Psychopathologischen Befund war das Denken. Sie zeigte sich eingeengt auf ihre aktuelle Ambivalenz und Angst vor den Folgen einer Entscheidung. Auffallend die Antwortlatenz, im Kontakt zurückhaltend, und eingeengt, Hilfe suchend, Sprachmodulation gedämpft. Grübelneigung, verzweifelt, hoffnungslos. Sie berichtet von Selbstvorwürfen, starken Schuld- und Versagensgefühlen, Schamgefühle, innerlicher Unruhe, starker Angst, Störung der Vitalgefühle, Insuffizienzgefühle, affektiv wenig schwingungsfähig, im Antrieb reduziert, psychomotorisch unruhig. Suizidgedanken treten zwischenzeitlich auf, sie hätte jedoch keine konkreten Pläne, Handlungsabsichten oder -impulse. Sie wolle für ihre Tochter da sein. Der Appetit war normal, die sexuelle Lust ging langsam zurück. Somatisch und im Labor zeigten sich keine Auffälligkeiten. Aufgrund der krisenhaften Situation wurde auf eine umfassende Diagnostik der Persönlichkeit verzichtet.
  - Diagnose nach ICD-10/ICD-11: Anpassungsstörung ICD F43.2, DD rezidivierende depressive Störung, ICD-10 F 33.1
  - Veränderungen in der Nische:
  Mit dem Auszug von zu Hause in eine kleine Wohnung, in der sie sich nicht wohl fühlte, hatte sie den sicheren »Hafen« von Luxus und finanzieller Sicherheit verlassen und vermisste diese Sicherheit. Sicher und aufgehoben fühlt sie sich bei ihrer Arbeit im Schulhaus mit den Kindern, ihre geheime Liebe arbeitet dort ebenfalls, gleichzeitig bestand dort die Gefahr, dass die Ehefrau dieses Mannes etwas merkt.

Dieses Mehrebenenmodell der Person von Thomas Fuchs entspricht grundsätzlich einer polyperspektivischen Diagnostik, die ein umfassenderes Verständnis der PatientInnen möglich macht. Die Erfassung der ganzen Person, ihre subjektiven Erfahrungen, ihre Art in Beziehung zur Welt zu gehen, stehen somit im Zentrum der Betrachtung. Der eingeengte problemorientierte Blick auf die Symptome oder auf gestörtes Erleben, wie wir ihn aus der klassischen Diagnostik kennen, wird erweitert und ganzheitlicher.

Die Person erscheint dabei, wie wir sahen, gerade in einem medizinischen Kontext unter dem Doppelaspekt von Leib und Körper, d. h. einmal in der Perspektive der 1. und 2. Person, zum anderen in der Perspektive der 3. Person. Dem entsprechen drei unterschiedliche diagnostische Einstellungen (Henningsen, 2021, S. 149 ff.):

Im therapeutischen Prozess können PsychotherapeutInnen das Erleben von PatientInnen nur teilnehmend erfassen, nämlich indem sie ihr eigenes Erleben zum empathischen Miterleben erweitern und sich in diesem »hermeneutischen Prozess auch der Fremdheit psychischen Leidens« öffnen (Schmidt-Degenhard & Feldmann, 2003, S. 16–22). In einem vertieften diagnostischen Prozess erweitert sich die phänomenologische Haltung zu einer hermeneutischen Einstellung: Sie ist nicht beschränkt auf das empathische Verstehen, sondern gilt den grundlegenden, häufig unbewussten Beziehungsmustern und Konflikten von PatientInnen, die vor der Folie der therapeutischen Begegnung und ihrer Zwischenleiblichkeit sichtbar werden können (Fuchs, 2022). Dabei wird die subjektive Erfahrung der PsychiaterInnen oder der TherapeutInnen (leibliche Resonanz, Gegenübertragung) zu einem wesentlichen Medium des Verstehens. Die Inhalte und Motive des Erlebens, die Konflikte, Lebensthemen und Narrative gewinnen eine größere Bedeutung, denn sie bilden die Grundlage für die weitere therapeutische Arbeit der Selbstklärung und Selbstaktualisierung.

Der dargestellte Fallbericht zeigt, dass das Erleben und die Beziehungen die Entwicklung einer psychischen Störung maßgeblich bedingen und sich als »relationale Phänomene, die sich im ›Zwischen‹, in der Beziehung zu den anderen ereignen« deutlich werden (Fuchs, 2023, S. 186). Wichtig ist es, den PatientInnen die Möglichkeit zu geben, dass sie, in einer vertrauensvollen therapeutischen Beziehung, so beantwortet werden, dass sie sich dabei frei, wohl und wieder wirksam fühlen.

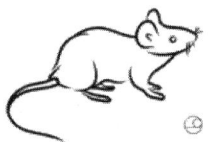

Das finde ich spannend. In akuten Krisen nutzen systemische TherapeutInnen hauptsächlich die Fragen zur Wirklichkeitskonstruktion, also wann ist was passiert, wer war wie beteiligt? Alles Fragen, die die Wirklichkeit wie es ist und war beschreiben. Wenn PatientInnen in Krisen kommen und alles so genau erzählen können, dann wirkt das, als würden sie sich ordnen. Sie sortieren richtig, was sie wie erzählen. TherapeutInnen fragen nach, wollen es ganz genau verstehen und würdigen, was PatientInnen sagen. Sie nehmen Tränen und Emotionen als dazugehörig entgegen und unterstützen PatientInnen im Sortieren, indem sie zum Beispiel durch Skalierungsfragen wissen wollen, wie stark die Angst von null bis zehn war, oder wann die Emotion stärker oder schwächer war, als sie allein im Zimmer waren, oder als der Mann reinkam. Das beruhigt dann im Gespräch die PatientInnen immer mehr.

Wenn dann PatientInnen nicht mehr so in der Krise sind, sagen es gehe schon besser, oder einfach ruhiger und entspannter kommen, dann stellen die TherapeutInnen plötzlich ganz andere Fragen, nämlich nach der Möglichkeitskonstruktion. Dann werden viele Fragen nach der Zukunft gestellt, welche Ziele PatientInnen verfolgen und was wäre, wenn das Problem weg wäre. Das sind aber nicht nur kurze Fragen, sondern TherapeutInnen bleiben dann länger bei der Frage, wollen das ganz genau verstehen, wie das dann aussieht, wenn PatientInnen ihr Ziel erreicht haben und so. Dann werden PatientInnen erst unsicher, wissen nicht recht was zu antworten, aber mit der Zeit gewöhnen sie sich an diese Art Fragen und steigen in die Vorstellungen wie es wäre, wenn … so richtig ein.

Lesson to learn

Eine empathisch mitfühlende, respektvolle und authentische Beziehung wird als Grundlage für den Therapieerfolg gesehen. TherapeutInnen versuchen, eine Atmosphäre des Vertrauens und der Sicherheit zu schaffen. Sie lassen sich emotional und auch mit der leiblichen Resonanz ansprechen und fördern das beantwortete Wirken. Beide gehen in der Zusammenarbeit in einen koevolutiven Prozess, vom Aneinander-Wachsen in Beziehungen. TherapeutInnen sehen die Symptomatik immer kontextabhängig und beziehen wichtige Bezugspersonen in die therapeutische Arbeit ein, wo dies sinnvoll erscheint und PatientInnen dem zustimmen. Die Gestaltung der Nische zeigt auf, wie sehr es PatientInnen gelingt, beantwortet zu werden. Die Beziehung zur belebten und unbelebten Umgebung ist dabei bedeutsam. Damit können Menschen mit unterschiedlich schweren Krankheitsbildern von dieser Psychotherapie profitieren. Phänomenologische Ansätze dienen dazu, die subjektive Erfahrung von Individuen in der Krankheit oder der Krise zu verstehen und empathisch nachzuvollziehen. Dies bedeutet, dass die persönliche Wahrnehmung und das Erleben der KlientInnen im Mittelpunkt stehen. Therapeutinnen lassen sich auf dieses Erleben ein und begegnen damit ihren PatientInnen ganzheitlich. Dieser enaktivistische Ansatz in Diagnostik und Therapie fördert die therapeutische Beziehung, indem der Mensch in seinen unterschiedlichen Dimensionen von TherapeutInnen angesprochen und beantwortet wird.

4.3 Ökologisch-systemische Psychotherapie in der Lebensspanne älterer Menschen

Bernadette Ruhwinkel

Bereits seit unserer Geburt altern wir. Die Prozesse in unserem Körper und die Veränderungen von Jahr zu Jahr haben mit dem Älter-Werden von uns Menschen zu tun, auch wenn wir das in jüngeren Jahren nur ungern in Verbindung bringen.

> »Unter Altern ist demnach jede irreversible Veränderung der lebenden Substanz als Funktion der Zeit zu verstehen.« (Kruse und Wahl, 2010, S. 9)

Als 5- oder 6-jähriges Kind zählen wir stolz unsere Jahre mit den Fingern auf: »Ich bin schon eins, zwei, drei, vier fünf Jahre«. Diesen Stolz nimmt kaum ein Mensch in unserer Gesellschaft bis ins Alter von 50 oder 60 Jahren mit, geschweige denn, wenn die Person noch älter wird. Warum ist das so?

4.3.1 Einleitung

Das Thema »Altern« wird im kulturellen Kontext von Mitteleuropa gerne verdrängt.

> »Dies lässt sich auch in der Hinsicht charakterisieren, dass Zeichen der Vergänglichkeit und Endlichkeit aus dem öffentlichen Raum, zudem aus Beziehungen zwischen Menschen untereinander immer weiter ›ausgeklammert‹, ›unsichtbar‹ gemacht werden – zum Beispiel dadurch, dass hochvulnerable Menschen bevorzugt in die Obhut von Institutionen gegeben werden.« (Kruse, 2021, S. 30)

Unsere Gesellschaft ist zum Thema Vergänglichkeit und Endlichkeit sprachlos geworden, ärmer an »überzeugenden, emotional berührenden Ritualen im Kontakt mit schwerkranken und sterbenden Menschen« (ebd., S. 31).

»Die ungeheure *Geschwätzigkeit des Todes* [...] verweist jedenfalls darauf, dass von einer Verdrängung des Todes kaum gesprochen werden kann« (Nassehi, 2003, S.309). Dies weist auf ein Dilemma moderner Gesellschaften hin, zwischen fehlenden integrativen symbolischen Sinnsystemen und einem erheblichen Deutungsbedarf. Die Lösung dieses Dilemmas wäre ein offen geführter Diskurs, der sich seiner begrenzten Erkenntnismöglichkeiten bewusst sein müsste (Schmitt, 2012).

Die Prozesse des Älter-Werdens unterliegen einem großen gesellschaftlichen Wandel. So konnte A. Kruse als namhafter Forscher der Gerontologie im deutschsprachigen Raum noch 2010 schreiben: »Dem Alter scheint im Allgemeinen in der Gestaltung alltäglicher Beziehungen nur eine eher untergeordnete Rolle zuzukommen« (Kruse & Wahl, 2010, S. 405), was aus heutiger Sicht schon für Menschen mit über 55 Jahren, die auf dem Arbeitsmarkt schwerlich eine Stelle bekommen, kaum noch Gültigkeit hat. Die Diskussionen über die hohen Kosten im Gesundheitswesen werden gern mit dem Thema Alter verknüpft und in der

Diskussion um die Renten der Zukunft werden Jung und Alt in unsrer Gesellschaft mehr und mehr zu GegenspielerInnen statt zu einer Solidargemeinschaft.

Dabei stammt das Wort »Alt« aus dem indogermanischen Wortstamm »al«, was Prozesse von Wachstum und Reife beschreibt. Auch Themen wie Vergänglichkeit und Nähe zum Tod sind hier eingeschlossen. Diese Themen werden gern selbst von PsychotherapeutInnen verdrängt, wie Yalom bereits deutlich ausgeführt hat (Yalom, 2010). So wie es Kruse für die Menschen postuliert, die die Versorgung und Begleitung schwerkranker und sterbender Menschen übernehmen, so wird es auch von Yalom für PsychotherapeutInnen gefordert, dass sie offen sind für das Thema Endlichkeit und Sterben, selbst eine Orientierung und eine eigene Haltung besitzen zu den existenziellen Themen des Lebens, um nicht dem kollektiven Verdrängen zu verfallen, sondern PatientInnen den Raum anbieten zu können, sich über ihre Gedanken und Fragen zu diesen Themen austauschen zu können (Kruse, 2021; Yalom, 2010).

Ältere Menschen entwickeln »eine ansteigende Offenheit gegenüber der Psychotherapie«, auch wenn die absolute Anzahl der genehmigten Psychotherapien in Deutschland ab dem 60. Lebensjahr für beide Geschlechter deutlich abnimmt (Forstmeier et al., 2021, S. 67). Das Setting sollte auf die Bedürfnisse der PatientInnen angepasst werden, denn nicht jeder ältere Mensch hört schlecht oder ist verlangsamt. Flexible Angebote durch TherapeutInnen sind hier gefragt.

Das Thema Endlichkeit und Sterben ist aber bei weitem nicht das Hauptthema der Psychotherapie mit älteren Menschen. In den meisten Sitzungen geht es um Themen wie bei jüngeren Menschen auch. Die Symptomatik, das Problem im Alltag, die Herausforderungen, die das Leben an den Menschen stellt, Konflikte, Sexualität, sind die wichtigsten Inhalte von Psychotherapie in jeder Altersgruppe sowie altersspezifische Themen wie: Sorgen und Ängste um nahe Menschen, das Thema Einsamkeit, körperliche Leiden, der Verlust von Möglichkeiten, den Alltag zu gestalten und der Verlust von nahen Menschen.

> »Wie in der Adoleszenz ist auch im Alter der Körper der Entwicklungsorganisator, der den Anstoß gibt, der die seelische Reifung vorantreibt.« (Forstmeier et al., 2021, S. 75)

Somit ist der Umgang mit dem eigenen Körper ein wichtiges Thema für ältere Menschen. Die Selbstverständlichkeit, mit der dieser/diese wichtigste PartnerIn im Leben eines Menschen der Person über Jahrzehnte zur Verfügung gestanden ist, wird reflektiert und die Bedeutung, die es hat, diesen/diese PartnerIn jetzt zu pflegen, wird herausgearbeitet. Dabei kann ein wohlwollender Blick auf den älteren Körper gerichtet werden, bis hin zu Dankbarkeit für all seine Leistungen

»Negative Altersbilder von Erstarrung und Stillstand stehen einer psychotherapeutischen Behandlung älterer Menschen entgegen« (Ruhwinkel, 2018, S. 703), vor allem wenn sie von ZuweiserInnen und PsychotherapeutInnen unreflektiert zugrunde gelegt werden. Depressive Symptome können dann zum Beispiel als Begleiterscheinung des normalen Alterungsprozesses verkannt werden (Berner, 2013), körperliche Beschwerden als Somatisierung eingeschätzt werden. Umgekehrt kann aber auch das psychische Leiden unentdeckt bleiben indem zum Beispiel eine Angsterkrankung, die sich durch Somatisierung zeigt, bei einem 80-jährigen Mann vor lauter somatischer Abklärung übersehen wird.

Psychodiagnostik ist bei älteren Menschen eine komplexe Aufgabe, die neben den somatischen Krankheitsbildern auch die kognitiven Fähigkeiten mit einschließen muss. Pharmakotherapie ist im Alter spezifisch und vereinfacht mit dem Leitspruch »start low, go slow« gut skizziert. Ältere Menschen, insbesondere ältere Männer sind außerdem eine Hochrisikogruppe für Suizidalität (Harbauer & Minder, 2013) In der Schweiz ist die Frage des assistierten Suizids eindeutig eine Frage der Alterspsychiatrie und Alterspsychotherapie. Der überwiegende Teil der assistierten Suizide wird von Menschen über 55 Jahren begangen. Anfragen an PsychotherapeutInnen, eine Stellungnahme für die Sterbehilfeorganisation zu verfassen, steigen. Die vom Gesetzgeber geforderte Urteilsfähigkeit und der freie Wille sind unter Umständen schwierig festzustellen, wenn eine depressive Entwicklung im Alter sich laviert zeigt und verkannt wird, oder der gesellschaftliche Druck auf ältere Menschen groß ist, nicht so viel Kosten zu verursachen im Gesundheitswesen. Außerdem sind ältere Menschen zum Teil unter direktem oder (häufiger) indirektem Druck durch Angehörige, die das Haus erben möchten, oder durch eigene Wünsche, den Kindern möglichst viel vererben zu können (Ruhwinkel, 2021, S. 117–137).

Psychotherapie mit älteren Menschen stellt somit TherapeutInnen vor ganz besondere Herausforderungen. Wie können zum Beispiel junge PsychotherapeutInnen mit 25 bis 30 Jahren, 40–50 Jahre älteren PatientInnen in wichtigen Lebensfragen hilfreich zur Seite stehen? Im Prozess des Älter-Werdens müssen sich Menschen schon sehr daran gewöhnen, dass sie von immer jüngeren ÄrztInnen und Fachleuten betreut werden. Dieser Prozess von Akzeptanz könnte in der psychotherapeutischen Beziehungsgestaltung für beide Seiten am Anfang eine Hürde bilden.

Systemische Herangehensweisen mit dem Konstruktivismus und der Perspektivenvielfalt, mit der Überzeugung der KlientInnenkompetenz, dem Nichtwissen von PsychotherapeutInnen, gepaart mit neugieriger, fragender Haltung und offener Fragetechniken (vgl. ▶ Kap. 1.8.5) sind sehr geeignet, die Arbeit zwischen jungen TherapeutInnen und älteren PatientInnen hilfreich zu gestalten. Wenn die Lösung des Problems in den KlientInnen selbst zu finden ist, brauchen PsychotherapeutInnen keinen Vorsprung an Lebensjahren, um mit den PatientInnen Wege zu diesen Lösungen zu suchen. Die sorgfältige Ziel- und Auftragsklärung ist bei älteren Menschen, deren Problemlast oft erdrückend scheint, eine wirksame Möglichkeit um die Ausrichtung und Gewichtung der psychotherapeutischen Themen patientInnengerecht zu treffen. Hypothesen aus Sicht von jungen, lebensunerfahrenen PsychotherapeutInnen können, wenn sie im Konjunktiv und als Frage in die Therapie einfließen, dem älteren Menschen nützlich sein, die Unterschiede aus heutiger und damaliger Sicht für sich zu klären und sich ein neues Verständnis auf die Situation zu erarbeiten.

In der ökologisch-systemischen Arbeit wird ergänzend die Nische der PatientInnen und ihr darin wirksames beantwortetes Wirken betrachtet. Die Alltagsbewältigung ist zum Teil für ältere Menschen herausfordernd. Wie können sie ihr beantwortetes Wirken weiterhin gestalten, wenn sie allein leben und die Verbindung zur Umwelt erschwert ist durch eine Geh- oder Hörbehinderung? Wie können PartnerInnen sich wechselseitig zu Entwicklungen herausfordern, wenn beide zunehmend mehr daheim sind, sich kaum noch etwas zu sagen haben, weil sie ohnehin fast alles miteinander erleben? Hier sind PsychotherapeutInnen gefordert, sich in die Welt der älteren Menschen hineinzuversetzen und ihre Art, die Nische zu gestalten, zu erfragen.

Das Herausarbeiten des anstehenden Entwicklungsschrittes in der Fokusarbeit macht es möglich, auch lange Lebensgeschichten in einen Überblick zu bringen und die aktuelle Situation dennoch im Mittelpunkt zu behalten. Der rote Faden des Fokus kann PatientInnen und PsychotherapeutInnen darin unterstützen, die vielen Themen zuzuordnen und eine für beide Seiten transparente klare Linie in der Psychotherapie zu behalten.

4.3.2 Praktisches Vorgehen

Anhand eines Fallbeispiels von Herrn F. wird im Folgenden die psychotherapeutische Arbeit zunächst aus systemischer, dann aus ökologisch-systemischer Sicht beleuchtet und anschließend das ökologische Paradigma auf diesen Fall hin angewendet und diskutiert.

Fallbeispiel Herr F.

Seine Hausärztin meldet Herrn F., 72 Jahre alt, mit der Bitte um psychotherapeutische Behandlung in der psychiatrischen Poliklinik des örtlichen Spitals an. Sie hat, aufgrund eines depressiven Zustandsbildes mit starker innerer Unruhe und Angst, die Diagnose einer Anpassungsstörung mit Angst und Depression gemischt gegeben (ICD-10 F 43.2) und bereits ein Antidepressivum angesetzt (Escitalopram), aber der Patient nehme es erst seit wenigen Tagen und leide unter starken Durchfällen. Sie bittet auch um eine medikamentöse Weiterbehandlung. Der Patient wird somit einer jüngeren Psychiaterin zugeteilt, die eine ökologisch-systemische Psychotherapieausbildung noch nicht ganz abgeschlossen hat.

Der Patient berichtet, er habe bereits vor zehn Jahren eine Psychotherapie durchgeführt, weil er starke Ängste und Panikattacken hatte, anschließend sei es nie wieder ganz gut geworden. Sein damaliger Therapeut sei leider jetzt in Rente gegangen. Der Patient arbeitet 100 % und mehr in seinem eigenen Unternehmen (Autohandel, insbesondere Reparatur und Handel mit Oldtimern). Er führe sechs MitarbeiterInnen, unter anderem seinen Sohn und eine Tochter. Seine Frau und die jüngste Tochter seien eher kreativ veranlagt und hätten für das Geschäft gar keinen Sinn. Der Sohn sei zwar seit Jahren als Nachfolger im Gespräch, genieße es aber sehr, immer wieder den Vater um Rat zu fragen und sage ihm immer: »Du wirst nie in Rente gehen, Du hast ja gar kein Hobby!«. Seine Ehefrau sei unzufrieden mit der Situation, wolle mehr verreisen und beklage sich immer wieder, dass die Familie und sie in all den Jahren viel zu kurz gekommen seien.

Die Durchfälle haben sich nach Angaben des Patienten deutlich gebessert. Er sei einverstanden, bei dieser Medikation zu bleiben.

Ziel des Patienten ist so rasch wie möglich aus der Depression und dem stark unruhigen morgendlichen Zustand zu kommen, denn er möchte sein Geschäft so lange es geht weiterführen. So könne er sich gar nicht konzentrieren.

Auftrag an die Psychotherapeutin ist, ihm medikamentöse Unterstützung zu geben. Außerdem möchte er in den Gesprächen herausfinden, wieso er so »ins Loch gefallen sei« und ob das auch mit der ersten Krise zu tun habe. Er wünsche sich klare Anweisungen, was er tun müsse, um aus dem Tief wieder rauszukommen, wenn es außer Medikamente einnehmen, noch anderes gäbe, was er tun könne. Die Therapeutin gibt zu bedenken, dass man das schon gemeinsam rausfinden müsse, denn für sein Leben sei schließlich er die Fachperson. Somit einigen sich beide darauf, die Medikation zu belassen und gemeinsam Wege aus der Krise zu finden und Ursachen für diese Beschwerden zu eruieren.

Vor ca. zehn Jahren sei ihm eine Panikstörung diagnostiziert worden. Jetzt fühle sich aber alles noch viel schlimmer an. Er wisse insbesondere morgens nicht wie er den Tag schaffen soll, sei extrem unruhig und nervös und könne sich bei der Arbeit zurzeit gar nicht mehr konzentrieren. Dann habe er auch Gedanken, sich das Leben zu nehmen, wenn es so weiter gehe mit ihm. Aber jetzt werde er zunächst versuchen, mit der Therapie zu einer Besserung zu kommen.

Die Psychotherapeutin spricht ihn auf den großen Altersunterschied an und der Patient meint, dass er das nun schon seit Jahren gewohnt sei, bei allen ÄrztInnen, aber irgendwie erinnere ihn das sehr an seinen Vater. Der sei auch sehr alt gewesen und nun komme er wohl zunehmend in die Rolle.

Die Therapeutin regt den Patienten an, der morgendlichen Unruhe durch einen Spaziergang Raum zu geben. Der Patient scheint aber derart von seiner Angst blockiert zu sein, dass ihm dies zunächst nicht gelingt.

4.3.3 Systemische Aspekte der Therapie und systemisches Fallverständnis:

Da der Patient klar den Auftrag erteilt hat, nach den Ursachen für seine Depression zu suchen, wird, nachdem es dem Patienten durch die Medikation und durch wöchentliche Kontakte zur Psychiaterin gelungen ist, sich etwas zu stabilisieren, sodass er halbtags wieder arbeiten kann und sich eine vertrauensvolle therapeutische Beziehung zu entwickeln beginnt, ein erster Blick in die Vergangenheit durch das Genogramm geworfen.

Teil IV Ökologisch-systemische Therapie in der Lebensspanne

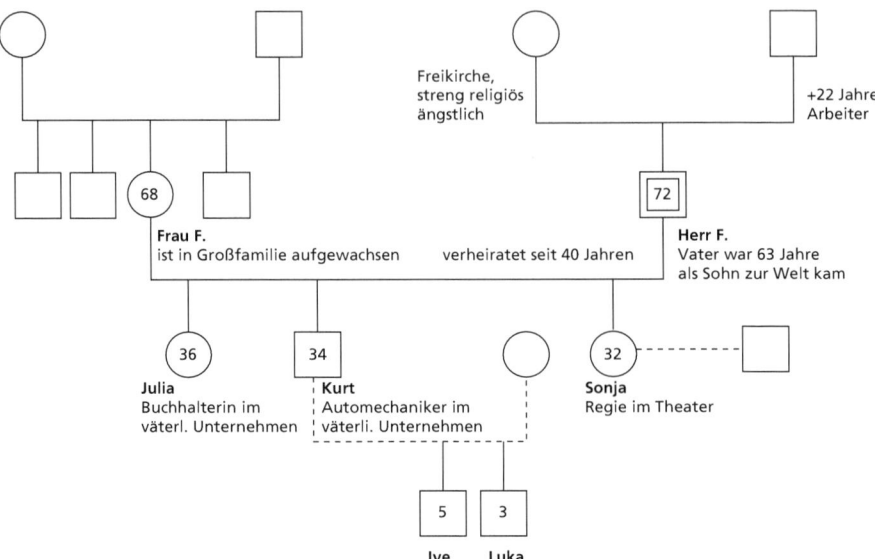

Abb. 4.1: Genogramm: Insbesondere die Situation mit dem Vater, der 63 Jahre älter war als Herr F., und die streng religiöse und sehr ängstliche Mutter haben das Leben von Herrn F. geprägt. Von seinen Großeltern wusste Herr F. nichts zu berichten. Nicht einmal, ob er Onkel und Tanten hatte, war ihm bekannt. (Grafik: Olivia Bösch)

Fallbeispiel Herr F. (Fortsetzung)

Herr F. berichtet im Rahmen der Genogrammarbeit (▶ Abb. 4.1) von seinem Vater, der 22 Jahre älter war als die Mutter. Er habe sein einziges Kind mit 63 Jahren bekommen und sei in der Rolle als Vater immer überfordert gewesen. Herr F. kann sich nur erinnern, dass der Vater jedes Jahr an Weihnachten vom nächsten Jahr Weihnachten gesprochen habe, mit dem Hinweis: »Ja, wenn ich dann noch da bin«. Die Mutter habe immer in der Angst um den Vater und ihren einzigen Sohn gelebt. Für ihn als Junge sei das sehr einengend gewesen. Er habe wenig Probleme gemacht in der Pubertät und sei dann mit der Lehre als Automechaniker schon von zu Hause weggezogen und habe sich rasch selbstständig gemacht. Ab da sei er voll in seiner Arbeit aufgegangen.

Die Familie habe er zwar gut ernährt, aber stark vernachlässigt. Dass sich die Kinder so gut entwickelten, sei allein der Frau zu verdanken. Sie habe immer für gute Beziehungen zu den Kindern, den Verwandten und den Nachbarn gesorgt. Außerdem sei sie als Künstlerin freischaffend tätig und mache wunderschöne Bilder und Skulpturen. Er habe sich daheim um gar nichts gekümmert. Jetzt werfe sie ihm das vor, hat seit Jahren keine Lust mehr auf Sexualität. Er habe Angst, dass sie sich trennen werde, aber das habe sie noch nie so gesagt.

Die Ferien organisiert seine Frau bis heute immer. Wenn er dann im Flugzeug säße, könne er die Arbeit hinter sich lassen und schöne Zeiten mit der Frau und den Kindern erleben. Aber seit vielen Jahren fliegt die Familie nur noch selten gemeinsam in den Urlaub. Immerhin arbeiten ja zwei seiner Kinder im Unternehmen. Seine Tochter Julia sei als Buchhalterin sehr gut, aber nicht als Unternehmerin geeignet. Der Sohn habe das Feingefühl für alte Autos, was es brauche. Er könne sehr gut mit Kunden umgehen, fast besser als er. Er sei auch viel mehr der Familienvater und mache es besser mit seinen beiden Söhnen. Er nehme lieber frei, als dass er mehr für den Betrieb mache. Deshalb ist Herr F. skeptisch, ob der Sohn das Unternehmen wirklich übernehmen will.

Herr F. macht sich starke Vorwürfe, dass er sich viel zu wenig um Frau und Kinder gekümmert habe, hat aber jetzt kaum Zeit für die Enkel. Es stimme, was sein Sohn sage, dass er keine Hobbies habe, außer Reisen. Seine Arbeit macht ihm immer noch sehr viel Freude und erfordere all seine Kraft. Man müsse halt Prioritäten setzen, wenn man es in dem Business zu etwas bringen wolle.

Was seine Frau sich denn von ihm wünschen würde, wenn sie hier wäre und sie gefragt würde, möchte die Psychotherapeutin wissen (zirkuläre Frage vgl. ▶ Kap. 1.8.5). Das wisse er auch nicht so genau, meint Herr F. Einerseits sage sie immer wieder, dass er aufhören soll zu arbeiten und alles dem Sohn überschreiben soll. Dann aber sei sie so vertieft in ihre Malerei und sei so engagiert in verschiedenen Projekten, dass sie gar keine Zeit mehr für ihn habe, wenn er daheim sei.

Jetzt in der Krankheit habe sie sich aber sehr gut um ihn gekümmert, sei zu Hause geblieben und habe Verständnis gezeigt. Sie meinte, es werde ihm langsam alles zu viel, aber das stimme nicht. Wenn die Depression nicht sei, dann würde alles wieder gut gehen, mit der Arbeit.

Was er sich denn in punkto Beziehung zu seiner Frau und der Familie jetzt wünschen würde (Ziele des Patienten)? Er würde gern bei seiner Frau bleiben und wünscht sich einen guten Draht zu den Kindern. Die Familie sei ihm ganz wichtig. Aber er könne da wohl wenig tun, dass die Frau bleibe. Gemeinsam machen sich Therapeutin und Patient dann auf die Suche, was er bisher getan hat, damit die Frau bleibt, denn immerhin sind beide seit 40 Jahren verheiratet und seit 45 Jahren ein Paar (Ressourcenaktivierung). Herr F. kann erkennen, dass er ihnen allen wirtschaftliche Sicherheit geboten hat, ohne die die Frau und die Kinder sich viele Sachen nicht hätten leisten können. Außerdem beginnt er zu würdigen, dass die vielen gemeinsamen Ferien das Familienleben sehr geprägt haben und er dort viel mit den Kindern spielen konnte, ihnen sehr spannende Unternehmungen bieten konnte und ihnen etwas von der Welt gezeigt hat. Dies war ein gemeinsames Ziel von seiner Frau und ihm und die Kinder sprechen noch heute viel davon. Die Therapeutin fragt nach, wie er es sich erklärt, dass zwei seiner Kinder im Betrieb von ihm arbeiten, obwohl andere Familienunternehmer große Schwierigkeiten haben, einen Nachfolger in der Familie zu finden. Daraufhin wird Herr F. nachdenklich und meint, dass er wohl doch nicht alles falsch gemacht habe. Auf Nachfrage der Psychotherapeutin kann er auch sagen, dass seine Frau immer noch seinen Humor an ihm schätze und seine Offenheit für alle kulturellen Angebote, die sie interessiere. Mit ihm könne man über alles diskutieren. Sie als Paar würden den Austausch mit Freunden sehr genießen.

Eine Hypothese der Therapeutin ist nach dem bisher Erfahrenen, dass der Patient sich mehr Aufmerksamkeit und Zuwendung von seiner Frau wünscht, die er aber im normalen Alltag von ihr nicht so bekommt, mit den Symptomen aber bei ihr erreichen kann (Problem als Lösung). Die Idee der Therapeutin, einmal die Frau einzuladen zu einem Paargespräch, wird vom Patienten aber klar abgelehnt. Er wolle erst mal für sich selbst mehr Klarheit gewinnen. Später würde er seine Frau dann schon mitbringen.

> *Dies wurde von der Therapeutin als Angst vor den Äußerungen der Frau in so einem Paargespräch gedeutet, als Schutz vor möglichen Konsequenzen (Widerstand). Aus systemischer Sicht wissen PatientInnen mehr über die Situation daheim, spüren was auf sie zukommen könnte und fühlen sich nicht bereit. Dies veranlasst die systemischen PsychotherapeutInnen mit dem Widerstand mitzugehen, bis PatientInnen soweit sind, dass sie sich den Schritt zutrauen. Die andere Hypothese, dass Herr F. zu viel arbeitet und körperlich nicht mehr so mag und dadurch in einen Burn-out geraten ist, versucht die Therapeutin mit einer Metapher (vgl. ▶ Kap. 1.8.11) zu überprüfen: »Mit dem Körper ist es wie mit einem alten Auto: Fährt man das Auto ohne Service und Pflege immer mit Höchstgeschwindigkeit ...«, »... dann hat man irgendwann einen Haufen Schrott«, wirft der Patient ein. »Und was ist, wenn man es pflegt und wartet, regelmäßig das Öl wechselt und die Geschwindigkeit dem Alter anpasst?«, fragt die Therapeutin. »Ja dann bekommt man vielleicht einen Oldtimer und der steigt an Wert«, kann Herr F. freudig antworten. Auf die Frage, warum die Therapeutin diese Metapher eingebracht hat, erkennt der Patient, dass sie ihm sagen wolle, dass er besser auf seinen Körper achten soll, aber, gibt er zu bedenken, er mache das ja, er habe viel Freude an der Arbeit, gehe regelmäßig zur Kontrolle zur Hausärztin, und von ihr bekomme er immer wieder attestiert, dass, außer des Bluthochdrucks und einem erhöhten Augeninnendruck, alles in Ordnung sei.*
>
> *Die sich einstellende leichte Besserung der depressiven Symptomatik und die zunehmende Fähigkeit des Patienten, sich auf seine Arbeit wieder zu konzentrieren, ließen ihn schon langsam Richtung Ende der Therapie denken. Einzig die starke Unruhe am Morgen, die im Sinne eines Morgentiefs mit Angst verstehbar schien, hinderten den Patienten daran, die Behandlung zu beenden. In einem zweiten Anlauf der Therapeutin, gelang es ihm, den Vorschlag eines morgendlichen Spaziergangs umzusetzen, nachdem diese das als eine bereits erwähnte Möglichkeit beiläufig erwähnte und betonte, dass er frei sei zu erproben, ob diese Möglichkeit ihm nützlich sei. Dies führte zu einer rascheren Abnahme der Unruhe am Morgen. Der Patient erkannte, dass er seine Unruhe beeinflussen kann und dies gab ihm mehr Selbstsicherheit zurück.*
>
> *Die Psychiaterin erlebte eine Irritation, nachdem der Patient das Paargespräch absagte. Sie hatte das Gefühl, dass es noch einiges in dem Fall gab, was bisher nicht verstanden werden konnte. Darum entschied sie sich, den Patienten zu einer Arbeit mit dem Fokus einzuladen.*

4.3.4 Ökologisch-systemische Therapie und Fallverständnis

Wie bereits in ▶ Kap. 2.6 ausgeführt, können TherapeutInnen die Fokusformulierung für sich machen, nachdem sie mit PatientInnen entsprechende Fragen erarbeitet haben. Oder sie können die Fokusarbeit mit ihren PatientInnen machen, um so die Formulierung noch genauer aus Sicht der PatientInnen zu erhalten. So entsteht gemeinsam ein roter Faden für die psychotherapeutische Zusammenarbeit. Die therapeutische Beziehung wird dadurch noch gestärkt. Im Folgenden wird die Fokusarbeit mit Herrn F. zur Darstellung gebracht.

Fallbeispiel Herr F. (Fortsetzung)

Herr F. zeigte sich interessiert, eine neue Form der Arbeit zu versuchen, um noch ein tieferes Verständnis für die Gründe seiner starken inneren Unruhe zu erreichen.

Die Therapeutin kündigte an, dass sie einige Fragen stellen würde, die vielleicht schwierig zu beantworten seien, dass sie aber versuchen sollten, auf all die Fragen gemeinsam Antworten zu finden, damit sie besser verstünden, um was es in seinem Fall gehen könnte.

Anschließend begann die Therapeutin Fragen zum Fokus zu stellen und schrieb am Flipchart die Antworten des Patienten nach und nach auf.

Fokus aus der Sicht von Herr F.

1. *Nachdem ich meine Beziehungen nach folgendem Leitbild gestaltet hatte:*
   »Arbeit ist mein Tor zur Freiheit«,
   was mir folgende persönliche Entwicklung ermöglichte:
   »Ich konnte mich gut von meinem schwierigen Elternhaus lösen, und mich beruflich und wirtschaftlich ganz frei und unabhängig entfalten. Meinem Interesse an alten Autos konnte ich mit viel Freude nachgehen und erhielt viel Wertschätzung und Anerkennung für meine Arbeit. Meiner Familie konnte ich so ein sicheres soziales Umfeld geben, was mir immer gefehlt hatte.«
   Es hat mir erlaubte folgende Entwicklung zurückzustellen oder zu vermeiden:
   »Meinen anderen Interessen konnte ich selbst kaum noch nachgehen, konnte keine Hobbies für mich entwickeln und mein Interesse an Kunst und Kultur nur über meine Frau miterleben, aber nicht für mich ausbauen. Eine wirklich gute Balance zwischen Arbeit und Freizeit habe ich für mich nie herausgefunden.«
2. *Dann traten folgende Veränderungen in meinen Beziehungen auf:*
   »Ich wurde 70 Jahre alt und habe am Tag meines Geburtstages am Morgen bemerkt, dass etwas mit mir nicht mehr stimmt. Meine Frau zeigte sich zunehmend an sozialen und kulturellen Aktivitäten interessiert und hatte auch nach Feierabend immer weniger Zeit für mich. Mein Sohn lacht über mich, dass ich keine Hobbies habe und zeigt mir, wie man dem Beruf nachgehen kann und doch für die Familie da sein kann.«
3. *Folgende Beziehungssituation ist dadurch herbeigeführt worden:*
   »Ich bin verunsichert, wie es für mich nun weitergehen soll. Ich bekomme immer mehr Angst, dass meine Frau mich verlassen könnte, sehe Freunde und Freundinnen, die ihre Pension mit sehr viel mehr Reisen gestalten, was mich zweifeln lässt, ob es für mich nicht noch anderes gäbe, außer Arbeiten. Ich habe Angst über das Thema ›Alter‹ nachzudenken, denn die Enge und Perspektivlosigkeit meiner Eltern möchte ich so nicht für mich.«
4. *Jetzt stehen folgende Entwicklungen in meinen Beziehungen an:*
   »Ich möchte herausfinden, was ich in meinem Leben noch gerne tun möchte, welche Beziehungen ich pflegen möchte, außerhalb von meiner Arbeit. Meine verbleibende Zeit möchte ich nutzen, um mir für all das Zeit zu nehmen, solange ich gesund bleibe.«

5. *Diese werden erschwert durch folgende persönliche und situative Umstände:*
»Ich habe Angst, das Thema Alter und Endlichkeit direkt anzusehen, Angst, meine Frau zu fragen, was ihre Pläne für das Altern sind und traue meinem Sohn zu wenig zu, dass er den Betrieb gut weiterführen würde.«
6. *Diese werden gegenwärtig begünstigt durch folgende persönliche und situative Umstände:*
»Ich bin wirtschaftlich viel weiter gekommen, als ich es mir je erträumt hätte, ich bin motiviert, mit der Therapie an mir zu arbeiten und mich meiner Angst zu stellen, ich habe für das Familienunternehmen einen Sohn der die Nachfolge will und bisher nicht weggelaufen ist. Ich habe eine Frau, die immer noch an meiner Seite ist, auch wenn ich manchmal nicht mehr weiß, warum.«
7. *Erste kleine Schritte in die angestrebte Richtung könnten sein:*
»Ich versuche mir schrittweise immer mehr vorzustellen, was ich tun würde, wenn ich nicht arbeiten würde und wie ich mein Älter-Werden anders gestalten kann, als es meine Eltern vorgelebt haben. Meine alten Interessen von Plattensammlung, politischem Engagement, aber auch mein eigenes Interesse am Malen lasse ich zu und gebe dem Raum. Ich setze mich realistisch mit der Möglichkeit der Geschäftsübergabe auseinander und spreche mit meinem Sohn über den zeitlichen Horizont. Ich entwickle Reisepläne für mich allein und für meine Frau und mich und setze diese in die Tat um.«

Fallbeispiel Herr F. (Fortsetzung)

Herr F. war zu Beginn der Fokusarbeit sehr skeptisch, konnte sich zunächst keine »Überschrift« oder »Motto« für sein Leben bis zu seiner jetzigen Krise vorstellen und konnte nur langsam erkennen, wie sehr seine Lust und Energie für die Arbeit, seit seiner Jugend, mit der Enge und Rigidität in seinem Elternhaus zu tun hatte. Anschließend stieg aber seine Motivation, mit dem Fokus mitzudenken. Bei Punkt 2 fragte die Therapeutin, wann genau die Beschwerden von morgendlicher Unruhe angefangen hatten (»why now?«), was bei ihm die Erinnerung an seinen 70. Geburtstag aktivierte. Ihm wurde da bewusst, dass das Thema Älter-Werden ein zentraler Baustein in seiner aktuellen Problematik darstellt. Dies motivierte ihn genauer hinzusehen, was Vater und Mutter ihm darüber vermittelt hatten und wie sehr ihn das schon in jungen Jahren geängstigt hatte. In der Folge wurde ihm bewusst, wie sehr er aus Angst vor dem Alter, so wie er es vom Vater vorgelebt bekommen hatte, die realen Möglichkeiten seines Älter-Werdens zu verpassen drohte. Dies steigerte seine Motivation, dem Sohn nun alles zu überschreiben und seine Freiheit im Alter anders als mit Arbeit zu genießen.

Er meinte nach Abschluss der Fokusarbeit, die sich über mehrere Sitzungen hinzog, dass Arbeit zwar »Das Tor zur Freiheit« für ihn ist, aber jetzt sei er ja schon lange durch das Tor durchgegangen und könne nun endlich die Freiheit für anderes im Leben nutzen.

In der Folge zeigte sich Herr F. motiviert, seine alte Plattensammlung aus dem Keller zu holen und alle Platten zu hören. Die Musik aktivierte in ihm viel Jugendträume, die er kaum noch kannte. Er machte sich auf die Suche nach einem Kurs, um Aquarellmalerei zu lernen. Das habe er schon immer gerne selbst ausprobieren wollen, meinte er. Er erinnerte sich an Jugendferien am Meer, die er sich vom ersten selbst verdienten

Geld geleistet hatte und wo er ganz allein unterwegs gewesen war. Der Wunsch, auch jetzt mal allein ans Meer zu fliegen und mit Büchern am Strand den Tag zu genießen, ohne kulturelles Programm besuchen zu müssen, trat immer deutlicher zu Tage. Nach der nächsten Therapiesitzung, in der er seine Angst reflektierte, ging er direkt ins Reisebüro und buchte seine Ferien. Die Frau war erstaunt, aber hocherfreut. Der Sohn zeigte in einem Gespräch mit dem Vater klares Interesse das Geschäft jederzeit zu übernehmen, wenn der Vater dazu bereit sei. Er habe ihn nur nie aus dem Posten verdrängen wollen, fühle sich aber genug erfahren, um jetzt wirklich zu führen. Er wolle aber einen konkreten Zeitplan, um sich und seine Familie darauf vorbereiten zu können und wünsche sich den Vater als »Hintergrund, den man jederzeit fragen kann«.

Es ging Herrn F. parallel aber so viel besser, dass er immer mehr wieder zu arbeiten begann. Einige Sitzungen nach der Fokusarbeit waren alle seine guten Ideen wieder untergegangen und er gestaltet seine Nische wieder voll und ganz mit der Arbeit.

Die Psychotherapeutin nahm das zum Anlass, ihn im Rahmen der weiteren wöchentlichen Sitzungen wieder an den Fokus und seine Ideen zu erinnern. Die verschriftlichte Form war dabei sehr hilfreich. Durch den plötzlichen und unerwarteten Tod des Schwiegervaters (Sepsis nach einer Operation), der auch nur Arbeit gekannt hatte, wurde der Patient unmissverständlich mit der Tatsache konfrontiert, dass er »nicht mehr so viel Zeit habe«, wie er immer meinte. Er kam ganz verstört in die folgende Therapiesitzung und sprach offen an, dass er nun aufhören wolle, die Augen vor den Tatsachen zu verschließen.

Gemeinsam mit der Therapeutin entwickelte er einen konkreten Zeitplan für die Übergabe mit dem Sohn. Zunächst wollte er alles auf den Anfang des übernächsten Kalenderjahres verschieben. Als die Therapeutin ihn daran erinnerte, wie stressig der letzte Jahresabschluss für ihn im Betrieb gewesen war und fragte, ob es fair sei, in dieser Zeit dem Sohn das Geschäft zu übergeben, wurde ihm erneut klar, dass er wieder auf Zeit spielt. Er entschied, die Übergabe Mitte nächsten Jahres vorzunehmen, sprach das auch so mit dem Sohn und der Frau und beiden Töchtern ab und Sohn und Vater bereiteten mit einem Notar alles Nötige vor. Seine Frau zeigte sich hocherfreut über diese Entwicklung und begann gemeinsame Pläne zu schmieden. Sie wollte das Haus, in dem sie lebten, verkaufen und in ihren Heimatort in eine altersgerechte Eigentumswohnung ziehen. Obwohl dies nicht den Wünschen von Herrn F. entsprach, zeigte er sich bereit, auf die Wünsche der Frau einzugehen, um mit ihr diesen Schritt in der Hoffnung auf einen Neuanfang zu gestalten.

In den Therapiesitzungen, die daraufhin nur noch alle ein bis zwei Monate stattfanden, wurde sein aktives Sich-Einbringen in seine Nische immer stärker fokussiert. So gelang es ihm, Ferienpläne, die er gern mit der Frau machen wollte, als Vorschlag einzubringen und die Planung und Durchführung eigenständig zu organisieren. Dies erstaunte und begeisterte die Frau zunehmend. Er war dann auch bereit, sie zu einem Paargespräch einzuladen. Die Frau gab in diesem Gespräch an, dass sie sehr mit dem Gedanken gespielt habe sich zu trennen, dass er aber »seit er das Medikament nehme, ein anderer Mann« geworden sei. Ihre größte Angst war, dass die Therapeutin das Medikament wieder absetzen werde und alles von vorne losgehe. Das Thema Nähe und Sexualität sah sie klar im Zusammenhang mit den Spannungen im Paar. Sie habe mit ihm keine Nähe mehr vertragen, wenn er immer so gestresst von der Arbeit kam und nach Zigarette »stinke«. Wenn sie jetzt gemeinsam ihre Pensionierung gestalten könnten, dann würde sie seine Nähe auch wieder besser vertragen. Zumindest sein Rauchen störe sie schon wieder viel weniger. Somit kamen beide überein, dass es keine weiteren Paargespräche mehr brauche.

Herr F. zeigte sich in der Folge über die gemeinsamen Aktivitäten mit der Frau hocherfreut, schien zufrieden, obwohl die körperliche Annäherung nicht wie erhofft gelang. Die Geschäftsübergabe verlief reibungslos, beide Töchter wurden finanziell abgesichert und äußerten sich zufrieden mit der Übergabe an den Bruder.

Zum Abschluss meinte Herr F. er habe die Krise scheinbar gebraucht, sonst wäre er immer noch »weiter voll am Arbeiten« und würde all die schönen neuen Freiheiten verpassen. Er gehe weiterhin zwei Tage pro Woche ins Geschäft und betreue alte treue Kunden selbst weiter.

Sein Sohn kann an diesen Tagen Fragen stellen, wenn er es braucht. An den anderen Tagen malt Herr F., hört seine Schallplatten, macht Ausflüge und Aktivitäten mit seiner Frau, gestaltet mit ihr die Eigentumswohnung und plant Ferien. Außerdem genießt er es, mit den beiden Enkeln Fußball zu spielen oder ins Schwimmbad zu gehen. Seine morgendliche Unruhe und Angst sei verschwunden. Er möchte zur Sicherheit das Medikament nicht absetzen, sondern nimmt es in reduzierter Dosis weiter, auch um die Frau zu beruhigen, wie er sagt.

Mit der Fokusarbeit wurde für Patient und Therapeutin deutlich, dass ausgelöst durch den 70. Geburtstag und das Erleben bei Freunden und der Ehefrau, sein Leitbild, was ihn durchs Leben getragen hatte, zu wanken begann. Die bisher zurückgestellten ungelebten Anteile seines Selbst schienen immer unruhiger zu werden (nach dem 60. Geburtstag hatten sie sich möglicherweise auch schon gemeldet), wollten angesichts des Älter-Werdens nicht länger warten. Seine Angst vor dem Älter-Werden, wie es der Vater vorgelebt hatte, verstellte ihm die Sicht auf die realen Möglichkeiten in seinem Leben. Es drängte ihn, mit anderen Fähigkeiten (Malerei/Reisen/Spiel mit den Enkeln) beantwortet zu werden. Die Psychotherapeutin brauchte nur neugierig zuhören und ihn bei seinen eigenen Worten ernst zu nehmen, um nach der Arbeit mit dem Fokus mit ihm weiterzukommen. Wichtig war, dass sie beim Thema Endlichkeit und Älter-Werden nicht die Angst des Patienten teilte, sondern ihm Mut machen konnte, das Thema weiter anzusehen und auf sich wirken zu lassen.

Beginnen PatientInnen das Leben in der realistischen Dimension vom möglichen Ende her zu betrachten, dann verändert das die Sicht auf die Lebenszeit. Themen werden dann anders gewichtet und Menschen beginnen ihre verbleibende Zeit als kostbar anzusehen und besser für sich zu nutzen. Dies konnte Yalom schon durch Studien an KrebspatientInnen im Endstadium belegen (Yalom, 2010).

Fallbeispiel Herr F. (Fortsetzung)

Das kollusive Beziehungsmuster von Herrn F. mit seiner Frau und dem Sohn wurde im Laufe der Therapie ebenfalls bearbeitet. Je mehr Herr F. arbeitete, umso mehr zog sich die Frau zurück und begann sich ihre eigene Nische zu gestalten. Je weniger Zeit sie für ihn hatte, umso mehr nahm er das zum Anlass weiterzuarbeiten (Kollusion). Das Erkennen dieses kollusiven Musters war für Herrn F. aber zunächst weniger erhellend als das Muster mit seinem Sohn. Hier erkannte er, dass der Sohn sich ja gar nicht mehr engagieren müsse, im Geschäft, solange der Vater noch alle Verantwortung trage. Ihm wurde klar, je mehr er sich zurückziehen würde, umso mehr würde der Sohn in die Lücke springen und sich dann auch verantwortlich zeigen. Er erkannte die Leistung des Sohnes, dass er so lange geduldig ausharrte, bis der Vater Platz mache. Er war im Alter seines Sohnes schon lange selbstständig und vom Vater komplett unabhängig. Dies führte ihn zur Überzeugung, dass er als Vater offensichtlich »einen besseren Draht zum Sohn« habe als sein Vater zu ihm. Eine wichtige Erkenntnis für seinen Selbstwert.

Das beantwortete Wirken von Herrn F. konnte im Rahmen der therapeutischen Arbeit ausgeweitet werden, seine Nische wurde größer und vielfältiger. Neben dem geschäftlichen Teil seiner Nische, an dem er nach wie vor sehr viel Freude hat, konnte Herr F. sein Beantwortet-Werden in dem Beziehungsraum in seiner Familie verbessern. Die Resonanzerfahrungen zu seinem Sohn wurden mit den Gesprächen zur Geschäftsübergabe deutlich besser, Sohn und Vater erlebten eine neue Offenheit miteinander.

In die Beziehungsgestaltung mit seiner Frau bringt sich Herr F. nun viel aktiver ein (Gestalten der neuen Wohnung, Reiseideen und -planungen), was seine Angst vor Trennung und ihre Trennungsfantasien deutlich reduzieren konnte. Es brachte zwar beiden nicht die von ihm erhoffte Annäherung im körperlichen Bereich, aber dieser Wunsch trat mit der Zunahme an Nähe-Erfahrungen im Planen und Gestalten und vielleicht auch als Nebenwirkung des Antidepressivums (reduziert Libido) für ihn in den Hintergrund. »Damit könne er leben, wenn die Beziehung ansonsten stimme«, meinte Herr F. abschließend. Allerdings zeigte die Frau, auch nach dem Umzug, häufig ihren Unmut darüber, dass er so viele Jahre dem Geschäft gewidmet hatte. Kleine Alltagskonflikte wurden von ihr immer wieder mit dem Verweis auf die Vergangenheit ausgeweitet. Dies gab Herrn F. zunehmend das Gefühl, in einer ausweglosen Situation zu stecken, die er so nicht mehr auf Jahre aushalten wolle. Er wollte der Frau aber noch Zeit lassen und es in einem ruhigen Moment mit ihr einmal besprechen. Falls sie in dem Punkt aber keine Änderung miteinander erzielen würden, könne er sich jetzt sogar vorstellen, die Trennung anzustreben, denn er sei nicht bereit, zeit seines Lebens mit diesen Vorwürfen konfrontiert zu bleiben.

Durch den ökologischen Ansatz in der ökologisch-systemischen Psychotherapie wurde in diesem Beispiel deutlich, wie sehr die Beziehung von Herrn F. zu seiner Arbeit sein Leben bisher dominiert hatte und warum die Arbeit für ihn einen derart wichtigen Stellenwert hat. Das Bewusstsein für dieses Lebensmotto und die Verbindung zum Thema Vater und eigener Endlichkeit hat Herrn F. ermöglicht, neue Schwerpunkte für sein Leben zu suchen und zu finden. Dadurch konnte er seine Beziehungen zu Sohn und Ehefrau und zur Arbeit neu gestalten. Sein gewachsenes Selbstbewusstsein und die Erfahrung von Endlichkeit (Tod des Schwiegervaters) ohne dem Thema ausgewichen zu sein, haben Herrn F. stärker werden lassen. Seine große Angst vor einer Trennung durch die Frau ist nun der Überzeugung gewichen, dass er nicht bereit ist, unter allen Umständen die Beziehung aufrecht zu erhalten.

4.3.5 Das ökologische Paradigma in Bezug zum Fall Herr F.

Nachdem die systemischen Gesichtspunkte und das ökologisch-systemische Arbeiten mit Herrn F. zur Darstellung gekommen sind, sollen im Folgenden die Thesen des ökologischen Paradigmas im Fall Herr F. verdeutlicht werden. Hierzu werden anhand der Checkliste die Aspekte des Enaktivismus für diesen Fall aufgearbeitet und die drei Ebenen der Diagnostik diskutiert.

Zunächst die für Herrn. F. ausgefüllte Checkliste (in Ich-Form) zu Beginn der Behandlung bei der Psychiaterin.

Checkliste zur Diagnostik im Enaktivismus für Herrn F.:

- *1.-Personen-Ebene:* Wie erlebt der Patient ...
  – Leiblichkeit:
  »Große innere Unruhe, Herzrasen, Zwang sich zu bewegen, Unsicherheit. ›Was kann ich meinem Körper noch zutrauen?‹«
  – Zeitlichkeit:
  »Morgens ein Gefühl einen unendlich langen Tag vor sich zu haben, den ich nicht meistern kann. Die Geschwindigkeit der anderen im Geschäft gibt mir das Gefühl, ich komme nicht mit.«
  – Räumlichkeit:
  »Der Boden wird mir unter den Füßen weggezogen, ich fühle mich haltlos, dem Leben schutzlos ausgeliefert.«
  – Intersubjektivität:
  »Ich habe mit meiner Familie »alles falsch« gemacht, habe »als Vater versagt«. Ich arbeite so viel und entferne mich immer mehr von meinen Liebsten.«
  – Existenzielle Sicht auf das Leben:
  »Wenn ich mich nicht mal mehr auf meine Arbeit konzentrieren kann, was macht das Leben noch für einen Sinn, für mich? Ich werde immer mehr wie mein Vater und das macht mir Angst. Ich war noch nie so planlos und ziellos in meinem Leben.«
- *2.-Personen-Ebene:*
  – Wirkung des Patienten auf Psychotherapeutin, welche Haltung und Rolle nimmt der Mensch als Patient ein?
  Herr F. wirkt zu Beginn der Behandlung sehr angespannt, unsicher. Er sendet Hilfsapelle, sucht Halt und Sicherheit. Er setzt rasch große Hoffnung auf das Medikament und will dann sehr bald in seine Autonomie zurück. Durch das Ablehnen von Behandlungsvorschlägen (Paargespräch) testet er, wieviel Autonomie ihm in der Therapie zugestanden wird.
  – Wirkung, die das auf Psychotherapeutin hat:
  Gefühle: zunächst der Impuls zu helfen, rasch Lösungen zu präsentieren, fühlt sich unter Druck, dann Enttäuschung über die Ablehnung des Paargespräches.
  Gedanken: »Erst soll ich viel machen, kaum geht es besser, will er schon nicht mehr kommen?«

Impulse zu Handlungen: Am Anfang den Impuls ihn 2–3 Mal pro Woche zu sehen, dem sie aber widersteht. In der Enttäuschung über das abgelehnte Paargespräch der Impuls von ihrer Seite abzubrechen. Dann im konstruktiven Miteinander Freude an seinen und den gemeinsamen Erkenntnissen.

- *3.-Personen-Ebene:*
  - Wichtige Befunde:
  Konzentration vermindert, was sich aber im Gespräch nicht zeigt. Das Denken geordnet, aber eingeengt auf seine Unruhe und die Hilflosigkeit. Unruhe, Antrieb gesteigert, aber nach eigenen Angaben nicht produktiv. Affektiv vor allem ängstlich, unsicher, vermeidend, weniger depressiv, traurig. Suizidale Gedanken, aber keine konkreten Pläne keine Fremdgefährdung, Schlaf gut, Appetit schlecht.
  - Diagnose nach ICD-10: Anpassungsstörung mit Angst und depressive Störung gemischt F.41.2
  - Wirkung auf Patient:
  »Für mich als Patient spielt es keine Rolle, wie die Krankheit heißt, ich will, dass die Unruhe weg geht, kann mich aber im Laufe der Therapie immer besser mit der Angst als Erklärung einverstanden erklären.«
  - Veränderungen in der Nische:
  »Zu Beginn der Krankheit habe ich mich komplett aus meinem Beziehungsraum in der Arbeit zurückgezogen und war nur noch im Kontakt mit Frau und Sohn. Ich habe mich als gar nicht mehr wirksam erlebt, fühlte mich komplett der Unruhe ausgeliefert. Mit der Therapie habe ich meinen Beziehungsraum erweitert. Neben der Arbeit habe ich nun die Malerei, die Beziehung zu meinen geliebten Schallplatten aus meiner Jugend und eine bessere Beziehung zu meiner Frau und zum Sohn, den Töchtern und den Enkelkindern. Am neuen Wohnort fühle ich mich noch nicht so heimisch, halte aber aktiv den Kontakt zu Freunden und Nachbarn in der alten Umgebung.«

Fallbeispiel Herr F. (Fortsetzung)

Das empathische Miterleben zu Beginn der Behandlung, durch die phänomenologische Erfassung des Patientenerlebens, haben die Beziehungsgestaltung zwischen der jungen Psychiaterin und dem 72-jährigen Mann erleichtert. Seine Andeutung, der frühere Psychotherapeut sei leider in Rente gegangen, bringt seine Enttäuschung über das Alter der Therapeutin zum Ausdruck. Diese wertet den Patienten aber als »Fachmann für sein Leben« auf und kann damit ihr Interesse an seiner Sicht verdeutlichen. Durch ihr Erfassen von seinem Erleben in der enaktivistischen Diagnostik, wird ihm die Sicherheit vermittelt, dass er gehört wird und es auf ihn ankommt. Die Reflektion auf der 2.-Personen-Ebene unterstützt die Therapeutin darin, ihren Impulsen nicht einfach zu folgen, sondern die Ablehnung der Paarsitzung statt als Enttäuschung, als ein Erproben seiner Autonomie in der Therapie zu deuten. Die Erfassung der Resonanz des Patienten auf die Diagnostik geben der 3.-Person-Perspektive eine subjektive Note. Die Transparenz der Diagnostik durch die Psychiaterin und die Reaktion des Patienten darauf, fördern die Verbindlichkeit zwischen beiden. Die Reflexion über die Auswirkungen der

> *Krankheit und der Therapie auf das beantwortete Wirken in der Nische, stellen die Krankheit und Behandlung in den Beziehungskontext des Patienten.*
> *Die Verbindung der Krankheit mit dem leiblichen Erleben des Patienten, die im Enaktivismus sehr hervorgehoben wird, hat die Therapeutin zu Beginn empathisch nachzuvollziehen versucht, was in einem ersten Impuls zu helfen, mit einer Empfehlung zu einem morgendlichen Spaziergang gegen die Unruhe, aufgegriffen wurde. Zu diesem Zeitpunkt war aber die therapeutische Beziehung noch zu wenig vertrauensvoll, oder die Symptomatik einfach zu stark, dass der Patient den Rat der Therapeutin hätte umsetzen können. Zu einem späteren Zeitpunkt, als die Psychotherapeutin den gleichen Vorschlag als eine Erweiterung des Möglichkeitsraums dem Patienten offeriert, führte dies zu einer Umsetzung durch den Patienten und somit zu einer Besserung der Symptomatik.*

4.3.6 Systemisch, ökologisch-systemisch und enaktivistisch in der Alterspsychotherapie

Der hier gezeigte Fall bildet nur einen kleinen Ausschnitt der Themen ab, die in der Psychotherapie mit älteren Menschen Bedeutung haben. Wie bereits von Yalom aufgezeigt, sind Ängste der PatientInnen oft ein Hinweis auf existenzielle Themen, die von TherapeutInnen gehört und aufgegriffen werden müssen, damit sie die psychotherapeutische Arbeit intensivieren können (Yalom 2010).

Trauerbegleitung bei Verlusterfahrungen, die Auseinandersetzung mit der Fragilität des Körpers und den Identitätskrisen im Alter durch den Verlust von Arbeit oder der Lebensaufgabe (z.B. bei Enkelkindern, die keine Betreuung durch Großeltern mehr brauchen) sind Themen, die in der Alterspsychotherapie gehäufter auftreten, aber keine Spezifika der Psychotherapie älterer Menschen darstellen, sondern in allen Lebensabschnitten hohe Relevanz haben können (Identitätskrise durch Stellenverlust oder Umstrukturierung im Betrieb mit Wegfall einer wichtigen Aufgabe). Auch Menschen in jüngeren Jahren können mit der Fragilität ihres Körpers durch einen Unfall oder eine Krankheit konfrontiert sein. Somit ist die psychotherapeutische Arbeit mit älteren Menschen im koevolutiven Sinne für PsychotherapeutInnen und ihr eigenes Leben lehrreich und bringt wichtige Impulse für die Arbeit mit jüngeren PatientInnen.

Hier wurde gezeigt, dass die systemischen Haltungen wertvoll für die Beziehungsgestaltung gerade mit sehr viel älteren PatientInnen sein können und dass das kontextabhängige Denken über Symptome und Krankheiten PatientInnen weniger defizitär zeigen, sondern Probleme als Lösungsversuche im Beziehungsgefüge eine Kompetenz der PatientInnen verdeutlichen. Der ressourcenorientierte Blick von TherapeutInnen hilft PatientInnen, ihre Potenziale wieder mehr in den Blick zu nehmen, als die Krankheit und lösen PatientInnen und TherapeutInnen aus der Problemtrance (vgl. ▶ Kap. 1.8.10) heraus. Klare Aufträge und Ziele können in fast jeder Behandlungssituation das gemeinsame therapeutische Bündnis stärken und sind die Basis für ein gemeinsames Arbeiten auf Augenhöhe.

Alle in Teil I gezeigten Tools können nützlich und wirkungsvoll sein in der Psychotherapie mit älteren Menschen.

Gezeigt wurde auch, dass der ökologisch-systemische Ansatz eine Erweiterung des systemischen Arbeitens in eine entwicklungsorientierte Richtung ermöglicht.

Insbesondere die Arbeit mit der Nische, der Blick auf die Möglichkeiten des beantworteten Wirkens der PatientInnen im Beziehungsraum erweist sich in der Alterspsychotherapie als stützende und ressourcenfördernde Herangehensweise in Krisenzeiten und in der längerfristigen sozialpsychiatrischen und psychotherapeutischen Arbeit mit ganz unterschiedlichen PatientInnen. Der koevolutive Ansatz in der Fokaltherapie ermöglicht eine Fallkonzeption, die wie ein roter Faden die psychotherapeutische Sicht klarer macht. Dies kann in Situationen, in denen PatientInnen in alte Muster zurückkehren wollen, eine gute Stütze im therapeutischen Prozess sein, wie der Fall von Herrn F. deutlich zeigt. Die Checkliste des Enaktivismus bei Herrn F. wurde im ersten Abschnitt (1.-Person-Perspektive) in der Ich-Form und damit noch stärker aus der Sicht des Patienten formuliert. Dies wurde bei Petra und Frau H. nicht so gemacht. Die Praxis im Umgang mit der Checkliste wird noch zeigen müssen, ob dies einen Mehrwert bringen kann.

In allen drei Beispielen konnte in diesem Kapitel gezeigt werden, dass der Enaktivismus im ökologischen Paradigma die subjektive Ebene des Krankheitserlebens noch stärker hervorhebt als die Fokusarbeit dies tut und auf die leiblichen Erfahrungen der PatientInnen erweitert. Dies ist insbesondere im Bereich der Alterspsychotherapie von entscheidender Bedeutung, denn der eigene Körper ist der wichtigste Partner im Leben eines Menschen. Diese Tatsache wird vor allem älteren, aber auch kranken Menschen zum Teil schmerzlich bewusst.

Lernen PsychotherapeutInnen dieses Leiberleben ihrer PatientInnen zu erfassen und empathisch mit zu vollziehen, dann fördert das ein vertrauensvolles Miteinander in der psychotherapeutischen Arbeit zwischen PatientInnen und TherapeutInnen und lässt einen koevolutiven Prozess zwischen beiden wachsen.

Das ökologische Paradigma stellt damit eine Erweiterung der Psychotherapie in diesem Altersbereich da.

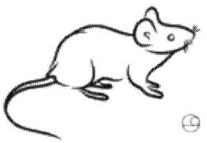

Bei den älteren PatientInnen müssen PsychotherapeutInnen auch die körperlichen Erkrankungen und Nebenwirkungen von Medikamenten gut kennen, denn das ist immer wieder Thema. Erstaunlich ist, dass es besonders bei sehr alten Menschen vielfach zu Beginn der Sitzung um Medikamente und körperliche Leiden geht, im Laufe der Stunde aber schaffen es die beiden immer wieder zu wichtigen Erfahrungen der PatientInnen, Emotionen, Gedanken und Überzeugungen zu kommen. Manchmal sieht es für mich so aus, als müssten die älteren Menschen zu Therapiebeginn erst mal mit körperlichen Beschwerden die Sitzungen anfangen, wie wenn sie beim Hausarzt wären. Im Gesprächsverlauf und Therapieverlauf erkennen sie zunehmend, dass man hier auch noch über anderes reden kann und dann nutzen sie das auch. Dass die PsychotherapeutInnen mehr Zeit für die Gespräche haben als die HausärztInnen, das schätzen PatientInnen insbesondere in dieser Altersgruppe sehr. Die älteren Menschen sind oft sehr dankbar für die Therapie und besonders für Therapiefortschritte. Zum Teil haben die wirklich das Gefühl, sie müssten nun bis zu ihrem Lebensende in der Depression hocken bleiben, weil man in ihrem Alter sowieso nichts mehr machen könne. Umso erleichterter sind sie, wenn es doch einen Weg in eine bessere Stimmung gibt. TherapeutInnen, die viel mit älteren Menschen arbeiten, sagen, sie machen das so gerne, weil die älteren Menschen so spannende Lebenserfahrungen in die Therapie bringen. Beim Zuhören ist für mich interessant zu sehen, wie die älteren Menschen aufblühen, wenn sie aus ihrem Leben erzählen dürfen, vor allem, wenn es um Erfahrungen, schöne Erlebnisse oder Wissen aus der Vergangenheit geht. Über die Probleme von früher wollen sie zumeist gar nicht gern reden.

Lesson to learn

Psychotherapie mit älteren Menschen können aus systemischer Sicht sehr gut auch TherapeutInnen machen, die viel weniger Lebensjahre haben. Die neugierige, klientInnenkompetente Haltung, die Fragen und die Ressourcenorientierung machen es dem älteren Menschen leichter, sich einem/einer jüngeren TherapeutIn zu öffnen. Da die Probleme sehr vielfältig sein können, im Alter, ist eine sorgfältige Ziel- und Auftragsklärung wesentlich. Eine bereits zum x-ten Mal erzählte Anamnese chronisch kranker PatientInnen kann spannend werden, wenn man nach den Ressourcen fragt, zum Beispiel wie PatientInnen aus der schwierigen Lebensphase wieder in einen besseren Zustand gekommen sind, was sie selbst gemacht haben, um da wieder heraus-, oder damit klarzukommen. Langjährige Beziehungen können im Alter, nicht zuletzt durch das sehr unterschiedliche Älter-Werden, instabil werden. Hier gilt es therapeutisch, den Wert so einer Beziehung ebenso in den Blick zu nehmen wie die Probleme. So kann durch den koevolutiven Ansatz die Wichtigkeit der Beziehung für PatientInnen herausgearbeitet werden, auch wenn sie aktuell über die Person nur schimpfen. Sowohl in der Nischenarbeit, wo der Körper als wichtigster Partner im Leben des Menschen gesehen wird, wie auch im Enaktivismus, wo das subjektive Erleben im eigenen Körper (Leiblichkeit) im Raum, in der Zeit, in der Interaktion und in der existenziellen Dimension betrachtet wird, wird der Körper und der Leib in die psychotherapeutische Arbeit einbezogen, was für ältere Menschen, deren Körper ihnen immer wieder Grenzen aufzeigt, zentrale Bedeutung hat. PsychotherapeutInnen, die sich von existenziellen Fragen zum Sinn des Lebens und der Endlichkeit nicht abschrecken lassen, sondern ohne Angst vor diesen Themen neugierig bei den Gedanken und Vorstellungen der PatientInnen bleiben, eröffnen PatientInnen zum Teil erstmals einen Raum, in dem sie solche Themen aussprechen und mit jemandem teilen können. Neben all den alltagsrelevanten

Aspekten und altersunabhängigen psychotherapeutischen Fragestellungen ist es wertvoll, wenn Psychotherapie mit älteren Menschen diese Themen zulässt.

PsychotherapeutInnen, die sich diesen existenziellen Fragen stellen, werden bald merken, wie wichtig diese Themen von Sinn und Endlichkeit auch im Kinder- Jugend- und Erwachsenbereich sein können. Mit diesen Themen kann die Psychotherapie in jedem Alter intensiviert werden.

Teil V Settingfragen in der klinischen Arbeit

»Wenn Mann und Frau
auch Jahrzehnte auf demselben Kopfkissen schlafen,
so haben sie doch nie die gleichen Träume.«

(Mongolisches Sprichwort)

Der bewusste Umgang mit den verschiedenen Settings wird in diesem Kapitel reflektiert. Dabei zeigt sich, dass ein sinnvoll eingesetztes Setting ein wichtiger Teil der Therapie sein kann.

5 Setting ist wichtig

Bereits in Teil I (▶ Kap. 1.4.2) wurde festgehalten, dass systemische PsychotherapeutInnen das Setting bewusst einsetzen sollen. Da Menschen kontextabhängig unterschiedlich reagieren, systemische Therapieangebote in unterschiedlichen Settings möglich sind, sollten PsychotherapeutInnen darüber reflektieren, warum und wann sie welches Setting einsetzen oder wie sie das Setting gestalten. In den vorhergehenden Kapiteln wurde vor allem die einzeltherapeutische Arbeit gewichtet. Dabei spielt das Setting des Büros, in dem die Therapiesitzungen stattfinden eine wichtige Rolle. Ist der Raum so eingerichtet, dass sich TherapeutInnen und PatientInnen darin wohlfühlen können? Wie viel persönliches Gestalten ist für das Wohlbefinden wichtig, wie viel ist aber auch zu viel, sodass PatientInnen sich davon ablenken oder irritieren lassen? Kann das therapeutische Gespräch ohne Störungen ablaufen, oder müssen TherapeutInnen und PatientInnen immer mit einer Unterbrechung rechnen? Insbesondere im stationären Rahmen lässt sich dies kaum vermeiden, sollte dann aber benannt werden. *Zum Beispiel: »Es tut mir leid, aber ich muss ans Telefon gehen, falls es klingelt, auch wenn ich viel lieber mit Ihnen in Ruhe reden würde.«*

»Die empirische Befundlage spricht dafür, dass Therapeuten bei ihren Indikations-und Therapieentscheidungen ausdrücklich die Möglichkeiten mehrerer therapeutischer Settings im Auge haben und nach Möglichkeit auch selbst über die Kompetenz verfügen sollten, in mehreren Settings zu arbeiten« (Grawe, 1994, S. 707). Im fünften Teil des Buches sollen nun verschiedene Settings, die im klinischen Alltag von Akut- und Psychotherapiestationen, Ambulatorien und in der Praxis relevant sind, genauer untersucht werden. Ob Einzel-, Paar- oder Familiensitzungen, Helferkonferenzen, Gruppengespräche oder -therapie, PsychotherapeutInnen sollten all diese Settings nutzen können, für die therapeutische Arbeit. Sie sollten die Indikationsstellung, die Durchführung und Besonderheiten reflektieren können, bevor sie das Setting für die Therapie nutzen.

5.1 Einzelsetting

Ein sehr häufiges Setting im psychotherapeutischen Alltag. Im Erwachsenen- und Altersbereich wird zumeist mit diesem Setting gestartet, während im Kinder- und Jugendbereich zu Beginn oft Gespräche mit Eltern und dem betroffenen Kind oder dem/der Jugendlichen stehen. Dies, weil Eltern und nahe Bezugspersonen oft klare Anliegen und Aufträge an die Therapie haben, während Kindern und Jugendlichen dies zu Beginn meist schwerfällt zu formulieren.

5.1.1 Indikation

Zur Abklärung und Diagnostik, zur Auftragsklärung und zum Aufbau einer tragfähigen therapeutischen Beziehung ist das einzeltherapeutische Setting sehr nützlich. Hier haben PatientInnen am meisten Raum und Aufmerksamkeit für sich, werden mit ihren verbalen und nonverbalen Inputs bestmöglich beantwortet und können somit wieder positive Erfahrungen im beantworteten Wirken machen, wodurch das Vertrauen in die therapeutische Arbeit wachsen kann. EinzeltherapeutInnen können dabei vorrübergehend zu wichtigen Mitgliedern der Nische der PatientInnen werden, vor allem bei Menschen, die ansonsten Mühe in Beziehungen mit anderen Menschen haben.

5.1.2 Durchführung

Einzeltherapie sollte, soweit möglich, mit klaren Zielen und Aufträgen arbeiten. Dies ist bei PatientInnen mit klaren Anliegen und umrissenen Problemfeldern durchaus auch möglich. In der stützenden Einzeltherapie bei Menschen mit einem weniger hohen Funktionsniveau (vgl. GAF-Score in ▶ Kap. 2.3), sind Auftrag und Ziel zumeist vager formuliert (»Stabil bleiben«, »Nicht wieder in die Klinik eintreten«), sollten aber zwischen PatientInnen und TherapeutInnen auch besprochen sein.

Entsprechend dem Auftrag können PatientInnen und TherapeutInnen das Vorgehen in der systemischen und ökologisch-systemischen Arbeit weitestgehend selbst miteinander bestimmen. Es gibt keine vorgefertigten Manuale, die man abarbeiten könnte, was für unerfahrene PsychotherapeutInnen zum Teil sehr verunsichernd wirken kann. Im Sinne der KlientInnenkompetenz wird aber das Vorgehen gemeinsam erarbeitet. Immer wieder werden Standortgespräche durchgeführt, in denen TherapeutInnen und PatientInnen über die bisher erreichten Schritte sprechen, das Ziel und den Auftrag auf ihre weitere Gültigkeit prüfen und unter Umständen den Abschluss der Behandlung terminieren und vorbereiten.

5.1.3 Besonderheiten

Vom Beginn der Therapie an sollte das Ende der Behandlung mitbesprochen und -gedacht werden. Außer bei der stützenden Therapie ist durch Ziel- und Auftragsklärung das Ende der Behandlung immer als Möglichkeit im Raum.

Systemische Tools und Haltungen, sowie die fokusorientierte koevolutive Therapie wurden in Teil I und II eingehend beschrieben. Im Rahmen der Einzeltherapie ist es von großer Wichtigkeit, nahe Bezugspersonen der PatientInnen kennenzulernen. Darum sollten Paar- und/oder Familiengespräche vorgeschlagen werden, wenn die therapeutische Beziehung vertrauensvoll geworden ist und solche Gespräche zum Auftrag passen. PatientInnen sollten wissen, dass TherapeutInnen ihre ungeteilte Aufmerksamkeit nicht bei ihnen haben können, wenn Familienangehörige oder PartnerInnen im Raum dabei sind. Dies gilt es vorab zu erklären, damit PatientInnen im Mehrpersonensetting nicht enttäuscht sind, wenn die TherapeutInnen weniger das Augenmerk auf sie richten. Eine weitere Besonderheit sind Abklärungen und Kurzbeurteilungen in Form eines Konsiliums für andere KollegInnen. Auch dabei ist die Klärung des Auftrags zu Beginn des Gesprächs, nach dem Joining bedeutsam. PatientInnen sollten wissen, zu welchem Zweck das Gespräch angesetzt ist, wem von dieser Abklärung oder dem Konsil berichtet wird. Am Ende solcher Gespräche sollte man den PatientInnen auch transparent machen, welche Einschätzungen oder Diagnosen man aus dem Gespräch mitnimmt und an die KollegInnen weitergibt. Die Metapher »Krankheit als der ungebetene Gast« kann Gefühle von Überforderung und Hilflosigkeit, die mit einer schweren Krankheit einhergehen können, verdeutlichen (von Wachter, 2024, S. 91).

5.2 Paargespräche im Einzelsetting/Paartherapie

Lädt man, im Rahmen der Einzeltherapie, PartnerInnen der KlientInnen zu einem oder mehreren Gesprächen ein, dann können das immer nur Paargespräche im Rahmen des Einzelsettings sein. Einzel- und Paartherapie kann nie gleichzeitig erfolgen, weil das der Allparteilichkeit des/der PsychotherapeutIn zuwiderläuft. Dies ist in jedem Mehrpersonensetting bedeutsam und sollte unbedingt beachtet werden. In einem Paargespräch im Rahmen des Einzelsettings muss dies besondere Berücksichtigung finden.

5.2.1 Indikation

Im Rahmen einer einzeltherapeutischen Behandlung werden Paargespräche den PatientInnen vorgeschlagen, wenn die therapeutische Beziehung so vertrauensvoll ist, dass es auch kritische Stimmen von Angehörigen vertragen mag, wenn die Perspektive der PartnerInnen wichtig für die auftragsgebundene Zusammenarbeit ist und wenn PatientInnen sich einen solchen Austausch mit PartnerInnen vorstellen können. Paar- und Familiengespräche sind nicht automatisch in jeder systemischen Einzeltherapie indiziert. Systemisch kann gut im Einzelsetting gearbeitet werden, indem die Perspektive der Angehörigen immer wieder thematisiert wird. Paar- und Familiengespräche sind aber, aufgrund des Perspektivenzuwachses, immer eine Bereicherung für die Einzeltherapie, insbesondere wenn PartnerInnen nach den gesunden Anteilen, den Stärken und Kompetenzen der PatientInnen befragt werden, die sie viel besser kennen als TherapeutInnen. Gestaltet man

Paargespräche mit diesem Schwerpunkt, werden sie auch weniger zur Belastung für PatientInnen.

5.2.2 Durchführung

Es sprengt den Rahmen dieses Buches das paartherapeutische Vorgehen in allen Besonderheiten zu beleuchten. Die häufigere Form von einem Paargespräch oder wenigen Paargesprächen im Rahmen einer Einzeltherapie soll darum hier ausgeführt werden.

Wenn die PsychotherapeutInnen und PatientInnen übereinkommen, dass es Zeit ist, PartnerInnen einzuladen, dann sollte ein solches Gespräch mit den PatientInnen sorgfältig vorbesprochen werden. Zum einen sollten PatientInnen wie oben beschrieben zuvor wissen, dass sie nicht so im Fokus der Aufmerksamkeit stehen werden, wie im Einzelsetting und dass das kein Hinweis darauf ist, dass der/die TherapeutIn nun kein Verständnis mehr für den/die PatientIn haben werde, sondern, dass es wichtig ist, wenn man PartnerInnen einlädt, ihnen auch Raum zu geben und Gehör zu schenken. Dies ist wichtig für die Fortsetzung der Einzeltherapie, denn die Perspektive von PartnerInnen, die einen Menschen schon länger kennen, sollte in die Arbeit einfließen, aber sie nicht behindern. Außerdem müssen PsychotherapeutInnen und PatientInnen zuvor abstimmen, was aus der Einzeltherapie darf und vor allem, was darf nicht in der Paartherapie offengelegt werden. PatientInnen dürfen Inhalte aus der Einzeltherapie vor den PartnerInnen schützen. Somit ist der/die TherapeutIn GeheimnisträgerIn, was in einer Paartherapie nicht sein darf, im Einzelsetting mit wenigen Paarsitzungen aber unumgänglich ist.

Im Paarsetting ist folgendes Vorgehen nützlich.

Zu Beginn werden beide begrüßt und mittels Joining (Toolbox ▶ Kap. 1.8.1) zum Ankommen angeregt.

Hoch verstrittene Paare sollten, wenn man es schon weiß, beide mehr mit dem Blick zum/zur PsychotherapeutIn gesetzt werden, während Paare ohne größere Spannungen sich auch mehr gegenübersitzen können. Zu Beginn werden TherapeutInnen das Wort ergreifen, einleitend erklären, dass die Einzelarbeit schon eine Zeit läuft und weitergehen wird und dass es aus therapeutischer Sicht bedeutsam ist, die Perspektive des/der LebenspartnerIn kennenzulernen und in die Therapie einfließen zu lassen. Dies wird als Grund für die Einladung benannt und dann die Zeit zum Austausch festgelegt (zumeist 1–1½ h). Daraufhin sollten beide gefragt werden, welches Anliegen sie heute in dieses Gespräch mitbringen, welche Fragen sie haben und was sie gern im Beisein des/der PartnerIn mit dem/der TherapeutIn besprechen möchten. Daraufhin gibt man dem/der PatientIn zuerst das Wort, damit PartnerInnen sich noch einen Moment mit den Fragen auseinandersetzen können. Wichtig in dieser ersten Runde ist, dass benannte Probleme und Anliegen noch gar nicht vertieft, sondern von dem/der TherapeutIn rasch als Thema gesammelt und evtl. notiert werden, um dann nach weiteren Anliegen zu fragen. Es ist wichtig, alle Anliegen zunächst zu sammeln, sonst kommt am Schluss des Gespräches noch ein ganz wichtiges Anliegen zum Vorschein und man hat möglicherweise viel zu viel Zeit mit unwichtigeren Themen verbracht.

Haben beide PartnerInnen und auch der/die PsychotherapeutIn ihre Anliegen und Fragen formuliert, kann der/die TherapeutIn anhand ihrer Notizen ein Vorgehen vorschlagen, wie man in der veranschlagten Zeit schrittweise durch die Themen gehen könnte. Sind alle einverstanden, werden die Themen, soweit möglich, nacheinander abgearbeitet.

Dabei ist es therapeutisch wichtig, sich soweit möglich allparteilich (vgl. ▶ Kap. 1.3.1) zu halten. Beide PartnerInnen müssen den Raum haben, ihre Sicht auf die Situation zu schildern und brauchen das Gefühl, von dem/der TherapeutIn verstanden zu werden. Im Sinne der KlientInnenkompetenz muss der/die TherapeutIn auch im Paargespräch keine Lösungen für das Paar entwickeln, sondern durch Förderung des wechselseitigen Verständnisses füreinander, kann ein gemeinsamer Suchprozess für neue Lösungswege im Paar angeregt werden. Zum Abschluss werden die Ergebnisse zusammengefasst und das weitere Prozedere (vielleicht auch nochmals ein Paargespräch) überlegt. Im stationären Setting wird die Perspektive auf Entlassung und was es an Nachsorge aus Sicht der PartnerInnen braucht, sicher ein Bestandteil des Gespräches sein. Soweit möglich, sollten Absprachen für das gemeinsame Vorgehen als Optionen benannt werden, aber immer betont werden, dass dies im einzeltherapeutischen Arbeiten noch entschieden werden muss. Dies gibt den PatientInnen das Signal, dass sie schlussendlich das letzte Wort haben und TherapeutInnen nicht einfach die Sicht der Angehörigen übernommen haben.

Zu so einem Paargespräch gehört immer auch eine Nachbesprechung zwischen PatientInnen und TherapeutInnen, in der gemeinsam die Eindrücke reflektiert werden. Durch diese offene Nachbesprechung kann ein evtl. bei den PatientInnen aufgekommenes Misstrauen beseitigt werden und die therapeutische Beziehung gefestigt werden.

5.2.3 Besonderheiten

Auch in einem oder zwei Paargesprächen kann miteinander am Fokus gearbeitet werden, wenn die Einzeltherapie nachher mit den PatientInnen weitergeht, oder der Fokus kann im Anschluss von ein oder zwei Paargesprächen in der Einzeltherapie erstellt werden. Im zweiten Fall wäre dieser Fokus aber stark auf die PatientInnen ausgerichtet, während im ersten Fall miteinander ein Paarfokus erstellt werden kann oder TherapeutInnen nach den Paargesprächen den Paarfokus für sich erstellen.

Fallbeispiel Herr J.

Wenn ein Mann (68-jährig, Herr J.) wegen rezidivierend depressiver Episoden in stationärer psychotherapeutischer Behandlung ist und im Paargespräch beide zum Schluss kommen, dass sie wissen möchten, wie sie (66-jährig) die Rolle der »Mutter« für ihren Mann loswerden kann und er feststellt, dass es ihm auf der Abteilung viel besser geht, als wenn er am Wochenende heimgeht zu seiner Frau, dann könnte mit dem Fokus gearbeitet werden.

Wenn sich beide im Paargespräch auf die Fokusarbeit einlassen, kann diese folgendes verdeutlichen (Fokus aus Sicht von Herr J.)

Fokus aus Sicht von Herrn J. und Frau J.

1. *Nachdem wir unsere Beziehung nach folgendem Leitbild gestaltet hatten:*
   »Wir gehen miteinander durch Dick und Dünn, helfen uns und anderen in allen Lebenslagen, was uns ermöglichte, gemeinsam unsere drei Kinder großzuziehen, unsere hochbetagten Eltern bis zu ihrem Tod zu pflegen, in der Nachbarschaft und Gemeinde ein angesehenes Paar zu sein und einen großen Freundeskreis zu haben.«
   Und was uns erlaubte, folgende Entwicklung zurückzustellen oder zu vermeiden:
   »Ich (Frau) wollte gern wieder malen und Kurse in Aquarellmalen belegen, ich (Mann) will seit Jahren einen Hund, was ich immer weiter zurückstelle, weil man mich ja bei der Arbeit noch braucht. Wir als Paar haben zurückgestellt, uns mehr Zeit füreinander zu nehmen, gemeinsame Aktivitäten zu pflegen, statt die Enkel zu hüten und den Nachbarn zu helfen.«
2. *Dann traten folgende Veränderungen in unserer Beziehung auf:*
   »Ich (Mann) erlitt mehrfach eine schwere depressive Episode, ich (Frau) kam mit der Pflege der Eltern, anschließend der Schwiegereltern und dann dem eigenen Mann zunehmend an meine Grenzen. Die fünf Enkelkinder fordern uns recht, zumal die Kinder sehr darauf achten, dass wir alle Enkel gleich viel betreuen.«
3. *Folgende Beziehungssituation ist dadurch für jede(n) von uns herbeigeführt worden:*
   »Ich (Mann) ziehe mich immer wieder in den Keller zurück, wenn es mir im Haus mit den Enkeln zu viel wird und lasse meine Frau mit der Arbeit allein. Ich (Frau) bin frustriert, dass ich nun auch noch meinen kranken Mann pflegen muss, mich wie eine Mutter um ihn sorge und denke gleichzeitig an Trennung, fühle mich aber auch verpflichtet, bei ihm zu bleiben.«
4. *Jetzt stehen folgende Entwicklungen in unserer Beziehung an:*
   »Wir helfen uns gegenseitig, unsere Grenzen zu erkennen und zu respektieren und lernen anderen gegenüber, aber auch uns gegenseitig ehrlich ›Nein‹ zu sagen.«
5. *Diese werden erschwert durch folgende persönliche und situative Umstände:*
   »Die schweren depressiven Episoden meines Mannes machen mir (Frau) Angst und ich will alles tun, um sie zu verhindern. Durch meine Krankheit habe ich gelernt, wie angenehm es sein kann, wenn ich (Mann) so umsorgt werde und einen guten Grund habe mich zurückzuziehen. Wir sind beide in der Krankenpflege tätig und helfen ist unsere ›Passion‹.«
6. *Diese werden begünstigt durch folgende persönliche und situative Umstände:*
   »Ich (Frau) brauche eine Veränderung in der Beziehung, sonst kann ich das nicht mehr. Ich (Mann) will nicht wie der Sohn behandelt werden, von meiner Frau. Wir kennen uns seit vielen Jahren, wollen beide für den Erhalt unserer Beziehung arbeiten und sind finanziell gut abgesichert und sozial gut eingebunden.«
7. *Erste kleine Schritte in die angestrebte Richtung könnten sein:*
   »Ich (Mann) übe auf der Station ganz bewusst das ›Nein‹-Sagen und mache mir

in der Einzeltherapie Gedanken, ob und warum ich nach meiner Pensionierung noch weiterarbeiten will und wieviel. Ich (Frau) beobachte, wo im Alltag ich mich als Mutter des Mannes fühle (Sachen zum Anziehen hinlegen, ihm die Tabletten richten und am Morgen den Kaffee ans Bett bringen ...) und entscheide, was ich davon sofort oder in kleinen Schritten reduzieren kann. Wir als Paar setzen uns zusammen und planen, wie wir die Enkelkinderbetreuung in den nächsten Monaten gestalten wollen, damit es fair verteilt bleibt, aber auch für uns als Paar stimmt. Wir machen uns Gedanken über unsere Pläne für die Zeit der Pensionierung, die wir jede(r) für sich haben und die wir gemeinsam realisieren wollen. Wenn wir dies nicht allein schaffen, entscheiden wir uns, eine Paartherapie zu beginnen.«

5.2.4 Toolbox Fokusraster Paar- und Familienfokus (siehe Online-Zusatzmaterial)

1. Leitbild/Motto der Beziehung:
   Nachdem wir unsere Beziehung nach folgendem Leitbild gestaltet hatten:
   Das uns folgende persönliche Entwicklung ermöglichte: mir Frau ..., mir Mann ..., mir Sohn oder Tochter
   ... und uns erlaubte, folgende Entwicklung zurückzustellen oder zu vermeiden:
   mir Frau ..., mir Mann ..., mir Tochter oder Sohn
2. Beziehungskonstellation, in der das Problem auftrat:
   ... traten folgende Veränderungen in unserer Beziehung auf
3. Beziehungssituation, die daraus entstanden ist:
   Folgende Beziehungssituation ist dadurch für jede(n) von uns herbeiführt worden:
4. Anstehender Entwicklungsschritt in der Beziehung:
   Jetzt stehen folgende Entwicklungen in unserer Beziehung an:
5. Erschwerende Faktoren (persönlich, situativ):
   Diese werden erschwert durch folgende persönliche und situative Umstände:
   Für mich Mann ..., für mich Frau ..., für uns als Paar, für mich als Sohn/Tochter ..., für uns als Familie ...
6. Begünstigende Faktoren (persönlich, situativ):
   Diese werden gegenwärtig begünstigt durch folgende persönliche und situative Umstände: Für mich Frau ... für mich Mann ... für uns als Paar ..., für mich als Tochter/Sohn ... und für uns als Familie ...
7. Erste kleine Schritte in die angestrebte Richtung:
   Erste kleine Schritte in die angestrebte Richtung könnten sein:
   Für mich Frau ..., für mich Mann ..., für uns als Paar ..., für mich als Tochter/Sohn ..., für uns als Familie ...

5.2.5 Fragen zur Fokusarbeit im Paar

Fragen zum Beziehungskontext:

- Was hat Sie am anderen angezogen? Was ist Ihnen positiv aufgefallen?
- Welche Fantasien sind da entstanden, was gerade mit diesem Partner/dieser Partnerin möglich werden könnte?
- Angenommen, Sie müssten eine Überschrift, Motto, Leitbild für Ihre Art der Beziehungsgestaltung mit Ihrem Partner/Partnerin suchen, wie würde das lauten können?
- Was ermöglichte Ihnen die Beziehung zu Ihrem Partner?
- Was kam durch ihn/durch sie neu in Ihr Leben?
- Welche Möglichkeiten ließen sich mit und durch ihn/durch sie realisieren?
- Was hofften Sie, mit diesem Menschen verwirklichen zu können?
- Was ermöglichen Sie Ihrem Partner/Ihrer Partnerin?
- Welche Enttäuschungen oder Überforderungen in Beziehungen konnten Sie in dieser Partnerbeziehung vermeiden?
- Was mussten Sie zugunsten der Partnerbeziehung zurückstellen?
- Worin wurden Sie enttäuscht bzw. persönlich verletzt?
- Wo stehen Sie jetzt in Ihrer Partnerbeziehung?

Fragen zum anstehenden Entwicklungsschritt:

- Angenommen, die jetzige Krise in ihrer Beziehung weist darauf hin, dass sich was ändern müsste, welche Veränderungen würden in Ihrer Beziehung anstehen?
- Was glauben Sie, wozu wird jeder von Ihnen durch die jetzige Situation herausgefordert?
- Angenommen, Sie wären durch das Schicksal füreinander bestimmt, damit sie einander zu persönlichen Entwicklungen anregen, worum könnte es da jetzt gehen?
- Angenommen, das, was Sie jetzt als Schwierigkeit/Symptom erleben, wäre ein Anzeichen für einen blockierten Entwicklungsschritt, was könnte blockiert sein?
- Angenommen, die jetzige Krise möchte Ihnen sagen, Sie sollten voneinander lernen, was könnte das sein?

5.3 Systemische Psychoedukation

»Unter dem Begriff der Psychoedukation werden systematische didaktisch-psychotherapeutische Interventionen zusammengefasst, um Patienten und ihre Angehörigen über die Krankheit und ihre Behandlung zu informieren, ihr Krankheitsverständnis und den selbstverantwortlichen Umgang mit der Krankheit zu fördernund sie bei der Krankheitsbewältigung zu unterstützen« (Bäuml und Pitschel-Walz, 2018, S. 226). Es stehen »interaktive Informationsvermittlung, der Erfahrungsaustausch unter den Betroffenen und die Bearbeitung allgemeiner Krankheitsaspekte im Vordergrund« (ebd., S. 227). Psychoedukation ist eine wichtige Intervention, die erstmals 1980 von Anderson im Rahmen von familientherapeutischen Sitzungen bei Schizophrenie erwähnt wurde (vgl. hierzu ebd., S. 226). In den stationären Behandlungskonzepten haben sich manualisierte psychoedukative Gruppen zu unterschiedlichen Störungsbildern, wie Schizophrenie, Sucht, Anorexia nervosa, Depression, Angst und vielem mehr etabliert. Zumeist sind es Gruppen für PatientInnen, seltener, aber dennoch sehr empfohlen, sind psychoedukative Angehörigengruppen.

5.3.1   Indikation

Psychoedukation dient der Aufklärung der Familienangehörigen und PatientInnen über Symptome und Krankheitsverläufe, fördert die Stärkung sozialer Kompetenzen durch die Verbesserung im Umgang miteinander im Familiensystem, oder in der Alltagsgestaltung. Dies reduziert Stress. Der Langzeiteffekt von psychoedukativen Gruppen in Bezug auf eine reduzierte stationäre Wiedereintrittshäufigkeit konnte belegt werden (Bäuml & Pitschel-Walz, 2018, S. 235).

Unter systemischen TherapeutInnen ist Psychoedukation aber »zum Teil eher unpopulär«, da manche SystemikerInnen von der »Nichtinstruierbarkeit von Systemen« überzeugt sind (von Sydow, 2018b, S. 309). Aber die meisten PsychotherapeutInnen werden in den Kliniken dazu aufgefordert, psychoedukative Gruppen zu leiten, oder im Einzelsetting psychoedukativ zu arbeiten. Ist also die »Nichtinstruierbarkeit von Systemen« ein triftiges Argument gegen Psychoedukation, oder wie kann die Haltung der KlientInnenkompetenz und die fragende, nichtwissende Haltung des/der PsychotherapeutIn eingebracht werden, wenn man über Krankheitssymptome und -verläufe aufklärt? Wie kann man ressourcenorientiert arbeiten, wenn man nur von den Problemen spricht und die Gefahr besteht, dass man mit in die Problemtrance (vgl. ▶ Kap. 1.8.10) rutscht?

5.3.2   Durchführung

PatientInnen sind, nach Jahren der Erlebnisse mit ihrer Angst, Abhängigkeit oder Depression die Personen im Raum, die viel mehr Erfahrung zu dem Thema haben als die PsychotherapeutInnen. Aus systemischer Sicht lässt sich Psychoedukation mit dieser Haltung sehr gut gestalten: Ob im Einzel, oder in der Gruppe, TherapeutInnen können immer zuerst die PatientInnen fragen, was sie unter dem Namen ihrer Erkrankung eigentlich verstehen, was sie gelernt haben in all den Jahren, wie ihre Krankheit verläuft und was hilft und was gar nicht nützlich ist. Menschen mit einer Schizophrenie oder Sucht wissen oft sehr genau, was zur Stabilität und Symptomreduktion führt. Sie können Auskunft darüber geben, welche Symptome ihnen am meisten den Alltag erschweren und welche sie weniger belasten. Ein Gespräch in der Gruppe oder im Einzel gelingt nur dann auf diese Weise, wenn TherapeutInnen konsequent in der Haltung der KlientInnenkompetenz bleiben. (»Was sind Ihre Erfahrungen dazu?« »Was haben Sie bisher verstanden, was man darunter versteht?« »Hier in der Gruppe gibt es viele Erfahrungen zu diesem Thema, ich glaube es wäre nützlich, wenn Sie die miteinander teilen, soweit Ihnen das möglich ist«). Viele PatientInnen bringen Erfahrungen aus anderen Gruppen mit, dass Psychoedukation heißt: »Jetzt reden PsychotherapeutInnen und ich kann zuhören«. Erst wenn PatientInnen merken, dass ihre Erfahrungen wirklich gewünscht sind, beginnen sie von sich zu berichten. Der Erfahrungsaustausch der PatientInnen und der TherapeutInnen untereinander in einer Gruppe wird so angeregt und PatientInnen und PsychotherapeutInnen lernen in solchen Gesprächen sehr viel mehr über Krankheiten und den Umgang damit, als man das in Lehrbüchern finden kann (koevolutives Wachstum vgl. ► Kap. 2.5.2).

5.3.3 Besonderheiten

»Psychoedukativ orientierte systemische Ansätze setzen neben den interaktionsspezifischen Aspekten vor allem auf die Wirkkraft des gemeinsam geteilten Wissens. Dadurch können sich sowohl die Betroffenen als auch die Angehörigen als kenntnisreiche Experten und aktiv Handelnde erleben ...« (Bäuml & Pitschel-Walz, 2018, S. 227)

Damit ist das ExpertInnenwissen der PsychotherapeutInnen vor allem als Ergänzung zum Wissen und der Erfahrungen der PatientInnen gedacht. TherapeutInnen brauchen die Fähigkeit, komplexe Fakten in einfach verständlicher Sprache zu vermitteln und die Geduld, ihr Wissen erst dann einzubringen, wenn die Erfahrungen und das Wissen der PatientInnen untereinander genügend ausgetauscht worden sind. Dabei gibt es, entsprechend dem Konstruktivismus kein »Richtig oder Falsch«, sondern die Erfahrungen und Sichtweisen der PatientInnen und das Fachwissen dürfen nebeneinander stehen bleiben. Diese Haltung von PsychotherapeutInnen, die einen solchen Austausch leiten, zeigt Wirkung in der Gruppe, indem die Toleranz für unterschiedliche Ansichten über Medikamente und Behandlungsansätze gefördert wird und die leitliniengerechte Behandlung als eine, durch Forschung belegte, Sicht auf die Erkrankung eingebracht wird, ohne den Anspruch auf allumfassende Richtigkeit zu erheben. PatientInnen können so die unterschiedlichen Informationen über Medikamente, Krankheitsmodelle und Behandlungsansätze hören und für sich, im Sinne der KlientInnenkompetenz entscheiden, welcher Weg zurzeit für sie der richtige Weg ist.

5.4 Gruppengespräch, Gruppentherapie

Im klinischen Alltag sind gruppentherapeutische Angebote fester Bestandteil des Wochenplans, sowohl auf einer Akutstation wie einer Psychotherapiestation. Ambulante Gruppentherapien haben es zum Teil schwerer, weil sich die Abrechnungen mit den Kostenträgern kompliziert gestalten und weil PatientInnen zum Teil Hemmungen haben, sich in einer Gruppe zu exponieren. Angesichts von hohem Kostendruck und fehlenden Psychotherapieplätzen sind ambulante Gruppen aber eine wirksame und effiziente Behandlungsoption, die es zu fördern gilt.

Spezifische, zum Teil manualisierte gruppentherapeutische Angebote können an dieser Stelle nicht ausgeführt werden. Stattdessen soll der Blick auf eine offen gestaltete, themenzentrierte Gesprächsgruppe im stationären oder teilstationären Setting gerichtet werden, wie sie in vielen Kliniken angeboten und von TherapeutInnen unterschiedlicher Schulen durchgeführt wird.

5.4.1 Indikation

Ziel dieses Gruppenangebotes ist die Interaktion der PatientInnen untereinander über verschiedene Themen zu fördern. Damit wird das beantwortet Wirken (vgl. Teil II) wieder angeregt, die Gruppendynamik und das Zugehörigkeitsgefühl zur Gruppe gefördert und eine Anregung geschaffen, dass die Menschen aus dem Gedankendrehen ihrer Erkrankung herausgeführt werden und sich wieder auf gezielte Themen zu konzentrieren lernen. Indiziert ist ein solches niederschwelliges Gruppenangebot für alle PatientInnen, die gruppenfähig sind, das heißt, die in der Lage sind, sich für 60–90 Minuten auf ein Thema zu konzentrieren, anderen zuzuhören und die solange ruhig auf einem Stuhl sitzen können.

5.4.2 Durchführung

Das Setting einer solchen Gruppe sollte, je nach Schweregrad der Erkrankungen der PatientInnen in der Gruppe, gut überlegt sein. Im stationären und ambulanten Setting ist es hilfreich, wenn PsychotherapeutInnen, die die Gruppe leiten, von Co-TherapeutInnen unterstützt werden. So kann der/die Co-TherapeutIn PatientInnen, die die Gruppe verlassen wollen, begleiten und schauen, wie es ihnen geht. Er/sie kann das Zeitmanagement im Auge behalten und unterstützend eingreifen, wenn die Leitung etwas überhört hat oder an einer Stelle nicht mehr weiterweiß, oder wenn PatientInnen versuchen, etwas zu sagen und sich allein nicht durchsetzen können, um zu Wort zu kommen. Im Anschluss an jede Gruppensitzung können TherapeutInnen und Co-TherapeutInnen ihre Erfahrungen und Beobachtungen austauschen und beide können das Erlebte auch in das interdisziplinäre Team einbringen. Zentrale Vorfälle und Schwierigkeiten aus der Gruppe müssen im interdisziplinären Team transparent gemacht werden, denn sie können auch Auswirkungen auf das Milieu haben. Vertrauensvolle Äußerungen von einzelnen PatientInnen in der Gruppe sollten aber vertrauensvoll behandelt werden, wie in der Einzeltherapie auch.

Die Sitzordnung ist vorzugsweise ein Stuhlkreis ohne Tisch, weil so der interaktive Austausch in der Gruppe gefördert wird. Voraussetzung ist, dass auch Gruppenleitung und Co-Leitung in den Stuhlkreis integriert sind. Beide sitzen sich vorteilhafterweise gegenüber, um Blickkontakt halten zu können und sich besser in die Gruppe zu integrieren. Bei TraumapatientInnen kann zum Gefühl von Schutz und Sicherheit ein (kleiner) Tisch in der Mitte hilfreich sein (von Sydow & von Engelbrecht Lau, 2018).

Zumeist sind es Gruppen von 60–90 Minuten Länge. Die Gruppen finden wöchentlich ein Mal statt. Hier ein Vorschlag für die Durchführung:

Zu Beginn der Gruppe werden neue Gruppenmitglieder begrüßt und es wird jemand aus der PatientInnengruppe gebeten, kurz zu skizzieren, wie eine solche Gruppenstunde im Allgemeinen abläuft. Bei Bedarf können diese Ausführungen durch den/die LeiterIn noch ergänzt werden, soweit dies für das Verständnis zwingend nötig ist. Von Beginn an wird so die Gruppe aktiviert, neue Mitglieder in ihre Reihen aufzunehmen.
Zwei Regeln sollten am Anfang immer benannt sein, ob vorzugsweise von einem Gruppenmitglied oder der Leitung:

1. Das, was in der Gruppe inhaltlich besprochen wird, darf auch draußen weiter diskutiert werden, aber wer was gesagt hat, das bleibt im Raum.
2. Wenn jemand den Raum verlassen möchte, während die Gruppe noch läuft, weil es nicht mehr geht mit der Teilnahme, weil etwas belastet oder es einem nicht guttut, dann darf man den Raum verlassen und sich erholen. Die Bitte wäre aber, fünf Minuten vor dem Ende wiederzukommen und die Schlussrunde mitzumachen, um der Gruppe kurz zu sagen, wie es einem geht und sich miteinander zu verabschieden.

Diese beiden Regeln führen erfahrungsgemäß dazu, dass die PatientInnen nur dann die Gruppe vorzeitig verlassen, wenn sie einen wirklich triftigen Grund haben. Wenn diese PatientInnen es nicht schaffen, in den letzten fünf Minuten zurückzukommen, ist es hilfreich, wenn der/die Co-Therapeutin weiß, was mit dem/der PatientIn ist und es in der Schlussrunde kurz benennen kann. Ansonsten muss die Leitung nach Abschluss der Gruppensitzung nach diesen PatientInnen umgehend schauen.

Falls bereits vorhanden, wird von dem/der GruppenleiterIn die Themenliste vom letzten Mal hervorgeholt und die Gruppe beginnt ein Thema für den heutigen Austausch zu suchen. Fragen des/der GruppenleiterIn wie: »Über welches Thema würden Sie heute gerne mit den TeilnehmerInnen in dieser Gruppe einmal in den Austausch gehen?«, regen alle in der Gruppe an, ein Thema für die Stunde zu suchen. Dabei ist die Themenfindung nicht eingegrenzt. Ob die Gruppe sich über das Wetter, das Essen oder den Schlaf oder ein Problem mit Angehörigen austauschen möchte, alle Themen werden auf dem Flipchart (evtl. als Ergänzung zu den Themen vom letzten Mal) gesammelt. Stehen drei bis fünf Themen auf der Liste, wird per Handzeichen abgestimmt, welches Thema heute von den meisten Mitgliedern in der Gruppe Zustimmung erhält. Somit sind alle Mitglieder der Gruppe an der Themenfindung beteiligt.

Anschließend wird das Thema mit den meisten Stimmen in der Gruppe bearbeitet. Dazu wird die Person, die das Thema vorgeschlagen hat, gebeten, davon zu erzählen, was ihr an dem Thema wichtig ist und warum sie sich mit den anderen in der Gruppe darüber austauschen möchte.

In der Folge ist es die Aufgabe von GruppenleiterIn und Co-Leitung den Austausch in der Gruppe durch Fragen und Anregungen zu fördern. Inhaltlich übernimmt die Gruppe die Führung, was genau zu dem Thema ausgeführt wird. Die Gruppenleitung sollte immer dann eingreifen, wenn die Stimmung in der Gruppe schwer wird, weil es nur um Probleme geht. Dann kann mit Fragen nach den

Ausnahmen, oder ressourcenorientierten Fragen (vgl. ▶ Kap. 1.8.5) das Thema in eine angenehmere Richtung gelenkt werden. Sollten Themen aus fachlicher Sicht falsch oder ungenau behandelt werden, kann die Gruppenleitung ebenfalls ergänzend eingreifen, indem sie den fachlichen Standpunkt als eine weitere Perspektive einbringt.

Zehn Minuten vor Ende der Sitzung sollte die Gruppenleitung auf das baldige Ende der Sitzung hinweisen und mit der Gruppe den Inhalt der Sitzung zusammenzufassen versuchen. Zum Beispiel mit Fragen wie: »Wir nähern uns dem Ende des heutigen Gruppengespräches, welche Gedanken aus der heutigen Sitzung sind Ihnen wichtig, möchten Sie gern in Erinnerung behalten?« Je nach Aktivität der Gruppe kann dann spontan gesammelt werden oder es können von der Leitung alle gebeten werden, der Reihe nach etwas dazu zu sagen. Co-Leitung und Leitung dürfen sich dann auch äußern, was ihnen wichtig war.

Zum Schluss kann die Frage, »Wie war es heute für sie hier zu sein?«, stehen oder »Wie ist es ihnen in der Runde ergangen?« Dabei ist es besonders wichtig, dass alle in der Gruppe (auch die Leitung und Co-Leitung) etwas dazu sagen. Hier kann die Leitung oder Co-Leitung auch eine Sorge um Frau X. zum Ausdruck bringen, die die Gruppe vorzeitig verlassen musste und leider nicht zurückkommen konnte. Eine Ankündigung, dass man sie gleich aufsuchen wird, wird die Sorgen in der Gruppe beruhigen und stärkt den Zusammenhalt untereinander.

Zum Schluss kann man als GruppenleiterIn noch die offenen Themen auf dem Flipchart benennen und vorschlagen, sie beim nächsten Mal wieder zu prüfen, ob sie dann gewählt werden und/oder sich bei der Gruppe für den offenen Austausch bedanken.

5.4.3 Besonderheiten

Redet ein Gruppenmitglied lang und ausführlich, kann die Leitung die Person vorsichtig unterbrechen und das Gesagte kurz zusammenfassen und dann an die Gruppe weitergeben. Etwa so: »Entschuldigen Sie, wenn ich Sie kurz unterbreche, aber ich möchte das Gesagte etwa so zusammenfassen ... Was sagen denn die anderen dazu?« Sind TeilnehmerInnen in der Gruppe, die zwar für das Thema gestimmt haben, aber sich gar nicht zu Wort melden, dann könnte der/die GruppenleiterIn diese Person mit folgendem Vorgehen in das Gespräch holen: »Frau XY, Sie haben ja auch für das Thema gestimmt und hören uns jetzt hier ganz aufmerksam zu, was geht Ihnen dabei so durch den Kopf?« Oder »Was war Ihnen wichtig, als Sie für das Thema gestimmt haben?«

Auch TeilnehmerInnen, die das Thema gar nicht wollten, kann man ansprechen: »Ich mag mich erinnern, Sie hatten sich eigentlich für ein anderes Thema entschieden, aber wenn Sie jetzt so dabei sind, was beschäftigt Sie, wenn Sie uns so zuhören?« Mit dieser kleinen aufmerksamen Geste der Gruppenleitung werden auch die TeilnehmerInnen gewürdigt, die eigentlich überstimmt wurden.

Es gibt Gruppen, die schon bei der Themenfindung notorisch in ein Schweigen verfallen. Dann ist es wichtig, dass die Gruppenleitung mit der Haltung der KlientInnenkompetenz, die Zuversicht hat, dass die Gruppe ein Thema finden wird.

Sie muss geduldig abwarten und kann mit kurzen Äußerungen wie »Oh, bitte nicht alle auf einmal« oder »Wir wollen ja abstimmen über das Thema, das geht mit keinem oder einem Thema auf der Liste aber schlecht«, ein bisschen Auflockerung in die Gruppe bringen. Wenn all das nicht zu Themenvorschlägen aus der Gruppe führt, dann hat sich folgendes Vorgehen bewährt: »Mmm, wenn ich Ihnen so bei der Themensuche zuhöre, dann kommt mir nur ein einziges Thema entgegen, das Thema ›Schweigen‹. Wären Sie einverstanden, wenn wir das mal auf die Liste nehmen?«

Sollte danach kein weiteres Thema vorgeschlagen werden (zum Teil finden TeilnehmerInnen, dass sie doch einen besseren Vorschlag haben, für diese Stunde als das Thema »Schweigen«), dann kann das Thema Schweigen ein sehr wichtiges Thema sein, was es zu besprechen lohnt.

Die Frage, für was es gut ist, zu schweigen oder warum es zum Teil nicht gut ist, kann die Diskussion dann anregen. Die Frage, warum das Schweigen hier in der Gruppe notwendig ist, kann einen vertieften Austausch über die Situation auf der Abteilung, Unsicherheiten und Ängste ermöglichen. TherapeutInnen sind in der Leitungsrolle in dieser Situation herausgefordert, nicht das Schweigen zu füllen, sondern der Gruppe den Raum zu lassen.

5.5 Familiengespräche

Nicht nur die Eltern oder PartnerInnen, auch Geschwister und Kinder kennen PatientInnen besser als das TherapeutInnen-Team, vor allem zu Zeiten ohne Krankheitssymptome. Die Perspektivenvielfalt einer Familie auf ein Problem, kann die therapeutische Sicht sehr bereichern. In der Kinder- und Jugendpsychiatrie werden Familiengespräche, oder mindestens Gespräch mit Eltern und dem Kind oder Jugendlichen regelmäßig durchgeführt und oft wird die Behandlung sogar damit begonnen. In der Erwachsenenpsychiatrie und im Bereich mit älteren Menschen wird die Indikation für Familiengespräche enger gestellt, da die Auftragsklärung und Behandlungsvereinbarungen durchaus mit den PatientInnen allein durchführbar sind.

5.5.1 Indikation

Angehörige haben mit dem Menschen und seinem Umgang mit der Erkrankung ihre eigenen Erfahrungen gemacht. Diese sollten unbedingt in die Therapieplanung miteinbezogen werden. Außerdem haben sie Fragen und Anliegen an die TherapeutInnen, die, wenn sie geklärt werden können, zu mehr Sicherheit im Umgang mit dem kranken Familienmitglied führen und damit allen nützlich sind. Im Kinder- und Jugendbereich müssen Eltern von Beginn an mit in die Behandlung einbezogen werden, denn sie haben das Sorgerecht und müssen den Behandlungsschritten zustimmen, weil das Kind oder zum Teil auch der/die Jugendliche in Fragen der Behandlung nicht oder noch nicht urteilsfähig ist.

Dies sind wichtige Gründe, warum es bedeutsam ist, die gesamte Familie im Laufe der stationären, teilstationären oder ambulanten Therapie miteinzubeziehen. Außerdem haben erwachsene PatientInnen oft Kinder, die während der Erkrankung des Elternteils möglicherweise Unterstützung brauchen. TherapeutInnen sollten bereits zu Beginn der Behandlung nach den Kindern fragen, um herauszufinden, ob diese Hilfe brauchen. Organisationen wie »Kinderseele Schweiz« (http://www.kinderseele.ch), die sich um das Wohl von Kindern psychisch kranker Eltern kümmern, sind leider eine Seltenheit. Oft kann aber auch über den Sozialdienst der Klinik Unterstützung organisiert werden, wenn die Fachpersonen an die Kinder denken.

Wer in der heutigen Zeit zur Familie von PatientInnen gezählt wird, sollten vor allem die PatientInnen selbst entscheiden, weniger die verwandtschaftlichen oder juristischen Verhältnisse. Nicht alle Familienmitglieder wollen zu so einem Gespräch kommen, aber wichtig ist, diejenigen, die für PatientInnen gefühlt dazugehören, alle einzuladen. Zum Teil haben PatientInnen das Gefühl, ihre Angehörigen wollen gar nicht kommen, oder haben keine Zeit. Dies spricht eher für das fehlende Selbstbewusstsein der PatientInnen und selten für eine realistische Einschätzung ihrer Angehörigen. Darum sollten TherapeutInnen auf Äußerungen der PatientInnen wie: »Meine Kinder haben sowieso keine Zeit« oder »Meine Schwester hat keine Lust auf so ein Gespräch«, immer skeptisch reagieren, z. B. so: »Das mag aus Ihrer Sicht ja so aussehen, aber darf ich trotzdem alle einmal einladen, dann kann ja jeder/jede selbst entscheiden, ob er oder sie kommen will oder nicht?«

Wenn PatientInnen aber äußern, dass sie bestimmte Mitglieder aus der Familie nicht dabeihaben wollen (vielleicht weil sie zu dominant sind, oder weil sie gar nicht verstehen, um was es hier geht), dann ist es der Wunsch des/der PatientIn und sollte beachtet werden. Im Kinder- und Jugendbereich darf dieser Wunsch nur so weit beachtet werden, wie es juristisch zulässig ist. Das muss im Einzelfall sehr genau geprüft werden.

5.5.2 Durchführung

In der Vorbereitung auf ein Familiengespräch ist die Frage wichtig, was PatientInnen mit ihren Angehörigen thematisieren wollen, welche Themen nicht besprochen werden dürfen und wer in der Familie sich mit wem gut oder gar nicht versteht.

Kommen mehrere Mitglieder einer Familie zusammen, ist das Setting zu beachten. Familiengespräche sind, wie Paargespräche, emotional zum Teil sehr aufgeladen und aufgrund der größeren TeilnehmerInnenzahl noch komplexer als Paargespräche. Somit gilt es, den Zeitpunkt für ein Familiengespräch im Therapieprozess gut zu wählen, denn einerseits sprechen die oben erwähnten Aspekte für einen baldigen Einbezug der Familie in den Therapieprozess und andererseits stellt die Komplexität eines Familiengesprächs für PatientInnen zum Teil eine große Belastung dar, zumal sie mit ihren Angehörigen so vertraut sind, dass sie auch die unterschwelligen (vermeintlichen) Botschaften hören, die TherapeutInnen verborgen bleiben.

Weiß man, welche Familienmitglieder untereinander verstritten sind, so sollte man sie nicht nebeneinandersetzen. Gibt es Menschen, mit denen sich PatientInnen besonders sicher und wohlfühlen in der Familie, dann ist es hilfreich, diese neben den/die PatientIn zu setzen. Bei schwer kranken Menschen, die aufgrund ihrer depressiven Symptome, ihrer Ängste oder auch schizophrener Symptome schwer für sich sprechen können, ist es nützlich, die Bezugsperson oder den/die Einzeltherapeutin dieses Menschen mit ins Familiengespräch zu holen und neben den/die PatientIn zu setzen.

Nach dem Joining (vgl. ▶ Kap. 1.8.1), bei dem möglichst alle Familienmitglieder begrüßt und mit einer kurzen Frage angesprochen werden (kann schon bei der Begleitung ins Zimmer oder beim Einnehmen der Sitzplätze erfolgen, zum Beispiel: »Darf ich Sie bitten, neben Ihrem Bruder Platz zu nehmen?«), werden alle begrüßt und damit das Gespräch offiziell eröffnet. Anschließend wird durch den/die TherapeutIn der zeitliche Rahmen bekannt gegeben und ähnlich wie im Paargespräch eine Runde gemacht, mit Sammlung der wichtigen Fragen und Themen, die heute hier besprochen werden sollten. Dabei ist wichtig, nicht schon in die Diskussion einzusteigen, sondern immer wieder die Themensammlung zu fokussieren. Etwa so: »Frau B., darf ich sie kurz unterbrechen? Wir sind ja noch bei der Themensammlung. Also ihr Thema wäre ... Haben Sie noch ein weiteres Thema oder welches Thema bringen sie ein Herr A.?«

Haben alle in der Runde (auch die Bezugsperson und der/die TherapeutIn, der/die das Gespräch leitet) ihre Fragen und Anliegen bekannt gegeben, erklärt der/die PsychotherapeutIn, in welcher Reihenfolge er/sie nun vorgehen wird und die Themen werden einzeln bearbeitet. Dabei ist es wichtig, zunächst die Ansichten und Meinungen in der Familie zu hören, bevor die TherapeutInnen fachliche Ansichten einbringen. Angehörige hören besser zu, wenn ihre Sicht der Dinge schon platziert werden konnte. TherapeutInnen können Einwände gegen die fachliche Meinung schon mit in ihre Ausführungen einbauen, wenn sie die Haltungen in der Familie kennen. So werden alle Punkte, die auf der Liste notiert wurden, bearbeitet und Fragen und Sichtweisen werden wechselseitig ausgetauscht. Dabei kommt es in den meisten Gesprächen zu einvernehmlichen Lösungen über die nächsten Schritte. Am Ende des Gespräches (zehn Minuten vor dem Ende der Zeit) fasst die Gesprächsleitung nochmals alles zusammen, was erarbeitet wurde (auch die unterschiedlichen Sichtweisen auf ein Problem) und schlägt das weitere Prozedere nach dem Gespräch vor. Insbesondere die Frage, ob es ein weiteres Familiengespräch vor Austritt braucht, sollte geklärt werden. Andere Fragen zum Vorgehen, betreffend der Entlassung, werden im Anschluss mit PatientInnen besprochen und entschieden, nicht schon beim Familiengespräch (außer bei Kindern und Jugendlichen, wo die Eltern das Sorgerecht haben). Zuletzt ist eine Feedbackrunde wichtig, also die Frage »Wie war das Gespräch für Sie?« oder »Mit welchen Gefühlen verlassen Sie jetzt hier den Raum?« So können alle TeilnehmerInnen der Runde noch kurz signalisieren, wie es ihnen geht und ob sie noch etwas brauchen. Bei kritischem Feedback von einzelnen Familienmitgliedern am Schluss, können TherapeutInnen nach dem Familiengespräch ein Telefonat oder einen weiteren Austausch anbieten. Allerdings sollte man das, wann immer möglich, nicht direkt im Anschluss an ein Familiengespräch machen, denn die Leitung von Familiengesprächen ist eine sehr anstrengende Aufgabe, die volle Konzentration braucht. Danach brauchen PsychotherapeutInnen eigentlich eine Pause und den Austausch mit dem/der Co-TherapeutIn, oder Bezugsperson, die dabei war, um all die vielen Eindrücke zu sortieren. Außerdem sollte auch gut abgesprochen sein, wer im Behandlungsteam anschließend mit PatientInnen den Austausch über das Gespräch sucht, damit auch PatientInnen die Möglichkeit des Sortierens bekommen und aufgetretene Missverständnisse rasch geklärt werden können.

5.5.3 Besonderheiten

Wichtige Entscheidungen, die in der Runde besprochen werden müssen, wie zum Beispiel: Kann ein/eine PatientIn wieder nach Hause oder muss ein Platz in einem Heim gesucht werden, sind Entscheidungen, die zumeist in der Familie getroffen werden. Aus fachlicher, therapeutischer Sicht kann der pflegerische Aufwand von älteren PatientInnen beschrieben werden, oder die kognitiven Fähigkeiten eingeschätzt werden, oder bei Kindern und Jugendlichen die Gefahr von Selbst- oder Fremdgefährdung benannt werden, aber die Entscheidung, ob unter diesen Bedingungen eine Rückkehr in die häusliche Umgebung möglich ist, kann nur die Familie, der/die PartnerIn, die Eltern treffen. Auch die Frage, welche Hilfen organisiert werden müssen, um die Rückkehr vorzubereiten, bedarf einer guten Abstimmung mit den Angehörigen.

Besonders schwierig ist die Situation, wenn PatientInnen aus therapeutischer Sicht durchaus wieder nach Hause können, dies aber von einem oder mehreren Angehörigen kategorisch abgelehnt wird. Natürlich muss dann genau erfragt werden, was die Beweggründe der Angehörigen für eine solche Entscheidung sind. Gemeinsam kann nach Unterstützung gesucht werden, um Angehörigen zu helfen, diese Gründe zu lösen, andererseits muss aber auch klar benannt werden, dass jeder Mensch ein Recht darauf hat, wieder nach Hause zu gehen, wenn er aus der Klinik entlassen wird.

So kann zum Beispiel ein Patient mit einer Schizophrenie wegen auffälligem, aber nicht selbst- oder fremdgefährdenden Verhalten nicht einfach von Angehörigen aus der Wohnung verwiesen werden, in der er gemeldet ist, nur weil er gerade in der Klinik ist. Auch ein Alkoholiker, bei dem es daheim unter Alkoholeinfluss einen heftigen Paarkonflikt gegeben hat, sodass die Frau ihn nun nicht mehr zu Hause haben will, muss und kann aus therapeutischer Sicht nach Hause entlassen werden. Die Frau hätte dann die Möglichkeit, vorübergehend auszuziehen, bis die rechtliche Situation geklärt ist. Aber die Klinik kann einen solchen Patienten nicht länger behandeln, nur weil Angehörige ihn daheim nicht mehr haben wollen. Komplexer wird die ganze Fragestellung dann, wenn noch minderjährige Kinder zu Hause leben, die unter der Situation leiden. Dann muss die therapeutische Entscheidung unbedingt das Wohl der Kinder miteinbeziehen.

Wird eine solch schwierige Situation im Familiengespräch erst deutlich, dann ist es wichtig, eine Entscheidung über das weitere Prozedere zu vertagen und sich im interdisziplinären Team, beim Sozialdienst und externen Kinderfachstellen Unterstützung und Hilfe zu holen.

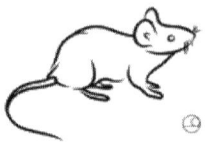

Mir fällt auf, dass meine PsychotherapeutInnen immer viel aktiver im Gespräch strukturieren, je mehr Personen im Raum sind und je enger die Verbindung der Personen zueinander ist. Also bei Paar- und Familiengesprächen sind sie sehr aktiv. Da lassen sie es nach Möglichkeit nicht zu, dass Menschen sich gegenseitig noch mehr verletzen, als sie das zu Hause schon tun. Das sagen sie auch manchmal, wenn es zu bunt wird: »Also jetzt muss ich mal unterbrechen, denn wenn Sie so weiter machen, dann brauchen Sie mich gar nicht. Das, was jetzt läuft, können Sie auch daheim am Küchentisch machen. Mir wäre es wichtig, dass Sie hier eine andere Erfahrung machen können.« Ja und dann stellen sie eine Ressourcenfrage, oder Fragen nach Zielen oder fassen das bisher Verstandene zusammen und fragen, ob sie das so weit richtig mitbekommen haben und ob was Wichtiges noch nicht gesagt wurde. Jedenfalls schauen sie dann, wenn Spannungen aufkommen, dass die Personen im Raum nicht mehr miteinander, sondern nur noch mit dem/der TherapeutIn reden. Dann wird es meistens wieder entspannter. Meine TherapeutInnen nennen das eine »sternförmige Kommunikation«.

5.6 HelferInnenkonferenzen/Systemgespräche

HelferInnenkonferenzen oder Systemgespräche sind Gespräche zwischen Fachpersonen, die mit PatientInnen arbeiten.

Berufsgruppen wie HausärztInnen, ambulante psychiatrische Pflegekräfte, niedergelassene PsychotherapeutInnen u./o. PsychiaterInnen, ErgotherapeutInnen oder andere SpezialtherapeutInnen und evtl. Beistände oder auch stark in die Betreuung involvierte Angehörige, gehören neben den Fachpersonen aus der Klinik zu dieser Konferenz dazu. Insbesondere bei PatientInnen mit einem niedrigen eigenen Funktionsniveau (tiefer GAF-Score vgl. ▶ Kap. 2.3) braucht es viele Fachleute aus verschiedenen Disziplinen, die diese PatientInnen darin unterstützen, ihre Selbstständigkeit im Alltag zu erhalten.

Solche Gespräche sind schwer zu organisieren, da alle Fachleute eine hohe Auslastung haben und die Terminfindung oft schon eine große Hürde darstellt.

Diese Gespräche ersetzen kein Familiengespräch und sollten nicht, wie aus Zeitgründen zum Teil geschieht, als System- und Familiengespräch zusammengelegt werden. Solche Kombinationen stellen sowohl thematisch wie auch emotional eine Überlastung für PatientInnen, Angehörige und auch für die Sitzungsleitung dar. Der Aufwand von zwei Gesprächen wird aus Erfahrung durch die Qualität der Ergebnisse durchaus gerechtfertigt.

5.6.1 Indikation

Systemgespräche dienen der Koordination der verschiedenen Aufgaben mit PatientInnen, also klären Fragen wie: Wer ist für welche Aufgabe mit dem/der PatientIn zuständig und welche Aufgaben müssen noch abgedeckt werden, weil der/die PatientIn dies nicht allein kann? In solchen Netzwerkgesprächen wird, insbesondere bei schwierigen Behandlungssituationen, durch die Ausrichtung aller Beteiligten auf gemeinsam festgelegte Ziele, die Stringenz der Arbeit aller erhöht, Doppelspurigkeiten können beseitigt werden, und den PatientInnen wird die Sicherheit vermittelt, dass alle im System zusammenarbeiten und voneinander wissen. Dies fördert das Vertrauen der PatientInnen in ihr Helfernetz.

5.6.2 Durchführung

Nach Möglichkeit sollten PatientInnen bei diesen Gesprächen zumindest zeitweise dabei sein, weil sie so erleben können, wie sehr sich alle für ihr Wohlergehen einsetzen. Dies motiviert PatientInnen zum Teil wieder zu einer besseren Zusammenarbeit mit dem HelferInnennetz.

Normalerweise werden die Gespräche von der Person geleitet, die auch eingeladen hat. In der Klinik sollten aber erfahrene Mitglieder des Behandlungsteams die Leitung übernehmen, denn Fachleute aus verschiedenen Disziplinen lassen sich nicht immer so einfach führen. Junge TherapeutInnen werden bei der Leitung solcher Systemgespräche rasch verunsichert, was den Gesprächsverlauf deutlich erschwert. Das Vorgehen ähnelt dem bei einem Familiengespräch. Zunächst werden die Anliegen und Themen aller im Raum gesammelt. PatientInnen sollten dabei unbedingt den Anfang machen, denn was aus ihrer Sicht in dieser Runde geklärt werden muss, ist wesentlich, da es schließlich um sie geht. Themen und Fragen von allen sollten benannt sein, bevor man in die Diskussion einsteigt. Die Leitung muss dafür sorgen, dass alle Themen und Fragen auch bearbeitet werden können, oder muss am Schluss klären, wie mit den offengebliebenen Themen umzugehen ist. Sie muss das Zeitmanagement zu Beginn für alle transparent machen und möglichst einhalten. In der anschließenden Diskussion verschiedener Themen werden unterschiedliche, zum Teil auch widersprüchliche Äußerungen, die PatientInnen bei den verschiedenen Mitgliedern des Systems platzieren, offengelegt und geklärt. Neue Unterstützungsmöglichkeiten werden mit den PatientInnen gesucht. Grenzen der Möglichkeiten des Helfernetzes werden PatientInnen ebenso verdeutlicht und die Bedeutung der Mitarbeit der PatientInnen wird herausgestrichen.

Gelingt es, dass alle am Tisch auf Augenhöhe miteinander reden und gemeinsame Ziele und Vorgehensweisen erarbeitet werden, dann hat sich der hohe Aufwand eines solchen Gespräches gelohnt, denn das ganze Setting unterstützt anschließend PatientInnen in eine Richtung und verleiht damit dem Menschen die nötige Sicherheit, seinen Alltag zu meistern.

5.6.3 Besonderheiten

Unter anderem bei Menschen mit Persönlichkeitsstörungen können solche HelferInnenkonferenzen besondere Schwierigkeiten aufweisen. PatientInnen können unter Umständen sehr unterschiedliche Informationen an einzelne Personen im HelferInnennetz geben. Wenn alle im Systemgespräch die Haltung vertreten, sie wüssten, was die Person braucht, weil ihre Perspektive die richtige sei, dann kann es zu Konflikten im HelferInnennetz kommen. Wichtig ist, dass die Leitung dieser Runde dann vermittelt und aufzeigt, dass alle Perspektiven ihre Berechtigung haben und zusammengeführt werden müssen.

> **Lesson to learn**
>
> Das Setting kann und muss im Rahmen einer Psychotherapie an PatientInnen und ihre Störungsbilder und Problemstellungen angepasst werden. Systemisch und ökologisch-systemische Therapie heißt nicht zwingend, dass man mit Paaren und Familien arbeitet. Die Indikation zum Einbezug naher Angehöriger in die Therapie muss sorgfältig gestellt werden. Dabei sind immer die Risiken einer solchen Vorgehensweise abzuwägen. Ebenso sollte mit der Indikation für eine Gruppentherapie verfahren werden. Nicht jede Art von Gruppe ist für alle PatientInnen auf einer Abteilung geeignet. Systemisches Arbeiten bedeutet also, das Setting bewusst einzusetzen und variabel mit den verschiedenen Settings arbeiten zu können.

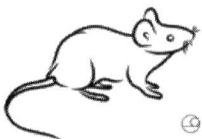

Darf ich zum Schluss auch noch was sagen? Die Mäuseperspektive ist ein wirklicher Vorteil. Da hat man Distanz und kann nur beobachten, muss gar nicht reagieren, darf aber staunen was passiert. Ob TherapeutInnen manchmal daran denken, wie das alles im Raum wohl aus der Mäuseperspektive aussieht? Ich glaube das könnte helfen, um den nötigen Abstand wieder zu bekommen, wenn man so voll drin steckt. Ich wünsche allen viel Freude bei ihrem therapeutischen Tun.

Teil VI Schlussstrich

»Falls du glaubst, dass du zu klein bist, um etwas zu bewirken, dann versuche mal zu schlafen, wenn eine Mücke im Raum ist.« (Dalai Lama)

Mit dem Schlussstrich wird die Bedeutung der Selbstfürsorge für TherapeutInnen am Ende des Buches unterstrichen. Auch TherapeutInnen können nur so lange für ihre PatientInnen wirksam sein, wie sie Kraftquellen für sich haben und wie sie einen Weg finden, mit ihren Energien sorgfältig umzugehen. Lebenskrisen gehen dabei an TherapeutInnen genauso wenig vorbei, wie an den PatientInnen. Sie können aber, wenn sie entsprechend bearbeitet und reflektiert wurden, Menschen zu reiferen TherapeutInnen werden lassen.

6 Schlussstrich

Die ökologisch-systemische Therapie steht für ein vernetztes Denken zwischen Mensch und Umwelt. Der Mensch gestaltet seinen Beziehungsraum und wird von diesem gestaltet. Über den Enaktivismus und das ökologische Paradigma ist Bewusstsein und Person sogar im Dazwischen zu denken und die subjektive Perspektive im Krankheitserleben wird neu gewichtet. Unter koevolutiven Gesichtspunkten gestalten PatientInnen und TherapeutInnen den Therapieraum miteinander und werden wechselseitig zur Koevolution angeregt. Dies alles und noch vieles mehr konnte in diesem Buch zur Darstellung kommen. Damit aber all diese psychotherapeutische Arbeit immer wieder neuen kranken Menschen zugutekommen kann, ist die Gesundheit und das Wohlbefinden der PsychotherapeutInnen wichtig. Nur wenn diese in ihrer Kraft sind, können sie für PatientInnen und die Therapieprozesse zur Verfügung stehen.

6.1 Therapeutische Arbeit braucht den ganzen Menschen

Therapeutische Arbeit geht nur über Beziehungsarbeit und bedarf damit dem ganzen Menschen in der Psychotherapie. Damit braucht auch der ganze Mensch während und zwischen und nach der therapeutischen Arbeit die Fähigkeit nach sich selbst gut zu schauen. Hier ein paar wenige, aber nützliche Anregungen:

- Während der Therapiestunde hilft die Haltung der KlientInnenkompetenz, dass man sich nicht die Last der Lösungssuche für das Problem auf die eigenen Schultern packt. Zurück in den Sessel oder Stuhl lehnen, tief durchatmen, neugierige Fragen stellen und sich immer wieder bewusst machen, dass die Lösung im Gegenüber liegt, wäre eine gute Haltung zur Entlastung des Energiehaushaltes von PsychotherapeutInnen und zur besseren Lösungsfindung für PatientInnen.
- In der Pause zwischen zwei Therapiesitzungen lohnt sich ein Gang zum Fenster. Beim Lüften einmal strecken und dehnen und tief die frische Luft in alle Lungenflügel schicken. Anschließend gibt es noch etwas zum Trinken und evt. einen

WC-Gang. So viel Selbstfürsorge muss neben der Dokumentation der Sitzung Platz haben.
- Der Selbstfürsorge für TherapeutInnen nach der Arbeit ist wesentliche Beachtung zu schenken. Wie man das macht, das ist individuell verschieden. Aber die folgende Frage lohnt sich: »Ist das, was ich in der Freizeit mache wirklich das was mir guttut, oder ist es ein Zeitvertreib den ich mache, weil ich so erschöpft bin, dass mir nichts mehr einfällt?« Eine ehrliche Antwort, die auch Konsequenzen im Handeln nach sich zieht, wäre wesentlich.

Jedes Handy wird regelmäßig am Netz aufgeladen, weil die Anzeige uns unmissverständlich zeigt, dass der Akku bald leer ist. PsychotherapeutInnen müssen selbst spüren, wie ihr Akkustand ist und sollten wissen, wo sie wieder aufladen können.

6.2 Beziehungen für TherapeutInnen

Die Arbeit mit Beziehungen in der Psychotherapie kann TherapeutInnen temporär nach der Arbeit beziehungsmüde zurücklassen. Erst mal wieder eine Zeit für sich selbst haben, Ruhe, Musik oder Natur, das kann helfen.

Dann aber braucht es zumeist auch wieder private Beziehungen, wo man als Mensch sich einbringen und gestalten kann, ohne wie in der Psychotherapie immer nur das Gegenüber ins Zentrum zu setzen. Die privaten Beziehungen sollten also nicht auch noch psychotherapeutischen Charakter haben, die Wechselseitigkeit muss hier stark beachtet werden. Allzu rasch werden junge PsychtherapeutInnen in ihren Kompetenzen zuzuhören und empathisch mitzugehen auch im privaten Raum angesprochen und genutzt. Es lohnt sich gut zu reflektieren, wo man dieser Ansprache Folge leisten will und kann.

Ein gutes Netzwerk an Beziehungen im privaten Bereich ist wichtig, aber ebenso im beruflichen Kontext, für den fachlichen Austausch, die Psychohygiene und die Reflexion. Dazu dient der kollegiale Austausch im Team, die Supervision und die Intervision, ob im Eins-zu-Eins-Setting oder in Gruppen. Sind gravierende Spannungen im interdisziplinären Team, wird der Austausch mit KollegInnen und in Supervision und Intervision noch wesentlicher. Die Frage, wie lange man an einer Stelle bleibt und ob man eine Stelle annimmt, sollte insbesondere auch unter dem Gesichtspunkt getroffen werden, wie die Stimmung im Team ist und ob man sich dort wohlfühlen kann.

6.3 Eine kleine Übung (nicht nur) für PsychotherapeutInnen

Junge TherapeutInnen sind beruflich, durch ihre Weiterbildung und vielleicht noch mit Freunden, Hobbies, Familie und Kindern fest eingebunden. In dieser Fülle an Nischenangeboten lohnt sich immer wieder eine kleine einfache Übung zu machen.

Dabei malt man einen Kreis und teilt ihn in 3 Teile auf: Wie viel in meinem Alltag bezeichne ich als: »Ich muss«, wie viel ist: »Ich will« und wie oft kann ich »Ich möchte« sagen?

Dabei steht der Teil des »Ich muss« für die Verpflichtungen, die von außen kommen, die ich in meinen Rollen habe, ohne dass ich das unbedingt möchte. (Ich muss Berichte schreiben in meiner Arbeit, ob ich will oder nicht). Dabei brauche ich vor allem Energie und bekomme wenig zurück.

Der Teil vom »Ich will« steht für das, was ich kognitiv rational will, weil ich weiß, dass ich es brauche (Ich will ein Jahr auf dieser Abteilung bleiben, weil ich die Erfahrung brauche). Dabei brauche ich Energie und bekomme, je nachdem wie stark mein Wollen ist, auch viel zurück, weil ich intrinsisch motiviert bin.

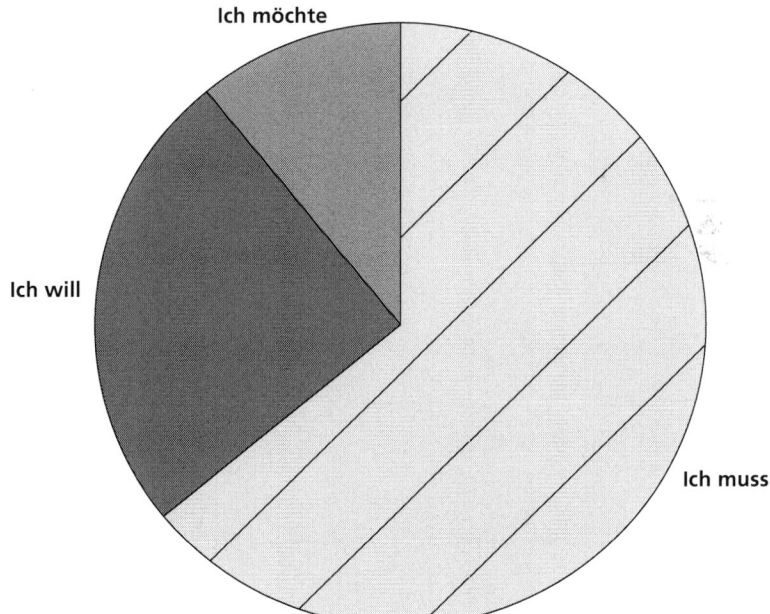

Abb. 6.1: Grundqualitäten, wie ich etwas tue

Das »Ich möchte« steht für mein inneres Sehnen und Wünschen (Ich möchte eine gute Therapeutin oder ein guter Therapeut sein). Da wo ich wirklich möchte, bin ich intrinsisch maximal motiviert und dann bekomme ich viel Energie zurück, auch wenn ich viel Einsatz zeige.

Im Alltag ist immer wieder zu fragen, wo ich mehr von dem tun kann, oder schon tue, was ich wirklich will und möchte, das hilft beim Wieder-Auftanken des Energiehaushaltes.

Dann gilt es zu fragen, wie oft man von »Ich muss« spricht und eigentlich auch will und sogar möchte. »Wenn Sie feststellen, dass dem so ist, sprechen Sie zukünftig anders über das, was sie aus guten Gründen tun möchten und tun wollen. Ein solches Umdrehen der Medaille sorgt dafür, dass sie aus einem fremdbestimmten Leben wieder im eigenen landen. Das macht im Äusseren vielleicht keinen Unterschied, fühlt sich aber innerlich ganz anders an« (Julika Zwack, 2015, S. 20).

Verzeichnisse

Literatur

Aderhold, V. (o. J.). *Netzwerkgespräche als Offener Dialog*. Aktion Psychisch Kranke e.V. Bonn: 41 Qualität therapeutischer Beziehung. Abgerufen 29. Dezember 2024, von https://www.apk-ev.de/veroeffentlichungen/apk-tagungsbaende/41-therapeutische-beziehung

Aderhold, V., & Grewe, N. (2010). Bedürfnisangepasste Behandlung und Offene Dialoge. *PiD – Psychotherapie im Dialog, 11*(03), 258–261. https://doi.org/10.1055/s-0030-1248529

Anderson, H., & Goolishian, H. (1992). Der Klient ist Experte: Ein therapeutischer Ansatz des Nicht-Wissens. *Zeitschrift für Systemische Therapie und Beratung, 3/1992*, S. 176–189.

Anderson, T. (Hrsg.). (1990). *Das Reflektierende Team: Dialoge und Dialoge über die Dialoge (Systemische Studien)* (6. Aufl., Bd. 5). Modernes lernen.

Antonovsky, A. (1987). The salutogenic perspective: Toward a new view of health and illness. *Advances, 4*(1), 47–55.

Bakhtin, M. M. (1986). *Speech genres and other late essays* (C. Emerson & M. Holquist, Hrsg.). University of Texas Press.

Bateson, G. (2017). *Ökologie des Geistes: Anthropologische, psychologische, biologische und epistemologische Perspektiven* (H. G. Holl, Übers.; 12. Auflage). Suhrkamp.

Bäuml, J. & Pitschel-Walz, G. (2018). Psychoedukation. In K. von Sydow & U. Borst (Hrsg.), *Systemische Therapie in der Praxis* (1. Auflage, S. 226–237). Beltz.

Berner, F. (2013). Altersbilder, Gesundheit und Psychotherapie. *Psychotherapie im Alter, 10*(2), 191–201.

Bertalanffy, L. von. (1968). General system theory: Foundations, development, applications. In *General system theory foundations, development, applications*. G. Braziller.

Borke, J. et.al (2025) Was ist »systemisch« und die »Essenz« Systemischer Therapie und Beratung – und was ausgesprochen nicht? Im Fokus S.94–104 Familiendynamik 2/2025

Borst, U. (2013). *Systemische Therapie*. Psychotherapie-Verlag.

Borst, U. (2018). Auftrags und Zielklärung. In K. von Sydow & U. Borst (Hrsg.), *Systemische Therapie in der Praxis* (1. Auflage, S. 115–122). Beltz.

Borst, U., & Aderhold, V. (2018a). Arbeit mit komplexen Helfersystemen. In K. von Sydow & U. Borst (Hrsg.), *Systemische Therapie in der Praxis* (1. Auflage, S. 394–408). Beltz.

Borst, U., & Aderhold, V. (2018b). Reflektieren und Metakommunizieren. In K. von Sydow & U. Borst (Hrsg.), *Systemische Therapie in der Praxis* (1. Auflage, S. 266–275). Beltz.

Boszormenyi-Nagy, I., & Spark, G. M. (1995). *Unsichtbare Bindungen: Die Dynamik familiärer Systeme* (S.A. Gangloff, Übers.; [Vierte, in der Ausstattung veränd. Aufl.]). Klett-Cotta.

Bowlby, J. (2006). *Bindung*. Ernst Reinhardt Verlag.

Bronfenbrenner, U. (1979). *The ecology of human development: Experiments by nature and design*. Harvard Univ. Press.

Buber, M. (2024 [1962]) *Das Dialogische Prinzip Ich und Du Zwiesprache Die Fragen an den Einzelnen Elemente des Zwischenmenschlichen*. Gütersloh, in der Penguin Random House Verlagsgruppe München

Büchi, S. (2023). Grundkonzepte guter Therapie. In P. Abilgaard, S. Büchi, S. Claus, & C. Locher (Hrsg.), *Gute Behandlung in Psychiatrie, Psychotherapie und Psychosomatik: Ein Wegweiser für den Berufseinstieg* (1. Auflage, S. 95–108). Hogrefe.

Capra, F. (2015 [1983]). *Wendezeit: Bausteine für ein neues Weltbild* (E. Schuhmacher, Übers.; unveränderter Reprint). Fischer Verlag.

Cecchin, G., Lane, G., & Ray, W. A. (2021). *Respektlosigkeit: Provokative Strategien für Therapeuten*. Carl-Auer Verlag.

Ciompi, L. (1982). Affektlogik: Über die Struktur der Psyche und ihre Entwicklung. Ein Beitrag zur Schizophrenieforschung. In A. Pritz (Hrsg.), *Einhundert Meisterwerke der Psychotherapie* (1st ed., S. 40–42). Springer.
Cozolino, L. J. (2006). *The neuroscience of human relationships: Attachment and the developing social brain*. W. W. Norton. http://catalogue.bnf.fr/ark:/12148/cb40974371s
De Shazer, S. (1999). *Der Dreh: Überraschende Wendungen und Lösungen in der Kurzzeittherapie* (5. Aufl.). Carl Auer.
Eagleman, D. (2015). *The brain: Die Geschichte von dir* (J. Neubauer, Übers.). Pantheon.
Engel, G. L. (1977). The need for a new medical model: A challenge for biomedicine. *Science*, *196*(4286), 129–136. https://doi.org/10.1126/science.847460
Erikson, E. H. (1997). *Identität und Lebenszyklus: Drei Aufsätze* (K. Hügel, Übers.; [16. Aufl.]). Suhrkamp Taschenbuch Wissenschaft Verl.
Forstmeier, S., Ibach, B., & Ruhwinkel, B. (2021). Psychotherapie im Alter. In S. Klöppel & F. Jessen (Hrsg.), *Praxishandbuch Gerontopsychiatrie und -psychotherapie* (2. Auflage, S. 65–76). Elsevier GmbH.
Frei, R., Begemann, E., Willi, J. (2000). Katamnestische Untersuchung der Ökologischen Kurztherapie. *PPmP – Psychotherapie · Psychosomatik · Medizinische Psychologie*, *50*(08), 335–341. https://doi.org/10.1055/s-2000-7564
Frei, R., Sieber, M., & Willi, J. (2007). Beziehungsökologische Therapie bei Panikstörung: Eine prospektive follow-up-Studie. *Psychotherapeut*, *52*(4), 255–264.
Fuchs, T. (2015). Wege aus dem Ego-Tunnel. Zur gegenwärtigen Bedeutung der Phänomenologie, *63*(5), 801–823. https://doi.org/10.1515/dzph-2015-0059
Fuchs, T. (2017). *Das Gehirn—Ein Beziehungsorgan: Eine phänomenologisch-ökologische Konzeption* (5., erweiterte und aktualisierte Auflage). Kohlhammer Verlag.
Fuchs, T. (2021). *Randzonen der Erfahrung: Beiträge zur phänomenologischen Psychopathologie: Bd. Band 9* (1.). Verlag Karl Alber.
Fuchs, T. (2022). *Verteidigung des Menschen: Grundfragen einer verkörperten Anthropologie* (Originalausgabe, 4. Auflage). Suhrkamp.
Fuchs, T. (2023). *Psychiatrie als Beziehungsmedizin: Ein ökologisches Paradigma* (1. Auflage). Kohlhammer Verlag.
Fuchs, T. (2024). *Verkörperte Gefühle Zur Phänomenologie von Affektivität und Interaffektivität* (1. Auflage) surkamp
Gergen, K. J. (2002). *Konstruierte Wirklichkeiten: Eine Hinführung zum sozialen Konstruktionismus*. Kohlhammer Verlag.
Gergen, K. J. (2021). *Die Psychologie des Zusammenseins*. dgvt Verlag.
Gergen, K. J., & Gergen, M. M. (2009). *Einführung in den sozialen Konstruktionismus* (K. Roth, Übers.). Carl-Auer-Verlag.
Gibson, J. J. (1979). *The ecological approach to visual perception* (Classic edition.). Houghton Mifflin.
Glasersfelder, E. von. (1981). Einführung in den radikalen Konstruktivismus. In P. Watzlawick (Hrsg.), *Die erfundene Wirklichkeit: Wie wissen wir, was wir zu wissen glauben?: Beiträge zum Konstruktivismus*. R. Piper.
Gleick, J. (1990). *Chaos – Die Ordnung des Universums: Vorstoss in Grenzbereiche der modernen Physik* (Vollständige Taschenbuchausgabe). Knaur.
Grawe, K. (1998). *Psychologische Therapie*. Hogrefe Verlag für Psychologie.
Haley, J. (1977). *Direktive Familientherapie: Strategien für die Lösung von Problemen* (A. Bänziger-Nägeli & H.-U. Bänziger, Übers.). J. Pfeiffer.
Hanswille, R. (2022). Inhaltliche Orientierungen und Definitionen. In R. Hanswille (Hrsg.), *Basiswissen systemische Therapie: Gut vorbereitet in die Prüfung.* (1st ed.). Vandenhoeck & Ruprecht.
Harald, J., Freyberger, H-J. Möller: *Die AMDP-Module*. Hogrefe
Harbauer, G., & Minder, J. (2013). Hilfreiche Erklärungsmodelle zur Suizidprävention im Alter: Teil 2: Suizidprävention im Alter. *Psychiatrie und Neurologie*, *4*, 3–9.
Hargens, J. (2004). Kundin, Kundige, Kundschafter/in—Gedanken zur Grundlegung eines »helfenden« Zugangs. In J. Hargens (Hrsg.), *Aller Anfang ist ein Anfang: Gestaltungsmöglichkeiten hilfreicher systemischer Gespräche* (S. 142 ff.). Vandenhoek & Ruprecht.

Henningsen, P. (2021). *Allgemeine psychosomatische Medizin: Krankheiten des verkörperten Selbst im 21. Jahrhundert.* Springer.
Henrich, J. (2022). *Die seltsamsten Menschen der Welt: Wie der Westen reichlich sonderbar und besonders reich wurde* (F. Lachmann & J.-E. Strasser, Übers.; Erste Auflage). Suhrkamp.
Hildenbrand, B. (2005). *Einführung in die Genogrammarbeit.* Carl-Auer-Systeme Verlag.
Hildenbrand, B., & Welter-Enderlin, R. (with Waeber, R., & Wäschle, R.). (2004). *Systemische Therapie als Begegnung* (4., völlig überarb. und erw. Aufl.). Klett-Cotta.
Hüther, G. (2012). *Die Angst vor der Einsamkeit im Alter: Neurobiologische Hintergründe und therapeutische Implikationen.* 9(4), 477–485.
Kelly, G. A. (1986). *Die Psychologie der persönlichen Konstrukte* (E. Danzinger-Tholen, Übers.; Bd. 33). Junfermann-Verlag.
Kirstan, N., Berktold, R., & von der Lippe, H. (2024). Zum Stellenwert psychiatrischer Diagnosen in der systemischen Therapie. *Familiendynamik, 49*(3), 230–241. https://elibrary.klett-cotta.de/article/10.21706/fd-49-3-230
Köck, W. K. (2015). Neurosophie. In B. Pörksen (Hrsg.), *Schlüsselwerke des konstruktivismus* (2., erw. Aufl., S. 197–213). Springer VS.
Kriz, Jürgen., & Ochs, Matthias. (2022). Erkenntnis- und wissenschaftstheoretische Grundlagen I: Konstruktivismus: In R. Hanswille (Hrsg.), *Basiswissen systemische Therapie: Gut vorbereitet in die Prüfung.* (1st ed.). Vandenhoeck & Ruprecht.
Kruse. (2014). Grenzgänge im Alter: Die Gestaltung des Alters aus individueller, gesellschaftlicher und kultureller Sicht. In A. Kruse, J. Althammer, & G. Maio (Hrsg.), *Humanität einer alternden Gesellschaft.* Verlag Ferdinand Schöningh.
Kruse, A. (2021). *Vom Leben und Sterben im Alter: Wie wir das Lebensende gestalten können* (1. Auflage). Kohlhammer Verlag.
Kruse, A., & Wahl, H.-W. (2010). *Zukunft Altern: Individuelle und gesellschaftliche Weichenstellungen.* Spektrum Akademischer Verl.
Leontjew, A. N. (1987). *Tätigkeit, Bewusstsein, Persönlichkeit* (3. Aufl., Bd. 40). Volk und Wissen Volkseigener Verlag.
Lewin, K. (with Ahrbeck, H. jun.). (1969). *Grundzüge der topologischen Psychologie* (R. Falk & F. Winnefeld, Hrsg.). H. Huber.
Limacher, B., & Willi, J. (1998). Wodurch unterscheidet sich die ökologisch-koevolutive Therapiekonzeption von einer systemisch-konstruktivistischen? *Familiendynamik, 23*(2), 129–155. https://elibrary.klett-cotta.de/article/99.120115/fd-23-2-129
Luby, J., Belden, A., Botteron, & Marrus, N. (2013). The effects of poverty on childhood brain development: The mediating effect of caregiving and stressful life events. *jamapediatrics, 167*(21), 1135–1142.
Luhmann, N. (1984). *Soziale Systeme: Grundriss einer allgemeinen Theorie.* Suhrkamp.
Luhmann, N. (2000). *Organisation und Entscheidung.* Westdeutscher Verlag.
Masten, A. S. (with Campisi, C.). (2016). *Resilienz: Modelle, Fakten & Neurobiologie: Das ganz normale Wunder entschlüsselt.* Junfermann Verlag.
Maturana, H. R., & Varela, F. J. (2024 [1984]). *Der Baum der Erkenntnis: Die biologischen Wurzeln des menschlichen Erkennens* (K. Ludewig, Übers.; [1. Aufl.]). Scherz.
McGoldrick, M., & Gerson, R. (2022 [1990]). *Genogramme in der Familienberatung* (I. Erckenbrecht, Übers.). H. Huber.
Minuchin, S. (1997). *Familie und Familientherapie: Theorie und Praxis struktureller Familientherapie* (10., unveränderte Aufl.). Lambertus-Verlag.
Morgenstern, C. (1996). *Gesammelte Werke* (M. Morgenstern, Hrsg.). VMA-Verlag.
Nassehi, A., (2003) *Geschlossenheit und Offenheit. Studien zur Theorie der modernen Gesellschaft.* suhrkamp
Nöcker, K., Molter, H., Rüsen, T. A., & Schlippe, A. v. (2012). Wie kann ein Gespräch zu einem Spaziergang werden? *Familiendynamik, 37*(1), 50–52. https://elibrary.klett-cotta.de/article/99.120115/fd-37-1-50
Olson, M. E., Seikkula, J., & Ziedonis, D. M. (2014). *The key elements of dialogic practice in open dialogue: Fidelity criteria.* https://api.semanticscholar.org/CorpusID:62402829
Peichl, J. (2011). *Innere Kinder, Täter, Helfer und Co: Ego-state-Therapie des traumatisierten Selbst.* Klett-Cotta.

Piaget, J. (1989 [1959]). *Das Erwachen der Intelligenz beim Kinde: Bd. 1* (2. Auflage). Klett-Cotta.
Prior, M. (with Tangen, D.). (2022). *MiniMax-Interventionen: 15 minimale Interventionen mit maximaler Wirkung* (Achtzehnte Auflage). Carl-Auer-Systeme Verlag.
Programmheft Koevolution (1994) beziehbar am Institut für ökologisch-systemische Therapie in Zürich info@psychotherapieausbildung.ch
Radatz, S. (2000). *Beratung ohne Ratschlag: Systematisches Coaching für Führungskräfte und BeraterInnen: Ein Praxishandbuch mit den Grundlagen systemisch-konstruktivistischen Denkens, Fragetechniken und Coachingkonzepten* (2., aktualisierte Aufl.). Verl. Systemisches Management.
Retzlaff, R. (2022). Systemische Therapie: Das Ganze ist mehr als die Summe der Teile. *Dtsch Arztebl International, 21*(7), 310–313. https://www.aerzteblatt.de/int/article.asp?id=226173
Riehl-Emde (2014) *Wenn alte Liebe doch mal rostet: Paarberatung und Paartherapie für Ältere.* Lindauer Beiträge zur Psychotherapie und Psychosomatik, herausgegeben von Michael Ermann (1. Auflage). Kohlhammer
Rosa, H. (2023). *Resonanz: Eine Soziologie der Weltbeziehung* (7. Auflage, Bd. 2272). Suhrkamp.
Rotthaus, W. (2024). Auf dem Weg zu einem Menschenbild des Postindividualismus. *Familiendynamik, 49*(3), 222–229. https://elibrary.klett-cotta.de/article/10.21706/fd-49-3-222
Ruf, G. D. (2009). Vom Krankheitsmodell zum Lösungsmodell: Eine systemische Nutzung psychiatrischer Begriffe. *Kontext (Göttingen, Germany), 40*(4), 357–373.
Ruhwinkel, B. (2011). *Familienunternehmen im Nachfolgeprozess—Der Koevolutive Fokus ein sinnvolles Instrument im Coaching?* Institut für Angewandte Psychologie IAP, ZHAW.
Ruhwinkel, B. (2018). Kapitel 63 Systemische Therapie mit älteren Klienten. In K. von Sydow & U. Borst (Hrsg.), *Systemische Therapie in der Praxis* (S. 1063). Julius Beltz GmbH & Co.
Ruhwinkel, B. (2021). Alt und lebensmüde? Suizidalität im Alter. In A. Böhning (Hrsg.), *Assistierter Suizid für psychisch Erkrankte: Herausforderung für die Psychiatrie und Psychotherapie* (1. Auflage, S. 117–137). Hogrefe.
Rupp, M. (2017). *Notfall Seele: Methodik und Praxis der ambulanten psychiatrisch-psychotherapeutischen Notfall- und Krisenintervention* (3. Aufl.). Georg Thieme Verlag.
Sachse, R. (2002). *Histrionische und narzisstische Persönlichkeitsstörungen*. Hogrefe.
Satir, V. (2020 [1975]). *Selbstwert und Kommunikation: Familientherapie für Berater und zur Selbsthilfe* (M. Bosch & E. Wisshak, Übers.; Jubiläumsausgabe). Klett-Cotta.
Scheurle, H. J. (2016). *Das Gehirn ist nicht einsam: Resonanzen zwischen Gehirn, Leib und Umwelt* (2. überarbeitete Auflage). Kohlhammer Verlag.
Schmidt, G. (2005). *Einführung in die hypnosystemische Therapie und Beratung*. Carl-Auer-Systeme.
Schmidt, G. (2007). *Liebesaffären zwischen Problem und Lösung: Hypnosystemisches Arbeiten in schwierigen Kontexten* (2. Aufl.). Carl-Auer.
Schmidt, G. (2017). Der Realitätenkellner: Hypnosystemische Konzepte in Beratung, Coaching und Supervision. In W. A. Leeb, B. Trenkle, & M. F. Weckenmann (Hrsg.), *Der Realitätenkellner: Hypnosystemische Konzepte in Beratung, Coaching und Supervision* (S. 18–35). Carl-Auer.
Schmidt-Degenhard, M., & Feldmann, H. (2003). Hermeneutische psychopathologie der psychosen. *Der Nervenarzt, 74*, 16–22. https://api.semanticscholar.org/CorpusID:23057467
Schmitt, E. (2012). Soziologie des Todes. In W. U. Eckart & M. Anderheiden (Hrsg.), *Handbuch Sterben und Menschenwürde* (Bd. 4). de Gruyter.
Schore, A. N. (2000). Attachment and the regulation of the right brain. *Attachment & Human Development, 2*(1), 23–47.
Schulz von Thun, F. (2017). *Das »Innere Team« und situationsgerechte Kommunikation. Kommunikation, Person, Situation*. Rowohlt Verlag GmbH.
Schwartz, R. C. (2018). *Systemische Therapie mit der inneren Familie*. Klett-Cotta.
Schweitzer, J., & von Schlippe, A. (2012). *Lehrbuch der systemischen Therapie und Beratung: Das störungsspezifische Wissen: Bd. II* (2. Aufl.). Vandenhoeck & Ruprecht.
Schwing, R., & Fryszer, A. (2012). *Systemisches Handwerk: Werkzeug für die Praxis* (5. Aufl.). Vandenhoeck u. Ruprecht.
Seikkula, J., Alakare, B., & Aaltonen, J. (2003). Offener Dialog in der Psychosebehandlung – Prinzipien und Forschungsergebnisse des West-Lapplandprojektes. In V. Aderhold, Y. O.

Alanen, G. Hess, & P. Hohn (Hrsg.), *Psychotherapie der Psychosen integrative Behandlungsansätze aus Skandinavien* (S. 89–102). Psychosozial-Verlag.
Seikkula, J., & Arnkil, T. E. (2022). *Offener Dialog: Die Vielfalt der Stimmen im Netz*. Psychiatrie Verlag.
Selvini, M. (Hrsg.). (2008). *Mara Selvinis Revolutionen: Die Entstehung des Mailänder Modells* (B. Kouvaris & F. B. Simon, Übers.). Carl-Auer.
Spitzer, M. (2013). *Das unsoziale Gehirn: Wie wir imitieren, kommunizieren, korumpieren: Das (un)soziale Gehirn*. Schattauer Verlag.
Sroufe, L. A. (2005). Attachment and development: A prospective, longitudinal study from birth to adulthood. *Attachment & Human Development*, 7(4), 349–367. https://doi.org/10.1080/14616730500365928
Stierlin, H. (1978). *Delegation und Familie: Beiträge zum Heidelberger familiendynamischen Konzept*. Suhrkamp.
Tausch, R., & Tausch, A.-M. (1990). *Gesprächspsychotherapie: Hilfreiche Gruppen- und Einzelgespräche in Psychotherapie und alltäglichem Leben* (9., erg. Aufl.). Verl. für Psychologie C.J. Hogrefe.
Tomaszewski, T. (1978). *Tätigkeit und Bewusstsein: Beiträge zur Einführung in die polnische Tätigkeitspsychologie* (W. Wehrstedt, Übers.). Beltz.
Varela, F. J., Thompson, E., & Rosch, E. (2016 [1991]). *The embodied mind: Cognitive science and human experience* (Revised edition). MIT Press.
von Foerster, H. (1985). *Sicht und Einsicht: Versuche zu einer operativen Erkenntnistheorie* (1st ed. 1985.). Vieweg+Teubner Verlag.
von Schlippe, A. (1995). *Familientherapie im Überblick: Basiskonzepte, Formen, Anwendungsmöglichkeiten* ([11. Aufl.]). Junfermann-Verlag.
von Schlippe, A., & Schweitzer, J. (2010). *Systemische Interventionen* (2. Aufl.). Vandenhoeck & Ruprecht.
von Schlippe, A., & Simon, F. B. (2014). *Das kommt in den besten Familien vor …: Systemische Konfliktberatung in Familien und Familienunternehmen*. Concadora Verlag.
von Schlippe, A. (with von Schlippe, B., & von Hertel, A.). (2022). *Das Karussell der Empörung: Konflikteskalation verstehen und begrenzen* (1st ed.). Vandenhoeck & Ruprecht.
von Schlippe, A. & Schweitzer, J. (2016). *Lehrbuch der systemischen Therapie und Beratung: Bd. I* (10. Aufl.). Vandenhoeck & Ruprecht.
von Sydow, K. (2015). *Systemische Therapie* (1st, New ed. Aufl.). Ernst Reinhardt Verlag.
von Sydow, K. (2018a). Forschungsstand, wissenschaftliche und sozialrechtliche Anerkennung der Systemischen Therapie. In K. von Sydow & U. Borst (Hrsg.), *Systemische Therapie in der Praxis* (1. Auflage, S. 929–943). Beltz.
von Sydow, K. (2018b). Hilfreiche Literatur (und Medien) für Klienten und Therapeuten. In K. von Sydow & U. Borst (Hrsg.), *Systemische Therapie in der Praxis* (1. Auflage, S. 309–318). Beltz.
von Sydow, K., Beher, S., Retzlaff, R., & Schweitzer, J. (2007). *Die Wirksamkeit der Systemischen Therapie/Familientherapie* (UBHD-66294904). Hogrefe.
von Sydow, K., & Engelbrecht Lau, M. (2018). Systemische Gruppentherapie bei komplexen Traumafolgestörungen – Frauen nach sexuellem Missbrauch (Kopenhagener Manual). In K. von Sydow & U. Borst (Hrsg.), *Systemische Therapie in der Praxis* (1. Auflage, S. 309–318). Beltz.
von Sydow, K., & Retzlaff, R. (2021). Aktueller Stand der Systemischen Therapie. *Psychotherapeut*, 66(6), 469–477. https://doi.org/10.1007/s00278-021-00547-w
von Uexküll, J. (1973 [1923]). *Theoretische Biologie* (Bd. 20). Suhrkamp.
von Wachter, M. (2025). Betreuung Angehöriger im Kontext familienorientierter Medizin. In J. Jenewein, B. Sperner-Unterweger, W. Söllner, & B. Stein (Hrsg.), *Konsiliar-/Liaisonpsychiatrie und -psychosomatik: Ein Praxishandbuch für Medizin und Psychologie* (1. Auflage). W. Kohlhammer GmbH.
von Weizsäcker, V. (1986 [1940]). *Der Gestaltkreis: Theorie der Einheit von Wahrnehmen und Bewegen* (5. unveränd. Aufl.). Thieme.
Wagner, E. (2020). *Praxisbuch systemische Therapie: Vom Fallverständnis zum wirksamen psychotherapeutischen Handeln in klinischen Kontexten* (1st ed.). Klett-Cotta.

Wampold, B. E., Imel, Z. E., & Flückiger, C. (2018). *Die Psychotherapie-Debatte: Was Psychotherapie wirksam macht* (C. Flückiger, Hrsg.; Deutschsprachige Ausgabe, 1. Auflage). Hogrefe.
Watkins, J. G., & Watkins, H. H. (2012). *Ego-States – Theorie und Therapie*. Carl Auer.
Watzlawick, P., Beavin, J. H., & Jackson, D. D. (2017). *Menschliche Kommunikation: Formen, Störungen, Paradoxien* (13., unveränderte Auflage). Hogrefe.
Watzlawick, P., Weakland, J. H., & Fisch, R. (2001). *Lösungen: Zur Theorie und Praxis menschlichen Wandels* (Sechste, unveränderte Auflage). Hans Huber.
Weber, R. (2014). *Navigieren auf Sichtweite—Prozesssteuerung in der Paartherapie: Ein Handbuch für die Praxis* (1st ed.). Klett-Cotta.
Werner, E. E. (2011). Risiko und Resilienz im Leben von Kindern aus multiethnischen Familien. In M. Zander (Hrsg.), *Handbuch Resilienzförderung* (1., S. 32–46). VS Verlag für Sozialwissenschaften.
Willi, J. (1975). *Die Zweierbeziehung: Spannungsursachen, Störungsmuster, Klärungsprozesse, Lösungsmodelle: Analyse des unbewussten Zusammenspiels in Partnerwahl und Paarkonflikt, das Kollusions-Konzept* (22.–28. Taus. Aufl.). Rowohlt.
Willi, J. (1978). *Therapie der Zweierbeziehung: Analytisch orientierte Paartherapie: Anwendung des Kollusions-Konzeptes: Handhabung der therapeutischen Dreiecksbeziehung.* Rowohlt.
Willi, J. (1992). *Was hält Paare zusammen?: Der Prozess des Zusammenlebens in psycho-ökologischer Sicht* (Neuausgabe). Rowohlt Taschenbuch Verlag.
Willi, J. (1996). *Ökologische Psychotherapie: Theorie und Praxis.* Hogrefe.
Willi, J. (1998). Die ökologische Dimension der Psychotherapie. *Psychotherapeut, 43*(2), 69–79.
Willi, J. (1999). Der ökologische Ansatz der Psychotherapie von Depressionen. *Schweizer Archiv Für Neurologie Und Psychiatrie (Zurich, Switzerland: 1985), 150*(1), 30–34.
Willi, J. (2005). Die therapeutische Beziehung aus systemischer und beziehungsökologischer Sicht. In W. Rössler (Hrsg.), *Die therapeutische Beziehung* (S. 59–80). Springer Berlin Heidelberg.
Willi, J. (2007). *Die Kunst gemeinsamen Wachsens: Ko-Evolution in Partnerschaft, Familie und Kultur.* Herder.
Willi, J., Frei, R., & Günther, E. (2000). Psychotherapy of panic syndrome: Focusing on ecological aspects of relationships. *American Journal of Psychotherapy, 54*(2), 226–242.
Willi, J., Toygar-Zurmühle, A., & Frei, R. (1999). Die Erfassung der persönlichen Nische als Grundlage der supportiven Psychotherapie. [The investigation of the personal niche for supportive psychotherapy.]. *Der Nervenarzt, 70*(9), 847–854. https://doi.org/10.1007/s001150050523
Yalom, I. D. (2008). *In die Sonne schauen: Wie man die Angst vor dem Tod überwindet* (3. Aufl.). btb.
Yalom, I. D. (2010). *Existenzielle Psychotherapie* (U. Geuter, Übers.; 5., korr. Aufl.). EHP.
Zwack, J. (2015). *Wie Ärzte gesund bleiben – Resilienz statt Burnout* (2. unveränderte Auflage). Thieme.
Zwack, M., Zwack, J., & Ehlers, F. (2023). *Systemische Teamberatung und Teamsupervision: Theorien, Haltungen und Interventionen für die Praxis.* Vandenhoeck & Ruprecht.

AutorInnenverzeichnis

Ruhwinkel, Bernadette, Dr. med.
Fachärztin für Psychiatrie und Psychotherapie FMH
MAS Supervision & Coaching ZFH
Schwerpunkt Psychotherapie mit älteren Menschen FMH
Praxis Römerhof
Obertor 1, 8400 Winterthur

Unter Mitarbeit von

Scherer, Lukas, Dr. phil.
Fachpsychologe für Kinder und Jugendliche FSP, Psychotherapeut
Supervisor
Praxis Römerhof
Obertor 1, 8400 Winterthur

Schief, Gabriela, Dr. med.
Kinder- und Jugendpsychiatrie und Psychotherapie FMH
Leitende Ärztin Psychiatrische Universitätsklinik ZH
Supervisorin KJPP
Zürichstrasse 49, 8953 Dietikon

Holder, Jan, Dr. med.
Facharzt für Psychiatrie und Psychotherapie FMH
Chefarzt PsychCentral Zürich
Supervisor
Weinbergstrasse 26, 8001 Zürich

Verzeichnisse

Illustrationen von

Olivia Bösch

Sachwortverzeichnis

A

Abklärung 71, 212, 213
Abklärungsphase 213
Adaptationsfähigkeit 175
ADHS 220, 227
Affektlogik 32
Affordanzen 192
Agoraphobie 192
Akkommodation 104
Akutstation 59, 62, 71, 76, 119, 189, 286
Akzeptanz 46, 210, 222, 257
Alkohol 47, 64–66, 71, 76, 132, 170
Allparteilichkeit 31, 41, 47, 70, 234, 246, 279
Alter 105, 112, 128, 252, 255, 269
– Bild 256
– Unterschied 259
Ambivalenz 94, 96, 238, 240, 249, 252
Anamnese 53, 60, 88, 155, 184, 200, 215
Angehörige 32, 62, 69, 89, 146, 245, 257, 279, 285, 288, 291–293
Angst 47, 75, 140, 145, 150, 162, 165
Anpassung 104, 113, 175, 211, 217
Attraktor 31
Auffälligkeit 60, 113, 212, 214, 217, 218, 227
Aufforderungscharakter 104, 192
Aufmerksamkeitsfokus 32, 83
Aufmerksamkeitsstörung 217, 220
Aufstellung 91
Auftrag 30, 49, 76, 77, 124, 170, 212, 213
Auftragsklärung 49, 75, 170, 212, 236, 257, 278
Augenhöhe 42, 45, 63, 74
Außenbeziehung 231, 238, 251
Auswertungsgespräch 213
Autonomie 36, 45, 55, 103, 144, 162, 268
Autopoiese 34–36, 38, 107

B

Beantwortet-Werden 33, 100, 144, 188, 204, 238, 250
Beantwortung 102, 105, 113, 122, 216
Bedeutungserteilung 192, 198
Bedeutungsgebung 104, 237
Begegnung 32, 103, 185, 198, 200, 203, 249
Belastungsstörung 60, 192
Bereitschaft 46, 113, 143, 146, 183, 192
Bescheidenheit 44
Besucher 30, 84
Bewusstsein 40, 174, 179, 181, 183, 190–193, 195, 267
Beziehung 30, 33, 49, 72, 82, 102, 111, 116, 120, 133, 140, 141, 147, 150, 162, 198, 204, 214
– Arbeit 120, 129, 148
– Defizit 162
– Gestaltung 64, 75, 148, 151, 198, 216, 238, 269
– Kontext 53, 102, 146, 246, 250, 270
– Medizin 187
– Muster 31, 77, 140, 167, 235, 266
– Nische 120, 121, 129, 142, 150
– Ökologie 131
– Raum 102, 110, 116, 118, 126, 131, 250, 267
– Tanz 144
– Test 63, 136, 249
– Therapeutisch 85, 136, 148, 167, 188, 228, 270, 279
– Verlust 218
Bindung 105, 172, 173, 233
Borderline 50, 131, 136, 138, 193
Burn-out 55, 114, 193

D

Demenz 70, 167, 168
Depression 55, 56, 58, 63, 64, 67, 75, 88, 145, 146, 188, 191, 194, 258
Diagnose 40, 50, 51, 53, 60, 69, 192, 199–202, 222
Diagnostik 39, 53, 59–61, 133, 184, 198, 214, 222, 228, 250

Disidentifikation 96
Disposition 181, 192

E

Eltern 28, 36, 84, 86, 122, 123, 137, 215–217, 221
Embodiment 183
Emotionsregulation 173
Empathiefähigkeit 45, 202
Enaktivismus 179, 191, 193, 204, 205, 226
Endlichkeit 256, 264, 266, 267
Entwicklung 27, 99, 102–105, 110, 131, 139, 140, 147, 166, 175
- Anstehend 101, 102, 106, 151
- Bereitschaft 102, 146
- Blockiert 240
- Fähigkeit 102, 205
- Fortschritt 105
- Lehre 103
- Organisator 256
- Potenzial 33, 103, 112, 189
- Psychologie 186
- Schritt 106, 114, 140–142, 146, 147, 150, 151
- Spielraum 162
- Stand 211–213
- Vermeidung 146, 161
- Weg 102
Erleben 32, 58, 64, 82, 93, 128, 137, 148, 182–186, 188, 192, 195, 197–199, 201, 203
Evaluationsstudie 58
Evolution 172
Exosystem 103
Expertentum 37

F

Fall
- Konzeption 151, 157, 203
- Verständnis 40, 151, 157
Familie 28–30, 49, 67, 75, 77, 86, 87, 91, 92, 103, 147, 158, 210, 212, 213, 215, 244, 260, 261, 291, 293
- Gespräch 146, 278, 291, 292
- Regel 50, 77
Familientherapie
- Strategische 36
- Strukturell 36
Fokus
- Arbeit 150, 153, 155–158, 258
- Raster 151, 156, 158, 161
Frage
- Hypothetische 41, 65, 66, 83, 215

- Technik 39, 49, 54, 75, 81, 156, 257
- Typ 235
- Zirkulär 31, 82, 234, 236
Fragilität 112, 128, 184, 270
Funktionskreis 174, 181, 192

G

GAF-Score 119, 120, 239, 278, 294
Gedankensinn 183
Gefahren 50, 104, 192, 217
Gefühlskreis 193
Gegenübertragung 200, 253
Gehirn 40, 109, 174, 181–184, 191–193, 197, 227, 247
Geist 29, 106, 181, 183, 194, 212
Generativität 112
Genogramm 30, 33, 43, 77, 86, 87, 259, 260
Geschwister 86, 122–124, 137, 140, 216, 290
Gestaltkreis 174
Gewissheit 46, 103, 111, 184
Glaubenssatz 69
Gleichgewicht 35, 55, 105, 107, 145, 219
Grenzen 70, 114, 144, 148, 185, 192, 205
Grundlagenforschung 172
Gyrus cinguli 173

H

Habitat 174
Haltung 31, 33–35, 38, 39, 41, 45–47, 51, 56, 61–63, 65, 66, 68, 69, 71, 72, 85, 119, 193, 202, 268, 278, 285, 286
Handlungsregulation 135
Harmonie 105, 144
Hausaufgabe 30, 90, 91, 96, 218
Helferkonferenz 31
Hemmung 183, 286
Hier und Jetzt 48, 50, 71, 72, 78, 102, 125, 138
Hippocampus 173
Hirnphysiologie 181
Homöostase 105
Hypnotherapie 32
Hypothese 35, 38, 42–44, 54, 55, 80, 81, 83, 156, 213, 233, 257, 261

I

Ich-Sinn 183
Ich-Stärke 95, 96
Indexpatient 27, 39, 58

Individualismuskomplex 181
Informationsspeicher 174
Inneres Team 94–96
Interaktion 27, 28, 33, 41, 51, 58, 103–106, 109, 135, 148, 172, 174, 182, 192, 193, 197, 198, 211, 228, 237, 244, 287
Intersubjektivität 174, 184, 185, 198, 199, 202, 204, 205, 224, 247, 248, 251, 268
Intervention
- Mini-Max 79, 80
- Paradoxe 28, 29, 35, 85
Introversion 112
Isolierzimmer 73, 74

J

Jugendliche 50, 58, 80, 84, 140, 205, 210–218, 223

K

Kausalität 29, 101, 173, 193, 204, 205, 226
Klagende 30, 63, 84
Klaustrophobie 192
KlientInnenkompetenz 35, 38, 45, 47, 63–65, 67, 70, 91, 100, 205, 214, 278, 281, 285, 286, 289
Ko-Emergenz 174
Ko-Regulation 175
Koevolution 140, 142, 172, 174, 185
- Therapeutische 148
Kognition 186, 190, 192, 193, 205, 226
Kognitionswissenschaft 191
Kohärenzgefühl 77, 157
Kollusion 140, 161, 163, 165, 167, 169, 171, 172, 239, 266
Kommunikation
- Muster 33, 34, 36, 39, 48, 61, 71, 211, 216, 237
- Stil 198, 249
- System 27, 33, 38, 57, 61, 140
- Theorie 38
Kompetenz 35, 45, 270, 279
- Sozial 285
Konfliktvermeidung 149
Konstanz 39, 189
Konstrukt 50, 51, 104, 125, 148
- Sozial 50
- Subjektiv 56
Konstruktionismus 41, 71, 100, 105
Konstruktivismus 39, 41, 71, 106, 203, 257, 286
- Gemäßigter 41, 51, 61, 100, 179
- Radikal 35, 40
Konstruktsystem 104, 121, 127, 142

- Dyadisch 127, 142
Kontext 27, 29, 36, 49, 50, 59, 70, 77, 137, 140, 151, 158, 198, 247
Kontingenz 39, 203
Körper 120, 121, 128, 173, 179, 187, 191–195, 198, 222, 253, 256, 262
Krankheit 50, 52, 67, 78, 151, 172, 185, 187, 198
- Begriff 50
- Psychisch 50, 51, 247
- Verständnis 32, 50–54, 59, 60, 210
Krise 63, 74, 75, 82, 83, 138, 144, 154, 200, 231, 243
- Intervention 231, 233
Kunde 30, 50, 76
Kybernetik 31, 35–38, 59, 106, 148

L

Lebensgefühl 112, 191
Lebenslinie 77, 89
Lebenswelt 174, 182, 240
Legasthenie 218–220
Leib 174, 181, 183, 205, 222
Leiblichkeit 184, 185, 202, 204, 223, 253
Lerneffekt 148
Lernprozess 172, 226
Libet-Experiment 183
Lithium 187, 189
Lösungskompetenz 44, 63, 90
Lösungsversuch 39, 44, 45, 53–55, 66, 114, 136, 270

M

Manie 187, 188
Materialismus 183
Medikamentencompliance 187
Medikamentenumstellung 197
Mehrebenenmodell 197, 252
Mehrgenerationenperspektive 29, 30
Meilener Schule 32
Mesosystem 103
Metakommunikation 246
Metalog 245
Metapher 77, 89, 201, 262
Mikrosystem 103
Möglichkeitsraum 72, 73, 82, 83, 120, 126, 135, 236, 270
Motivation 84, 100, 102, 133, 148, 221, 228, 264

N

Nachvollzug 185, 248
Nachweis 58, 69
Netzwerkgespräch 243–246, 295
Neurowissenschaft 172–174, 186
Neutralität 29, 31
Nicht-Verstanden-Werden 145
Nichtwissen 38, 61, 80, 100, 203, 235, 257, 285
Nischenkonzept 114, 118, 122, 172, 204
Notfall 71, 74, 231, 233, 236

O

Objektivierbarkeit 106
Ohnmacht 72, 248
Ökologie 103, 132
Open Dialogue 32, 243, 245, 249
Orientierung 41, 51, 101, 132, 158, 203, 236, 237, 256

P

Paar 28, 57, 84, 92, 93, 106, 117, 140, 141, 143–146, 158, 163, 167, 211, 235, 278
- Gespräch 56, 89, 146, 164, 261, 262, 265, 266, 268, 269, 279–282, 291
Paardyade 211
Panik 140, 172, 259
Paradoxie 29, 61
Parentifizierung 29, 123
Passung 104, 113
Patchwork-Familie 122, 213, 216
Personen-Perspektive 182, 184, 248
Persönlichkeitsstörung 50, 131, 135, 136
Perspektive
- Vielfalt 41, 44, 61, 71, 257, 290
- Wechsel 75, 147, 228, 236
Phänomenologie 181, 182, 184–186
Philosoph 103, 186, 190, 243
Phobie 192
Placeboeffekt 197
Problemhypnose 88
Problemtrance 83, 88, 270, 285
Psyche 65, 104, 131, 174, 179, 194, 203
Psychiatrie 40, 52, 60, 69, 180, 186, 187, 193, 204, 205, 209, 227
Psycho
- Edukation 64, 65, 188, 217, 284–286
- Pharmaka 187, 197
- Status 53, 184, 200

R

Randzone 184, 189
Realitätenkellner 37, 41
Reflecting-Team 245
Reflexionsvermögen 202
Reframing 31, 46, 85, 220
Regelkreisstörung 191
Resilienz 175
Resonanz 42, 107, 110, 111, 185, 188, 193, 199, 202, 204, 216, 220, 244, 245, 269
- Achse 111, 114
- Beziehung 111
- Leiblich 253
- Organ 181
- Phänomen 110
- Raum 111, 188
Respekt 31, 46, 47, 68, 69, 133
Respektlosigkeit 31, 46, 51, 69
Ressourcenaktivierung 88, 235, 242, 261
Rolle 35–37, 43, 52–55, 61, 70, 96, 103, 106, 120, 124, 137, 162, 163, 165, 167, 171, 174, 202, 216, 227, 232, 233, 239, 242, 247, 255, 281, 290
Rückfall 64, 65, 69, 75

S

Sceno-Test 91, 211
Schizophrenie 58, 68, 193, 285, 293
Schmerzpatient 65, 76
Schmerzzentrum 173
Schrittgeberfunktion 181
Schutzmaßnahme 44
Sein 105
Selbst
- Behauptung 103
- Bild 180, 234
- Erleben 191, 195, 227, 228, 248
- Ständigkeit 123, 162, 182, 294
- Überschätzung 181
- Urheberschaft 191
- Vertrauen 126, 135, 173, 205
- Verwirklichung 103
- Wirksamkeit 110, 112, 114, 117, 249, 251
- Zugehörigkeit 192
Selbst-Nicht-Selbst-Zirkulationsprinzip 172
Setting 29, 49, 51, 61, 63, 64, 66, 69, 73, 74, 256, 277, 278, 287, 296
- Einzel 45, 82, 158, 161, 277, 279, 285
- Familie 71
- Paar 280

Sexualität 128, 194, 231, 232, 256, 260, 265
Sinn 64, 65, 181, 200, 204, 251
Sinnesmodalität 183
Sinnhaftigkeit 157, 158, 171, 210, 215, 218, 229
Skulptur 30, 93, 203
Solidarität 185
Somatisierungsstörung 165
Sorge 112
- Kultur 112
Sozialkompetenz 173
Spaziergang 75, 236, 259, 262, 270
Spielebene 135, 136
Standortgespräche 278
Standortsitzungen 214
Stationsregel 42, 62
Steuerungsorgan 181
Störungsbild 58, 184, 191, 193, 212, 216, 226, 285
Stressreaktion 191
Subjektivität 198, 199, 205, 247, 248
Sucht 63–66, 76, 170, 232, 285
Suizid
- Assistiert 257
Suizidalität 59, 63, 75, 115, 116, 184, 204, 257
Suizidversuch 115, 136, 187, 200
SYMPA 32
System
- Gespräch 294, 295
- Theorie 31, 34, 38, 43, 148

T

Tätigkeitspsychologie 105
Therapie
- Planung 32, 214, 220, 229, 290
- Prozess 70, 76, 132, 158, 214, 243, 291
- Stützende 119, 131, 132, 138, 139
- Supportive 114, 131, 132, 135
Timeline 77, 90, 203
Todesverdrängung 255
Transformation 110, 112
- Prozess 175
Transformator 174, 193
Transgenerational 43, 77, 86, 87
Transparenz 33, 74, 152, 199, 244, 269
Trauer 60, 151, 248, 270
Traumprinz 144

U

Unfreiwilligkeit 73
Urvertrauen 124, 126

V

Valenz 104
Veränderung 29, 33–36, 39, 46, 47, 61, 66, 68, 77, 80, 84, 85, 91–93, 102, 105–107, 112, 122, 146, 148, 150, 151, 153, 157, 165, 167, 174, 195–197, 199, 200, 202, 217, 218, 221, 222, 243, 255, 263, 282
- Fähigkeit 158
- Neutralität 46, 66, 69, 91, 234, 235
Verbindlichkeit 77, 190, 269
Vergangenheit 41, 69, 80, 102, 126, 138, 151, 259, 267
Verhaltensökologie 131
Verkörperung 183, 191, 193, 198
Verletzung 44, 126, 145, 239
Vermeidung 119, 140, 147, 170
- Muster 147
Verschiedenartigkeit 143, 144
Verständigungsarbeit 144
Vertrauen 44, 47, 63–66, 68–70, 73, 74, 84, 126, 133, 137, 144, 152, 157, 167, 188, 189, 199, 232, 244, 247, 253, 259, 278, 295
Viabilität 40, 41

W

Wahrheit 37, 38, 40–44, 51, 57, 71, 100, 106, 179
Wechselspiel 33, 39, 100, 108, 122, 124, 125, 131, 140, 142, 150, 151, 167, 172, 173, 176, 190, 239, 250
Wechselwirkung 35, 39, 44, 47, 105, 132, 198, 217, 227, 237
Weltanverwandlung 114
Weltverhältnis 112, 248
Wendepunkt 150, 176
Wert 62, 104, 136, 142, 235, 245
- Einer Beziehung 150
Wertschätzung 45, 66, 82, 134–136, 234, 245, 263
Widerspruch 40, 51
Widerstand 47, 69, 99, 103, 104, 210, 262
Willensentscheidung 183
Wirken
- Beantwortetes 112, 113, 116, 117, 122, 135, 142, 188, 199, 227, 250, 257
Wirklichkeitskonstruktion 37, 40, 81, 83, 234–236
Wissende 36, 41, 52, 53, 89
Wunderfrage 30, 55, 56, 83, 84, 203, 234
Würde 65, 182, 205, 233
Wut 71, 72, 81, 82, 149, 151, 212, 218, 219

Z

Zerebrozentrismus 174
Ziel 32, 49, 76–78, 82, 91, 92, 94–96, 100, 102, 103, 105, 107
Zielvereinbarung 214
Zirkularität 43, 58, 61, 106, 124, 234
Zuhören 80, 89, 133, 245, 246
Zukunftsorientierung 49
Zusammenarbeit
– Interdisziplinär 61
Zwangssetting 63

Online-Zusatzmaterial

Die Zusatzmaterialien[1] können Sie unter folgendem Link herunterladen:

 https://dl.kohlhammer.de/978-3-17-045931-1

---

1 Wichtiger urheberrechtlicher Hinweis: Alle zusätzlichen Materialien, die im Download-Bereich zur Verfügung gestellt werden, sind urheberrechtlich geschützt. Ihre Verwendung ist nur zum persönlichen und nichtgewerblichen Gebrauch erlaubt. Jede Verwendung außerhalb der engen Grenzen des Urheberrechts ist ohne Zustimmung des Verlags unzulässig und strafbar. Das gilt insbesondere für Vervielfältigungen, Übersetzungen, Mikroverfilmungen und für die Einspeicherung und Verarbeitung in elektronischen Systemen.